Therapie der Schizophrenie

Therapie der Schizophrenie

Integrative Behandlung in Klinik, Praxis und Rehabilitation

Peter Müller

56 Abbildungen in 72 Einzeldarstellungen
30 Tabellen

1999
Georg Thieme Verlag
Stuttgart · New York

Prof. Dr. med. Peter Müller
Psychiatrische Universitätsklinik
Von-Siebold-Str. 5
37075 Göttingen

Zeichnungen: Günther Bosch, Stuttgart
und Adrian Cornford, Reinheim-Zellhard

Einband: Martina Berge, Erbach-Ernsbach
Illustrationsmotiv: Sigrid Gärtner, Bad König

Die Deutsche Bibliothek – CIP–Einheitsaufnahme
Müller, Peter:
Therapie der Schizophrenie: Integrative Behandlung in Klinik, Praxis und Rehabilitation; 56 Abbildungen / 30 Tabellen; Peter Müller. – Stuttgart; New York: Thieme, 1999

Printed in Germany
Satz: Friedhelm Hübner, München
Druck: Druckerei Gutmann, 74388 Talheim

ISBN 3-13-115961-8

Wichtiger Hinweis: Wie jede Wissenschaft ist die Medizin ständigen Entwicklungen unterworfen. Forschung und klinische Erfahrung erweitern unsere Erkenntnisse, insbesondere was Behandlung und medikamentöse Therapie anbelangt. Soweit in diesem Werk eine Dosierung oder eine Applikation erwähnt wird, darf der Leser zwar darauf vertrauen, daß Autoren Herausgeber und Verlag große Sorgfalt darauf verwandt haben, daß diese Angabe **dem Wissensstand bei Fertigstellung des Werkes** entspricht.

Für Angaben über Dosierungsanweisungen und Applikationsformen kann vom Verlag jedoch keine Gewähr übernommen werden. **Jeder Benutzer ist angehalten**, durch sorgfältige Prüfung der Beipackzettel der verwendeten Präparate und gegebenenfalls nach Konsultation eines Spezialisten festzustellen, ob die dort gegebene Empfehlung für Dosierungen oder die Beachtung von Kontraindikationen gegenüber der Angabe in diesem Buch abweicht. Eine solche Prüfung ist besonders wichtig bei selten verwendeten Präparaten oder solchen, die neu auf den Markt gebracht worden sind. **Jede Dosierung oder Applikation erfolgt auf eigene Gefahr des Benutzers.** Autoren und Verlag appellieren an jeden Benutzer, ihm etwa auffallende Ungenauigkeiten dem Verlag mitzuteilen.

Geleitwort

Nach jahrzehntelangem Mangel an guten und neuen psychiatrischen Lehrbüchern und Therapiemonographien wird seit etwa 10 Jahren eine Fülle von derartigen Werken publiziert. Der hier von Peter Müller vorgelegte integrative Leitfaden zur Therapie der Schizophrenie ragt aus dem bisherigen Angebot der Therapiebücher durch die praxisorientierte Wissensverarbeitung heraus. Das vorgelegte Werk empfiehlt eine integrative Therapie der schizophrenen Störung. Damit ist nicht nur eine oft beschriebene multidimensionale oder multifaktorielle Therapie gemeint, die von verschiedenen Ansätzen und Theorien, Methoden und Ausbildungsschwerpunkten der Experten heraus an einem Patienten agieren möchte. Peter Müller beschreibt hier in gekonnt flüssiger und eingängiger Weise die Sicht eines langjährig therapeutisch tätigen Psychiaters in der Klinik und Spezialambulanz für Psychosenachsorge. Die in den letzten Jahren hochentwikkelten und ständig sich ändernden Forschungsergebnisse der Diagnostik, Klinik und Therapie schizophrener Störungen werden durch die Anforderungen der ärztlichen Tätigkeit an Patienten gefiltert und praxisgerecht amalgamiert. Hierdurch erhält der Leser nicht nur den neuesten Stand der Wissenschaft, sondern gleichzeitig ein integriertes handlungsgerechtes Angebot zur selbständigen Beurteilung des eigenen therapeutischen Vorgehens. Somit scheint dieses Buch den Bedürfnissen aller Berufsgruppen gerecht zu werden, die sich mit schizophrenen Patienten beschäftigen. Dieses Buch ist aber auch für den forschenden Geist opportun. Die Wissenschaft im allgemeinen und im besonderen die Psychiatrie entwickeln sich von einer Interdisziplinarität zur Transdisziplinarität. Die unterschiedlichsten Disziplinen dürfen nicht mehr bei ihrem eigenen hochspeziellen Forschungsweg bleiben. Ein Netzwerk kompetenter Wissender und Handelnder bildet die Möglichkeit einer fortschrittlichen Entwicklung auf dem komplizierten Gebiet der psychiatrischen Krankheiten. Durch die Auseinandersetzung mit dem hier vorgelegten Werk von Peter Müller sollte der Weg zu einem solchen neuen integrativen Modell eingeschlagen werden können.

Göttingen,
im Herbst 1998

Prof. Dr. Eckart Rüther
Psychiatrische Klinik der Universität Göttingen

Vorwort

Schizophrenie ist eine belastende Erkrankung.

Seit Jahrzehnten bemühen sich Therapeuten verschiedener Berufsgruppen, insbesondere Psychiater, Hausärzte, Psychologen, Sozialarbeiter, Ergotherapeuten, Krankenpflegepersonal, die Therapie, Prophylaxe und soziale Rehabilitation zu verbessern. Dazu gibt es mehrere Ansätze.

Die medikamentöse Behandlung stellt seit ihrer Einführung vor rund 4 Jahrzehnten eine herausragend wichtige Säule der Therapie und Prophylaxe dar. Durch die Weiterentwicklung der neuroleptischen Substanzen wurden Effizienz und Verträglichkeit zunehmend verbessert.

Soziotherapeutische Hilfen und psychotherapeutische Verfahren schienen anfangs dahinter zurückzutreten. Mit zunehmender Behandelbarkeit akuter Krankheitsphasen und bei kürzer werdenden stationären Aufenthalten verlagerte sich der Lebensschwerpunkt der betroffenen Patienten mehr und mehr vom Psychiatrischen Krankenhaus zu üblichen, aber oft nicht guten Lebensbedingungen in Gemeinde und Familie. Aufgrund dieser Entwicklung wurden die Notwendigkeit und Bedeutung der rehabilitativen Soziotherapie wieder verstärkt gesehen. Denn die sozialen Folgen der Erkrankung verlangen oft langfristige und differenzierte Hilfestellung, damit die Patienten menschenwürdig leben können.

Psychotherapeutische Ansätze wurden z.T. neu entwickelt, nach früherem, fast ausschließlich analytischem Vorgehen wurden vielfältige Therapieverfahren für schizophrene Patienten entwickelt oder vorhandene adaptiert. So gibt es heute viele psychotherapeutische Möglichkeiten (von der Krankheitsverarbeitungshilfe über „Psychoedukation“ und Verhaltenstherapie bis hin zu tiefenpsychologischen Verfahren, einzeln oder als Gruppentherapie), deren Stellenwert im therapeutischen Gesamtkonzept derzeit überprüft und modifiziert wird.

Schließlich brachten Vorzüge gemeindenaher Behandlung auch Belastungen für die Angehörigen mit sich. Die in der Familie zusammen lebenden Personen müssen einbezogen und informiert werden, sie benötigen manchmal selbst Hilfestellung, andererseits sind sie aber auch für die Patienten hilfreich.

Diese verschiedenen therapeutischen Felder wurden anfangs mehr oder weniger eigenständig und unabhängig voneinander entwickelt und publiziert. Jetzt ist es an der Zeit, deren Möglichkeiten zusammenzufügen, um auf mehreren sich ergänzenden Ebenen helfen zu können.

In diesem Buch werden diese verschiedenen therapeutischen Wege zusammengefaßt mit dem Ziel, spezielles therapeutisches Vorgehen und die Wirksamkeitsebenen zu verdeutlichen und den Therapeuten mit jeweils anderem Schwerpunkt verständlich zu machen. Dahinter steht der Wunsch, anstelle einzelner konkurrierender Therapien nützliche Hilfen zu einem umfassenden Therapiekonzept zusammenzustellen. In verschiedenen Krankheitsphasen können diese verschiedenen therapeutischen Hilfen wohl unterschiedliches Gewicht haben, müssen aber aufeinander bezogen bleiben.

Das Buch wendet sich deshalb an die eingangs erwähnten Berufsgruppen, primär an (angehende) Psychiater, aber auch an alle anderen an der Therapie beteiligten Personen in Klinik, Praxis, Rehabilitationseinrichtung. Es bemüht sich in den ersten 3 grundlegenden Kapiteln um leicht verständliche Darstellung ohne Einzelheiten der wissenschaftlichen Speziallliteratur, erst in den nachfolgenden Kapiteln werden diese einbezogen, um weitergehende Lektüre zu erleichtern.

Anstelle eines Sammelwerkes jeweils spezialisierter Experten wurde hier versucht, aus der Arbeit der Klinik und ihrer angegliederten Ambulanz eine praxisbezogene Darstellung mit kasuistischen Beispielen und Arbeitsmaterialien zu entwickeln. Insofern gehen auch eigene Erfahrungen und subjektive Sichtweisen ein, die andere Therapeuten modifiziert sehen mögen.

Das Buch ist aus der langjährigen Teamarbeit der Göttinger Schizophrenie-Ambulanz entstanden. Besonderer Dank für Erfahrungsaustausch und anregende Diskussionen gebührt dabei Frau Dipl.-Sozialpädagogin Dagmar Hillmann und Frau Dr. med. Elke Schaefer. Dankbar bin ich außerdem unseren Patienten und ihren Angehörigen sowie meinen Lehrern. Von ihnen allen konnte ich zuhörend und behandelnd Erfahrungen sammeln.

Göttingen,
im Herbst 1998

Peter Müller

Inhaltsverzeichnis

1 Häufigkeit und Ätiologie

Im folgenden sollen Befunde und Hypothesen zur Häufigkeit, zum Erkrankungsalter und insbesondere zum ätiologischen Verständnis der Schizophrenie und ihrer Symptome zusammenfassend dargestellt werden. Denn vor diesem Hintergrund werden die verschiedenen therapeutischen Ansätze besser verständlich, sowohl bei der akuten Behandlung der herausragenden Symptome als auch bei der langfristigen Nachbehandlung und Rezidivprophylaxe: Stellenwert und Ansatzpunkt von Versuchen, das Risiko wiederholter psychotischer Dekompensationen langfristig zu senken, wären ohne Kenntnis ätiologischer Vorstellungen schwerer möglich. Auch wenn es heute keinen sicheren Beweis für bestimmte Ursachen der Schizophrenieentstehung gibt, so finden sich doch plausible Hypothesen zu den Faktoren, die eine Schizophrenie begünstigen. In diesem therapiebezogenen Buch sollen dieses und das nächste Kapitel einen allgemeinverständlichen kurzen Überblick bieten.

1.1 Häufigkeit

Die Erkrankung Schizophrenie ist alt und seit langem bekannt. Sie galt früher als Prototyp der Geisteskrankheiten.

Die Wahrscheinlichkeit, im Laufe des Lebens an Schizophrenie zu erkranken, liegt in der Durchschnittsbevölkerung etwa bei 1%. D.h., in einer mittelgroßen Stadt mit 100 000 Einwohnern erkranken etwa 1 000 Menschen im Laufe ihres Lebens an Schizophrenie.

Die Prävalenz, also die Häufigkeit der Schizophrenie zu einem bestimmten Zeitpunkt, liegt etwa bei 0,5%.

Unter 100 000 Erwachsenen treten jährlich etwa 30–50 Neuerkrankungen auf (Inzidenz).

> Schizophrenien sind nicht selten, das Lebenszeitrisiko beträgt ca. 1%.
> Schizophrenien kommen in allen Kulturkreisen bei Männern und Frauen gleichermaßen häufig vor.

Schizophrenien kommen in allen Kulturkreisen mit etwa gleicher Häufigkeit vor, sind also keine Zivilisationskrankheit. Wenn transkulturelle Häufigkeitsunterschiede berichtet werden, gehen diese oft auf unterschiedliche diagnostische Gepflogenheiten zurück.

Männer und Frauen sind etwa gleich häufig betroffen, wobei Frauen durchschnittlich einige Jahre später als Männer erkranken und oft einen etwas günstigeren Krankheitsverlauf haben. Letzteres ist dem späteren Erkrankungsalter der Frauen zugeschrieben worden, da späteres Ersterkrankungsalter mit günstigerem Verlauf korreliert. Zusätzlich spielt allerdings eine Rolle, daß Frauen (bei vielen Erkrankungen, nicht nur bei Schizophrenien) häufig ärztlichen Empfehlungen bereitwilliger und konsequenter folgen als Männer, häufiger zum Arzt gehen und ihre Medikamente regelmäßiger einnehmen. Dadurch lassen sich Wiedererkrankungen und ungünstigere Verläufe mit Chronifizierung reduzieren.

Die Häufigkeit der Erkrankung ist, solange sie entsprechend diagnostiziert wurde, in etwa gleich geblieben. Mitteilungen über eine Zunahme oder Abnahme im Laufe der Zeit sind nicht verläßlich untermauert. Unterschiedliche diagnostische Gewohnheiten einerseits und veränderte Gepflogenheiten klinischer Behandlung andererseits liegen unsicheren Annahmen veränderter Häufigkeit eher zugrunde als eine wirkliche Änderung. Auch das weist auf geringe generelle äußere Einflüsse hin.

1.2 Erkrankungsalter und Sozialschicht

Die Erkrankung beginnt am häufigsten nach dem 20. und vor dem 30. Lebensjahr.

Das Ersterkrankungsalter liegt am häufigsten im 3. Lebensjahrzehnt, bei Männern zwischen 20 und 25 Jahren und bei Frauen zwischen 25 und 30 Jahren. Das spätere Erkrankungsalter ist auch hormonell mitbedingt (Riecher-Rössler 1995). Ersterkrankungen vor dem 20. Lebensjahr kommen nicht selten vor und sind dann oft von einem schwereren und ungünstigeren weiteren Verlauf gefolgt. Das hängt auch damit zusammen, daß die Erkrankung dann einen psychosozial noch nicht hinreichend stabilisierten Menschen trifft und ihn in vielen Lebensbereichen nachhaltig ungünstig beeinflußt.

Während Erkrankungen zwischen der Pubertät und dem 20. Lebensjahr nicht ganz selten beginnen, ist ein noch früherer Beginn, vor der Pubertät, im Kindesalter, umstritten. Vereinzelt sind kindliche Schizophrenien beschrieben worden, wobei zuvor bereits entwickelte Fähigkeiten wieder verloren gehen bzw. beeinträchtigt werden. Im Kleinkindalter auftretende Psychosen verhindern in schwerer Weise alterstypische Entwicklungen, so daß Schizophrenie-typische Symptome nicht erwartet werden können. Die in diesem Alter auftretenden Psychosen bzw. schweren Entwicklungsstörungen werden wegen der vorherrschenden Symptomatik als Autismus bezeichnet. Dabei wird eine frühkindliche von einer kindlichen Form unterschieden.

Ersterkrankungen in späterem Alter, nach dem 40. Lebensjahr, sind selten und verlaufen oft günstig mit kürzeren Episoden, die therapeutisch gut beeinflußbar sind. Bei einigen dieser Fälle läßt die typische Symptomatik eine entsprechende Diagnose leicht zu. Bei atypischer Symptomatik, bei blandem Verlauf und insbesondere wahnhafter Entwicklung ist die Differentialdiagnose besonders sorgfältig zu bedenken. Abzugrenzen sind dann insbesondere

- paranoide Depressionen und
- paranoide Entwicklungen und Reaktionen bei beginnenden hirnatrophischen Prozessen.

Schizophrenien treten in allen sozialen Schichten mit gleicher Häufigkeit auf.

Schizophrenien kommen in allen Bevölkerungsschichten und Berufsgruppen gleichermaßen vor. Insbesondere bei frühzeitigem Beginn, vor beruflicher Stabilisierung, wird die soziale Entwicklung beeinträchtigt.

Vorstadien manifester Erkrankung erstrecken sich über Monate und Jahre und stören die Sozialentwicklung.

Wenn durch früh beginnende diskrete psychotische Symptome etwa der Abschluß der Schulausbildung und damit die beruflichen Entwicklungschancen oder die Partnerwahl beeinträchtigt werden, kann der Eindruck entstehen, daß Schizophrenie besonders in sozial benachteiligten Bevölkerungskreisen auftritt. Tatsächlich finden sich aber eher Folgen der ersten Krankheitssymptome. Zu bedenken ist dabei, daß sich vor der klinisch eindeutigen Manifestation der Psychose, die dann z.B. zum ersten stationären Aufenthalt führt, präpsychotische Symptome entwickeln. Diese können schon mehr oder weniger lange bestehen, was u.a. vom Verlaufstyp (s.u.) abhängt: bei hebephrenem Verlaufstyp und bei schleichendem Beginn mit Negativ-Symptomen gehen die ersten oft uncharakteristischen Symptome der manifesten Erkrankung um 1 bis 5 Jahre (selten länger) voraus, bei akuten Verlaufstypen mehrere Monate. So ist der eigentliche Beginn psychotischer Veränderungen früher anzusetzen. Aber auch nach späterer Erkrankung, wenn diese schwer und langgezogen verläuft, kann eine anspruchsvolle differenzierte berufliche Tätigkeit häufig nicht beibehalten werden. Es kommt dann zu einem *sozialen Abstieg als Folge* ungünstiger Krankheitsverläufe.

1.3 Erbfaktoren

Über die Hypothesen zur Schizophrenieentstehung gibt es seit langer Zeit eine sehr umfangreiche wissenschaftliche Literatur (zur ersten Information s. z.B. bei Häfner 1995, Maier et al. 1995). Dabei sind verschiedene Einflußmöglichkeiten untersucht worden.

Genetische Befunde sind gesichert.

Erbeinflüsse sind belegt, führen aber nicht zwangsläufig zur Erkrankung bei den Nachkommen schizophren erkrankter Menschen. Das Erkrankungsrisiko steigt mit dem Grad der Verwandtschaft eindeutig an. Die Wahrscheinlichkeit für Verwandte eines schizophrenen Kranken, ebenfalls zu erkranken, beträgt unter folgenden Voraussetzungen

- 2 schizophrene Eltern: ca. 40%
- eineiiger Zwilling: ca. 40 – 50%
- zweieiiger Zwilling: ca. 10%
- ein Elternteil krank: ca. 10%
- Geschwister erkrankt: ca. 7%.

Vererbt wird eine erhöhte Disposition, nicht die Erkrankung Schizophrenie selbst.

Insbesondere der signifikante Unterschied zwischen eineiigen und zweieiigen Zwillingen weist auf das erbliche Risiko hin – aber auch darauf, daß keine hundertprozentige Penetration vorliegt, denn dann müßte auf jeden Fall der monocygote Zwilling eines Erkrankten selbst schizophren werden. Zwar steigt das Risiko, wenn man Verdachtsfälle, ähnliche Psychosen und Borderline-Störungen hinzunimmt, aber nie auf 100%.

Die finnischen Adoptionsstudien (Tienari 1991) zeigen, daß nicht der frühe Mutter-Kind-Einfluß schizophrener Eltern(-Teile) prägend ist. Denn wegadoptierte Kinder Schizophrener haben ein weiterhin erhöhtes Erkrankungsrisiko. Dieses steigt allerdings auch dann an, wenn sehr belastende familiäre situative Einflüsse hinzukommen, und sinkt etwas bei sehr günstiger Familiensituation.

Aus der anderen Perspektive lassen sich entsprechend bei vielen Schizophrenen in den überschaubaren Generationen keine sicher erkrankten Verwandten finden. Das hat auch zu dem Versuch geführt, „familiäre" und „sporadische" Erkrankungsformen zu trennen, was aber wohl zu kurz greift, wenn man an lediglich erhöhte Disposition denkt.

Die genetisch erhöhte Disposition wird auch von Nichterkrankten weitergegeben. Das geht aus erhöhtem Erkrankungsrisiko (17%) der Kinder gesunder eineiiger Zwillinge hervor, deren Geschwister erkrankten.

Am Rande sei hier erwähnt, daß vererbte Dispositionen für viele andere Erkrankungen diskutiert werden und zum Teil belegt sind, z.B. auch für Suchterkrankungen und sogar für Neurosen (Heigl-Evers u. Schepank 1980/81, Schepank '96).

1.4 Organisch-strukturelle Hirnveränderungen

Hirnorganische Veränderungen haben einen geringen und wahrscheinlich unspezifischen Einfluß auf Schwere und Verlauf der Erkrankung. Sie kommen auch bei anderen Erkrankungen und Störungen vor.

Strukturelle bzw. morphologische Hirnveränderungen sind oft gesucht bzw. untersucht worden. Früher wurden sie pneumenzephalographisch (Huber 1979) durchgeführt, später computertomographisch (Buchanan u. Carpenter 1997, Gattaz et al. 1991), jüngst mit NMR, Spect und PET, d.h. sowohl mit Methoden der Strukturuntersuchung (partielle Hirnatrophie?) als auch der funktionellen Stoffwechsel- oder Durchblutungsuntersuchung (Bogerts 1991, Wiesel et al. 1991).

Dabei fanden sich im Vergleich zu Gesunden etwas gehäuft sowohl Erweiterungen der inneren und auch der äußeren Hirnhohlräume (insbesondere fronto-tempero-parietal) als auch Störungen der Hirndurchblutung und der Glukoseverwertung. Die am häufigsten gefundenen Veränderungen in vorderen Hirnabschnitten führten zum Teil zu der Annahme einer bei Schizophrenen bestehenden „Hypofrontalität". Dafür sprechen auch langsamere hirnelektrische Aktivitäten, die im EEG gefunden wurden.

Aber: hirnorganische Veränderungen der beschriebenen Art sind allgemein nicht selten, sind meistens unspezifisch und begünstigen ganz unterschiedliche Störungsbereiche. Die häufigste Ursache sind Geburtskomplikationen, die zu einer passageren Ernährungsstörung des Gehirns führen mit manchmal dann überdauernden Störungen im Sinne einer minimalen zerebralen Dysfunktion (MZD). Diese geht oft einher mit Wahrnehmungsstörungen, die wiederum im Kindesalter kognitive Auffassungsstörungen im figürlichen Bereich oder im Erkennen diffiziler sozialer Situationen mit sich bringen: eine sonst erbliche Lese-Rechtschreib-Schwäche mit Schwierigkeiten der Lageerkennung von Buchstaben ist hier zu nennen oder Schwierigkeiten des Schülers, mimische und situative Signale rechtzeitig und richtig zu erkennen. Dann kommt es zu verspäteten und inadäquaten Reaktionen und schließlich zu Verhaltensstörungen. Auch neurotische Entwicklungen sind häufiger nach minimaler zerebraler Dysfunktion (Lempp 1978), weil inadäquate Wahrnehmungen zwischenmenschlicher Signale zu Mißverständnissen im wahrsten Sinne des Wortes beitragen und dann zu unangemessener Bedürfnisbefriedigung des Kindes und später dann manchmal zu neurotischen Störungen.

Virale Infekte in der Schwangerschaft sind gelegentlich als Krankheitsursache diskutiert worden. Denn es fällt auf, daß unter den im Frühjahr geborenen Personen (deren frühe Schwangerschaft in den Herbst fällt) ein höherer Schizophrenieanteil und unter den im Herbst geborenen ein geringerer gefunden wurde. Insbesondere wurde an das Influenza-Virus gedacht, das die Placenta durchdringen und den Foetus infizieren kann. Bisher fehlt ein Beleg, denn Influenzaerkrankte fanden sich bei später schizophren erkrankten Personen nicht sicher gehäuft.

Häfner (1995) diskutiert als am wahrscheinlichsten ein in den Sommermonaten verändertes Kontakt- und Zeugungsverhalten bei den (vielleicht gehemmteren, schizoiden) Eltern der späteren Patienten.

Treffen strukturelle Hirnveränderungen mit Schizophrenie zusammen, so stellen sie einen unspezifischen negativen Einflußfaktor auf die Schwere und den Verlauf der Schizophrenie dar. Das Erkrankungsrisiko selbst wird nicht oder nur geringfügig erhöht. Häufiger finden sich dann überdauernde negative Symptome, der bei Störungen frontaler Hirnbereiche häufigere Antriebsmangel fällt besonders auf, die Erkrankungen verlaufen insgesamt schwerer und sind durch Neuroleptika nicht so schnell und vollständig zu beeinflussen. Kognitive Störungen im Rahmen der hirnorganischen Veränderung und der Psychose können sich wechselseitig verstärken (s.u.).

1.5 Biochemische Faktoren

Informationen im zentralen Nervensystem werden innerhalb der Nervenzelle elektrisch weitergeleitet. Zwischen den Nervenzellen, über deren Synapsen hinweg, werden sie durch Neurotransmitter übertragen.

Intensive Forschungen zahlreicher Arbeitsgruppen beschäftigten sich mit der Frage, auf welche Weise Funktionen des Gehirns gestört werden, „aus der Bahn geraten", so daß schizophrene Symptome entstehen können. Das ist methodisch aus verständlichen Gründen außerordentlich schwierig. Psychopathologische Symptome sind chemisch nicht meßbar, und Veränderungen im neurobiochemischen Gleichgewicht können auch Epiphänomene, Auswirkungen der Psychose und der mit ihr einhergehenden affektiven Veränderungen sein. Insofern gibt es bis heute keine sicheren Belege, sondern nur Annäherungen und Hypothesen zu den Veränderungen im neuronalen Transmittersystem.

> Die Dopamin-Hypothese nimmt an, daß schizophrene Symptome im Zusammenhang stehen mit einem funktionellen Ungleichgewicht verschiedener Neurotransmitter-Systeme.

Veränderungen an der Synapsenfunktion werden dabei als am wahrscheinlichsten angesehen. Dort spielen verschiedene Neurotransmitter eine Rolle. Im Vordergrund der Aufmerksamkeit stand und steht dabei das *Dopamin*, aus folgenden indirekt erschlossenen Gründen: Dopaminagonisten, also Substanzen, die die Dopamin-Wirkung verstärken (z.B. Amphetamine), können auch bei sonst gesunden Personen schizophrenieähnliche Psychosen auslösen, die sogenannten Modellpsychosen. Und neuroleptische Substanzen, die

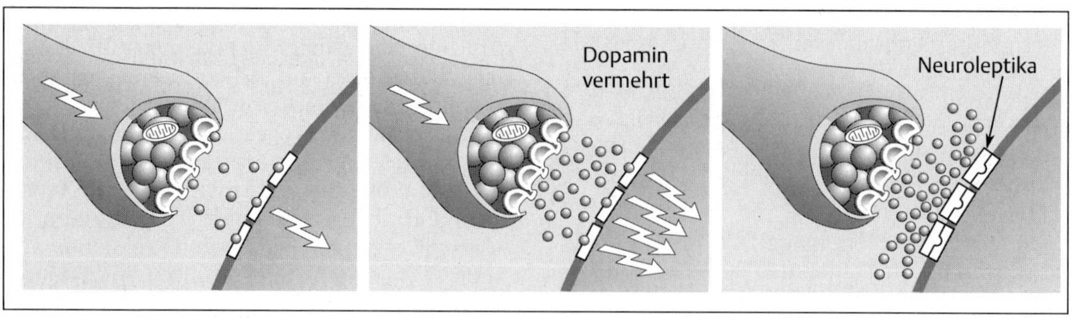

Abb. 1.1 Synapsen-Funktion und Dopamin-Hypothese (nach Häfner et al. 1988)

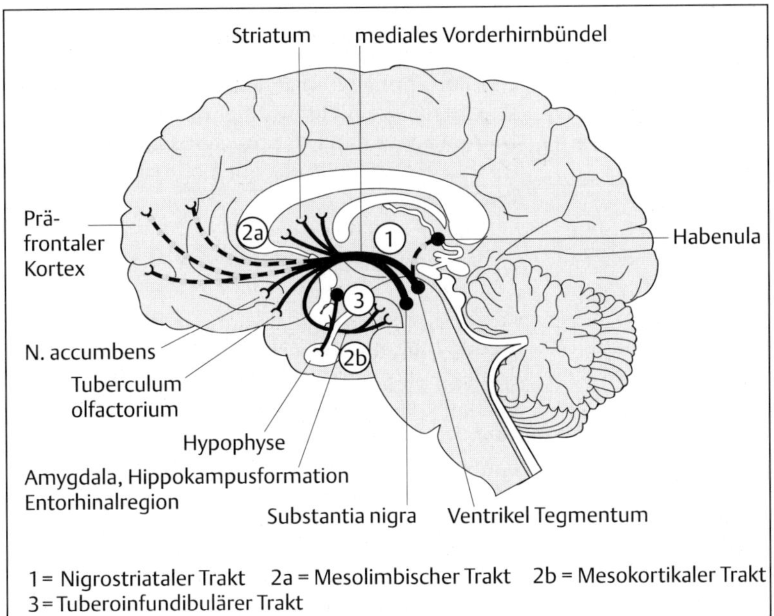

Abb. 1.**2** Wichtige dopaminerge Bahnsysteme des ZNS (nach Möller et al. 1996)

nachgewiesenermaßen Dopamin-Rezeptoren besetzen und für freies Dopamin (weitgehend) blockieren, bessern schizophrene Symptome. Daraus resultierte die *Dopamin-Hypothese* der Schizophrenie mit der Annahme eines relativen Überwiegens der dopaminergen Synapsenaktivität, entweder durch vermehrte Dopamin-Ausschüttung oder durch erhöhte Empfindlichkeit der postsynaptischen Dopamin-Rezeptoren (Gattaz 1995, Gerlach 1995).

Die Abb. 1.**1** veranschaulicht diese Hypothese und erlaubt ein Verständnis der therapeutischen Neuroleptika-Wirkung: Wenn die postsynaptischen Dopamin-Rezeptoren mehr oder minder stark durch Neuroleptika besetzt werden, läßt sich das fortgeleitete dopaminerge Erregungsniveau mehr oder weniger stark herabregulieren. Diese Filterfunktion der Neuroleptika ließe sich danach fein regulieren.

Abb. 1.**2** veranschaulicht die wichtigsten dopaminergen Systeme im Zentralnervensystem.

Früher fand man erhöhte Dopamin-Abbauprodukte bei (allerdings behandelten) Schizophrenen und schloß daraus auf eine verstärkte Dopamin-Produktion bei den Patienten. Allerdings wurde später auch festgestellt, daß bei (unbehandelten) Schizophrenen nicht generell Dopamin und seine Abbauprodukte erhöht zu sein scheinen.

So nimmt man in letzter Zeit an, daß einerseits mehrere Neurotransmitter auch aus anderen (z.B. glutaminergen) Systemen eine Bedeutung für die Schizophrenie haben und daß andererseits ein regional unterschiedliches Ungleichgewicht der Neurotransmitter vorliegt. Auf Dopamin bezogen vermutet diese erweiterte Hypothese zwei Funktionsbereiche: Besonders in präfrontalen Hirnregionen und im mesocortikalen System liege eine Unterfunktion vor und erkläre nach der oben erwähnten Unterfunktion frontaler Hirnbereiche insbesondere negative Schizophrenie-Symptome (Kap. 2). Wegen verminderter Hemmfunktionen komme es dann aber in tieferen Hirnregionen des mesolimbischen Systems zur dopaminergen Überaktivität, woraus positive Symptome resultieren. Abb. 1.**3** veranschaulicht diese Hypothese.

Die Beeinflussung weiterer Neurotransmitter durch Neuroleptika erklärt ihr unterschiedliches Wirkungsprofil und ihre unterschiedlichen Nebenwirkungen (Kap. 3).

1.6 Psychologische Ursachen: historische Entwicklung

In diesem Abschnitt soll eine Übersicht über psychodynamische Vorstellungen gegeben werden, um Grundlagen zum Verständnis der daraus ab-

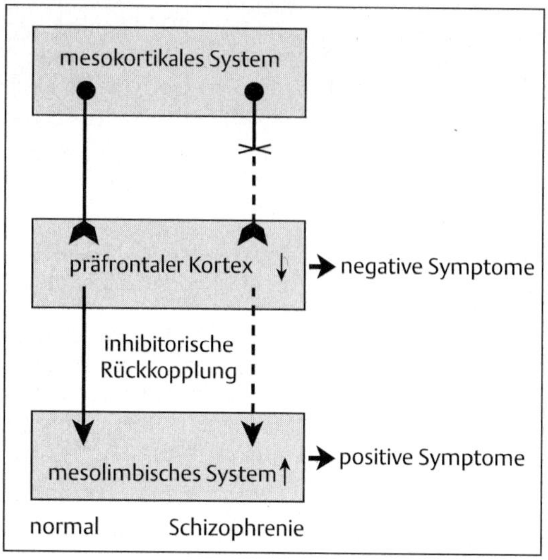

Abb. 1.3: Mesolimbisch-mesokortikale Dopamin-Interaktion und die Wirkung auf positive und negative Symptome (nach Gattaz 1995)

geleiteten psychotherapeutischen Ansätze zu vermitteln. In den späteren Therapie-Kapiteln werden diese wieder aufgegriffen.

Es gibt kein allgemein gültiges und bewiesenes Modell zur Psychodynamik der Psychosenentstehung, aber es gibt plausible Hypothesen, die die psychotische Dekompensation und das Erleben und die Beeinträchtigung des Schizophrenen verständlich werden lassen.

Freud war skeptisch und hielt Psychose-Patienten nicht für behandelbar, weil die Übertragungsfähigkeit fehle. Er schrieb 1917 (S. 455 f.): „Diese Patienten, Paranoiker, Melancholiker, mit Dementia praecox behaftete bleiben im ganzen ungerührt und gegen die psychoanalytische Therapie gefeit ... Wir stehen hier vor einer Tatsache, die wir nicht verstehen und die uns darum auch zweifeln heißt, ob wir den möglichen Erfolg bei den anderen Neurosen wirklich in all seinen Bedingungen verstanden haben.“

Später vermutete er, daß es bei Schizophrenen konfliktbedingt zu einem schweren regressiven Prozeß komme, daß sich das Erleben des Schizophrenen von den „Objekten“ zurückziehe. Mit Objekten sind nach psychoanalytischem Verständnis in dieser Terminologie die frühen Bezugspersonen und die heute wirksamen innerpsychischen Erinnerungsspuren von ihnen gemeint. Mit diesem Rückzug werde der Schizophrene quasi autistisch, ziehe sich auch gegenwärtig zurück, könne kaum zwischenmenschliche Beziehungen eingehen und deshalb von der Psychoanalyse nicht profitieren. In dieser inneren Leere wachse dann die psychotische Symptomatik wie eine neue Welt, mit Halluzinationen und Wahnideen.

Ich-Schwäche als Defizit?

In der Freud nachfolgenden Zeit wurde die Psychotherapie, auch die Psychoanalyse, der Psychosen von vielen Autoren erarbeitet, insbesondere bei den Schizophrenien (Übersicht s. Müller 1991, 1998). Schon Paul Federn folgte Freud in der Annahme fehlender Therapierbarkeit nicht. Die Blütezeit der Entwicklung theoretischer Konzepte und der Praxis lag aber im 5. und 6. Jahrzehnt des 20. Jahrhunderts und betraf dann in erster Linie England und die USA.

Bei den ersten Autoren spielte die Defizit-Theorie eine Rolle. Danach habe das Kleinkind ein nicht näher bekanntes Defizit seiner Ich-Strukturen, eine „*Ich-Schwäche*“, seine Wahrnehmungsfähigkeit sei beeinträchtigt, kognitive Störungen der Auffassung und des reagierenden Erfahrens und Lernens führten zu mangelhafter Ich-Stabilität. Es könne die üblichen Entwicklungsschritte nicht stabil genug gehen und kein ausreichend stabiles Selbst entwickeln und erleben. Wenn das Selbst aber instabil ist, können auch Beziehungen zu den Bezugspersonen nicht eindeutig und verläßlich genug erlebt werden. Am Ende finde man eine *Ich-Umweltgrenzenstörung*, wodurch der später schizophren erkrankende Mensch so oft irritiert werde, daß Wahrnehmungsstörungen psychotischer Art resultieren. Hier dominieren also entwicklungspsychologische Annahmen.

In der frühen Kleinkindzeit gescheiterte Entwicklungsschritte führen zu Unsicherheit und Konflikten.

Spätere Autoren (z.B. M. Klein, M. Mahler, E. Jacobson, H. Rosenfeld, J. N. Rosen, H. F. Searles, H. S. Sullivan) sahen statt der Defizit-Theorie *Konflikte* und die Reaktion darauf als bedeutsam an. Das kleine Kind in der Interaktion insbesondere mit der Mutter könne sich nicht hinreichend entwickeln, so daß Objektbeziehungen von früh an gestört bleiben, Affekte nicht gut toleriert werden können und die Identität gestört ist. Es ist leicht verständlich, daß bei frühen Entwicklungsstörungen alle drei Bereiche beeinträchtigt sind und bleiben.

Der von Frieda Fromm-Reichmann (1948) geprägte Begriff der „schizophrenogenen Mutter" wurde sehr populär, verkürzt aber die Modelle einseitig auf ungünstige Einflüsse der Mutter. Bekannt ist aber, und wurde insbesondere von den Vertretern der „Ich-Schwäche" auf der anderen Seite überbetont, daß Defizite des kleinen Kindes und Verhaltensweisen der Mutter so interagieren, daß am Ende Ursache und Auswirkung nicht mehr zu trennen sind.

Schnelle Erfolge der Psychopharmaka reduzierten das Interesse an der Psychotherapie.

Die analytisch orientierte Psychosen-Psychotherapie verlor aber schließlich in den 60er Jahren relativ schnell und fast vollständig an Bedeutung, nachdem sich die raschen Erfolge der Psychopharmaka ausgebreitet hatten. Schizophrene Psychosen waren jetzt schnell behandelbar, akute Krankheitszeichen schmolzen zusammen, und die Krankenhausaufenthalte vieler Patienten sanken drastisch. Einerseits hatte man jetzt mit viel Optimismus schnell und gut wirksame Medikamente zur Verfügung, so daß sich die mühsame und langhingezogene Psychotherapie zu erübrigen schien. Andererseits waren durch schnelle Medikamentenwirkung auch immer seltener die langen Beobachtungen schizophrener produktiver Verläufe möglich.

„Überlebt" hatten aber die kurz vorher entwikkelten verhaltenstherapeutischen und dann insbesondere die familiendynamischen Ansätze bei Psychosen, insbesondere parallel zur Entwicklung der Familientherapie bei Neurosen, Borderline-Syndromen, Eßstörungen usw. mit auch pragmatischen Therapieverfahren. Aus der „schizophrenogenen Mutter" schien die „schizopräsente Familie" geworden zu sein. Die psychoanalytische Sichtweise und Therapie war in der Schweiz mit Christian Müller (1976) und insbesondere mit G. Benedetti (1983, 1987) fortgeführt worden, und in Österreich mit R. Schindler (1952).

In den letzten Jahren hatten das verstärkte Interesse an den Borderline-Störungen (mit den Darstellungen Kernbergs, z.B. 1993), die Betrachtung narzißtischer Störungen der Selbstwertregulation, die Grenzen psychopharmakologischer Behandlung, die Kenntnis der überdauernden Lebensschwierigkeiten schizophrener Patienten nach akuten Krankheitszeiten dazu geführt, psychotherapeutische Ansätze neu zu überdenken. Zwangsläufig müssen dazu auch die theoretischen Grundannahmen betrachtet werden.

1.7 Zusammenfassung heutiger psychodynamischer Hypothesen

Am besten hat Mentzos (1993, 1997c) die heutige Sichtweise dargestellt und dabei konflikthafte Entwicklungen verständlich gemacht (s.a. z.B. Benedetti 1983, 1987, Matussek 1993, Schwarz 1993). Auch strukturelle Ich-Defizite früherer Annahme lassen sich als Reaktion auf interaktionelle Störungen interpretieren.

Im Spiegel der ersten Bezugspersonen entwikkelt das kleine Kind auch sein Bild von sich, sein Selbst-Bild.

Auch in der normalen Entwicklung des später gesund bleibenden Kindes sind ganz früh die eigene und andere Personen (das „Selbst" und die „Objekte") im Erleben des Kindes nicht getrennt. Das Kind erlebt sich durch andere, eigenes Wohlbefinden und freundliche Zuwendung sind noch nicht trennbar. Hierdurch entwickelt das Kind anhand des Bildes von anderen, das noch mit seinem Bild von sich weitgehend identisch ist, ein erstes Gefühl einer Identität. In dieser Zeit wird auch das Fundament gelegt, ob Urvertrauen oder Urmißtrauen vorherrschen werden. Denn das Urvertrauen entsteht im Menschen durch die kontinuierliche Präsenz einer oder weniger vertrauter Bezugspersonen und deren freundliche, interessierte und engagierte Teilnahme am Geschick des Kindes.

Dann folgt die wichtige Aufgabe, zwischen Selbst und Objekt, zwischen Ich und Nicht-Ich zu differenzieren, andere Personen zunehmend differenzierter und getrennt wahrzunehmen. Das kann nur gelingen, wenn das Selbst schon hinreichend stabil ist und die ersten Erfahrungen vom Objekt empathisch, freundlich, angenehm und konstant sind.

Sind schon Selbst-Stabilisierung und Selbst-Objekt-Differenzierung gestört, kann es später zu Psychosen kommen.

Bei Störungen: Gibt es hier schon Unsicherheiten auf der einen oder anderen Seite (oder auf beiden), macht das Kind ungünstige Erfahrungen, ist die Neigung gebahnt, die Selbst- und Objektwahrnehmungen unklar und unscharf bleiben zu lassen, sich zurückzuziehen, die vorherige symbiotische Verschmelzung zu suchen, bei der zwischen Ich und Nicht-Ich schwer zu trennen ist. Hier liegt die Schaltstelle der späteren psychotischen Regression, bei der die Ich-Umwelt-Grenze gestört ist.

Fehlen Störungen in dieser Entwicklungsphase, muß das Kind weiterhin erfahren, daß im Selbst lustvolle und unlustvolle Zustände wechseln und daß das Objekt mal gut und mal böse ist, dennoch dieselbe Person bleibt. Diese zweite Entwicklungsaufgabe betrifft die Differenzierung und schließlich Integration verschiedener Züge eigener und fremder Personen. Das gelingt nur, wenn das Selbst stabil genug ist, das auszuhalten.

Bei Störungen: Bei fehlender Unterstützung oder gar Trennung oder Traumatisierung in dieser Zeit kann die Entwicklung nicht weitergehen, „Gut" und „Böse" werden nicht integriert, bleiben aufgespalten. Bei Borderline-Störungen finden sich dann später die apodiktischen und abrupten Spaltungen in Gut und Böse bei anderen Menschen und beim Selbst. Das erklärt heftige und wechselnde Ablehnung anderer und den plötzlich einschießenden Selbsthaß mit Verletzungen und Suizidalität.

Erst bei dann weitergehender günstiger Entwicklung, bei stabilem Selbst, können Konflikte zwischen Menschen einerseits und zwischen verschiedenen Instanzen des Ich und des Selbst andererseits möglich werden und ausgehalten werden. Bei persistierenden „späteren" Konflikten sind dann die „reiferen" Neurosen möglich.

Erst wenn diese Schwierigkeiten unter günstigen Entwicklungsbedingungen überwunden wurden, können sich zwischenmenschliche Beziehungen entwickeln, auch wenn die Personen mal freundlich, mal verneinend sind, wenn eigene Bedürfnisse wechseln. Für die zwischenmenschliche Beziehungsfähigkeit ist es insbesondere hilfreich, daß das Selbst hinreichend stabil ist und ein gewisses Maß an Frustration ertragen und durch andere Erfahrungen kompensieren kann.

Die nachfolgenden Entwicklungsschritte stabilisieren das Erreichte und erproben Trennung und Individuation. Das Kind entfernt sich von der Mutter, erkundet die weitere Welt und prüft beim Zurückkommen, ob es dennoch liebevoll wieder aufgenommen wird, ob es selbst noch gemocht wird, und stabilisiert sein Selbst damit fortlaufend.

> Ich-Störungen, Identitätsstörungen, Beziehungsstörungen und Affektintoleranz hängen zusammen und verstärken sich gegenseitig.

Frühe Störungen und Psychose

Ist die Entwicklung in frühen Stadien erheblich beeinträchtigt, können Borderline-Störungen oder narzißtische Störungen resultieren. Bei heftigerer und noch früherer Entwicklungsstörung können intrapsychische Spannungen und Ängste nicht ausgehalten werden, es kommt zum autistischen Rückzug des Schizophrenen oder zu Ich-Umweltgrenzenstörungen. Dann wird etwa das Gefühl böswilliger Verfolgung auf Außenstehende oder „böse Mächte" projiziert, im günstigen Fall entwickelt sich ein Größenwahn.

> Psychotische Symptome sind einerseits Ergebnisse von Entwicklungsstörungen und sollen andererseits noch schlimmere Ängste abwehren.

Insofern haben alle diese Reaktionen auch den Charakter der Abwehr sonst unerträglicher intrapsychischer Spannung. Nach Mentzos (1997 b) ist die Psychose als Konfliktreaktion psychodynamisch verstehbar. Auch scheinbare Ich-Störungen können damit, was dem klinisch Tätigen oft begegnet, Schutz- und Abwehrcharakter haben.

Bei der Arbeit mit Schizophrenen zeigt sich immer wieder, daß dahinter ein oft ratloser, unsicherer, ängstlicher Mensch steht, der sich nicht anders als etwa durch „Totstellreflexe" vor vermeintlicher Bedrohung schützen kann.

> Selbst-Unsicherheit und Identitätsdiffusion einerseits und angstvolle Sehnsucht nach symbiotischer Nähe andererseits kennzeichnen das innere Dilemma des Schizophrenen.

Der zentrale Konflikt des Schizophrenen wird oft in der Schwierigkeit gesehen, sowohl die eigene Existenz und Identität und Selbst-Vertrauen sicher zu wissen und gleichzeitig sich auf Beziehungen zu anderen Menschen einzulassen und dabei nicht eine Untergangs-Verschmelzung zu fürchten. So zieht sich der Patient eher in seine innere Einsamkeit zurück und behält eine unrealistische Sehnsucht nach (real nicht erfahrener und überprüfter) Beziehung zu anderen. Verschmelzungssehnsüchte sind dann noch mit Selbstverlustangst gekoppelt. Das macht verständlich, warum psychotische Dekompensationen oft auftreten, wenn die Person sich auf eine intime Beziehung doch einzulassen beginnt. Diese Irritation ist viel bedeutsamer als andere äußere Belastungen, wie Arbeitsstreß, Armut, Wohnungsverlust u.a. Oder mit den Worten von Christian Müller zusammengefaßt: „Der Schizophrene fürchtet mehr als alles andere die frustrierende Wiederholung einer scheiternden Beziehung ... “(1976, S. 293).

Psychotische Dekompensationen ereignen sich manchmal zu Beginn einer Liebesbeziehung, oft zu Beginn von Emanzipationsschritten.

Ein zweiter, oft schwieriger bzw. gefährlicher Punkt ist die Verselbständigung. Wenn der Schizophrene sich (trotz seiner Unsicherheit) doch etwas zutraut, einen Emanzipationsschritt unternimmt, sich von den Eltern trennt oder eine Berufsausbildung oder Rehabilitationsmaßnahme beginnt, kommt es nicht selten zu psychotischer Dekompensation.

Das hat Auswirkungen auf die Therapie, die weiter unten abgehandelt werden:

- Bei aller Empathie darf der Therapeut nicht intensive symbiotische Nähe anbieten.
- Vor (emanzipatorischer) sozialpsychiatrischer Rehabilitation muß psychotherapeutisch der Boden in der Person vorbereitet werden.
- Verhaltenstherapeutische Intensivkurse müssen scheitern oder erfolglos bleiben, wenn nicht behutsame Differenzierung und Selbst-Stabilisierung vorausgehen.

1.8 Familiäre Interaktion und „expressed emotion“

Der populär gewordene Begriff Frieda Fromm-Reichmanns von der „schizophrenogenen Mutter“ läßt sich wissenschaftlich nicht belegen und mußte aufgegeben werden. Denn alle Studien wurden durchgeführt *nach* Beginn der Erkrankung. Dann aber läßt sich wissenschaftlich nicht belegen und trennen, ob das Kind erkrankte, weil die verwirrende Interaktion mit der Mutter vorher Störungen mit sich brachte, oder ob auf die (schwere weil früh aufgetretene) Erkrankung des Kindes die Mutter mit erheblicher Verunsicherung und wechselnden Selbst-Vorwürfen reagiert. Dieses kann man immer wieder in Angehörigengruppen beobachten und erfahren.

Mit anderen Worten: Es wäre merkwürdig und eher pathologisch, wenn eine Mutter auf eine schwere frühe schizophrene Erkrankung ihres Kindes, die die Entwicklungschancen erheblich in Frage stellt, gleichmütig reagieren würde, „wie wenn nichts wäre“!

An die Stelle der „schizophrenogenen Mutter“ trat die „Expressed-emotion-Familie“. Beide sind einleuchtend aber unbewiesen als Ursachen der schizophrenen Erkrankung.

Im Zuge der Entwicklung der Familientherapie wurde der Blick auf die Mutter-Kind-Dyade erweitert zur Betrachtung familiärer Kommunikationsmuster. Gefunden wurden dabei insbesondere von amerikanischen Autoren (z.B. Bateson, Laing, Lidz und Wynne 1969) verwirrende familiäre Kommunikationsmuster. Widersprüchliche Botschaften im Sinne von „Double-bind-Kommunikation“ verwirrten nach dieser Auffassung das Kind, das z.B. von einerseits bremsender und einengender Mimik und Gestik und andererseits ermunternden und zur Verselbständigung auffordernden Worten verunsichert wurde – bis es sich schließlich nicht anders zu helfen wußte als mit „psychotischem Ausstieg“.

Diese Kommunikationsauffälligkeiten wurden von vielen Psychiatern und Psychotherapeuten als plausibel angesehen, bis erneut deutlich wurde, daß Ursache und Folge auch hierbei nicht zu trennen sind, es also keinen wissenschaftlichen Beleg für einseitige Kausalitätsannahmen gibt. Außerdem waren und sind diese Kommunikationsmuster zwischen Eltern und Kindern und auch unter Erwachsenen, z.B. in beruflichen Rivalitätsbeziehungen, so weit verbreitet, daß eine spezifische Schizophrenie-Auslösung wenig einleuchtend ist.

Und nach psychoanalytischem und entwicklungspsychologischem Verständnis treten mehrere Personen (nach der Mutter erst der Vater und dann weitere Familienangehörige) erst zu einer späteren Zeit in den Gesichtskreis des Kindes, wenn die Zeit psychosebegünstigender Entwicklungsstadien vorüber ist. So wurde es wieder still um diese familiären Kommunikationsstörungen, die nach heutiger Sicht lediglich dann noch eine geringe Bedeutung haben könnten, wenn sie auf einen Menschen mit erheblich erhöhter Vulnerabilität (s.u.) treffen.

Statt dessen wurde Untersuchungsmaterial des Engländers Brown von Leff und Vaughn (1982, 1976) erneut analysiert und die Ergebnisse, auch aus zahlreichen nachfolgenden Untersuchungen, unter dem Stichwort der „expressed emotion" publiziert. Die ursprünglichen Autoren hielten sich dabei mit Äußerungen zur Richtung von Ursache und Wirkung zurück. Beschrieben wurde eine gespannte familiäre Atmosphäre mit emotional geladenen kritischen und feindseligen Äußerungen (meist der Eltern). Diese stehe in Zusammenhang mit häufigen Rezidiven des erkrankten Familienmitgliedes (meist des Kindes).

Dieses Konzept wurde weltweit zustimmend aufgegriffen, nun aber mit einseitiger Kausalitätszuschreibung. Auch diese Untersuchungen wurden alle erst *nach* der Erkrankung des Kindes durchgeführt. Damit kann die „expressed emotion" genausogut eine Folge der erkrankungsbedingten Verhaltensstörungen des Patienten und der daraus resultierenden Verunsicherung der Familie sein.

Im einzelnen wird darauf unten im Kapitel „Angehörigenarbeit" eingegangen.

> Familiäre Spannungen und emotionale Ablehnung wirken sich negativ auf die Entwicklung und das Befinden aller Menschen aus, eine Spezifität für die Schizophrenie-Entwicklung ist nicht belegt.

1.9 Kognitive Störungen

> Kognitive Störungen können vorbestehend die Manifestation psychotischer Störungen begünstigen, oft sind sie überdauernde Grund-Symptome der Schizophrenie.

Bei Schizophrenen sind, besonders im letzten und vorletzten Jahrzehnt, immer wieder kognitive Störungen gefunden worden. In erster Linie sind das Aufmerksamkeits- und Differenzierungsstörungen mit der Schwierigkeit, zwischen wesentlichen und unwesentlichen Reizen, Gedanken, Wahrnehmungen zu unterscheiden (Rist 1995). Deren ätiologische Einordnung ist nicht leicht möglich:

Einerseits kann es sich um vorbestehende und grundlegende Störungen handeln, unabhängig von aktuellen Krankheitsphasen. Dann fände sich eine die Schizophrenieentstehung begünstigende Störung im Sinne eines Vulnerabilitätsmarkers. Das ist plausibel, wenn man an die Nähe zu hirnstrukturellen Veränderungen denkt. Denn z.B. bei minimaler zerebraler Dysfunktion finden sich ähnliche Störungen der Unterscheidungs- und Zuordnungsleistungen. Diese haben dann ungünstige Auswirkungen auf die Lern- und Reaktionsprozesse, bis hin zu zwischenmenschlichen Kommunikationsstörungen (wenn das Kind im Umgang mit Bezugspersonen nicht sicher wahrnehmen kann, woher der „Wind weht").

Die Informationsverarbeitung ist gestört und damit sind es auch die Reaktionen und Schlußfolgerungen, die die Person aus diesen Informationen ableitet. Eine spätere Begünstigung wahnhafter schizophrener Fehlinterpretationen ist naheliegend. Neuere Befunde, wonach bei den Kindern schizophrener Eltern solche kognitiven Störungen schon vor manifester schizophrener Erkrankung etwas gehäuft vorkommen, könnten für ätiologische Zusammenhänge sprechen.

Unklar bleibt dabei, warum nur ein Teil der Menschen mit diesen Störungen später tatsächlich erkrankt.

Andererseits betont die Mehrzahl der Autoren, daß kognitive Störungen in engem Zusammenhang stehen mit Symptomen der manifesten Erkrankung, insbesondere mit den sogenannten Grund- oder Basis-Symptomen. Wahrscheinlich wird ihre Intensität auch durch affektive Prozesse moduliert. Sie bestehen seit dem frühen Krankheitsbeginn und sind überdauernd nachzuweisen, auch nach Abklingen akuter produktiver Symptome, wenn auch in reduzierter Weise. Ihre Nähe zu Ich-Störungen, etwa der Realitätsprüfung, ist evident. Deshalb sollen diese kognitiven Störungen im einzelnen im Kap. 2 bei der Symptomatik dargestellt werden.

Ihre Relevanz für therapeutische Maßnahmen hat ebenfalls zwei Quellen. Wenn sie Vulnerabilitätsmarker sind, ließe sich durch therapeutische Reduktion das Wiedererkrankungsrisiko mindern. Wenn sie Grund-Symptome sind, würde eine entsprechende Therapie die Stabilität der

Remission verbessern und damit ebenfalls das Risiko baldiger psychotischer Reaktivierungen senken.

1.10 Vulnerabilitäts-Streß-Modell

Es hatte sich gezeigt, daß einseitige Ursache-Wirkung-Modelle der Schizophrenieentstehung zu kurz greifen und jeweils einzeln die Entwicklung zur Erkrankung nicht sicher erklären. Vor diesem Hintergrund wurden „Vulnerabilitätsmodelle" entwickelt, am bekanntesten wurde das von J. Zubin (Zubin u. Spring 1977, Zubin 1989, Olbrich 1987).

Unter Vulnerabilität versteht man eine erhöhte Verletzbarkeit des (später) Schizophrenen durch unspezifische Stressoren.

Dieses Vulnerabilitätsmodell ist theoretisch, diagnostisch und auch therapeutisch nützlich. Es vermeidet fehlerhaftes monokausales Ursache-Wirkungs-Denken, es kann Belastungssituationen verständlich machen, es integriert verschiedene therapeutische Ansätze mit dem gemeinsamen Wirkfaktor der Vulnerabilitätsverminderung.

Das integrierende Vulnerabilitäts-Streß-Modell veranschaulicht am ehesten Dekompensationsprozesse einerseits und therapeutische Wirkfaktoren andererseits.

Es integriert verschiedene ätiologische Einflußfaktoren: Genetische, biochemische und neuroanatomische Faktoren bewirken nicht direkt die Erkrankung Schizophrenie sondern bedingen die individuell unterschiedliche und beim später Erkrankten wahrscheinlich schon früh erhöhte Vulnerabilität.

Eine z.B. biologisch bedingte erhöhte Vulnerabilität muß nicht notwendigerweise zur manifesten Erkrankung führen.

Gesunde Menschen mit niedriger Vulnerabilität können viele geläufige Stressoren ertragen und bewältigen, ohne psychotisch zu erkranken. Erst intensive Stressoren (z.B. tagelange intensive Reizabschirmung in einer lichtlosen und akustisch isolierenden „camera silens") führen wahrscheinlich bei fast allen Menschen zu psychotischen Symptomen, die aber, wenn die Stressoreneinwirkung aufhört, spontan wieder abklingen.

Mit zunehmender Vulnerabilität steigt das Erkrankungsrisiko für Schizophrenie an. Dabei können Belastungen, die andere Menschen mühelos bewältigen und als prinzipiell eher leicht einschätzen, zur Psychose-Entstehung beitragen.

Oft führen erst hinzutretende Stressoren zur klinischen Manifestation der Erkrankung bzw. zum Rezidiv.

Daraus ist verständlich, daß es keine Schizophrenie-spezifischen Stressoren gibt, belastend können für verschiedene Personen ganz unterschiedliche Stressoren sein, z.B.

- anhaltende Konflikte in der Familie,
- beginnende intensive Liebeserlebnisse,
- andere Reizüberflutung,
- soziale Veränderungen (positive oder negative) am Arbeitsplatz,
- Veränderungen der Wohnsituation, Umzüge.

Daraus ließe sich ableiten, warum die Untersuchungen zur Wirksamkeit von *life events* widersprüchliche und im großen und ganzen keine eindeutigen Ergebnisse brachten (Day 1981). Denn äußere und leicht erfaßbare Lebensveränderungen, z.B. Tod eines Angehörigen, Arbeitsplatzverlust usw., müssen nicht zur Erkrankung führen. Einerseits finden sie sich auch bei Gesunden und werden oft nur dann, wenn man später erkrankt, zur subjektiven Krankheitserklärung gesucht und auch gefunden, ohne daß sie zahlenmäßig tatsächlich gehäuft sind. Andererseits haben lebensverändernde Ereignisse u.U. auch manchmal günstige Auswirkungen, z.B. kann der Verlust eines belastenden Arbeitsplatzes auch vorerst hilfreich sein. Schließlich sind es bei Schizophrenen oft unspezifische Belastungen, die man nur bei genauer Kenntnis der individuellen Persönlichkeit verstehen kann: z.B. Hoffnung auf und Beginn von Liebesbeziehungen, unsichere Spannung vor einem unmittelbar bevorstehenden beruflichen Rehabilitationsschritt, wenn man also etwas wagen will, was man sich im Grunde nicht ganz zutraut.

Die Verhältnisse des Vulnerabilitäts-Streß-Modells werden gut durch die Abb. 1.**4** u. 1.**5** dargestellt.

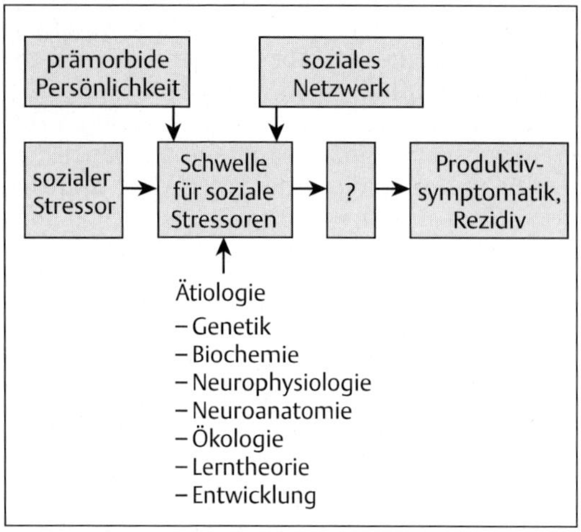

Abb. 1.**4** Zubins Modell der Vulnerabilität (nach Olbrich 1987)

Dieses Modell hat auch Konsequenzen für Therapie und Prophylaxe. Der von den Kranken oft selbst gesuchte Rückzug in reizärmere Umgebung ist oft auch hilfreich und sollte zumindest anfangs passager unterstützt werden, z.B. durch klinische Behandlung in ruhiger Umgebung statt auf einer unruhigen Aufnahmestation. Dadurch reduzieren sich manchmal schon einige Krankheitssymptome. Und die Akutbehandlung muß langfristig ergänzt werden durch alle Maßnahmen, die die Vulnerabilität vermindern.

Zusammenfassung und Kritik des Vulnerabilitätsmodells

Das Modell postuliert, daß das dauerhafte Charakteristikum der Schizophrenie nicht die bestehende schizophrene Episode selbst ist, sondern die Vulnerabilität gegenüber der Entwicklung solcher Krankheitsepisoden. Diese Episoden sind dann zeitlich begrenzte Zustände („states") längerer oder kürzerer Dauer, Vulnerabilität ist hingegen ein persistierendes Merkmal („trait"). Die Vulnerabilität kann wenig auffällig bleiben, bis sie durch einen Stressor sichtbar gemacht wird. Genau genommen stellt das Vulnerabilitätsmodell kein ätiologisches Modell dar, es weist spezifische Ätiologien seinen Submodellen zu.

Es ist weniger eine empirisch faßbare Größe als vielmehr ein logisches Konstrukt. Es erklärt nicht die eigentliche Ursache der Schizophrenie

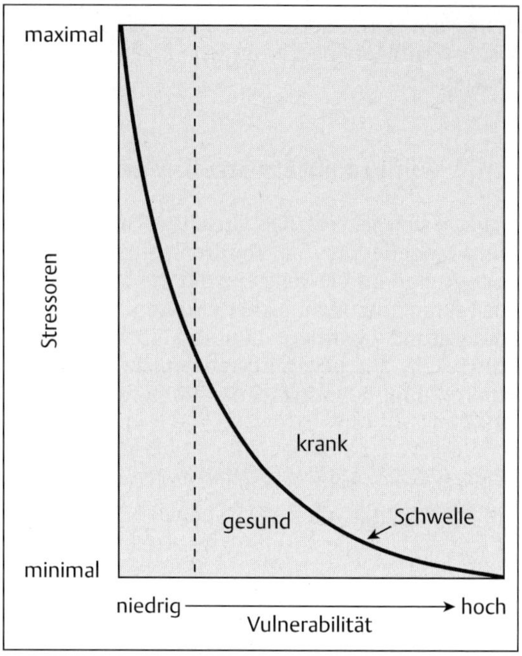

Abb. 1.**5** Beziehung zwischen Vulnerabilität und Stressoren (nach Olbrich 1987)

und auch nicht, *warum* bei gleichen oder ähnlichen Stressoren die zur Erkrankung disponierten Personen erkranken und andere Menschen nicht.

Das Modell stellt die Schizophrenie – vielleicht ein bißchen optimistisch – als episodische Störung in den Vordergrund, was für die Mehrzahl der Kranken wohl zutrifft. Es erklärt damit aber nicht die Krankheitsverläufe mit chronisch persistierendem Verlauf, bei denen sich bei wechselnder Reizintensität der Umgebung keine wesentliche Änderung der Symptomatik einstellt. Das Modell kann auch nicht das Zustandekommen und die Bedeutung innerer Stressoren einer Person erklären, im Zusammenhang mit wechselnder affektiver Befindlichkeit ohne erkennbare Anlässe von außen einerseits und etwa körperlichen Veränderungen z.B. hormoneller Art andererseits.

2 Symptomatik, Diagnose, Verlauf

In diesem Kapitel sollen die charakteristischen schizophrenen Symptome dargestellt und deren Verknüpfung untereinander skizziert werden. Das erfolgt relativ ausführlich, weil die Therapie sich darauf einzustellen hat und das therapeutische Vorgehen dann verständlicher ist. Die differentialdiagnostischen Erörterungen sind notwendig zur Therapieplanung und zur Vermeidung von Behandlungsfehlern. Die Kenntnisse vom Krankheitsverlauf, von der Prognose und von möglichen Verlaufsprädiktoren können mithelfen, Patienten und Angehörige angemessen zu beraten und die Differentialindikation langfristiger Therapie und Prophylaxe zu erarbeiten: Wer braucht eine langfristige Nachsorge, bei wem genügt eine befristete Therapie?

2.1 Charakteristische Symptome

Die seit langem bekannte Erkrankung mit früher verschiedenen Namen wurde 1898 vom Kraepelin unter der Bezeichnung „Dementia praecox" zusammengefaßt. Der damals als angemessen angesehene Begriff „vorzeitige Verblödung" wurde später aufgegeben, weil dieses Syndrom und der delitäre Verlauf gerade nicht charakteristisch oder vorherrschend sind. E. Bleuler prägte deshalb 1911 erstmals den Begriff „Schizophrenie" und stellte damit die im Querschnitt vorherrschenden Symptome der Zersplitterung des Denkens, Fühlens und Wollens in den Vordergrund.

Die Symptome bei Schizophrenien sind im Querschnitt außerordentlich vielgestaltig und verändern sich meistens auch im Längsschnitt.

Symptome nach E. Bleuler und K. Schneider

In der traditionellen deutschsprachigen Psychiatrie dominierten lange Zeit die Einteilungen von Eugen Bleuler (1983) in *Grund-Symptome* und *akzessorische Symptome* bzw. von Kurt Schneider (1973) in *Symptome ersten und zweiten Ranges*. Sie werden in der Tab. 2.**1** aufgelistet und weiter unten bei den Abschnitten über Positiv-Symptome und Negativ-Symptome ausführlicher dargestellt.

Bleuler hat dabei auf zwei Aspekte aufmerksam gemacht: Die Grund-Symptome charakterisieren die Erkrankung für längere Zeit, bestehen überdauernd. Akzessorische Symptome sind zwar eindrucksvoll, treten aber nur passager auf, sind nicht obligatorisch und deshalb auch nicht diagnostisch ausschlaggebend.

Wahn und Halluzinationen sind nicht beweisend für die Diagnose Schizophrenie. Es gibt Schizophrenien ohne diese produktiven Symptome. Andererseits sind diese Symptome nicht schizophreniespezifisch, sie kommen auch bei anderen Krankheiten vor.

Kurt Schneider hat die eindrucksvollen produktiven Symptome in den Vordergrund gestellt. Ein oder mehrere Symptome ersten Ranges sprechen für eine Schizophrenie, wenn andere Erkrankungen, insbesondere hirnorganische, auszuschließen sind.

In neuerer Zeit werden Symptome eingeteilt in

- positive Symptome („Plus"-Symptome, „Produktiv"-Symptome) und
- negative Symptome („Minus"-Symptome, „Defizit"-Symptome).

Tabelle 2.1 Symptomatik nach E. Bleuler und K. Schneider

E. Bleuler:	
Grundsymptome:	Störungen – des Denkens – der Affektivität – des Antriebs (insbesondere Zerfahrenheit, Ambivalenz, Autismus, Angst, auch Mattigkeit, Gleichgültigkeit, Verarmung)
Akzessorische Symptome:	Wahn Halluzinationen katatone Störungen u.a.
K. Schneider:	
Symptome 1. Ranges:	Wahnwahrnehmung Stimmenhören (diskutierend, kommentierend, befehlend) Gedankenlautwerden Gedankenentzug Gedankeneingebung leibliche Beeinflussungserlebnisse Fremdsteuerung des eigenen Willens (Empfindung des „Gemachten")
Symptome 2. Ranges:	Wahneinfall andere Halluzinationen Affektveränderungen u.a.

2.2 Positiv-Symptomatik

Hiermit ist die Symptomatik gemeint, die häufig als Schizophrenie-typisch angesehen wird und die besonders in akuten Krankheitsstadien aus dem sonst durchgehenden Erlebnisniveau „produktiv", „positiv" herausragt: Denkstörungen, Ich-Störungen, Wahn, Halluzinationen, Affektstörungen.

Unter dieser Positiv-Symptomatik lassen sich die meisten Symptome nach Bleuler und Schneider einordnen, ein Teil der Grund-Symptome nach Bleuler sind den Negativ-Symptomen zuzuordnen (siehe unten).

„Das Denken des Kranken erscheint oft unklar, manchmal bis zur Unverständlichkeit zerfahren. Es widerspiegelt seine Vergangenheit in eine imaginäre Welt von Vorstellungen, die seinem schwierigen Wesen besser entspricht als die wirkliche Welt. Neben krankhaftem Denken geht, oft versteckt, gesundes Denken und Urteilen weiter." (Bleuler, Lehrbuch 1983)

> Das Denken ist manchmal im Zusammenhang gelockert, zerfahren, logische Bezüge lösen sich auf.

Das inhaltliche und formale Denken mancher Schizophrener ist zu Beginn und während einer akuten Krankheitsphase zerfahren, unterbrochen, stockend, sprunghaft. Das erleben die Kranken in sich selbst, und es äußert sich für den Untersucher besonders dann, wenn auch die Sprache zerfahren ist und z.B. zu vorerst unverständlichen Wortneuschöpfungen führt.

> Dem zerfahrenen Denken entsprechen in der Sprache Wortneubildungen und „Sprachverwirrung" (Schizophasie).

Gesunde Menschen denken (und sprechen) üblicherweise in gewohnten und vertrauten Abfolgen, auch in traditionell aufgebauten Sätzen, ohne daß jeder einzelne Denk- und Sprachschritt bewußt geprüft wird. Denken und Sprechen verlaufen meist formal vorbewußt und automatisch.

> Gedankengänge sind erhöht störanfällig, der „Automatismus" geht verloren.

Bei manchen Schizophrenen ist dieser flüssige Automatismus passager verloren gegangen, das Denken ist nicht mehr automatisch logisch, oft unterbrochen, stockend. Nebengedanken schieben sich plötzlich dazwischen, der Faden geht verloren, Wortfetzen brechen ab, der Sinn geht verloren. Der Gedankenablauf wird nicht mehr von Logik bestimmt, sondern von assoziativer Erinnerung, vom Klang des letzten Wortes. Viele Patienten reagieren auf diese Veränderungen mit *Sprachverarmung*, weil sie ratlos und irritiert sind und vorläufig keinen Weg sehen, Ordnung in das Chaos zu bringen. Manche Patienten eilen hinter den Denkfetzen her und versuchen, doch noch eine logische Folge zustandezubringen, reden immer mehr, ohne jedoch ihr Ziel erreichen zu können.

Inhaltliche Denk- und Sprachbeispiele

„Der Herrgott ist das Schiff der Wüste": In diesem Satz wird das biblische Thema von Gott in der Wüste und die Rede vom Kamel als Wüstenschiff vermengt (Bleuler, Tölle).

Fallbeispiel
Ärztin: „Gehen Ihnen sehr viele Gedanken durch den Kopf im Moment?"
Patientin: „Ich bin kein Stück Holz, das man zum Trocknen auslegt."
Ärztin: „Ich habe den Eindruck, daß der Austausch zwischen uns im Moment schwierig ist."
Patientin: „Das liegt daran, daß Sie überarbeitet sind."
Ärztin: „Wie geht es Ihnen mit anderen Menschen?"
Patientin: „Danke gut und Ihnen?"

Fallbeispiel
Die Wortneubildung (Neologismus) „trauram" entstand, nachdem der Kranke im gleichen Satz und hintereinander „traurig" und „grausam" ausgesprochen hatte und der Klang seiner Worte ihm offenbar im Ohr blieb.

Manchmal kann der konkrete alltägliche Bedeutungsgehalt eines Wortes nur noch im übertragenen Sinn gebraucht werden, manchmal werden Wörter nur in direkter Bedeutung benutzt und verstanden, wie auch das obige Beispiel zeigte. Wenn der Arzt z.B. sagt „Mit diesem Medikament möchte ich Ihre Heilung unterstützen", bittet der Patient anschließend den Arzt, mit der Medikamentenpackung in der Hand, ihn stützend unter den Arm zu fassen.

Solche Mängel im Wechsel zwischen konkreten und übertragenen Bedeutungen kann man z.B. prüfen, indem man dem Patienten eine kurze Tierfabel oder ein Sprichwort erzählt und ihn bittet, die Bedeutung zu erklären.

Häufig erlebt der Kranke Gedankeneingebung, Gedankenentzug, Gedankenausbreitung und kann direkt danach gefragt werden.

Diese Phänomene sind oft gut direkt zu erfragen.

Fallbeispiel
„Haben Sie manchmal das Gefühl, daß fremde Gedanken in Ihren Kopf hineinkommen und die eigenen Gedanken stören?"
Ein Patient antwortete darauf, daß es ihm wie „Gehirn-Richtfunk" vorkomme mit „Stör-Interferenzen" zur Störung und Unterdrückung seiner eigenen Gedanken. Daraus resultiert dann auch der Anfang wahnhaften Erlebens, wenn der Patient versucht, für dieses Erleben eine Erklärung zu finden, etwa durch politische Funksendungen vom nahegelegenen Radio-Sendemast. Gleichzeitig ist hier ein Ansatzpunkt für die erlebte Beeinflussung des Willens und Denkens, man kann nicht mehr frei selbst denken und wollen.
„Haben Sie manchmal das Gefühl, daß Ihre Gedanken aus Ihrem Kopf hinausgehen, so daß eventuell andere Menschen wissen, was Sie denken?"
Patient: „Ja, die Leute merken, was ich denke. Da können Sie mir gar nichts vormachen, das ist so, das spür ich einfach. Das sehe ich an den Gesichtern. Das wäre an sich alles nicht so schlimm, wenn ich nicht so ungehörige Sachen denken würde, ‚Schwein' oder ein anderes Schimpfwort. Wenn ich etwas denke, wissen das sofort Andere. Und da muß man sich doch schämen."

Ich-Störungen

Aus den beschriebenen Denkstörungen ist schon ableitbar, daß die Kranken sich selbst nicht stabil und verläßlich erleben können. Sie sind in ihrer ganzen Person verunsichert.

Ich-Umwelt-Grenzenstörung:
Zwischen Ich und der Umwelt gibt es keine verläßlich schützende Grenze, „Ich bin den Umwelteinflüssen schutzlos ausgeliefert: Daraus resultiert die tiefgreifende Verunsicherung des Schizophrenen.

Wenn mein eigenes Denken von außen beeinflußt wird, wenn mein Denken sich ausbreitet und anderen mitteilt, bin ich mir nicht mehr sicher, ist meine Identität gestört. Das führt zu einer tiefgreifenden Verunsicherung des Kranken, manchmal zu schlimmer Angst. Wenn alle Sicherheit verloren geht, ziehen sich manche Kranke zurück, sind vorsichtig und wagen möglichst nichts mehr. Früher ist das als Willensschwäche angesehen worden, heute können wir das als einen prinzipiell nicht unsinnigen Versuch des Selbstschutzes verstehen, als Coping-Mechanismus.

Aus dieser Verunsicherung der ganzen Person und aus den aufgelockert-assoziativen Denkstörungen sowie den Gedankenbeeinflussungen in beiden Richtungen resultieren *Ambivalenz, Nicht-Wollen-Können* – bis hin zur manifesten Ambitendenz.

Ambitendenz

Ein Impuls oder Handlungsansatz bleibt im Ansatz stecken, ein entgegengesetzter Impuls behindert, der ursprüngliche Ansatz drängt erneut an, irritiert, ängstigt, der Kranke schreckt zurück usw. Das kann soweit gehen, daß der Patient für einen Schritt oder eine Geste oder eine Äußerung unendlich lang erscheinende Zeit braucht und sichtlich gequält ist. Wenn der Arzt dem Kranken zur Begrüßung die Hand entgegenstreckt, will der Patient wohl, wie üblich, fast automatisch seine Hand auch reichen. Ein Gegenimpuls bremst und ängstigt vor der körperlichen Berührung, gerade wenn die Ich-Umwelt-Grenze nicht sicher erscheint und man fürchtet, bei Berührung auszulaufen, überzuströmen usw. Der Kranke bewegt dann seine Hand einige Zentimeter auf den Arzt zu, stockt, verharrt bewegungslos, kann nicht vor oder zurück, zieht schließlich langsam seine Hand zurück. Wenn der Arzt dann seine Hand zurückzieht, geht der Patient auf ihn zu, zieht jedoch seine Hand abermals zurück, wenn der Arzt wiederum auf das Angebot des Patienten eingehen will. So kann das minutenlang hin- und hergehen. Ähnlich ist das oft in der sprachlichen Kommunikation: Wenn der Arzt fragt, antwortet der Patient nicht. Wenn der Arzt dann nach einigem Schweigen erneut zum Sprechen ansetzt, spricht der Patient bei der ersten Lippenbewegung des Arztes und verstummt sofort wieder, wenn der Arzt schweigen und zuhören will usw. Hier finden sich Übergänge zur katatonen Symptomatik (s.u.).

Ambivalenz, Ambitendenz, Beeinflussungserleben kennnzeichnen die innere Zerrissenheit und erklären die Verletzbarkeit des Schizophrenen.

Aus der beschriebenen Symptomatik ist weiter ableitbar, daß die Patienten sowohl sich selbst häufiger als fremd und andersartig erleben *(Depersonalisation)* wie auch die Umwelt *(Derealisation).*

Das Bemerkenswerte ist, daß dieses Erleben auch in kurzer Zeit wechseln kann, so daß der Kranke sich zeitweise durchaus als eigene Person erlebt und dann zwischendurch als ganz andere Person: Eine Patientin kann sich für eine hochgestellte historische Persönlichkeit halten und kurz darauf (oder gleichzeitig) am Pullover weiterstricken. Die *Ich-Identität* ist gestört und wechselnd bis zur inneren Zerrissenheit.

Konkret erlebt der Patient sich zeitweise als von außen beeinflußt, es gibt subjektive *leibliche Beeinflussungserlebnisse* im körperlichen Leben und *Fremdsteuerung des Willens (Empfindung des „Gemachten").*

Wahn

Vier Fünftel der Schizophrenen haben zeitweise Wahnsymptome.

Wahnhafte Symptomatik ist damit sehr häufig und fast zwangsläufig mit der Schizophrenie verknüpft. Das hängt wahrscheinlich mit der Entstehungsweise und Funktion des Wahns zusammen: Bei widerstreitendem Erleben des irritierten und irritierenden Denkens und der Beeinflussung von innen und außen ist es folgerichtig, wenn der Kranke dafür eine Erklärung sucht. Daraus resultiert der Wahn.

Der Wahn ist innerpsychisch ein Erklärungsversuch des Kranken für sein irritierendes Erleben und reduziert oft Angst und Verunsicherung.

Die Art des Wahns hängt dabei von der Persönlichkeit des Kranken und vom Erleben der Denk- und Ich-Störungen ab. Er kann sich in verschiedenen Arten äußern als Verfolgungswahn, Vergiftungswahn, Größenwahn, Liebeswahn usw.

Sobald Wahn auftritt, insbesondere ein systematisierter Wahn, kommt es meistens zur Beruhigung des Kranken, zur Entängstigung, weil der Kranke jetzt verschiedene Empfindungen und Erlebnisse im Zusammenhang einer bestimmten Idee erklärend zuordnen kann. Das mag für den Außenstehenden beim Verfolgungswahn widersprüchlich erscheinen, ist aber beim Größenwahn, der oft wenigstens in Ansätzen zu finden ist, plausibel.

Fallbeispiel

Der Patient, der sein Denken als von außen durch unsichtbare Strahlen beeinträchtigt erlebte, entwickelte folgenden Wahn: Wohl werde er durch „Gehirn-Richtfunk" im Denken gestört; er sei dabei aber im „brain-radio-system" eine wichtige Schaltstelle, amerikanische Nachrichtensender hätten ihn als Stützpunkt in Deutschland gewählt, damit weltweite Sendungen übertragen werden können. Dabei sei er der unentbehrliche deutsche „spokes-man". Der frühere Englischlehrer, der unter ärmlichen Verhältnissen einsam lebt, hatte damit eine wichtige Bedeutung, Gedankenbeeinflussung und -ausbreitung waren mühelos als im „höheren Auftrag" wichtig und notwendig anzusehen, eine therapeutische Reduktion wünschte der Patient nicht.

Selten kommt es zu plötzlichem *Wahneinfall*, möglicherweise werden Stadien vorhergehender Wahnentwicklung vom Kranken weniger wahrgenommen oder erinnert. Häufiger entwickelt sich der Wahn langsam über eine oft ängstliche Wahnstimmung, mit dem Gefühl, daß etwas „in der Luft liegt", daß die Umwelt schon verändert sei, daß Unheil drohe. Wenn dann durch eine *wahnhafte Beziehungssetzung und Bedeutungserkenntnis* das Ungewisse zur Gewißheit wird, kommt es oft zur Entlastung, weil jetzt etwas klarer wird.

Im Wahn kann man mit konkreter Beeinträchtigung besser leben als mit ungewisser Unheimlichkeit. Man weiß jetzt, woher Gefahr (oder Aufwertung) kommen und kann sich darauf einstellen.

Fallbeispiel

Nach längerer Unheimlichkeit sah der Patient auf dem Gang zur Kirche, als er gerade auf den Kiesweg zum Hauptportal einbog, wie ein dort auf dem Rasen sitzender weißer Hund ihn ansah und dann eine Pfote hob. Da wurde dem Patienten klar, daß das ein Zeichen der Warnung sei. Um letzte Unsicherheit auszuschließen, holte der Patient einen einige Meter vor ihm gehenden Mann ein und fragte ihn, ob der Hund bei dessen Vorbeigehen sich ähnlich verhalten habe. Die erstaunte Verneinung brachte dem Patienten Gewißheit, daß nur er gemeint sei, daß er sich vor dunklen Mächten der Kirche hüten solle. Fortan konnte er religiöse Stätten meiden und beruhigter sein, er konnte seine vorherige Angst fokussieren und reduzieren. (Modifiziert nach K. Schneider.)

Auch in anderem Zusammenhang und nicht nur im Krankheitsbeginn, oft über lange Zeit und chronifiziert, finden sich *Wahnwahrnehmungen:*

Die gestörte Ich-Umwelt-Grenze einerseits und Gedankenausbreitung usw. andererseits führen bald dazu, daß zufällige Beobachtungen wahnhaft interpretiert werden: Wenn mehrere Menschen in der Innenstadt zusammenstehen und reden, wähnt der Kranke, daß sie über ihn sprechen. Wenn Schaufensterdekorationen verändert wurden, wähnt er dahinter eine auf ihn bezogene Vereinbarung mehrerer Geschäftsinhaber usw. Man spricht vom *systematisierten Wahn*, wenn einzelne Wahnwahrnehmungen im systematischen Zusammenhang gesehen werden und vermutet wird, daß z.B. im religiösen Wahn Gott dahinterstehe, daß im politischen Wahn ein bestimmter fremder Geheimdienst verschiedene Beobachter schickt und Prüfungen veranstaltet, usw.

Wenn es zur Systematisierung des Wahns kommt, ist die initiale Angst meistens noch weiter reduziert, weil nun einzelne Wahnwahrnehmungen im engeren Zusammenhang gesehen werden und so weniger überraschen.

Halluzinationen

Das *Stimmenhören* wird allgemein als das herausragende schizophrene Symptom angesehen. Diese akustischen Halluzinationen sind am häufigsten. Verstehbar ist ihre Entwicklung aus Ich-Störungen und Wahn: Wenn andere meine Gedanken spüren oder wissen oder hören und die sich unterhaltenden Menschen nicht zufällig an meinem Weg stehen und auch über mich reden, ist es nicht weit zum Stimmenhören:

Eine oder mehrere Stimmen unterhalten sich über den Kranken und kommentieren sein Verhalten („Jetzt macht er einen Bogen um die Menschengruppe") oder sprechen direkt zu ihm („Hör nicht hin, was die sagen").

Kommentierende und diskutierende Stimmen sind charakteristisch, sie begleiten das Verhalten des Kranken.

Manchmal hört der Patient auch seine eigene Stimme laut neben seinem Ohr („Gedankenlautwerden").

Bei der Untersuchung ist zur Abgrenzung gegenüber inneren Phantasien direkt danach zu fragen:

„Spüren und hören Sie Ihre Gedanken in Ihrem Kopf wie beim inneren Selbstgespräch – oder laut außerhalb des Kopfes neben Ihrem Ohr, so daß auch andere Menschen Ihre Gedanken hören könnten?"

„Hören Sie eine oder mehrere Stimmen so laut und deutlich wie wir jetzt miteinander sprechen – oder ist es mehr eine Vermutung, daß andere über Sie reden?"

Besonders zu Beginn der Erkrankung sind es manchmal nur Geräusche, Klopfen, Summen, Schritte, „Zeichen", die wahnhaft erlebt werden.

Manchmal sind es ein oder zwei bekannte Stimmen, die immer wiederkehren und bestimmten Personen zugeordnet werden können, manchmal sind es fremde und immer wechselnde Stimmen, die dann eher noch mehr Angst machen.

Wahn und Stimmenhören sind im subjektiven Erleben des Kranken ganz real, er nimmt z.B. die Bedrohung ernst und hört die Stimmen wirklich.

Neben akustischen Halluzinationen gibt es seltener *optische Halluzinationen, Geruchs- und Geschmackshalluzinationen sowie taktile Halluzinationen* (Berührungs- und Leibhalluzinationen). Optische Halluzinationen gibt es häufiger bei hirnorganischen Erkrankungen (siehe Abschnitt Differentialdiagnose), sie schließen aber eine Schizophrenie nicht aus. Von Leibhalluzinationen zu unterscheiden sind die selteneren *Coenästhesien* als längerfristige Körpermißempfindungen, die oft nicht so wahnhaft bedingt erscheinen.

Fallbeispiel
Eine chronisch erkrankte verheiratete Frau wähnte einen Liebhaber, der zu ihr eine Beziehung wünsche. Ganz selten hörte sie seine einschmeichelnde Stimme. Regelmäßig aber erlebte sie „körperliche Berührungen", besonders im entkleideten Zustand. Wenn sie sich im Bad wusch, spürte sie seine Berührung am oberen Unterschenkel und war von dieser Überzeugung auch durch Hinweis auf Druck durch den Badewannenrand nicht abzubringen. Und Verkrampfungen im Leib schrieb sie seinen Bemühungen zu, bei ihr per „Fernwirkung" einen Orgasmus zu erreichen.

Affektstörungen und katatone Symptome

Affektveränderungen sind häufig und lassen sich oft als Reaktion auf die erlebte charakteristische Symptomatik verstehen.

Wenn der Kranke sich durch Wahn und Stimmenhören bedroht fühlt, ist *Angst* eine verständliche Reaktion. Sie findet sich am häufigsten zu Beginn der Erkrankung, bei psychotischer Verunsicherung durch Wahnstimmung und nicht einzuordnende und wechselnde Erlebnisse und Empfindungen. Es wäre verwunderlich, wenn der Kranke dabei gleichmütig und ausgeglichen bliebe. Später und insbesondere bei der Systematisierung des Wahns läßt die anfängliche Angst oft nach. Wenn der Kranke weiß, wer ihn warum verfolgt und welche Gegenkräfte zu aktivieren sind, ist er gelassener und hat kaum noch Angst.

Fallbeispiel
Ein junger Patient erkrankte während des Wehrdienstes, fühlte sich verfolgt und bedroht und fuhr in einer solchen Verfassung mit dem Auto gegen eine Mauer in der Hoffnung, den Verunsicherungen entfliehen zu können. Später, bei

jahrelanger Chronifizierung und Systematisierung des Wahns, fühlte er sich als Schnittstelle östlicher und westlicher Geheimdienste. Die Stimmen der östlichen Verfolger klangen tief und dumpf („im Bauch"), die der westlichen hoch „im Kopf". Durch eigenes tiefes Denken und Fühlen („aus dem Bauch") und Anspannung der Bauchmuskulatur einerseits oder klares rationales „Gegendenken im Gehirn" andererseits konnte er die eine oder andere Partei bremsen und so „ausbalancieren". Die frühere Angst war verschwunden.

Angst besteht oft im frühen akuten Stadium und kann manchmal bis zum katatonen Stupor führen: „Totstellreflex".

Mit *katatoner Symptomatik* sind Störungen der Psychomotorik gemeint: Im Stupor bewegt sich der Kranke nicht und spricht auch meistens nicht (Mutismus). Ursächlich sind meistens das Zusammenwirken heftiger und quälender Angst, Halluzinationen, Ambivalenz und Ambitendenz. Die Kranken sind dabei hellwach und ansprechbar, auch wenn sie nicht antworten. Sie nehmen alle Vorgänge der Umgebung sehr sensibel wahr und spüren die Befindlichkeit der Umgebungspersonen: Sind diese selbst verunsichert oder wenden sich schnell ab oder bleiben sie mit sicherer Verläßlichkeit neben dem Bett sitzen und halten beispielgebend die Angst des Kranken aus und sprechen zu ihm mit beruhigender Stimme?

Die Muskulatur ist oft hochgradig verspannt, die Herzfrequenz erhöht, zum Teil kommt es zu einem Temperaturanstieg. Manchmal, bei längerer Dauer, kommt es zur Katalepsie und zur Flexibilitas cerea, zur wächsernen Biegsamkeit der Extremitäten: Gegen zähen Widerstand kann der Arm bewegt werden, verharrt aber in dieser letzten Stellung, wenn man ihn losläßt.

Katatone Symptome sind heute sehr selten und bestehen oft nur anfangs und kurzfristig. Das liegt in erster Linie an der wirksamen Frühbehandlung.

Bei heftiger Angst kann es natürlich im Gegenteil auch zu panikartigen katatonen Erregungszuständen kommen, wenn der „Totstellreflex" nicht möglich ist oder nicht ausreicht. Es finden sich dann manchmal Einengungen des Bewußtseins wie im Affektsturm des Gewalttätigen.

Der Affekt kann in jeder Richtung verändert sein:
- Angst findet sich besonders im akuten Stadium,
- depressive Verstimmungen sind häufig und bestehen in allen Krankheitsstadien, zu Beginn, während und insbesondere nach akuten Stadien,
- gehobener läppischer Affekt ist selten und besteht bei chronifizierter Hebephrenie.

Langsamer sich entwickelnde produktive Symptome und die dadurch bedingte Verunsicherung des Kranken führen oft zu ängstlich-depressiver Verfassung, schon bevor typische schizophrene Symptome klar in Erscheinung treten, aber auch parallel dazu (Conrad 1971).

Nach akuten Krankheitsstadien sind *depressive Verstimmungen* besonders häufig und ziehen sich über lange Zeit hin. Man kann sie in unterschiedlicher Weise verstehen und erklären als:
- postremissives depressives Erschöpfungssyndrom nach langer belastender Erkrankung,
- psychoreaktive Depression nach dem Erlebnis der Psychose und ihrer psychosozialen Folgen,
- pharmakogene Depression als Nebenwirkung konventioneller Neuroleptika mit auch extrapyramidalem Antriebsmangelsyndrom (Kap. 7).

Gehobene Stimmungslagen mit inadäquater Indifferenz und läppischer Heiterkeit sind relativ selten und finden sich bei chronifizierten hebephrenen Verläufen.

2.3 Negativ-Symptomatik

Weitere Begriffe sind: Minus-Symptomatik, Defizit-Symptomatik, Residualsyndrom, primäre versus sekundäre Negativ-Symptomatik, Typ II nach Crow (1985).

Negativ-Symptomatik
= allgemeine Minderung psychischer Funktionen

Negative Symptome bei Schizophrenien sind lange bekannt und wurden schon im vorigen Jahrhundert von Kraepelin beschrieben, insbesondere als Energielosigkeit, Affektverflachung und Gleichgültigkeit. Das schien die Annahme einer

Dementia praecox zu bestätigen und führte später zu dem lange Zeit gebräuchlichen, aber unglücklichen Begriff des Defektes. Heute sind ausgeprägte Negativ-Symptome seltener als früher zu beobachten. Das hängt zum Teil mit der Verbesserung der Behandlungsmöglichkeiten und damit auch mit der Verminderung langer Chronifizierung zusammen. Dennoch finden sich Negativ-Symptome geringerer Ausprägung bei etwa der Hälfte der schizophrenen Kranken im weiteren Krankheitsverlauf und müssen bei der Therapie besonders berücksichtigt werden (Übersicht: Maurer u. Häfner 1995, Möller u. Pelzer 1990, Müller-Spahn 1992).

Negativ-Symptome sind bei Schizophrenie häufig, sie sind aber nicht schizophreniespezifisch.

Negativ-Symptome sind unspezifisch, kommen auch bei anderen Erkrankungen vor, z.B. bei länger hingezogenen Depressionen. Ist aber die Depression abgeklungen, klingen die negativen Symptome in der Regel ebenfalls ab, wohingegen sie bei der Schizophrenie bestehen bleiben, weshalb sie manchmal auch als Persönlichkeitsänderung betrachtet werden.

Typische Negativ-Symptome:
- Affektverarmung
- Sprachverarmung
- Apathie, Antriebs- und Interessenminderung
- Anhedonie, sozialer Rückzug
- Aufmerksamkeitsstörungen.

Der *Affekt* ist gleichmütiger, weniger moduliert, wirkt flacher, manchmal starr. Die emotionale Reaktionsfähigkeit ist vermindert, was sich natürlich auch im emotionalen Ausdruck bei zwischenmenschlichen Kontakten und in der Gestik sowie im reduzierten Blickkontakt zeigt. Manchmal berichten die Kranken, daß ihr inneres Gefühlsleben ärmer und leer sei, daß wenig Angst und Freude erlebt werden können.

Dementsprechend ist der *sprachliche Ausdruck* arm, die Gesprächsführung einsilbig, es dauert länger, bis eine Antwort kommt, so daß schließlich das Gespräch versiegt.

Eine allgemeine *Apathie*, ein Mangel an Energie, Tatkraft, Antrieb und Interessen, führt zu Mattigkeit, nachlassender Tätigkeit, auch Vernachlässigung von sozialen Kontakten und Pflege des Körpers und der unmittelbaren Wohnumgebung.

Mit *Anhedonie* ist die Unfähigkeit gemeint, auf verschiedenen Ebenen psychischen und physischen Wohlbefindens Lust, Vergnügen und Glück zu erleben. Sie geht einher mit Rückzug von sozialen zwischenmenschlichen Bezügen, so daß befriedigende, beglückende freundschaftliche Beziehungen immer seltener werden.

Aufmerksamkeitsstörungen betreffen insbesondere die gerichtete Aufmerksamkeit. Daraus folgt die erhöhte Ablenkbarkeit bei vielen Schizophrenen, ihre Irritierbarkeit.

Zwischen Aufmerksamkeitsstörungen und vorauslaufenden schizophrenen Basisstörungen einerseits und überdauernden kognitiven Störungen andererseits finden sich im Erscheinungsbild vielfältige Überschneidungen, so daß auf die typischen Aufmerksamkeitsstörungen im Zusammenhang mit den kognitiven Störungen weiter unten eingegangen werden soll. Grundsätzlich müssen Negativ- und Basis-Symptomatik getrennt werden, weil das therapeutische Konsequenzen hat: Diskrete Basis-Symptome können ein drohendes Rezidiv ankündigen, wohingegen die Negativ-Symptome auch im nicht-produktiven Remissionszustand fortbestehen.

Negativ-Symptome finden sich in allen Stadien: präpsychotisch, in der akuten Erkrankung, postpsychotisch. Sie haben mehrere Komponenten:
- dauerhafte Symptome im Sinne prämorbider kognitiver Defizite,
- veränderliche Symptome als Ausdruck des psychotischen Prozesses,
- Residuen nach psychotischen Episoden,
- Symptome postpsychotischer Depressionen,
- Coping-Verhalten nach belastender Erkrankung,
- Reizschutzverhalten zur Vermeidung von Überforderung,
- Folge wenig stimulierender sozialer Umgebung,
- Nebenwirkung neuroleptischer Behandlung und Prophylaxe.

Der Katalog möglicher und häufig ineinandergreifender Komponenten der Negativ-Symptomatik weist darauf hin, daß sowohl hirnorganisch-kognitive Störungen als auch morbogene

Auswirkungen wie auch psychologische Reaktionen und schließlich pharmakologische Wirkungen beteiligt sind oder sein können. Deren unterschiedliches Gewicht bestimmt die unterschiedliche Ausprägung zu verschiedenen Zeiten des Erkrankungsverlaufs. Die oft gesehene Dominanz von Negativ-Symptomen *nach* der akuten Erkrankung tritt manchmal auch nur scheinbar hervor, weil während akuter Stadien die produktiven Symptome auffälliger sind, Negativ-Symptome überdecken und den therapeutisch tätigen Arzt in der Akutklinik als Zielbereich seiner Behandlung mehr beschäftigen. In der Nachsorge und für den weiteren Verlauf sind aber die Negativ-Symptome oft bedeutsamer und beeinträchtigen die Lebensqualität des Patienten nachhaltig.

Negativ-Symptome sind für den Langzeitverlauf und für die soziale Rehabilitation oft bedeutsamer als die (leichter behandelbaren) Postivsymptome.

Früher wurden eher relativ statische Krankheitsbezüge gesehen, z.B. mit dem Typ II nach Crow (1985), bei dem Negativ-Symptome weit im Vordergrund stehen und verbunden sind mit hirnatrophischen Veränderungen (Ventrikelerweiterungen bzw. „Hypofrontalität", Kap. 1) auf der morphologischen Ebene einerseits und schlechter (sozialer) Prognose andererseits. Heute rückt man von dieser statischen Betrachtung zunehmend wieder ab, nachdem Veränderungen der Negativ-Symptome im Verlauf der Erkrankung und als Folge differenzierter Therapiemaßnahmen gesehen wurden: Einzelheiten zu therapeutischen Konsequenzen im Kap. 7.

2.4 Kognitive Störungen

Kognitiven Störungen wird in den letzten Jahren vermehrte Aufmerksamkeit geschenkt. Sie sind aus zwei Gründen von besonderem Interesse: Einerseits stellen sie eine überdauernde Basisstörung, lange vor, während und nach akuten Erkrankungen, dar und wurden auch bei Verwandten schizophrener Patienten vermehrt gefunden, auch ohne daß diese manifest erkrankten. Sie stellen damit unter Umständen einen überdauernden Vulnerabilitätsmarker für die Möglichkeit schizophrener Erkrankungen dar. Andererseits sind ausgeprägte kognitive Störungen die Basis sowohl für die Entwicklung produktiver Symptome (und werden von diesen wiederum verstärkt) als auch für die sozialen zwischenmenschlichen Schwierigkeiten nach akuter Erkrankung. Wenn es gelänge, kognitive Störungen durch therapeutische Interventionen zu reduzieren, könnte man erwarten, sowohl das Rezidivrisiko zu senken als auch die soziale Rehabilitation zu fördern. Insofern sollen kognitive Störungen hier skizziert werden, weil in späteren Therapieabschnitten darauf Bezug genommen wird.

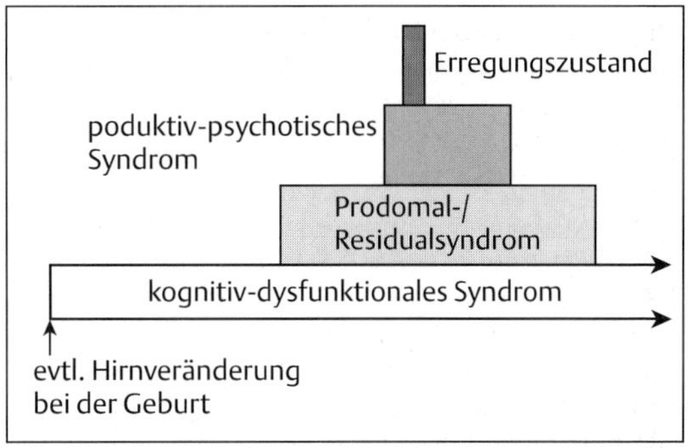

Abb. 2.**1** Störungsbereiche im Krankheitsverlauf (modifiziert nach Merlo 1996)

Kognitive Störungen bestehen lange vor, während und nach akuten Erkrankungszeiten.
Sie sind einerseits Vulnerabilitätsmarker der schizophrenen Erkrankung und andererseits bedeutsam für die langfristige psychosoziale Rehabilitation.

Die vorhergehende Abb. 2.**1** verdeutlicht ihre Stellung im schizophrenen Krankheitsverlauf.

Kognitive Störungen sind vielfältig vernetzt mit anderen Symptomen der Schizophrenie (Abb 2.**2**) und haben deshalb eine zentrale Stellung in Ausprägung und Verlauf dieser Erkrankung.

Der hauptsächliche Störungsbereich ist *die Instabilität von Hirnfunktionen* und dabei insbesondere die *Ablenkbarkeit*:

Die Wahrnehmung ist durch Nebenaspekte vermehrt gestört, bzw. wesentliche Aspekte können nicht lange genug beachtet werden. Dadurch wird die komplexe Informationsverarbeitung gestört (Süllwold 1986).

„Kognitive Störung":
Störung der Aufmerksamkeit und der Informationsverarbeitung durch erhöhte Ablenkbar-

keit durch irrelevante Reize oder Nichtbeachten relevanter Informationen aufgrund einer Schwäche selektiver Aufmerksamkeit („Filterstörung").

Normalerweise müssen wir zur gezielten Informationsverarbeitung viele nebensächliche Informationen ausblenden: Wenn wir am Tisch sitzen und ein wissenschaftliches Buch lesen und die Information speichern wollen, müssen wir irrelevante Reize weitgehend ausblenden, z.B. Störfaktoren der gerichteten Aufmerksamkeit gering halten: Druck- und Lageempfindungen der Sitzgelegenheit, Temperatureinflüsse des Raumes, Geräusche aus Nebenräumen oder von der Straße, Beleuchtung der Tischplatte, eventuell wandernde Sonnenstrahlen, im Blickfeld befindliche andere Bücher auf dem Tisch oder Gegenstände des Raumes, innere Informationen aus einschießenden Gedanken an unerledigte andere Aufgaben usw. müssen zur Seite geschoben werden. Wenn das nicht gelingt, ist die Informationsaufnahme und -verarbeitung gestört. Auch Verhaltensstörungen sind zum Teil die Folge, wie in der Kinderpsychiatrie bei hyperaktiven Kindern bekannt ist, die durch vermehrt eindringende Störreize hin- und hergerissen sind im wahrsten Sinne des Wortes.

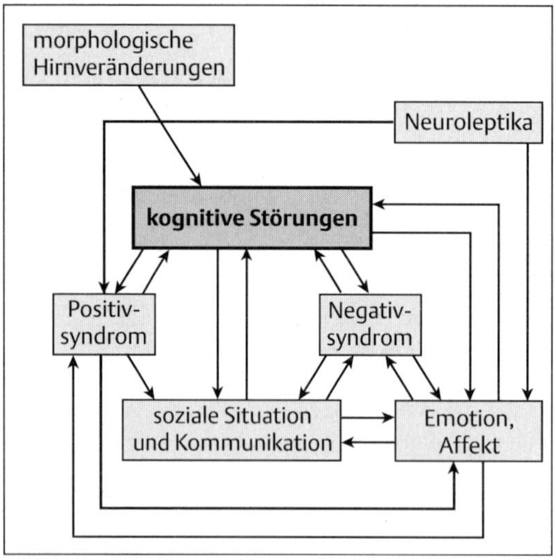

Abb. 2.**2** Vernetzung kognitiver Störungen mit anderen Bereichen der schizophrenen Erkrankung

Bei Schizophrenen wird eine solche „*Filterstörung*" angenommen. Zahlreiche Untersuchungsergebnisse passen dazu und werden interpretiert als „Zusammenbrechen der Filterfunktion" mit der Folge von Überflutungen durch einströmende Informationen. Und wenn Informationen aus Erinnerung und Gedächtnis keinen adäquaten Bezug mehr zu Informationen aus der derzeitigen Umwelt haben, kann es zu Verkennungen, zur Derealisation, zu inadäquaten Beziehungssetzungen kommen. Es wird daraus verständlich, daß diese Informationsverarbeitungsstörungen produktive Symptome hervorrufen können:

Die erhöhte Ablenkbarkeit kann Denk- und Sprachstörungen des Schizophrenen mitbedingen. Einerseits kann das Defizit beim Abweisen störender Reize dazu führen, daß zu viele Informationen bewältigt werden müssen, andererseits können dadurch auch relevante Informationen zu wenig beachtet bzw. vergessen werden.

Mit dem gesprochenen Wort wird ein assoziatives Umfeld mit erregt, das jedoch in der Regel gehemmt wird. Die Wortauswahl wird vielmehr durch den Kontext gesteuert. Diese Fähigkeit ist beim Schizophrenen beeinträchtigt, es dringen Nebenassoziationen in den Sprechablauf ein, die Sprache wird inadäquat, bis hin zur Zerfahrenheit. Im Denken findet sich entsprechend die Schwierigkeit, einen Gedankengang zielgerichtet zu Ende zu führen.

Für die soziale Kommunikation ist bedeutsam, daß die erfahrungsabhängige Auswahl adäquater Reaktionen nicht gut gelingt.

Insgesamt resultiert dann eine erhöhte Reaktionsbereitschaft auf irrelevante Reize und schließlich eine Verkennung oder Fehlverarbeitung von Informationen.

Kognitive Störung
= Mangel an automatischer Informationsverknüpfung,
= Automatismusmangel, Mangel an Selbstverständlichkeit

Mit verschiedenen Versuchsanordnungen können diese kognitiven Störungen gemessen werden:

Bei der Einprägung und Wiedergabe von Zahlen und Wörtern unter Ablenkungsbedingungen ist die erhöhte Irritierbarkeit schizophrener Patienten besonders deutlich gemacht worden. Beim Farb-Wort-Test nach Stroop nennen Wörter eine Farbe, die Wörter sind aber selbst in einer anderen Farbe geschrieben. Die Patienten müssen dabei entweder das Wort benennen oder die (inkongruente) Farbe. Beim Test nach Treisman müssen die Patienten z.B. bei einer Dia-Projektion im verwirrenden Kontext zwei Zahlen und drei Buchstaben benennen, die zudem in unterschiedlichen Farben geschrieben sind; bei immer schneller werdender Bildfolge wird die Zeit ermittelt, bei der neben den Zahlen mindestens zwei der Buchstaben oder Farben richtig benannt werden. Beim Wisconsin-Card-Sorting-Test (Kap. 10) müssen die Personen Karten nach Farbe oder Form oder Zahl zuordnen, wobei bei jedem Durchgang anfangs nicht gesagt wird, wie die Karten zu sortieren sind, es wird lediglich kommentiert, ob die Zuordnung richtig oder falsch war. Projizierte Hohlmasken können manchmal von Schizophrenen nur in einer Weise wahrgenommen werden, die Veränderung der Wahrnehmungsmöglichkeit fehlt (Emrich 1988). Schließlich kann man Videoaufnahmen oder Fotos von Gesichtern vorgeben und den emotionalen Gehalt der Szenen oder Gesichter bestimmen lassen (Kap. 10).

Bei Schizophrenen findet sich nicht generell eine Minderleistung, bei manchen Differenzierungsaufgaben benötigen sie aber mehr Zeit als Gesunde, dann ist die Zahl richtiger Leistungen nicht unterschiedlich. Jedenfalls betrifft das remittierte Patienten, bei Teilremittierten wird das Ergebnis durch Neuroleptikagabe verbessert (Schu et al. 1992).

Die Beeinträchtigungen sind sehr vielfältig und unterschiedlich, zum Teil sind diese Befunde dadurch bedingt, daß durch eine schizophrene Erkrankung direkt und indirekt eine erhebliche Beeinträchtigung in vielen Bereichen des Lebens entsteht. Dadurch ist das Interesse an experimentalpsychologischen Aufnahmen geringer, schizophrene Patienten haben selten die Neugierde und Leistungsbereitschaft gesunder Vergleichsprobanden. Das kann man entsprechend anwenden auf die Reduktion des Experimentierverhaltens in Bereichen sozialer Kontakte, so daß Schizophrene sich eher zurückziehen und wenige, einförmige, aber vertraute Beziehungen pflegen.

Sozialer Rückzug und affektive Verflachung sind auch Folgen von und Schutzmechanismen vor Reizüberflutung und Irritation durch kognitive Störungen und damit Bewältigungsversuche der Patienten.

Kognitive Störungen sind ebenfalls *nicht spezifisch für schizophrene Erkrankungen.* Sie finden sich, wie erwähnt, bei minimaler cerebraler Dysfunktion im Kindesalter, bei hirnorganischen Störungen durch Hirntrauma oder durch hirnatrophische Altersveränderungen, bei anderen psychiatrischen Erkrankungen wie Manien und Depressionen usw. Sie sind „nur" bei schizophrenen Erkrankungen sehr häufig zu finden.

2.5 Untergruppen

In Lehrbüchern der Psychiatrie wird traditionellerweise den Untergruppen der schizophrenen Erkrankungen viel Raum gewidmet, weil die Schizophrenien sehr unterschiedlich in Erscheinung treten können, anders als z.B. Manien. Man betonte deshalb früher auch, daß es „die Schizophrenie" nicht gebe, man schrieb bevorzugt von der „Gruppe der Schizophrenien". In Arztbriefen findet sich auch manchmal der Ausdruck „Psychose aus dem schizophrenen Formenkreis", der sprachlich nicht sehr glücklich ist und lediglich eine Unbestimmtheit kennzeichnen soll.

Neuere Klassifikationssysteme haben der Tradition Rechnung getragen und beschreiben die Subtypen Hebephrenie, Katatonie, paranoide Schizophrenie, Residualsyndrom, undifferenzierte Schizophrenie, schizophrenieforme Störung. Die etwas abweichenden Zuordnungen der beiden hauptsächlichen Klassifikationssysteme DSM IV und ICD 10 sind in der Tab. 2.**2** aufgeführt.

Tabelle 2.**2** Klassifikation schizophrener Subtypen

ICD 10	DSM IV
hebephrener Typ (F 20.1)	desorganisierter Typ (295.1)
katatone Schizophrenie (F 20.2)	katatoner Typ (295.2)
paranoide Schizophrenie (F 20.0)	paranoider Typ (295.3)
schizophrenes Residuum (F 20.5)	residualer Typ (295.6)
–	schizophreniforme Störung (295.4)
undifferenzierte Schizophrenie (F 20.3)	undifferenzierter Typ (295.9)
Schizophrenia simplex (F 20.6)	–
postschizophrene Depression (F 20.4)	–

Diese *Subtypen* werden nach ihrer *vorherrschenden Symptomatik* abgegrenzt. Sie sind keine eigenen Krankheiten, sondern Beschreibungen der im Vordergrund stehenden oder häufigsten Symptomatik. Ein *Wechsel der Symptomatik* bei demselben Kranken kommt *nicht selten* vor und muß dann zwangsläufig zur Änderung der Subtypenklassifikation führen. Ein solcher Wechsel ist auch mehrfach möglich. Erst wenn ein längerer Verlauf überblickt wird, ist eine Typenklassifikation nach der häufigsten Symptomatik möglich.

Am häufigsten treten in akuten Phasen paranoide und/oder halluzinatorische Symptome auf. Sie können bei allen Schizophrenieformen auftreten, in unterschiedlicher Dauer und Intensität: Paranoide Symptome können im längeren Krankheitsverlauf bei hebephrenen, katatonen und undifferenzierten Schizophrenien für mehr oder minder längere Zeit hinzutreten. Und natürlich kann beim residualen Typ früher eine paranoide Symptomatik ausgeprägt vorhanden gewesen sein.

Lediglich bei der (selten eindeutig zu klärenden und deshalb mit Vorsicht zu diagnostizierenden) Schizophrenia simplex fehlen paranoide Symptome. Diskrete Grund-Symptome, Negativ-Symptome und kognitive Störungen prägen diesen Typ.

Vorsicht bei den Diagnosen
- Schizophrenia simplex
- schizophrenes Residuum

Auch der residuale Typ bzw. das schizophrene Residuum ist mit Vorsicht zu diagnostizieren.

Gemeint ist ein langdauernder und sich kaum verändernder Zustand chronischer Veränderung nach früheren akuten Phasen. Tatsächlich spielen bei vielen scheinbar sicheren Residuen Coping-Prozesse des Kranken (Rückzug, Reizabschirmung) und pharmakogene Einflüsse (depressives Antriebsmangelsyndrom unter typischen Neuroleptika bei relativ zu hoher Dosis) eine Rolle. Zu manchmal überraschenden Veränderungen scheinbar festgefügter Residuen kommt es nämlich dann, wenn auf diesen beiden Ebenen therapeutisch eingegriffen wird. Durch das Absetzen konventioneller Neuroleptika verschwindet ein scheinbar typisches Residuum und entpuppt sich damit als pharmakogenes Syndrom. In den entsprechenden Kapiteln wird weiter unten darauf eingegangen.

Aus diesen Gründen ist die DSM-IV-Bezeichnung „Typ“ weniger glücklich, weil relativ statisch.

2.6 Diagnose

Traditionellerweise basiert die Diagnose einer Schizophrenie auf dem Vorhandensein charakteristischer schizophrener Symptome im Querschnitt.

Ausgeschlossen sein müssen aber insbesondere
- andere psychiatrische Erkrankungen, z.B. schizoaffektive oder affektive Psychosen,
- hirnorganische Erkrankungen,
- das Gehirn beeinträchtigende Allgemeinerkrankungen.

In neuerer Zeit hat man, auch zum Ausschluß kurzfristiger schizophreniformer Störungen anderer Ursache (s.u. Differentialdiagnose), zusätzlich gefordert, daß die schizophrenietypischen Symptome eine bestimmte Zeit lang bestehen:

Nach ICD 10 (Dilling et al. 1991) müssen eindeutige Symptome *fast ständig während eines Monats* oder länger bestanden haben.

Nach DSM IV (Am. Psychiatric Assoc. 1996) wird gefordert, daß charakteristische Symptome *während eines Monats* bestanden haben (nur im Fall erfolgreicher Behandlung für kürzere Zeit), und *einige Symptome über sechs Monate*. Sie dürfen auch nicht besser durch schizoaffektive oder affektive Störungen erklärbar sein und nicht auf direkte körperliche Wirkungen einer Substanz oder einer medizinischen Krankheit zurückgehen.

Beide operationalisierte Diagnose-Systeme legen die Diagnose nach einem Kriterienkatalog fest (Tab. 2.**3** und 2.**4**).

Tabelle 2.**3** Kriterienkatalog ICD 10 für die Diagnose Schizophrenie

A. Charakteristische Symptome:
1. Gedankenlautwerden, Gedankeneingebung, -entzug, -ausbreitung
2. Beeinflussungswahn, Gefühl des Gemachten, Wahnwahrnehmungen
3. Kommentierende oder dialogische Stimmen
4. Anhaltender unrealistischer Wahn
5. Anhaltende Halluzinationen jeder Sinnesqualität

6. Gedankenabreißen, Zerfahrenheit, Danebenreden
7. Katatone Symptome wie Erregung, Haltungsstereotypien, Mutismus, Stupur
8. Negative Symptome wie auffällige Apathie oder inadäquate Affekte, wenn diese nicht durch eine Depression oder eine neuroleptische Medikation verursacht werden

B. Mindestens ein eindeutiges oder zwei oder mehr weniger eindeutige Symptome der Gruppen 1 bis 4 oder mindestens zwei Symptome der Gruppen 5 bis 8 liegen fast ständig während eines Monats oder länger vor.

C. Schizophrenie soll nicht diagnostiziert werden bei ausgeprägten depressiven oder manischen Symptomen, es sei denn die schizophrene Symptomatik wäre der affektiven vorausgegangen.

D. Gehirnerkrankungen, Intoxikationen, Drogeneinfluß, Entzugssyndrome sind auszuschließen.

Tabelle 2.**4** Kriterienkatalog DSM IV für die Diagnose Schizophrenie

A. Charakteristische Symptome:
1. Wahn
2. Halluzinationen
3. Desorganisierte Sprechweise
4. Grob desorganisiertes oder katatones Verhalten
5. Negative Symptome

B. Diese Symptome sind mit deutlicher sozialer oder beruflicher Dysfunktion verbunden.

C. Mindestens zwei von fünf charakteristischen Symptomen bestanden während eines Monats (nur im Fall erfolgreicher Behandlung für kürzere Zeit). Wenn Wahnphänomene bizarr sind oder Halluzinationen kommentierende oder dialogisierende Stimmen einschließen, reicht ein Symptombereich aus. Einige Störungen (z.B. Prodromalsymptome oder absonderliche Überzeugungen) müssen mindestens 6 Monate bestehen.

D. Die Störung ist nicht besser zu erklären durch eine schizoaffektive Störung oder affektive Störung mit psychotischen Merkmalen.

E. Die Symptomatik geht nicht auf direkte körperliche Wirkung einer Substanz oder eine medizinischen Krankheit zurück.

Die Diagnose Schizophrenie darf trotz charakteristischer Symptome über mindestens einen Monat Dauer nur gestellt werden, wenn insbesondere hirnorganische Störungen und affektive oder schizoaffektive Psychosen auszuschließen sind.

Die geschilderten Diagnosekriterien erscheinen klar und eindeutig. Dennoch gibt es in der Praxis nicht ganz selten differentialdiagnostische Schwierigkeiten: Zum Beispiel ist die Abgrenzung gegenüber schizoaffektiven Psychosen zum Teil schwer. Oder Drogeneinflüsse können Schizophrenie-typische Symptome hervorrufen, dann kann man die Diagnose Schizophrenie nicht stellen. Drogeneinflüsse können aber auch „nur" als Stressor und protektiver Krankheitseinfluß wirken, so daß eine akute Schizophrenie-Episode, die sich schon mit uncharakteristischer und bisher nicht eindeutig zu diagnostizierender Prodromalsymptomatik ankündigte, vorzeitig ausgelöst oder verstärkt wird. Schließlich rauchen manche Schizophrene zu manchen Zeiten Haschisch, quasi zur beruhigenden Selbstbehandlung, wenn ein schizophrenes Rezidiv beginnt (ähnlich wie Alkoholmißbrauch nach Prodromalsymptomen häufig ist: Hambrecht und Häfner 1996). Dann ist unklar, ob der Haschischeinfluß separat zu vernachlässigen ist oder doch das beginnende Rezidiv unterhält, das sonst vielleicht schon wieder abgeklungen wäre. Auf weitere Einzelheiten wird unten im Abschnitt Differentialdiagnose eingegangen werden (Übersicht s. Soyka 1994).

Diagnostische Skalen und Manuale

Diagnostik-Manuale sind oft sehr hilfreich zur Dokumentation psychopathologischer Symptome. Ihr Nachteil ist, daß sie eine diagnostische Sicherheit aufzuzeigen scheinen, die so noch nicht gegeben ist. Denn es kann nicht richtig sorgfältig klassifiziert und dokumentiert werden, wenn die vorherige psychopathologische Befunderhebung unsorgfältig oder unvollständig war. Viel wichtiger ist also die eingehende Exploration und Untersuchung, die eben nicht standardisiert ist und sein kann. Jedenfalls haben sich entsprechende standardisierte Untersuchungschemata nicht durchgesetzt, weil sie unpraktikabel sind.

Diagnostische Dokumentations-Systeme sind hilfreich. Sie dokumentieren aber nur das vorher Untersuchte:
Untersuchung → klassifikatorische „Übersetzung" → Dokumentation.
Wichtiger sind die Schritte vorher:
- Genaue und eingehende Exploration und
- sorgfältige psychopathologische Untersuchung.

Diagnostik-Skalen sind aber hilfreich, weil sie zur vollständigen Erfassung wichtiger Symptombereiche anleiten.
Einige gebräuchliche und hilfreiche Skalen zur Befunddokumentation sollen hier erwähnt werden, weil sie sich im klinischen Alltag zur Verlaufsdokumentation und zur kontrollierten wissenschaftlichen Dokumentation von Veränderungen durch therapeutische Interventionen bewährt haben. Die im folgenden ausgewählten und nur kurz beschriebenen Skalen sind im Anhang abgedruckt.

Die *Brief-Psychiatric-Rating-Scale (BPRS)* von Overall u. Gorham (1962) ist besonders im amerikanischen Sprachraum gebräuchlich, insbesondere wegen ihrer Kürze und Praktikabilität. Es kann die Gesamtform oder die Subskala Anergie insbesondere für die Negativ-Symptomatik verwendet werden. Sie liegt in deutscher Übersetzung vor (CIPS 1996, Maß et al. 1997).

Das *AMDP-System* (1981) ist im deutschen Sprachraum gebräuchlich und dokumentiert eine Fülle psychopathologischer Symptombereiche.

Die *Positive and Negative Syndrome Scale (PANSS)* von Kay et al. (1986) umfaßt 30 Items, von denen 7 die Plusskala, 7 die Minusskala und 16 die psychopathologische Globalskala bilden.

Die *Scale for the Assessment of Negative Symptoms (SANS)* von Andreasen (1982) dokumentiert besonders die Negativ-Symptomatik.

Zwischen SANS und dem BPRS-Anergie-Score besteht eine hohe Übereinstimmung.

2.7 Differentialdiagnose

Hauptabgrenzungsbereiche sind:
- Affektive und schizoaffektive Psychosen
- Organische Psychosen und Drogenpsychosen
- Neurosen und Borderline-Störungen

Affektive und schizoaffektive Psychosen

Hier kommen in erster Linie Manien und schizoaffektive Psychosen mit manischer Symptomatik in Betracht, gelegentlich auch paranoide Depressionen. Die Differentialdiagnose ist wichtig wegen der therapeutischen und prophylaktischen Konsequenzen: Denn bei Manien und schizoaffektiven Psychosen ist nach Abklingen der Manie eine längere neuroleptische Weiterbehandlung nicht sinnvoll, und zur Prophylaxe ist Lithium o.ä. besser als eine neuroleptische Prophylaxe.

Bei Manien finden sich auf dem Höhepunkt der Erkrankung nicht selten schizophrenieverdächtige Symptome. Das ist besonders der Fall bei verworrenem Denken und dann paranoider Gedankenverknüpfung, weshalb gelegentlich von „verworrener Manie" gesprochen wurde.

Die Differentialdiagnose ist für den in der Klinik tätigen Arzt oft schwierig, weil er den Patienten erst auf dem Höhepunkt der Erkrankung sieht und Schizophrenie-verdächtige Symptome auf dem Höhepunkt der Manie manchmal vom Arzt und von Begleitpersonen besonders aufmerksam (über)bewertet werden.

Die Differentialdiagnose gelingt leichter, wenn man den Kurzzeitverlauf betrachtet und maniforme Symptome den Schizophrenie-verdächtigen zeitlich vorausgingen.

Differentialdiagnose und Kurzzeitverlauf:
Die Diagnose Manie oder schizoaffektiv-manische Psychose liegt nahe, wenn manische Symptome der schizophrenieverdächtigen Symptomatik zeitlich vorausgingen.

Fallbeispiel

Ein 43jähriger Patient wurde vom Stationsarzt wegen des Verdachtes auf Schizophrenie für eine entsprechende Nachsorge-Studie vorgeschlagen. Der Patient begrüßt in der Klinik den Projekt-Arzt freundlich zugewandt, eröffnet das Gespräch und spricht dann viel und ausführlich, auch auf nur kurze Fragen des Interviewers.

„Ich soll zur Schizophrenie-Ambulanz kommen. Das mache ich gern, Sie sind mir jetzt schon sympathisch. Wo ist das denn, soll ich morgen mal vorbeikommen? – Ja, hier hat man festgestellt, daß ich schizophren bin. Vor zwei Wochen kam ich her, hatte einen Urlaub an der Ostsee hinter mir. Dem Aufnahmearzt habe ich gleich gesagt, daß ich unter dem Schutz von Sternen lebe, daß mein persönlicher Schutz-Stern mich heil hierher brachte."

Auf Nachfrage zum Urlaub: „Der war prima, wir saßen nächtelang am Strand, besangen den Mond und tranken Bier. Meine Frau war dann oft müde am Tag, ich nicht, da habe ich mit Freunden viel unternommen. Bei der Rückfahrt sauste unser Kleinwagen durch den Elbtunnel, meine Frau war schon ganz ängstlich, da habe ich sie beruhigt, weil ‚der gute Stern' uns ja beschützt, denn vor uns und hinter uns fuhr längere Zeit je ein Mercedes, die haben ja gute Knautschzonen. Die fuhren auch so lange mit uns, da dachte ich dann schließlich selbst, daß diese ‚Sterne' uns eskortieren und beschützen. Und in der Stadt sah ich ebenfalls überall Mercedes-Wagen, zeigte die meiner Frau, weil mir das dann selbst komisch vorkam."

Hier ist die Differentialdiagnose leicht möglich, weil manische Symptome den paranoiden eindeutig vorausgingen.

Bei *paranoiden Depressionen* ist die Diagnose manchmal schwerer, auch wenn man den Verlauf hinzunimmt, weil depressive Symptome auch einer Schizophrenie nicht selten vorausgehen.

Organische Psychosen

Alle hirnorganischen Erkrankungen – und auch Allgemeinerkrankungen mit cerebraler Beteiligung – können von Schizophrenie-typischen Symptomen begleitet sein. Deshalb müssen hirnorganische Erkrankungen verläßlich ausgeschlossen werden.

> Die Diagnose Schizophrenie darf nicht gestellt werden, wenn Anhaltspunkte für eine mögliche Hirnerkrankung oder deren Beteiligung vorliegen und diese noch nicht ausgeschlossen wurden.
> Standard bei der Erstmanifestation einer schizophrenieverdächtigen Psychose:
> - Medikamenten-, Alkohol- und Drogenanamnese
> - Blutbild, Leberwerte, Nierenfunktionsparameter, Schilddrüsendiagnostik, Drogenscreening
> - klinisch-neurologische Untersuchung, Augenhintergrund
> - Lumbalpunktion
> - EEG und CCT oder Kernspintomographie des Gehirns

Differentialdiagnostisch sind dabei besonders zu bedenken und abzugrenzen:
- Hirntumor,
- posttraumatische Contusionspsychose,
- epileptische Psychose,
- Alkoholhalluzinose,
- Drogenpsychose, drogeninduzierte Psychose,
- Entzündung, insbesondere Enzephalitis,
- pharmakogen: Sympathikomimetika, Cortison usw.
- Hirnatrophie (beginnende Alzheimer-Demenz, beginnende Chorea usw.),
- Allgemeinerkrankungen mit ZNS-Beteiligung.

Fallbeispiel Hirntumor
Der 39jährige Mann wurde in der Psychiatrischen Klinik 3 Monate wegen einer Schizophrenie stationär behandelt. Neurologischer Befund, EEG und Liquor waren unauffällig. Die Symptomatik besserte sich unter Therapie. In den nachfolgenden Jahren fiel der Ehefrau auf, daß ihr Mann etwas „zerstreuter" wurde und gelegentlich über Kopfschmerzen klagte. Bei zwischenzeitlicher nervenärztlicher Untersuchung EEG wieder unauffällig. Fünf Jahre später erneute stationäre Behandlung wegen des Verdachtes auf ein Schizophrenierezidiv. Im EEG lediglich fraglich diskrete Verlangsamung rechts fronto-parietal. Empfohlene Kontrollen und nach kurzer Behandlung ambulant empfohlenes CT wurden versehentlich nicht durchgeführt. Drei Jahre später Notaufnahme nach Krampfanfall. Die hirnorganische Diagnostik zeigte eine große Raumforderung rechts temporal, die nur subtotal operativ entfernt werden konnte. Histologisch hatte es sich um ein Oligodendrogliom gehandelt.

Durch frühzeitige erweiterte hirnorganische Diagnostik einschließlich bildgebender Verfahren hätte der Tumor wahrscheinlich früher diagnostiziert werden können.

Fallbeispiele Multiple Sklerose und Cortison
Die 26jährige Patientin erkrankte erstmalig an einer paranoiden Psychose mit typischer Symptomatik. Nach Remission und nur zeitweiliger Rezidivprophylaxe kam es 3 Jahre später zu einem Psychose-Rezidiv. Jetzt fand sich im neurologischen Befund eine Paraesthesie im Bereich der unteren Extremitäten sowie diskrete Gangunsicherheit. Beim Augenhintergrund fand sich eine Papillenblässe. Der Liquor zeigte eine geringfügig erhöhte Zellzahl mit Schrankenstörung. Bei der Kernspintomographie fanden sich typische Befunde für Multiple Sklerose (MS). Nach inzwischen neuroleptisch erreichter Remission der Psychose wurde jetzt mit Cortison behandelt. Darunter kam es nach 2 Wochen zu einer akuten psychotischen Dekompensation. Erneute Intensivierung der neuroleptischen Medikation. Die Eltern nahmen die Patientin jetzt aus der Klinik und

konsultierten im Ausland einen anderen Psychiater, der eine „chronische Depression" diagnostizierte, Neuroleptika absetzte und Elektrokrampfbehandlungen durchführte. Danach hatte sich das psychopathologische Bild gebessert, im nachhinein muß an eine pharmakogene Depression gedacht werden. Zwei Jahre später erneutes Rezidiv der Psychose, jetzt ausgeprägter neurologischer Befund im Sinne einer MS.
Offensichtlich standen die anfänglichen Psychosen schon im Zusammenhang mit dem Beginn einer Encephalomyelitis. Neuroleptika helfen symptomatisch, unter Cortisontherapie kam es aber zum schnellen Rezidiv der Psychose.

Ein 32jähriger Patient wurde mehrfach wegen einer Schizophrenie stationär behandelt. Im Vordergrund stand ein atypischer Dermatozoenwahn. Der Patient spüre in seiner Haut Läuse, auch zu Hause sei alles mit Läusen verseucht, er sehe manchmal auch huschende Bewegungen. Mehrjährige neuroleptische Behandlung ohne wesentliche Besserung. Der neurologische Befund war immer unauffällig, die Computertomographie ebenso. Nach mehrjährigem Verlauf Zunahme der Hautmißempfindungen, jetzt in der Kernspintomographie typische multiple Signalverstärkungen. Erstmalige Liquorpunktion mit entsprechend auffälligem Befund für MS.

Bei einem anderen Patienten bestand neben einer Colitis ulcerosa eine Schizophrenie. Diese war unter sorgfältiger neuroleptischer Medikation remittiert. Bei notwendiger Cortisontherapie der Colitis ulcerosa kam es bei gleicher neuroleptischer Dosis zum Rezidiv der Psychose, so daß Erhöhung der Neuroleptika und Verminderung der Cortisondosis nötig waren und zur Remission führten.

Fallbeispiel Sympathikomimetika
Der 42jährige Patient kam erstmals in die Poliklinik mit einer paranoid-halluzinatorischen Symptomatik, wobei auch optische Halluzinationen auffielen. Die begleitende Ehefrau konnte fremdanamnestisch befragt werden und berichtete: „Mein Mann hat ja seit vielen Jahren Asthma, da geht das schon öfter so. Immer wenn das Asthma schlimm ist, benutzt er sehr häufig seinen Asthma-Spray, dann hat er solche ‚verrückten Ideen'. Ich habe ihm den Spray dann schon zeitweise weggenommen, weil ihm dieser ja offensichtlich nicht guttat. Dann besserten sich die ‚verrückten Ideen', aber schließlich wurde das Asthma schlimmer. So ging das schon öfter hin und her."

Fallbeispiel Haschisch
Der 28jährige Patient wurde zweimal stationär behandelt wegen einer akuten psychotischen Dekompensation. Zu erfahren war, daß er vorher nach Spanien gereist war und dort vermehrt Haschisch geraucht hatte. Es wurde eine Drogenpsychose angenommen, zumal es unter stationärer Behandlung mit Neuroleptika in kurzer Zeit zur Remission kam. Erst bei einer weiteren Erkrankung war zu erfahren, daß der Patient erst am Beginn der Psychose umherreiste und dann Haschisch zur Selbstmedikation konsumierte.
In diesem Fall hatte es sich nicht um eine Drogenpsychose gehandelt, auch nicht um eine drogeninduzierte Psychose, sondern es war nach Absetzen der Rezidivprophylaxe zum Rezidiv der Psychose gekommen. Dann erst reiste der Patient umher und konsumierte Haschisch in der Hoffnung, durch die beruhigende Wirkung die irritierenden psychotischen Erlebnisse selbst behandeln zu können. Später kam es auch ohne Haschisch zu weiteren Rezidiven, jeweils nach Unterbrechung der Prophylaxe.

Fallbeispiel beginnende Hirnatrophie
Die 58jährige Patientin litt seit 2 Jahren unter optischen und taktilen Halluzinationen. Sie spürte und sah Hunde durch die Decke ihrer Wohnung springen und sich anschließend an ihrem Bein reiben. Sie zog sich mehr und mehr von zwischenmenschlichen Kontakten zurück, wanderte einsam umher, um ihre Angst zu lindern, weil dann die Hunde sie weniger belästigten.
Die Diagnostik ergab in bildgebenden Verfahren mehrere cerebrale kleine Läsionen, die am ehesten als arteriosklerotisch bedingt diagnostiziert wurden. Außerdem bestand ein beginnender hirnatrophischer Prozeß, so daß wahrscheinlich eine vaskuläre Demenz bei jahrelang unbehandeltem Hypertonus vorlag. Hinsichtlich der psychotischen Erlebnisse ist das späte Auftreten erwähnenswert und das Vorherrschen optischer Halluzinationen.

Alkoholmißbrauch ist generell häufig, besonders in Deutschland. In manchen Regionen hat jeder zweite Patient des Psychiatrischen Notfalldienstes eine Alkoholerkrankung. Dementsprechend ist Alkoholmißbrauch auch bei Schizophrenen in den letzten Jahren häufiger geworden (Soyka 1994). In den USA hat bei sozial abgestiegenen Schizophrenen der kombinierte Mißbrauch von Alkohol und Drogen deutlich zugenommen. Daraus ergeben sich differentialdiagnostische Probleme.

Beim *Alkoholentzugsdelir* ist die Differentialdiagnose in der Regel leicht, weil der enge zeitliche Zusammenhang mit dem Unterbrechen der Alkoholzufuhr, die Dominanz optischer Phänomene und vegetative Symptome auf das Delir hinweisen. Schwieriger ist die Abgrenzung der Alkoholhalluzinose. Hierbei können akustische Halluzinationen beschimpfenden Charakters die Abgrenzung gegenüber der Schizophrenie erschweren. Beim Alkoholkranken fehlt oft die paranoide Symptomatik, manchmal treten Merkfähigkeitsstörungen bei beginnendem Korsakow-Syndrom hinzu. Die Anamnese mit vorhergehendem jahrelangen erheblichen Alkoholmißbrauch und vorhergehenden Entzugsdelirien hilft zur Differenzierung.

Bei Schizophrenen findet sich der Beginn von Alkohol- oder Drogenmißbrauch oft in späterem Alter als bei der suchtkranken Bevölkerung und dann häufig erst *nach* den ersten Symptomen der Schizophrenie, wenn auch vor manifester Positiv-Symptomatik (Hambrecht und Häfner 1996).

2.8 Verlauf

Das Charakteristische der Schizophrenien sind die großen interindividuellen Verlaufsunterschiede.

Schizophrenie-Verläufe sind außerordentlich unterschiedlich: Von sehr günstigen kurzen einmaligen Episoden mit vollständiger Wiederherstellung bis zu schweren chronischen Verläufen mit dauerhaften Beeinträchtigungen sind alle Übergänge möglich.

Aber auch intraindividuell sind Veränderungen des Verlaufs möglich, allerdings ist die Schwankungsbreite nicht so groß wie bei interindividueller Betrachtung:
- günstig begonnene Erkrankungen können sich später ungünstig weiterentwickeln,
- ungünstige Anfangsverläufe können sich noch nach Jahren deutlich bessern,
- mittelschwere und anfangs periodisch häufig rezidivierende Erkrankungen tendieren ohne Behandlung allerdings nicht selten zu einem ebensolchen weiteren Verlauf.

Der Erkrankungsbeginn

Schon der Beginn der Erkrankung kann außerordentlich unterschiedlich sein:
- Selten (10%) beginnt die Erkrankung gleich und kurzfristig mit Positiv-Symptomen, die sich über wenige Wochen bis Monate entwickeln.
- Etwas häufiger (20%) treten positive und negative Symptome gleichzeitig auf, und die Erkrankung entwickelt sich über mehrere Monate. Allerdings ist die diagnostische Zuordnung der ersten Negativ-Symptome dann oft schwierig, weil es sich ja auch um Reaktionen auf und Bewältigungsversuche von erstmaliger Wahrnehmung beginnender produktiver Symptome handeln kann.
- Am häufigsten (ca. 70%) gehen uncharakteristische negative Symptome viele Monate lang und manchmal sogar einige Jahre den positiven und dann eindeutig diagnostizierbaren Symptomen voraus. Die Negativ-Symptome sind in der Regel anfangs nicht als Beginn einer schizophrenen Psychose einzuordnen, am ehesten gleichen sie psychoreaktiven Veränderungen im Rahmen entwicklungsbedingter Umstellungen. Erst später gehen sie langsam in Basis-Symptome über und führen dann erst über Prodromal-Symptome zur akuten Psychose.

Fallbeispiel

Der sonst lebhafte, sportliche und kommunikative Gymnasiast wurde im Alter von 17 Jahren in der elften Klasse stiller und nachdenklicher und manchmal etwas subdepressiv verstimmt. Die Eltern sahen es im Zusammenhang mit einer vorhergehenden Enttäuschung und Trennung von seiner ersten Freundin. Später wurde er grüblerischer, beschäftigte sich in der 12. Klasse mit alten Philosophen, was noch im Rahmen entsprechender schulischer Thematik und später im Rahmen sorgfältiger, zeitaufwendiger und gewissenhafter Abiturvorbereitung verständlich erschien, auch wenn er in den Leistungen nachließ und früher geläufige zwischenzeitliche Fröhlichkeit ganz zu fehlen schien. Nach dem Abitur, das entgegen

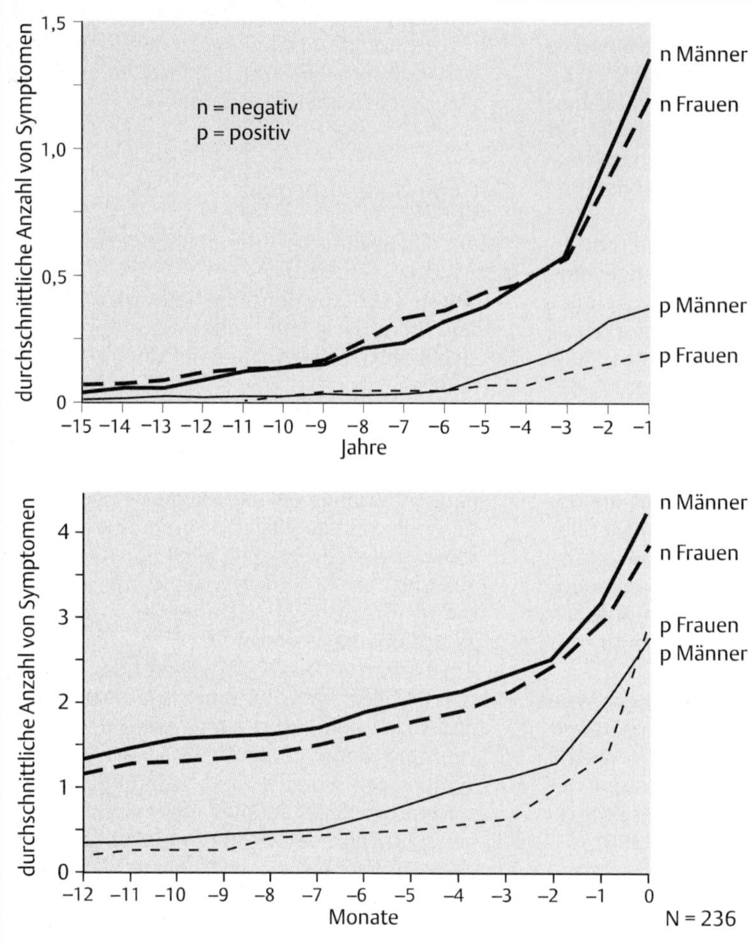

Abb. 2.**3** Kumulative Werte von positiven und negativen Symptomen bis zur ersten stationären Aufnahme wegen Schizophrenie für Männer und Frauen (nach Häfner 1991)

früher leicht erreichbaren Leistungen doch schwerer fiel, begann er mit dem Zivildienst im Krankenhaus, konnte sich abends von den Tagesereignissen schwer lösen, identifizierte sich mit leidenden Patienten, meinte deren Empfindungen selbst körperlich zu spüren. Das erschien einem um Rat gefragten Arzt-Onkel noch aus seinen ersten Kontakten mit Patienten plausibel. Nach knapp einem Jahr schließlich meinte der junge Mann, Zusammenhänge zwischen seinen Gedanken und dem Verhalten von Patienten und Pflegepersonal erkennen zu können, wurde ängstlicher und zwanghaft, hatte Sorge, seine eigenen Gedanken nicht mehr kontrollieren zu können. Dann hatte er mehrere Wochen lang das Gefühl, daß andere Menschen seine Gedanken kennen, daß seinetwegen Patienten verlegt wurden, daß Gegenstände im Stationszimmer verändert lagen als Botschaft an ihn, daß andere über ihn sprechen. Zur Klinikaufnahme kam es nach suizidalen Gedanken und einer Suizidvorbereitung.

Hier gingen anfangs unspezifische Negativ-Symptome, depressive Verstimmungen, dann kognitive Störungen und erst später Prodromal-Symptome der beginnenden Psychose etwa über 4 Jahre voraus.

Häufig gehen uncharakteristische Vorstadien mit Negativ-Symptomatik viele Monate bis Jahre der manifesten Erkrankung voraus.

Der von Häfner et al. (1991b) analysierte Vorverlauf bei Ersterkrankten ist in Abb. 2.**3** dargestellt.

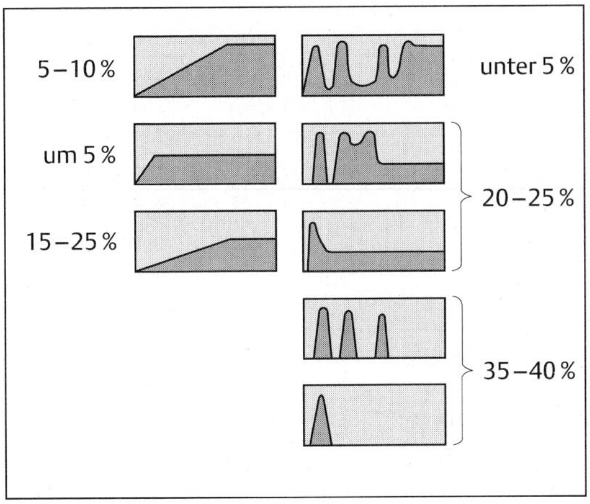

Abb. 2.**4** Schematische Darstellung der verschiedenen Verlaufstypen (nach M. Bleuler 1972)

Der weitere Verlauf

Der „natürliche" Verlauf ist heute seltener zu beobachten, weil Schizophrene inzwischen zumindest in den akuten Phasen regelhaft wirksam behandelt werden. Jeder zweite Kranke akzeptiert heute auch mehr oder minder lange eine medikamentöse Rezidivprophylaxe, die den Verlauf verändert.

Es gibt aber einige bedeutsame große Langzeitstudien an Patienten, deren Erkrankungsbeginn und weite Strecken des Verlaufs in Zeiten lagen, in denen die heutige wirksame Behandlung noch nicht zur Verfügung stand.

Für die „natürlichen" Verläufe gilt das eingangs Gesagte über die Vielgestaltigkeit der Schizophrenien ganz besonders. Schon zu Anfang primär chronisch verlaufende Erkrankungen sind dabei deutlich seltener als wellenförmige mit kürzeren akuten Zuspitzungen und längeren Zeiten der Symptomminderung oder Symptomfreiheit. Abb. 2.**4** stellt die Verlaufstypen bei Bleuler (1972) dar und zeigt, daß auch ohne Behandlung wellenförmige Verläufe mit zwischenzeitlichen Voll- oder Teilremissionen am häufigsten zu sehen waren.

In den ersten Krankheitsjahren kommt es insgesamt bei ca. 70% der Patienten über 1 bis 2 Jahre ohne neuroleptischen Schutz zu Rezidiven der Psychose.

Im Laufe der Jahre, nach 5 oder 10 Jahren, münden die Psychosen oft in ruhigere Verläufe ein oder kommen ganz zum Stillstand, mit mehr oder weniger charakteristischen Residuen bzw. auch nicht selten uncharakteristischen leichten Antriebsstörungen und Interessenmangelzuständen.

Tabelle 2.**5a** Einige Verlaufsstudien

	Zürich Bleuler (1972)	**Bonn Huber et al. (1979)**	**Lausanne Ciompi u. Müller (1976)**	**USA IOWA (Tsuang et al. 1979)**	**USA Harding et al. (1987)**	**München Möller et al. (1976)**
N	208	502	289	186	82	81
Beh.zeit	1942/43	1945-59	1900-62	1934-44	50ger	1972-74
Kat.zeit	1964/65	1967-73	1963	70ger	1980-82	1978
Dauer	23-35 J.	ø 22 J.	ø 37 J.	30-40 J.	ø 32 J.	8 ?
geheilt	22% } 51%	22% } 57%	27% } 49%	20% } 48%	45%	27% } 49%
leicht	29%	35%	22%	20%		22%
mittel	23%	29%	24%	} 52%	33%	28%
schwer (+ SM)	22%	14%	18%		Diagn. W. 23%	21+5%
dauerhosp.	20%		18%		–	6%
erwerbst.	43%	56%		35%	40%	63%
berentet		38%				8%
ledig	50%	45%	45%	67%	62%	65%
regelm. Neurol.		25%			25%	49%

Tabelle 2.**5b** Einige Verlaufsstudien

	Zürich Gmür (1987)	Göttingen Müller et al. (1986)	Japan Ogawa et al. (1987)	Köln Marneros et al. (1995)	Mannheim a.d. Heiden et al. (1995)	Nottingham Mason et al. (1995)
N	92	60	130	189	63	67
Beh.zeit	Mitte 60	1974-76	1958-62	1950-79	1978-92	1979-92
Kat.zeit	1983	1984	1964	1991	1992/95	1992/96
Dauer	15-18 J.	ø11 J.	21-27 J.	ø23 J.	14 J.	13 J.

geheilt	30%	}44%	13%	}51%	31%	7%	35%	18%
leicht	14%		38%		}46%	51%	}50%	51%
mittel	28%		32%			}42%		26%
schwer (+ SM)	18+10%		17%		23%		15%	5%

dauerhosp.	19%	7%	31%	0	0
erwerbst.	34%	43%	47%	30%	32%
berentet	66%	32%		27%	
ledig	72%	63%	45%	54%	
regelm. Neurol.		33%	63%	ja	64%

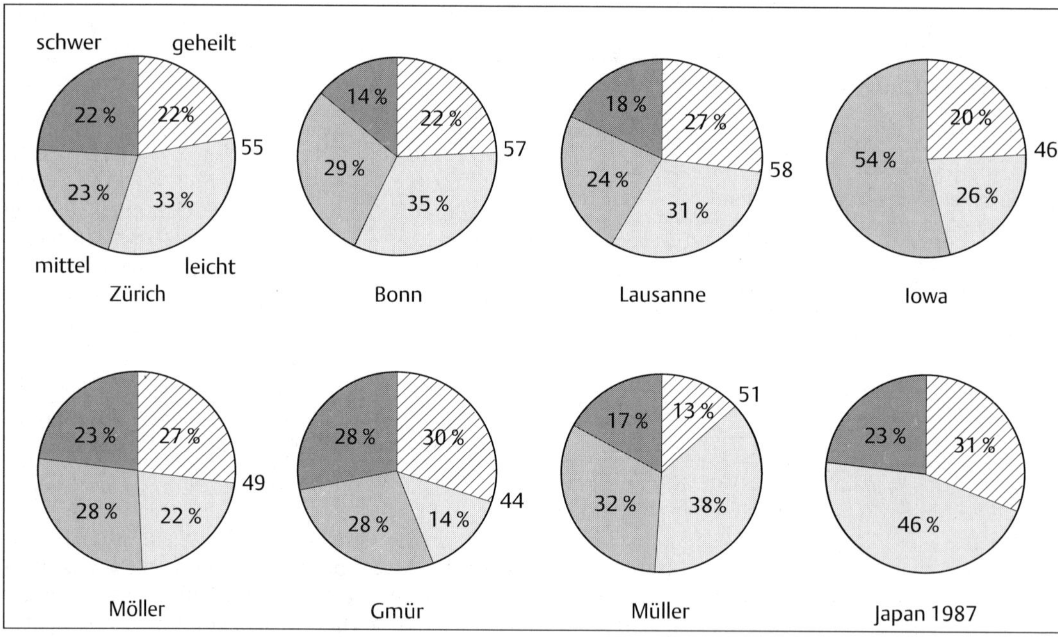

Abb. 2.**5** Darstellung einiger Studien zum Langzeitverlauf

Einige Verlaufsstudien auch aus früherer Zeit finden sich in Tab. 2.**5** a u. b, wobei in der Zürich-, Bonn- und Lausanne-Studie die Patienten anfangs nicht neuroleptisch behandelt werden konnten.

In Abb. 2.**5** sind die Verlaufsausgänge schematisch dargestellt. Es ist zu sehen, daß die oft zitierte Regel, ein Drittel der Patienten würde chronisch krank bleiben, ein Drittel heile aus und ein Drittel habe einen mittelschweren Verlauf, schon bei den alten Studien ohne wirksame Anfangsbehandlung nicht ganz gilt.
Zu sehen ist ferner, daß Studien aus der Neurolepsie-Zeit keinen wesentlich günstigeren Verlaufsausgang erkennen lassen als früher (ähnlich: Metaanalyse von Hegarty et el. 1994, an der Heiden 1996). Das hat wahrscheinlich hauptsächlich zwei Gründe: In den letzten Jahren wurde die Schizophrenie-Diagnose eher enger gefaßt als früher, so daß in neuerer Zeit vermehrt Krankheitsverläufe mit ungünstiger Prognose eingeschlossen wurden. Auf der anderen Seite wurden die Krankenhausbehandlungszeiten stark verkürzt, Schizophrene leben zunehmend außerhalb des Krankenhauses unter ambulanten Bedingungen. Dabei ist dann eine konsequente Medikation meistens nicht über längere Zeit gewährleistet. Beide Faktoren heben damit prinzipiell mögliche positive Effekte der Medikation teilweise auf. Und eine eigene Katamnese (Müller et al. 1986) zeigte, daß bei der bisherigen Praxis viele Kranke erst dann regelmäßig Medikamente erhalten, wenn der Verlauf sich schon negativ und mit Chronifizierungsneigung entwickelte. Daraus wird die Bedeutung einer prognosegeleiteten frühen regelmäßigen Behandlung deutlich, worauf weiter unten in Kap. 6 eingegangen wird.

Die bisher erörterten Verlaufsaspekte bezogen sich auf die *Psychopathologie*. Andere Verhältnisse könnten bezüglich der *Arbeitsfähigkeit* und der *partnerschaftlichen Lebensgestaltung* vorliegen. Zu bedenken ist aber, daß bei fortbestehender Psychose mit langen Zeiten der Positiv-Symptome oder sogar Chronifizierung eine regelmäßige berufliche Tätigkeit kaum möglich ist. Insofern hängen Psychopathologie und Arbeitsfähigkeit weitgehend zusammen. Auf einzelne Aspekte der Entwicklung von Arbeitsfähigkeit soll in Kap. 8 eingegangen werden.

Eine wiederum andere Verlaufsebene ist die *Behandlungsbedürftigkeit im Krankenhaus*. Früher mußte sich ein großer Teil der Patienten für lange Zeit im Krankenhaus aufhalten. Das hat sich heute ganz wesentlich geändert. Katastrophale Verläufe sind seltener geworden. Rezidive treten wohl noch recht häufig auf, sind aber schnell und gut behandelbar, sozialpsychiatrische Änderungen der Behandlungsstrukturen treten hinzu und verkürzen die Krankenhausaufenthalte und verbessern die ambulanten Behandlungsmöglichkeiten. So leben Schizophrene heute in aller Regel die meiste Zeit außerhalb eines Krankenhauses innerhalb der Gesellschaft. Früher, um 1930, blieb ein ins Krankenhaus eingewiesener Patient dort durchschnittlich für die Dauer von 4 Jahren (Meyer 1984), heute dauern solche stationären Aufenthalte etwa 2 Monate. Und ambulant weiterbehandelte Patienten müssen heute durchschnittlich nur alle 3 bis 4 Jahre ins Krankenhaus bzw. verbringen im Mittel 2 Wochen pro Jahr in stationärer Behandlung, das heißt sie leben durchschnittlich 50 Wochen jährlich außerhalb des Krankenhauses.

> Schizophrene Kranke leben heute in der Regel die meiste Zeit außerhalb eines Krankenhauses innerhalb der Gesellschaft.

2.9 Prädiktoren

Die Ermittlung von Verlaufsprädiktoren ist deshalb wichtig, weil bei deren Kenntnis früher die Patienten identifiziert werden können, die eine besonders sorgfältige und konsequente Behandlung brauchen, die nicht schon im „natürlichen" Verlauf sich bessern oder mit weniger konsequenter Nachsorge relativ gut auskommen.

> Die Kenntnis von Verlaufsprädiktoren kann mithelfen, die Patienten zu identifizieren, die eine besonders sorgfältige Langzeitbehandlung dringend brauchen.

Es ist aus folgenden Gründen nicht einfach, verläßliche Prädiktoren zu bestimmen: Nur langfristige Verlaufsstudien geben Aufschlüsse, weil der kurzfristige Verlauf nicht genug über den späteren aussagt. Langfristige Studien sind unter den heutigen Bedingungen wissenschaftlicher Arbeit schwer möglich und werden selten durchgeführt. Sie waren früher besser möglich und mit größerer Probandenzahl. Früher fehlten aber die heutigen wirksamen Therapieverfahren, so daß die älteren Ergebnisse nicht unbedingt übertragbar sind. Neuere Studien umfassen oft zu wenige Patienten, zusätzlich spielen Selektionsfaktoren eine Rolle, so daß die Generalisierbarkeit in beiden Richtungen eingeschränkt ist: Sehr günstige Verläufe werden von solchen Verlaufsstudien oft nicht erfaßt, weil eine Behandlung nicht nötig ist oder bei gutem Verlauf die Diagnose in Frage gestellt wird. Die Folge ist, daß Studienaussagen eventuell zu ungünstig sind. Sehr unkooperative Patienten können zwar im Verlauf erfaßt werden, aber eine konsequente Therapie und Prophylaxe findet oft nicht statt, so daß auch dadurch wissenschaftliche Verlaufsergebnisse ungünstiger ausfallen als möglich wäre. Mit anderen Worten: Eine konsequente Behandlung aller Patienten ist nicht möglich. Daß der Verlauf unter guten Behandlungsbedingungen generell besser ist, wurde durch eine Metaanalyse von Wyatt (1991) nachgewiesen.

Die wissenschaftlich gefundenen Prädiktoren geben nur statistische Annäherungswerte und gelten für den Fall unregelmäßiger Behandlung.

Voraussagen zum Einzelfall sind zum Teil noch unsicher, jedoch ist der Verlauf unter früh einsetzender guter und regelmäßiger Langzeitbehandlung günstiger. Mit dieser Vorsicht sind einige Prädiktoren von mehreren Forschergruppen identifiziert worden (Übersicht z.B. Hubschmid u. Ciompi 1990, Möller 1993, Möller u. v. Zerssen 1986, Müller et al. 1986):

- Ist die Ersterkrankung kurz und leicht zu behandeln (oder lang und schwer), so ist es oft bei Wiedererkrankungen ähnlich.
- Der Verlauf in den ersten 2 bis 3 Jahren (z.B. häufige Rezidive) sagt sehr viel über den Verlauf der nächsten Jahre voraus.
- Aber nach ca. 10 bis 15 Jahren gibt es bei mehreren Kranken Besserungen, seltenere und leichtere Erkrankungen.

Konkret heißt das z.B., daß schnelle und häufige Rezidive nach der Erstmanifestation wahrscheinlich in den nächsten Jahren ebenfalls zu befürchten sind. Und wenn die erste Erkrankung in kurzer Zeit mit niedriger neuroleptischer Dosis zu behandeln ist, wird es später ähnlich gelingen, und umgekehrt.

Unter folgenden Bedingungen ist ein ungünstiger Krankheitsverlauf zu befürchten:
- Ersterkrankungsalter niedrig
- Krankheitsbeginn lang hingezogen, schleichend
- lange Dauer der Psychose von Erkrankungsbeginn bis Behandlungsbeginn
- keine heterosexuelle Partnerschaft
- wenig prämorbide Sozialkontakte
- geringe Schulbildung
- keine berufliche Integration
- Erstbehandlung im Krankenhaus dauert lange
- hohe Dosis ist zur ersten Remission erforderlich
- bei der ersten Krankenhausbehandlung nicht symptomfrei geworden

Ein günstiger Verlauf ist insbesondere zu erwarten bei:
- spätem Erkrankungsbeginn
- kurzem akutem Vor-Verlauf
- prämorbider Partnerschaft
- guter beruflich-sozialer Integration

Manche dieser oder anderer Faktoren sind umstritten oder in widersprüchlicher Weise gefunden worden. Das betrifft besonders das Ersterkrankungsalter und das Geschlecht. Die meisten Autoren betonen die negative Prädiktion einer Ersterkrankung in jungen Jahren, andere konnten das nicht bestätigen. Hier wie bei dem Geschlecht finden sich *Wechselwirkungen*, Einflüsse intervenierender und konkurrierender Faktoren:

Bei frühem Erkrankungsalter ist der Erkrankungsbeginn oft länger hingezogen, wird von der Familie anfangs anders interpretiert als bei einem älteren verheirateten Erwachsenen, so daß es oft auch erst später zur wirksamen Behandlung kommt und diese dauert dann oft auch lange. Hierbei ist verständlicherweise dann schwer zu unterscheiden, welcher Faktor zum ungünstigen Frühverlauf beiträgt.

Zum *Geschlecht*: Oft ist berichtet worden, daß der Verlauf bei Männern schlechter ist als bei Frauen. Interpretiert wurde das z.B. mit früherem Ersterkrankungsalter bei Männern. Unsere eigene Katamnese (Müller et al. 1986) hat aber auch gezeigt, daß bei anfangs gleichen Prädiktoren bei Männern und Frauen erst später der Verlauf bei Männern schlechter wurde – und auch nur dann, wenn die Männer keine regelmäßige Prophylaxe durchführten und Behandlungen früher abbrachen. Da bekanntermaßen auch sonst Männer seltener als Frauen „brav" ärztliche Ratschläge befolgen, könnte die Geschlechtsdifferenz der Prädiktoren scheinbar sein und vielmehr durch die Behandlungsbereitschaft bestimmt sein.

Und ein akuter Beginn mit heftiger Symptomatik führt oft zu schnellerer Behandlung und vielleicht deshalb zur besseren Prognose.

Viele andere Faktoren hängen ebenfalls untereinander zusammen: Bei frühem Krankheitsbeginn ist heterosexuelle Partnerschaft (ein von vielen Autoren gefundener bedeutsamer positiver Prädiktor) seltener, bei langhingezogenen und früh einsetzenden Erkrankungen ist die beruflich-soziale Stabilität geringer als später usw.

Mehrere Befunde sprechen für einen bedeutsamen Einfluß sorgfältiger und wirksamer Medikation. Dahinter tritt dann die Bedeutung anderer Prädiktoren zurück, sie werden suprimiert. Das ist außerordentlich wichtig, weil es damit dem Arzt möglich ist, auf den Verlauf der Erkrankung und das weitere Schicksal des Patienten positiv einzuwirken.

Sicher ist: Früh einsetzende und wirksame medikamentöse Behandlung und sorgfältige Prophylaxe haben eine dominierende günstige Bedeutung für
- Psychopathologie
- Dauer der produktiven Erkrankung
- Hospitalisierungsdauer
- Häufigkeit und Dauer von Wiedererkrankungen

Für das subjektive *Wohlbefinden* und die *soziale Entwicklung* gilt dieser Medikationseffekt nur mit Einschränkungen. Denn die zur wirksamen Akutbehandlung notwendige Dosierung klassischer Neuroleptika kann durch Nebenwirkungen längerfristig das Befinden und die sozialen Entwicklungsmöglichkeiten negativ beeinträchtigen. Aber auch hier sei vor Pauschalisierungen gewarnt: Wenn unzulängliche (zu kurze oder zu niedrige) medikamentöse Behandlung zur langen und chronisch-produktiven Erkrankung beiträgt, geht es Patienten nicht besser und sie können sozial erst recht nicht wieder Fuß fassen!

Auf die soziale Situation der Patienten wird im übrigen in Kap. 8 im Rahmen der sozialpsychiatrischen Hilfen eingegangen werden.

3 Grundzüge neuroleptischer Behandlung

An dieser Stelle sollen die allgemeinen Grundlagen neuroleptischer Behandlung zusammenfassend dargestellt werden. Nach der Wirkungsweise typischer Neuroleptika sind differentialtherapeutische Auswahl bestimmter Substanzen und deren Dosierung zu erörtern und anschließend die Nebenwirkungen sowie deren Behandlung oder Verminderung. Auf diesen Abschnitten bauen die nachfolgenden Kapitel über die Akutbehandlung, Therapieresistenz und medikamentöse Rezidivprophylaxe auf. Auch das Kapitel über die Verminderung bzw. Linderung von Minussymptomatik und pharmakogener Depressivität greift auf diese Grundzüge zurück. Ein abschließender eigener Abschnitt ist den atypischen Neuroleptika gewidmet, deren Wirkungen und Nebenwirkungen werden dort dargestellt.

3.1 Wirkungsweise typischer Neuroleptika

3.1.1 Entwicklung und Aufbau

Nach dem Zweiten Weltkrieg wurde im Rahmen pharmazeutischer Forschung über Antihistaminika das Phenothiazinderivat Promethazin entwickelt und später Chlorpromazin. Dieses wurde von dem französischen Chirurgen Laboret 1951 zur Verbesserung der Narkosetechnik in die Klinik eingeführt. Es hatte nur noch eine schwache Antihistaminwirkung, jedoch eine deutlich sedierende Wirkung, so daß es zur Erzeugung eines „künstlichen Winterschlafs“ geeignet erschien. Weitere Entwicklungen führten später zur sogenannten Neuroleptanalgesie. Die französischen Psychiater Delay und Deniker erprobten Chlorpromazin dann auch bei schizophrenen und manischen Psychosen und teilten 1952 die gute sedierende und auch antipsychotische Wirkung bei diesen Erkrankungen mit. Delay war es auch, der 1955 für Chlorpromazin und ähnlich wirksame Substanzen den Begriff „Neuroleptika“ vorschlug. Seitdem führte eine fruchtbare Forschungstätigkeit zur Entwicklung zahlreicher Neuroleptika, anfangs trizyklischer Struktur: Unterschieden werden Phenothiazinderivate und Thioxanthenderivate.

Später, 1958, wurden die Butyrophenone mit der Hauptsubstanz Haloperidol von Janssen entdeckt und nachfolgend die chemisch strukturverwandten Diphenylbutylpiperidine.

Schließlich wurden nach den bisher bekannten, heute sog. konventionellen oder typischen Neuroleptika die atypischen Neuroleptika entwickelt, die teilweise strukturchemisch den trizyklischen Neuroleptika nahestehen (z.B. Clozapin), teilweise eine andere Struktur aufweisen (z.B. Sulpirid). Der Begriff „atypische Neuroleptika“ wurde gewählt, weil die bisher gefundenen typischen Wirkungen insbesondere im Bereich extrapyramidalmotorischer typischer Nebenwirkungen teilweise fehlen. Die Bezeichnung atypisch wird von Benkert und Hippius (1996) als überzogen kritisiert, weil natürlich die antipsychotische Hauptwirkung aller Neuroleptika doch vorhanden ist, sich lediglich das gesamte Wirkungsspektrum mit der Relation von Haupt- und Nebenwirkungen von bisherigen Substanzen graduell unterscheidet, was aber bei der klinischen Anwendung durchaus große Bedeutung hat.

Einige charakteristische Strukturformeln sind in der Abb. 3.**1** dargestellt.

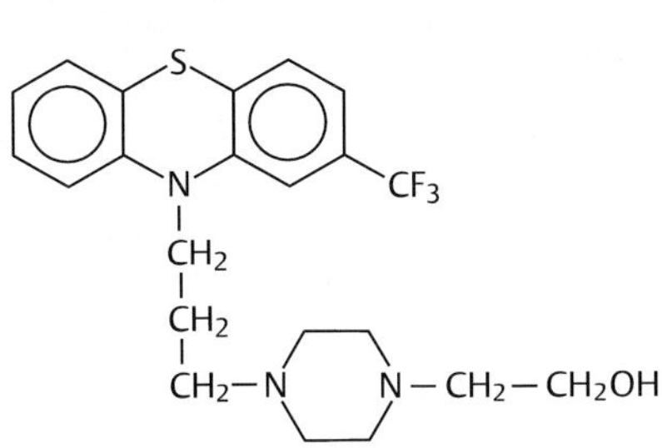

Fluphenazin

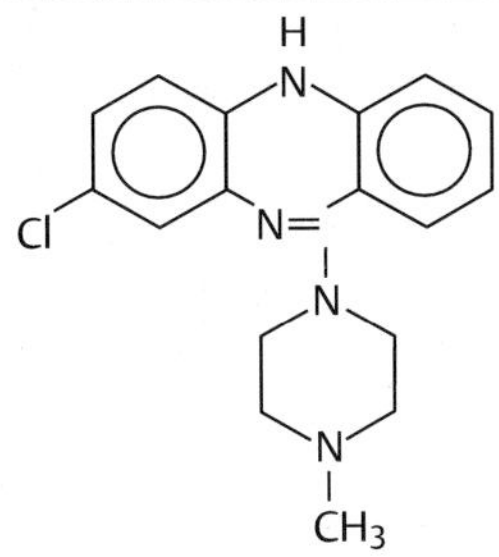

Clozapin

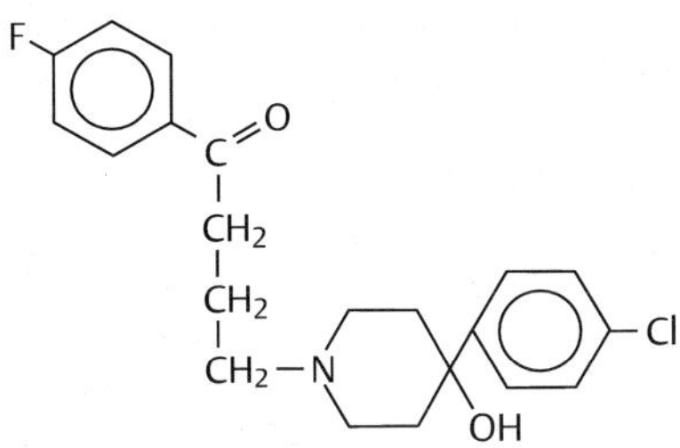

Haloperidol

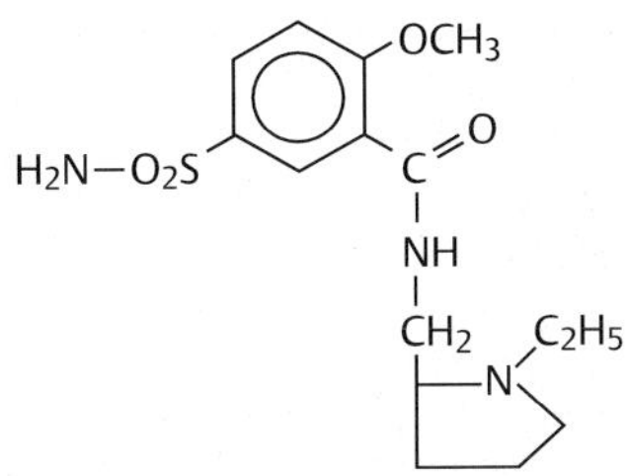

Sulpirid

Abb. 3.**1** Einige Strukturformeln typischer und atypischer Neuroleptika (aus: Breyer-Pfaff et al. 1993): Grundlegendes zur Neuroleptikatherapie. In: Möller, H.J. (Hrsg.): Therapie psychiatrischer Erkrankungen. Enke, Stuttgart

Über die strukturchemische Einteilung der Neuroleptika in große Gruppen informiert auszugsweise die Tab. 3.**1**.

Für die klinische Anwendung hat die chemische Struktur nur teilweise Bedeutung, dort orientiert man sich eher an der sog. neuroleptischen Potenz (Kap. 3.2), die allerdings auch in den strukturchemischen Gruppen unterschiedlich ist.

3.1.2 Typische neuroleptische Wirkungen

Die *klinische Wirkung* aller Neuroleptika zeigt sich im *psychischen* und *extrapyramidalmotorischen* Bereich (Einzelheiten s.a. Benkert u. Hippius 1996, Möller et al. 1999, exemplarisch für Haloperidol s. Bandelow et al. 1991).

Neuroleptische Hauptwirkungen sind:
- Sedierung
- Anxiolyse
- Senkung von Erregung und affektiver Spannung
- Distanzierung von Wahn und Sinnestäuschungen
- Besserung schizophrener Denkstörungen

Die überwiegend erwünschten psychischen Hauptwirkungen, Distanzierung von Wahn und Sinnestäuschungen, führen zu der Bezeichnung Antipsychotika. Initial besonders sedierende Neuroleptika haben einen dämpfenden und schlafanstoßenden Effekt. Ihre Reduktion von Erregung und affektiver Spannung ist evident. Aber auch weniger sedierende Neuroleptika haben eine anxiolytische Wirkung und senken das Erregungsniveau und mindern damit affektive Spannung und Erregtheit.

Sie tragen damit einerseits zur emotionalen Indifferenz bei und bereiten andererseits die Distanzierung von psychotischem Erleben vor.

Die Neuroleptika haben (nach Rüther 1986) dabei keine unmittelbare Wirkung auf z.B. Wahn- und Sinnestäuschungen, sondern mittelbar über eine Beeinflussung insbesondere der mesolimbisch gesteuerten Affektdynamik. Die dadurch veränderte Erlebensweise bereitet eine Reorganisation der subjektiven Sicht der Innen- und Außenwelt vor. Das kann vereinfacht als Versachlichung und Distanzierung beschrieben werden.

Im zeitlichen Verlauf führen oral verabreichte mittel- bis niederpotente Neuroleptika
- in den ersten Tagen zu Sedierung, Antriebsmangel, Müdigkeit,

Tabelle 3.1 Einteilung ausgewählter Neuroleptika nach ihrer chemischen Struktur (nach Breyer-Pfaff et al. 1993 u. Müller-Spahn 1993)

Gruppe	Generic name	Handelsname
I Trizyklische Neuroleptika		
Phenothiazine	Chlorpromazin	Propaphenin
	Fluphenazin	Dapotum, Lyogen
	Levomepromazin	Neurocil
	Perphenazin	Decentan
	Perazin	Taxilan
	Thioridazin	Melleril
Thioxanthene	Clopenthixol	Ciatyl
	Flupentixol	Fluanxol
II Butyrophenone und Diphenylbutylpiperidene		
	Haloperidol	Haldol, Sigaperidol
	Bromperidol	Impromen
	Benperidol	Glianimon
	Trifluperidol	Triperidol
	Pipamperon	Dipiperon
	Fluspirilen	Imap
	Pimozid	Orap
III Atypische Neuroleptika		
Benzamide	Sulpirid	Dogmatil, Meresa
andere	Clozapin	Leponex
	Zotepin	Nipolept
	Risperidon	Risperdal
	Olanzapin	Zyprexa
	Sertindol	Serdolect
	Quetiapin	Seroquel

- in der zweiten oder dritten Woche kommt es dann bei emotionaler Indifferenz und Gleichgültigkeit zur eigentlichen antipsychotischen Wirkung.

Heute weiß man, daß die Schnelligkeit der antipsychotischen Wirkung auch von der Wahl des höher oder niedriger potenten Neuroleptikums abhängt und von der Dosis sowie der Applikationsart (weitere Einzelheiten Kap. 3.2).

Psychotische Angst und Erregung vermindern sich dabei ebenso wie die Überzeugung von wahnhaften Inhalten und dem Wahrheitsgehalt z.B. akustischer Sinnestäuschungen, bis letztere immer weniger irritieren, leiser und seltener werden und schließlich ganz remittieren.

Parallel bessern sich schizophrene Ich- und Denkstörungen und charakteristische kognitive Beeinträchtigungen, sofern sie nicht Auswirkungen eines Residualsyndroms sind.

Die psychischen Hauptwirkungen machen deutlich, daß Neuroleptika symptom- bzw. syndromspezifisch wirken, also nicht krankheitsspezifisch. Insofern ist ihr Indikationsbereich nicht auf Schizophrenien beschränkt, sondern es können auch z.B. manische Erregtheit, psychogene Angst, hirnorganische Verwirrtheit usw. behandelt werden.

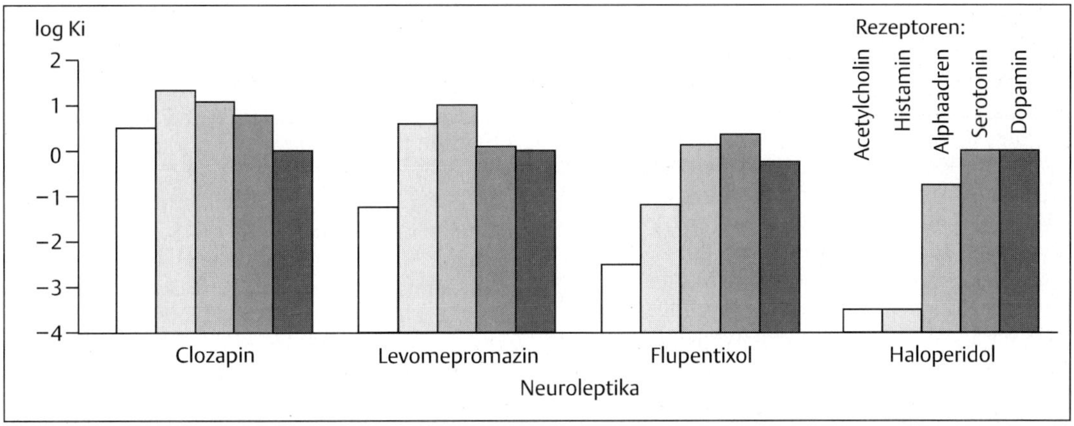

Abb. 3.**2** Rezeptorprofile von 5 unterschiedlichen Neuroleptika (aus Bandelow et al. 1993: Unerwünschte Begleitwirkungen der Neuroleptika und ihre Behandlung. In: Möller, H.J. [Hrsg.]: Therapie psychiatrischer Erkrankungen. Enke, Stuttgart)

Neuroleptika wirken nicht nosologie-spezifisch, sondern syndromspezifisch – also nicht nur bei Schizophrenie, sondern auch bei Erregung und Denkstörungen anderer Genese (z.B. bei Manie, hirnorganischer Verwirrtheit usw).

Die antipsychotischen Hauptwirkungen sind mehr oder weniger ausgeprägt verbunden mit sog. *Nebenwirkungen*, besser: mit unerwünschten Wirkungen.

Teilweise können sonst als Hauptwirkungen angesehene Effekte unerwünscht sein, z.B. eine übermäßige Sedierung, so daß durch Schläfrigkeit und Mattigkeit ein normaler Tagesrhythmus, subjektives Wohlbefinden, Kontakt- und Kommunikationsmöglichkeiten beeinträchtig sind.

Die antipsychotische neuroleptische Wirkung geht bei typischen Neuroleptika mehr oder minder stark einher mit immer unerwünschten extrapyramidalmotorischen Wirkungen, die auf die dopaminergen Wirkungen im nigrostriatalen System hinweisen.

Auf Nebenwirkungen und deren Behandlungsmöglichkeiten wird wegen der klinischen Bedeutung in einem eigenen Abschnitt (3.2) weiter unten eingegangen.

3.1.3 Pharmakologie und Biochemie

Nach derzeitigen Befunden und Schlußfolgerungen steht die antipsychotische Wirkung in engem Zusammenhang mit der Blockade des Neurotransmitters Dopamin (s.o. Kap. 1.5 und Gerlach 1995). Die findet insbesondere in drei dopaminergen Systemen des ZNS statt: Im nigrostriatalen System ist eine Dopamin-Blockade besonders eng verknüpft mit extrapyramidalmotorischen Wirkungen. Im mesolimbisch-mesocortikalen System entfalten sich in erster Linie Wirkungen bezüglich der Denk- und Lernvorgänge und der Affektkontrolle. Wirkungen in beiden Bereichen wirken sich im limbischen System aus und sind wahrscheinlich für die antipsychotischen Effekte besonders bedeutsam. Im tubero-infundibulären System werden insbesondere neuroendokrinologische Nebenwirkungen (z.B. Prolactinerhöhung) vermittelt.

Nach bisheriger Annahme einer bevorzugten antipsychotischen Wirkung auf D_2-Rezeptoren weiß man heute, daß die Neuroleptika in unterschiedlicher Weise auch andere Rezeptoren blokkieren, so D_1, D_3, D_4, D_5, auch serotonerge 5-HT_2-Rezeptoren, glutaminerge und Acetylcholin-Rezeptoren, sowie weitere Rezeptorsysteme.

Das unterschiedliche Spektrum der Haupt- und Begleitwirkungen verschiedener Substanzen findet seine Erklärung durch unterschiedliche Rezeptor-Besetzungs-Profile. Durch die Positronen-Emissions-Tomographie (PET) kann man die Rezeptorbindung darstellen, wenn das Neuroleptikum mit einem Positronen emittierenden Nuclid markiert wurde.

Verschiedene Neuroleptika haben unterschiedliche Rezeptorbindungs-Profile. Deren Relation steht in Verbindung mit differenten klinischen Haupt- und Begleitwirkungen.

Abb. 3.**2** veranschaulicht die Verhältnisse und zeigt bei gleicher Beeinflussung von Dopamin-Rezeptoren bei verschiedenen Neuroleptika höhere oder geringere Wirkungen in anderen Rezeptorsystemen.

Die Rezeptorbesetzung ist dabei zeitlich und kausal nicht identisch mit der antipsychotischen Wirkung, sondern die Rezeptorenfunktionsänderung führt zu einer Veränderung der ZNS-Funktionen als Voraussetzung einer mehr oder minder schnellen Möglichkeit, sich von psychotischen Erlebnissen und Überzeugungen zu distanzieren.

Bioverfügbarkeit

Trizyklische Neuroleptika und Butyrophenone haben einen großen lipophilen Molekülanteil, der ihr kinetisches Verhalten bedingt:

Nach oraler Gabe werden sie gut aus dem Magen-Darm-Trakt absorbiert. Aber schon beim ersten Durchgang durch Darmwand und Leber („first-pass-effect") werden sie z.T. metabolisiert, so daß die in den Kreislauf gelangenden Mengen auf zwischen 10% und 75% reduziert werden. Diese Bioverfügbarkeit hängt von der Substanz und von interindividuell unterschiedlichen Metabolisierungsraten ab. Dadurch erklärt sich die erhebliche interindividuelle Schwankungsbreite bei der erforderlichen Dosierung. Und Begleitsubstanzen erhöhen oder vermindern beim konkurrierenden Abbau in der Leber die Blutspiegel sonst allein metabolisierter Arzneimittel.

Nach diesem first-pass-effect werden die Neuroleptika relativ stark an Plasmaproteine gebunden, verteilen sich im ganzen Organismus mit Anreicherung in verschiedenen Organen, so daß die verfügbare Plasmakonzentration relativ niedrig ist. Der Stoffwechsel führt zu zahlreichen Abbauprodukten, die teilweise ebenfalls Wirkungen entfalten, so daß sich nur eine geringe unveränderte renale Ausscheidung findet.

Die Bioverfügbarkeit der typischen Neuroleptika wird bestimmt durch
- gute Absorbtion aus dem Magen-Darm-Trakt nach oraler Gabe,
- first-pass-effect Dünndarm und Leber,
- starke Plasma-Protein-Bindung,
- Anreicherung in großen Organen,
- mehrere z.T. aktive Metaboliten,
- große interindividuelle Schwankungen der ZNS-Wirkung.

Bei parenteraler Gabe findet sich eine bessere initiale ZNS-Rezeptorbindung.

Verständlich ist, daß bei parenteraler Zuführung initial eine größere Menge im Plasma verfügbar ist und im ZNS höhere Konzentrationen erreicht werden können. Beim anschließenden Metabolismus in der Leber werden die Substanzen dann etwa zur Hälfte abgebaut. Die Halbwertszeit beträgt dennoch zwischen 8 und 30 Stunden, was durch die langsamere Freisetzung aus dem Organ-Verteilungsvolumen erklärbar ist.

Das atypische Neuroleptikum *Sulpirid* ist stärker hydrophil, wird nur zu etwa 30% aus dem Darm absorbiert, die Halbwertszeit ist kürzer, es wird überwiegend unverändert renal ausgeschieden.

Blutspiegel

Aus dem Gesagten wird verständlich, daß bei gleicher zugeführter Dosis interindividuell erheblich unterschiedliche Blutspiegel resultieren. Es ist in den letzten Jahren immer wieder versucht worden, eine Korrelation zwischen Blutspiegeln und klinischer Wirkung herzustellen, analog zu den Antikonvulsiva und Lithium. Die Ergebnisse sind im großen und ganzen enttäuschend und zeigen, daß der Blutspiegel kein sehr verläßlicher Prädiktor schneller antipsychotischer Wirkung oder verläßlicher Remissionserwartung ist. Die Dosis muß vielmehr nach klinischer Wirkung und Nebenwirkung gefunden werden. Die besten Wirkungen scheinen bei mittleren Werten erreichbar zu sein, weil einerseits gravierende Unterdosierungen und andererseits Effektbegrenzungen durch belastende Nebenwirkungen vermeidbar sind. Eher ist der Prolaktin-Anstieg ein Indikator der Rezeptorbesetzung. Die Prolaktinspiegel im Vergleich z.B. zu Haloperidol-Plasmaspiegeln deuten darauf hin, daß ein maximaler Effekt bei einem Plasmaspiegel von ca. 10 ng/ml durch weitere Dosissteigerung nicht zu erhöhen ist (Abb. 3.**3**, Ereshefsky 1995).

Blutspiegel sind allerdings hilfreich zum Nachweis der Einnahmesicherheit und zur Klärung von Interaktionen mit anderen Arzneimitteln.

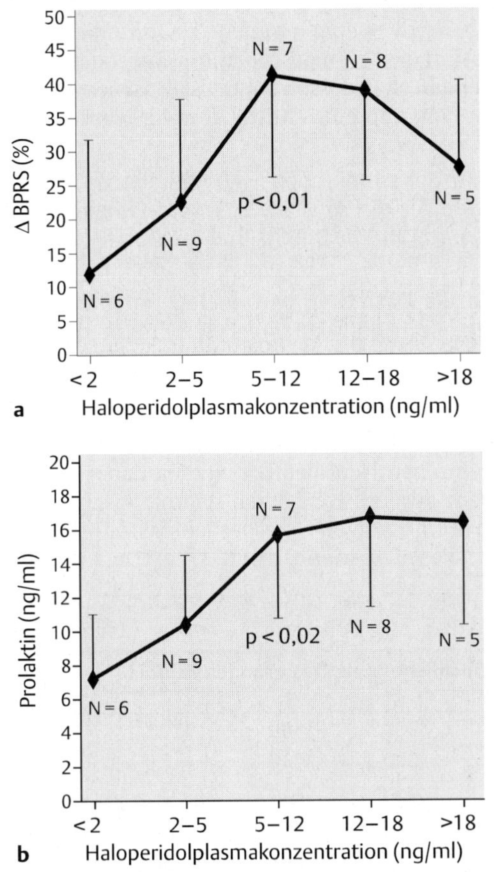

Abb. 3.**3** **a** u. **b** Klinische Besserung und Haloperidol-Plasmakonzentration (**a**) und die zugehörige Prolaktinkonzentration (**b**) (aus Ereshefsky 1995: Ein pharmakodynamisches und pathophysiologisches Modell der medikamentösen antipsychotischen Therapie der Schizophrenie. In: Gerlach J. [Hrsg.]: Schizophrenie. Springer, Berlin)

3.2 Welches Neuroleptikum und welche Dosierung?

In diesem Abschnitt soll insbesondere auf die typischen oder konventionellen Neuroleptika eingegangen werden, weil hier prinzipiell vergleichbare Anwendungsstrategien für die Therapie zu erkennen sind. Auf die atypischen insbesondere neueren Antipsychotika wird im Abschnitt 3.4 eingegangen werden.

3.2.1 Auswahlkriterien

Prinzipiell ist die antipsychotische Wirkung aller typischen Neuroleptika ähnlich. Bei der klinischen Anwendung hilfreich ist die Einordnung nach ihrer neuroleptischen Potenz:
Hohe neuroleptische Potenz =
- starke antipsychotische und extrapyramidale Wirkung,
- geringe Sedierung,
- niedrige Milligrammdosis erforderlich.

Niedrige neuroleptische Potenz =
- starke Sedierung,
- geringe antipsychotische Wirkung,
- hohe Milligrammdosis nötig.

Im Gegensatz zur strukturchemischen Einteilung (s. Absch. 3.1.1) ist es für die Auswahl zur klinischen Anwendung wichtig, die neuroleptische Potenz eines Präparates zu beachten.
- Hochpotente Neuroleptika rufen schon bei niedriger Dosis eine antipsychotische Wirkung hervor, ebenso aber auch extrapyramidale Effekte (was, wie erwähnt, nur für typische Neuroleptika gilt).
- Niedrigpotente Neuroleptika führen hingegen bei ansteigender Dosierung erst zur Sedierung und zu vegetativen Begleitwirkungen und erst später zu antipsychotischer und extrapyramidaler Wirkung. Im ungünstigen Fall schläft der Patient dann schon ein, bevor die antipsychotische Wirkung erreicht wird. Das ist für die Distanzierung von der Psychose und für die soziale Rehabilitation ungünstig, bei erheblicher psychotischer Erregung aber anfangs für wenige Tage wünschenswert.

Den niedrigpotenten Neuroleptika ist neben der Sedierung oft auch eine anxiolytische Wirkung zugeschrieben worden. Bei der klinischen Behandlung Schizophrener ist aber zu bedenken: Wenn es sich um eine diffuse Angst handelt, kann der sedierend-anxiolytische Effekt niedrigpotenter Neuroleptika hilfreich sein. Bei psychotischer Angst läßt sich die Entängstigung verständlicherweise besser erreichen, wenn man bald eine antipsychotische Wirkung mit den höher potenten Neuroleptika erreicht.

Zur antipsychotischen Wirkung sind eher hochpotente Neuroleptika empfehlenswert.

Wenn Sedierung notwendig ist, kann anfangs ein niedrigpotentes Neuroleptikum hinzugegeben werden.

Die verschiedenen Substanzen wurden anfangs tierexperimentell und später bei der klinischen Anwendung beim Menschen danach eingeordnet, bei welcher Dosis der kataleptische Effekt beim Tier bzw. der extrapyramidale Effekt beim Menschen erreicht wird.

Einer der ersten Kliniker, der Rangreihen der neuroleptischen Potenz aufstellte, war Haase (z.B. 1972), dann Davis (1974) (s.a. Kulhanek 1995).

Danach kann man Äquivalenztabellen aufstellen, die für die Auswahl der neuroleptischen Potenz einerseits und der äquivalenten Wirkdosen andererseits hilfreich sind. Deren Verwendung ist klinisch günstig. Wenn z.B. bei einer bestimmten Dosis einer Substanz keine ausreichende antipsychotische Wirkung erreicht wird, ist es wahrscheinlich wenig empfehlenswert, die gleiche Dosis einer weniger potenten Substanz zu verwenden, stattdessen sollte die Dosis erhöht oder ein höher potentes Mittel gewählt werden.

Für die antipsychotische Wirkung wichtig ist weniger die Substanz bzw. das Präparat, sondern mehr die Potenz und die Dosis.

Auf die Dosierung wird weiter unten eingegangen. Bei Äquivalenztabellen wird in der Regel Chlorpromazin mit einer neuroleptischen Potenz 1 als Bezugssubstanz genommen. In der Tab. 3.**2** sind die bisher bekannten Äquivalenzdosen einiger Neuroleptika zusammengestellt. Die neueren atypischen Neuroleptika werden dabei in Klammern gesetzt, weil deren neuroleptische Potenz noch mit einigen Unsicherheitsfaktoren behaftet ist; diese soll im Abschnitt 3.4 erörtert werden.

Tabelle 3.**2** Äquivalenzdosen einiger Neuroleptika

Substanz	**Handelsname**	**Potenzfaktor**	**Gebräuchliche orale Dosierungen mg/die**				
Sulpirid	Dogmatil, Meresa	0,5	150	300	**600**	1200	1800
Pipamperon	Dipiperon	0,7	100	200	**400**		
Thiordazin	Melleril	0,7	100	200	**400**	800	
Perazin	Taxilan	0,7	100	200	**400**	800	
Triflupromazin	Psyquil	0,7	100	200	**400**	800	
Chlorprothixen	Truxal, Taractan	0,8	85	175	**350**	700	
Levomepromazin	Neurocil	0,8	85	175	**350**	700	
Chlorpromazin	Propaphenin	**1**	**75**	**150**	**300**	**600**	**900**
(Quetiapin	Seroquel)	1		150	**300**	600–750	
Clozapin	Leponex	1,3	60	120	**240**	480	720
Clopenthixol	Ciatyl	2	35	75	**150**	300	450
(Zotepin	Nipolept)	2		75	**150**	300	450
Perphenazin	Decentan	10	8	16	**32**	64	
(Sertindol	Serdolect)	25			**12**	24	
(Olanzapin	Zyprexa)	30		5	**10**	20	
Fluphenazin	Dapotum/Lyogen	40	2	4	**8**	15	23
Pimozid	Orap	50	1,5	3	**6**	12	18
Flupentixol	Fluanxol	50	1,5	3	**6**	12	18
Bromperidal	Impromen	50	1,5	3	**6**	12	18
Haloperidol	Haldol	50	1,5	3	**6**	12	18
(Risperidon	Risperdal)	50		3	**6**	12	
Trifluperidol	Triperidol	100		1,5	**3**	6	9
Benperidol	Glianimon	100		1,5	**3**	6	9

Aus der Tabelle (in Verbindung mit Tab. 3.1) ist auch zu entnehmen, daß die strukturchemische Gruppe Butyrophenone oft zu den hochpotenten Neuroleptika gehört, wohingegen sich Phenothiazine und Thioxanthene in allen Potenzklassen finden.

Hinsichtlich der *Substanz- und Präparateauswahl* empfiehlt es sich, aus den niedrigen, mittleren und hohen Potenzbereichen und aus den verschiedenen strukturchemischen Gruppen jeweils wenige Präparate auszuwählen, mit denen der Arzt dann Erfahrung hat hinsichtlich Dosierung, Haupt- und Begleitwirkung. Um so besser ist dann einzuschätzen, wann die antipsychotische Hauptwirkung in einem angemessenen Verhältnis zu den Begleitwirkungen steht.

Für die klinische Anwendung empfielt sich die Auswahl weniger Substanzklassen aus den Potenzklassen niedrig, mittel, hoch und aus unterschiedlichen chemischen Gruppen.

Der Kliniker ist deshalb gut beraten, anfangs z.B. 2 bis 3 Butyrophenone, etwa 3 Phenothiazine, 2 Thioxanthene und 2 atypische Neuroleptika auszuwählen und mit ihnen Erfahrungen zu sammeln. Später können dann weitere Substanzen für besondere Indikationen hinzugenommen werden.

Treten Therapieschwierigkeiten auf, die durch eine Dosisanpassung nicht behoben werden können, ist ein Wechsel der chemischen Gruppe oft günstiger als ein Präparatewechsel in der gleichen chemischen Gruppe, weil sonst keine prinzipiell veränderten Therapieverhältnisse zu erreichen sind.

Hinsichtlich der verschiedenen Stadien und Erscheinungsformen einer Psychose können unterschiedliche Substanzindikationen vorliegen:

Bei akuter produktiver Symptomatik und ausgeprägten Denkstörungen ist oft ein hochpotentes Neuroleptikum empfehlenswert.

Bei zusätzlicher psychotischer Erregung muß diese anfangs (oft nur am ersten und evtl. zweiten Tag) mit einem niedrigpotenten und sedierenden Neuroleptikum kombiniert werden, wenn nicht die schlafanstoßende Wirkung eines Benzodiazepins sinnvoller ist. Bei einer Psychose mit schizoaffektiv-maniformer Ausprägung (oder bei einer Manie mit Denkstörungen) ist oft durchgehend ein mittelpotentes Neuroleptikum hilfreicher. Denn hochpotente Neuroleptika sedieren zu wenig bzw. führen in der zur Beruhigung erforderlichen Dosis früh zu quälenden extrapyramidalen Nebenwirkungen. Bei Manien ist es für die Patienten z.B. sehr belastend, wenn sie extrapyramidal gebunden und darunter noch antriebsgesteigert und erregt sind. Bei subakuten schizophrenen Syndromen oder bei Apathie, Antriebsverlust oder (pharmakogener) Depressivität müssen erst hochpotente Neuroleptika in der Dosierung reduziert und bei unzureichendem Effekt auf ein atypisches Neuroleptikum umgesetzt werden (weitere Einzelheiten Kap. 7).

Fast immer ist eine Monotherapie besser als die Kombination mehrerer Neuroleptika.

In aller Regel sollte möglichst nur ein Neuroleptikum verwandt werden (ausgenommen bei initialer Erregung bei der Klinikaufnahme am ersten und ggf. zweiten Tag), da sonst Dosierung und Relation von Haupt- und Begleitwirkungen nicht mehr zu übersehen sind und für die (nach klinischer Akutbehandlung) ambulante Weiterbehandlung die Einnahme mehrerer Substanzen kaum verläßlich möglich ist.

3.2.2 Depotneuroleptika

Zur längerfristigen antipsychotischen Wirkung wurden Depotneuroleptika entwickelt, die eine Wirkdauer von 1 bis 4 Wochen haben. Die Vorzüge sind:

- Sicherheit und Konstanz bei einfacher Applikation. Es wird nach i.m. Injektion ein anhaltender und relativ gleichmäßiger Wirkungsgrad erreicht, auf die tägliche Tabletteneinnahme kann verzichtet werden. Deshalb sind sie besonders geeignet für Patienten mit geringer Compliance und für die längerfristige Medikation bei der Nachbehandlung und Rezidivprophylaxe.
- Bessere Bioverfügbarkeit mit niedrigerer Dosis: Durch Vermeidung der intestinalen Resorbtion und durch Umgehung des First-pass-Effektes ist die Bioverfügbarkeit höher als bei entsprechender oraler Gabe. Deshalb reicht eine niedrigere auf den Tag gerechnete Dosis aus.

Beispiel: Zur Medikation mit einem Äquivalent von 300 mg Chlorpromazin sind täglich 8 mg Fluphenazin oral zu geben, also in 21 Tagen

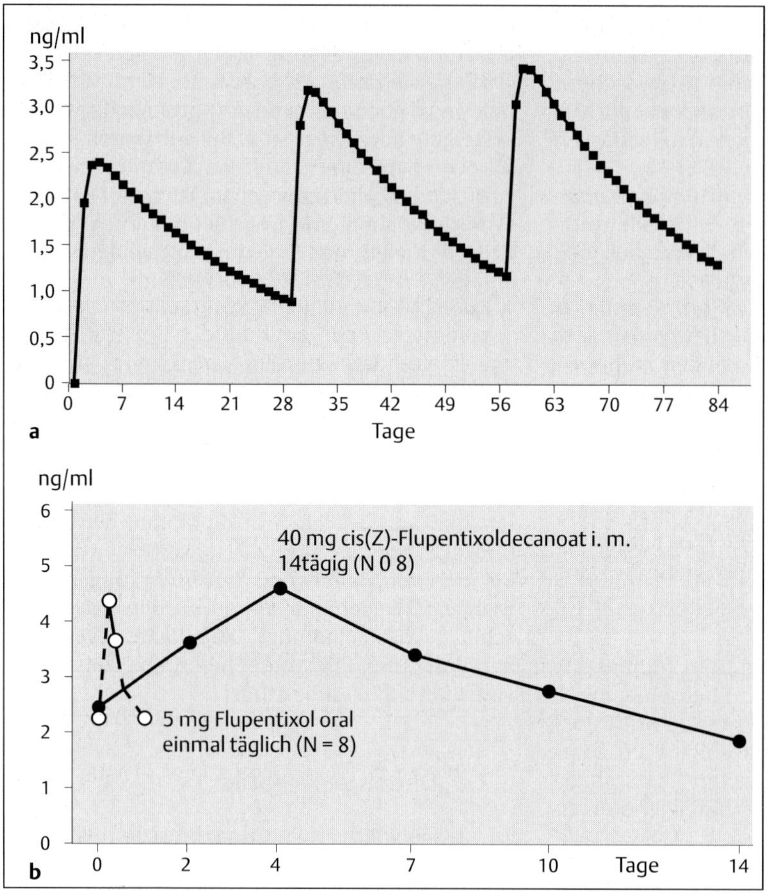

Abb. 3.**4 a** u. **b** Plasmaspiegel-Verteilung eines Depotneuroleptikums zu Behandlungsbeginn (**a**) und im späteren Behandlungsverlauf (**b**) (nach Ereshefsky 1995)

168 mg. Zur äquivalenten Depotmedikation sind aber nur ca. 25 mg dieser Substanz in 3 Wochen erforderlich, also nur ca. 15% der oralen Dosis.

Durch kontinuierliche Freisetzung der Substanz aus dem Depot sind gleichmäßige Plasmaspiegel zu erreichen, die interindividuellen Schwankungen der Plasmaspiegel sind geringer als bei oraler Gabe. Nachteilig ist dementsprechend die verzögerte Möglichkeit der Dosiskorrektur. Durch Verlängerung der Injektionsintervalle oder durch Reduzierung der applizierten Dosis läßt sich erst innerhalb von mehreren Wochen eine partielle Dosisveränderung erreichen. Das macht sich besonders bei erforderlicher Dosisminderung bemerkbar, wohingegen eine Dosiserhöhung durch zwischenzeitliche Zusatzinjektionen leichter zu erreichen ist.

Vorzüge der Depotneuroleptika:
- Einfache und sichere Applikation,
- anhaltende Wirkung über mehrere Wochen,
- bessere Bioverfügbarkeit und niedrigere Äquivalenzdosen als bei oraler Gabe,
- gleichmäßige Plasmaspiegel.

Nachteilig ist die nur verzögert mögliche Dosisanpassung, insbesondere bei erforderlicher Dosisreduktion, so daß die Gefahr der Kumulation besteht.

Erreichbar ist die Depotwirkung auf zwei Weisen: Entweder liegt eine wäßrige Kristallsuspension vor mit sehr hoher Fettlöslichkeit. Aus dem körpereigenen Fettgewebe erfolgt die langsame Freisetzung. Das ist der Fall bei Fluspirilen mit etwa einwöchiger Wirkdauer.

Häufiger findet sich eine Veresterung mit einer Fettsäure zur verzögerten Wirkung über eine erhöhte Fettlöslichkeit. Zusätzlich sind die Substanzen in Viscoleo (bei Flupentixol und Zuclopenthixol) oder Sesamöl (bei Haloperidol, Fluphenazin, Perphenazin) gelöst. Aus dem Ölplaque im Muskeldepot erfolgt die protrahierte Freigabe, bei Viscoleo etwas schneller mit kürzerer Depotwirkung als bei Sesamöl mit längerer und gleichmäßiger Depotwirkung. Wenn das Pharmakon in die Blutbahn eintritt, spalten Plasmaesterasen den Decanoatrest ab, so daß das aktive Neuroleptikum freigesetzt wird.

Die Zeit bis zum Erreichen maximaler Plasmaspiegel liegt bei Behandlungsbeginn bei einigen Tagen, danach fällt der Spiegel langsam und kontinuierlich ab, bis das nächste Depot injiziert wird. Nach 2 bis 3 Monaten ist bei den mehrwöchig wirkenden Depotpräparaten mit einem relativ gleichmäßigen Plasmaspiegel (steady state) zu rechnen (Abb. 3.**4** zur Plasmaspiegel-Verteilung aus dem Depot). Die verfügbaren Depotpräparate sind in Tab. 3.**3** zusammengestellt mit einigen Anhaltspunkten zum Injektionsintervall und zur Dosierung. Auch dabei ist darauf hinzuweisen, daß es interindividuelle Schwankungen gibt, das heißt, daß es auch beim Einhalten der angegebenen Intervalle bei einigen Patienten zur Kumulation kommen kann. Deshalb verbietet sich auch hier ein starres Schema hinsichtlich der Intervalle und der Dosierung.

Die klinische Anwendungspraxis, die sich aus dem biologischen Verhalten der Depotneuroleptika ableiten läßt, wird im Kap. 6 im Zusammenhang mit der Praxis der Rezidivprophylaxe dargestellt. Sonst s.a. Kapfhammer u. Rüther (1987), Müller-Spahn u. Kapfhammer (1992).

Tabelle 3.**3** Depotneuroleptika und klinische Daten

Substanz	**Präparat**	**Zeit bis max. Plasmakonz.**	**Freisetzungshalbwertszeit nach mehrm. Inj.**	**steady-state nach**	**empfohl. Injekt.-Intervall**	**Äquivalenz-Dosis zu 300 CPZ**
Fluphenazin-Decanoat	Dapotum D, Lyogen Depot	1 – 3 Tage	ca. 14 Tage	2 –3 Mon.	3(4) Wo.	1 ml = 25 mg*/3 Wo.
Flupentixol-Decanoat	Fluanxol Depot	4 – 7 Tage	ca. 14 Tage	2–3 Mon.	2(–3) Wo.	1,5 ml=30 mg*/2 Wo.
Zuclopenthixol-Acetat	Ciatyl-Z Acuphase	2 – 6 Std.	20–32 Std.	nicht bek.	2. Inj. nach 3 T.	1 ml = 50 mg/3 Tage
Perphenazin-Onanthat	Decentan Depot	2 – 3 Tage	6 – 14 Tage	nicht bek.	2 Wo.	1 ml= 100 mg/2 Wo.
Fluspirilen	Imap	1 – 2 Tage	2 – 8 Tage	1 – 4 Wo.	1 Wo.	2 ml= 4 mg/1 Wo.
Haloperidol Decanoat	Haldol-Janssen Decanoat	3 – 9 Tage	21 Tage	3 Mon.	4 – 5 Wo.	2 ml= 100 mg/4 Wo.

* höhere Konzentrationen liegen alternativ vor

3.2.3 Dosierung

Aus der Schilderung der Bioverfügbarkeit und des Abbaus einerseits und der Rezeptorenbesetzung sowie der intrazerebralen Wirkung andererseits ist die *große interindividuelle Dosisvarianz* erklärbar.

Die erforderliche therapeutische Dosis variiert interindividuell erheblich (zwischen den Faktoren 1 bis 20, evtl. bis 30), d.h. bei einem Patienten reichen täglich 2 mg der Substanz X zur Remission aus, ein anderer Patient benötigt davon 40 mg bis 60 mg.
Die erforderliche Dosis muß im Einzelfall durch schrittweise Dosissteigerung ermittelt werden.

Intraindividuell ist sie auch bei späteren Erkrankungen oft konstant.

Das ist wichtig zum Verständnis der Dosierungsprobleme insbesondere bei Ersterkrankungen und zur Erklärung mancher Therapieresistenz (Kap. 5).

Im Einzelfall muß deshalb bei der Ersterkrankung die erforderliche therapeutische Dosis schrittweise ermittelt werden: In der Regel muß man, ausgehend von einer oft gut verträglichen Dosis von ca. 150 bis 200 Chlorpromazinäquivalenten durch schrittweise Dosiserhöhung die zur Remission der Psychose erforderliche Dosis feststellen.

Optimalerweise sollte sich die Psychose schon bessern, bevor bei konventionellen Neuroleptika die sichtbaren extrapyramidalen Nebenwirkungen auftreten. Da die Geschwindigkeit der beginnenden Symptombesserung aber von zahlreichen Faktoren abhängt und bei längerer Krankheitsdauer eher längere Behandlungszeiten erforderlich sind, treten in der klinischen Praxis oft extrapyramidale Nebenwirkungen schon vor wesentlicher Besserung der Psychose in Erscheinung.

Die „neuroleptische Schwelle"

Zwischen klinischer Wirkung und extrapyramidaler Nebenwirkung bestehen keine engen Korrelationen. Dennoch ist bei konventionellen Neuroleptika ein extrapyramidales Syndrom ein wichtiger Hinweis darauf, daß eine zur Rezeptorbesetzung ausreichende Menge des Pharmakons die Blut-Hirn-Schranke passiert hat. Insofern sind Nebenwirkungen konventioneller Neuroleptika auch hilfreich zur Dosisfindung. Es genügt, auch für die klinische Hauptwirkung, wenn sehr diskrete extrapyramidale Nebenwirkungen auftreten. Ein ausgeprägtes Parkinsonsyndrom, das über mehrere Meter Entfernung auch dem medizinischen Laien auffällt, ist nicht erforderlich und auch nicht wünschenswert, es behindert Patienten unnötigerweise erheblich. In der Nachbehandlung und Rezidivprophylaxe wäre das sehr belastend.

Deshalb ist hierfür ein Hilfsmittel entwickelt worden, erstmals von Haase (1972): Im *Handschriftentest* auffallende diskrete feinmotorische extrapyramidale Beeinträchtigungen durch konventionelle Neuroleptika sind ausreichend für die klinische Wirkung und belasten den Patienten wenig. Ein Beispiel wird in Kap. 6 zur Rezidivprophylaxe dargestellt. Die Bestimmung der neuroleptischen Wirkschwelle anhand feinmotorischer Nebenwirkungen war in früheren Jahren sehr hilfreich. In einer eigenen frühen Plazebo-kontrollierten Studie zur Rezidivprophylaxe (Müller 1982) konnten mit Hilfe des Handschriftentests sehr wirksame und den Patienten dennoch nicht wesentlich belastende Dosierungen ermittelt werden. In den Folgejahren wurde der klinisch einfach durchführbare Handschriftentest bedauerlicherweise oft nicht regelmäßig angewendet und z.T. wieder aufgegeben, möglicherweise im Zusammenhang mit der Einführung technischer Untersuchungsverfahren in anderen Bereichen der Psychiatrie. In neuerer Zeit wurde das gleiche Konzept der neuroleptischen Schwellendosis in den USA wieder zur Dosisfindung eingesetzt, allerdings mit dem gröberen Merkmal des Rigors bei passiver Bewegung des Handgelenks (Abb. 3.**5** nach McEvoy et al. 1991).

Oft treten antipsychotische Wirkungen schon, wie erwähnt, schon bei niedrigerer Dosis auf. Wenn man aber generell mit konventionellen Neuroleptika unterhalb der extrapyramidalen „neuroleptischen Schwelle" dosieren würde, könnte bei Fehlen der antipsychotischen Wirkung die Gefahr bestehen, daß man unnötig lange unterdosiert.

Bei atypischen Neuroleptika besteht diese Orientierungsmöglichkeit an der neuroleptischen Nebenwirkungsschwelle nicht (s.u.).

Wie *schnell* die erforderliche therapeutische Wirkung erreicht wird, hängt von der notwendigen Höhe und der Steigerungsgeschwindigkeit ab. Deshalb empfiehlt sich eine tägliche Dosissteigerung bei oraler Gabe, langsamere Steigerungen erst jeweils nach mehreren Tagen verzögern die Besserung unnötig und haben keine Vorzüge.

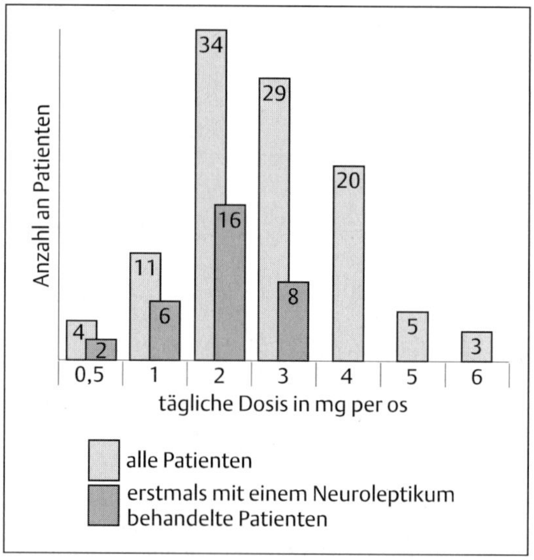

Abb. 3.**5** Neuroleptische Schwellendosis von Haloperidol (nach McEvoy et al. 1991: Optimal dose of neuroleptic in acute schizophrenia. Arch Gen Psychiatry 48)

Häufige neuroleptische Wirkdosen unkomplizierter Verläufe liegen zwischen 150 und 500 Chlorpromazin-Äquivalenten (z.B. 3 bis 10 mg Haloperidol, 4 bis 12 mg Fluphenazin usw.)

Wird die Nebenwirkung schon vor der antipsychotischen Hauptwirkung erreicht, empfiehlt sich eine geringfügige Dosisminderung oder die Zugabe eines Antiparkinsonmittels oder beides, wenn der Patient durch die Nebenwirkung belastet ist.

Blutspiegel

Zwischen Blutspiegel und klinischer Wirkung besteht keine regelhafte enge Korrelation. Blutspiegel haben aber orientierende Funktion, kontrollieren die Einnahmesicherheit, zeigen Überdosierungen an.

Bisher umstritten ist eine Orientierung am Blutspiegel zur klinischen Dosierung. Teilweise wurden zwischen Blutspiegel und klinischer Wirkung enge Korrelationen berichtet, die Mehrzahl der Autoren verneint diese aber (Möller 1993). Für mehrere Pharmaka wurde festgestellt, daß der beste therapeutische Effekt bei mittleren Blutspiegeln auftritt, bei höheren können belastende Nebenwirkungen die Remission der Psychose erschweren. Insgesamt sind diese Befunde nicht exakt genug als Leitlinie der klinischen Dosierung.

Blutspiegel-Kontrollen haben aber orientierende Funktionen, kontrollieren bei oraler Gabe die Einnahmesicherheit, bevor Überlegungen zur Therapieresistenz anzustellen sind, und verhindern massive Überdosierungen.

Dosierung bei Wiedererkrankungen

Intraindividuell ist die ermittelte therapeutische Dosis oft auch bei späteren Erkrankungen konstant. Sie sollte deshalb in der Verlaufsdokumentation hervorgehoben werden, weil dann bei späteren Erkrankungen leichter die früher schon wirksame Dosis gleich zu Beginn eingesetzt werden kann. Das verkürzt Dosisfindungszeiten und führt schneller zu einer Remission der Psychose.

Die individuelle therapeutische Dosis ist übersichtlich zu dokumentieren.
Sie ist als erforderliche therapeutische Dosis auch bei späteren Rezidiven bei der Mehrzahl der Patienten konstant und wirksam.
Mit ihr kann dann gleich die Therapie begonnen werden, zeitraubende Dosisfindung entfällt.

In der Klinik sieht man gelegentlich Ausnahmen von dieser Regel, weil hier häufiger therapieschwierige Patienten gesehen werden und die einfach zu behandelnden Fälle manchmal unter ambulanter Therapie remittieren, insbesondere bei gleich einsetzender angemessener Behandlung. Mehrfach behandelte Patienten benötigen öfter eine höhere neuroleptische Dosis als ersterkrankte, weil unter letzteren auch die prognostisch günstigen enthalten sind.

3.3 Nebenwirkung und deren Behandlung

Wie alle wirksamen Arzneimittel haben auch Neuroleptika Nebenwirkungen. Besser sollte man von unerwünschten Arzneimittel-Wirkungen (UAW) sprechen, weil sie oft nicht „neben" der Hauptwirkung bestehen, sondern (unerwünschter) Teil der Hauptwirkung sind.

Diese UAW betreffen verschiedene Funktionen, entsprechend ihrer Rezeptoraffinität, und sind dementsprechend bei verschiedenen Substanzen unterschiedlich verteilt.

Häufige bzw. bedrohliche Nebenwirkungen sind in Tab. 3.**4** aufgelistet und sollen nachfolgend beschrieben werden, einschließlich therapeutischer Konsequenzen (ausführlicher s. Bandelow et al. 1993, Benkert u. Hippius 1996, Grohmann et al. 1994).

Extrapyramidal-motorische Wirkungen

Sie finden sich entsprechend der bevorzugt antidopaminergen Wirkung häufig, besonders unter der Behandlung mit hochpotenten Neuroleptika, und sind subjektiv sehr belastend, bei plötzlichem Auftreten auch ängstigend.

Zu Behandlungsbeginn kommt es, abhängig von der Dosis und besonders bei schneller Dosissteigerung, bei rund einem Drittel bis zur Hälfte der Patienten in den ersten Tagen zu **Frühdyskinesien**:

Es treten Blickkrämpfe auf mit bevorzugtem Blick nach oben. Zungenschlundkrämpfe mit Verspannungen der Unterkiefermuskulatur, Verlegung der Mundhöhle, Schiefhals mit Drehung des Kopfes zur Seite sind auffällig und ängstigen

Tabelle 3.**4** Neuroleptika – Nebenwirkungen (UAW)

	Therapie
Extrapyramidale UAW:	
Frühdyskinesien	Biperiden i.v. o. oral., Dosisminderung
Parkinson-Syndrom	Biperiden oral, Dosisminderung
Akathisie	Propranolol, Benzodiazepine, Umsetzen auf atypische NL
Spätdyskinesien(-hyperkinesen)	NL absetzen, Intervallbehandlung?, Clozapin, passager Tiaprid
Vegetative anticholinerge Wirkungen:	
Mundtrockenheit / Speichelfluß	Bonbon / Pirenzepin?
Blasenentleerungsstörungen	Carbachol
Obstipation	Laxantien
Akkomodationsstörungen, Dysarthrie	Umsetzen auf hochpotente NL
Herz-Kreislauf-Wirkungen:	
Blutdrucksenkung, Orthostase	Dihydroergotamin
EKG-Veränderungen (QT-Verlängerung), Arrhythmie	keine Phenothiazine, keine niederpotenten NL, Dosisminderung
Toxische und allergische Wirkungen:	
Blutbildveränderungen	Blutbildkontrollen!
(Leukopenie, Agranulocytose, Eosinophilie, hämolyt.-Anämie, Monocytose, Thrombopenie)	Unter 3000 Leukozyten bzw. unter 1500 neutrophilen Granulocyten: Absetzen
Thrombophlebitis nach i.v.	symptomatisch
Leberzellschädigung mit Enzymanstieg, oft transitorische Cholestase, selten Ikterus	keine Phenothiazine
Hautreaktionen (allergisches Exanthem, Lichtsensibilisierung)	Einschränkung der Sonneneinstrahlung, keine Phenothiazine
Hormonveränderungen (Proclatinanstieg):	
Galaktorrhoe, Gynäkomastie	Dosisminderung, Bromocriptin?
Menstruationsstörungen, Amenorrhoe, Reduktion von Libido u. Orgasmus u. Erektion u. Ejakulation, verminderte Glukosetoleranz, Hemmung der Insulinsekretion	Dosisminderung, Intervallbehandlung? Umsetzen auf Butyrophenone
Psychische UAW:	
Sedierung, Müdigkeit	Dosisminderung, Umsetzen auf hochpotente NL
Kognitive Störungen	Dosisminderung, Umsetzen auf atypische NL
pharmakogene Depression	Dosisminderung, Biperiden, befristet Antidepressiva, Umsetzen auf atypische NL
Weitere Störungen:	
Gewichtszunahme	Diätberatung
zerebrale Krampfneigung	Antikonvulsiva
Delir	Biperiden ab, Benzodiazepin, Clomethiazol, Dosisminderung
Linsentrübung, Netzhautpigmenteinlagerung	keine Phenothiazine
malignes neurologisches Syndrom	NL absetzen, Intensivstation, Dantrolen und Bromocriptin

den Patienten bis hin zu Erstickungsbefürchtungen. Das Anticholinergikum *Biperiden* wirkt bei i.v. Gabe sicher und sofort, oft schlagartig schon unter oder kurz nach der Injektion (1 Amp. Akineton® langsam i.v.) (s. Fallbeispiel im Kap. Akutbehandlung) und sollte wegen der nur wenige Stunden anhaltenden Wirkung nachfolgend oral verabreicht werden. Außerdem sollte die neuroleptische Dosis vermindert und später bei Bedarf langsamer gesteigert werden.

Das **Parkinson-Syndrom** tritt ebenfalls dosisabhängig und dann regelmäßig besonders bei hochpotenten Neuroleptika auf, betrifft den ganzen Körper und führt zu Hypomimie bis Aminie, Hypokinese bis Akinese (kleinschrittiger Gang mit verminderter Armmitbewegung), Rigor (Zahnradphänomen bei passiver Ellenbogenbewegung), Tremor. Wie weiter oben erwähnt, ist ein in manchen psychiatrischen Kliniken beobachtbares und schon von ferne erkennbares Parkinson-Syndrom für die antipsychotische Wirkung nicht erforderlich, belastet den Patienten sehr und weist auf unnötige Überdosierung hin. Eine Quantifizierung und Verlaufsdokumentation ist z.B. möglich durch die EPS-Skala nach Simpson und Angus, die sich im Anhang befindet.

Ein sichtbares Parkinson-Syndrom weist auf unnötige Überdosierung hin.

Ist ein Parkinson-Syndrom eingetreten, sollte *Biperiden* gegeben und die neuroleptische *Dosis reduziert* werden.

Eine prophylaktische Biperiden-Gabe zur Verhinderung entsprechender UAW wird kontrovers diskutiert, überwiegend aber nicht empfohlen aus mehreren Gründen: Bei Behandlungsbeginn und langsamer Dosissteigerung ist das Erreichen einer zentralnervösen Wirkung dann nicht so gut feststellbar. Die Folge kann längere Überdosierung sein; durch diese Antiparkinson-Mittel wird wahrscheinlich doch die antipsychotische Wirkung vermindert (psychoseaktivierende Wirkung alleiniger Antiparkinson-Mittelgabe); durch langfristige Antiparkinson-Behandlung wird das Risiko von Späthyperkinesen erhöht, wahrscheinlich auf dem Weg unnötig höherer Neuroleptika-Gesamtdosen.

Die prophylaktische Gabe eines Antiparkinson-Mittels ist nicht empfehlenswert.

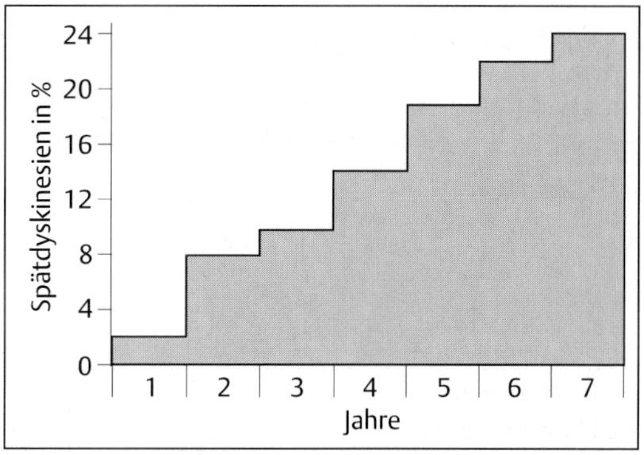

Abb. 3.**6** Anstieg des Späthyperkinesierisikos mit der Dauer der Neuroleptikaexposition (aus Bandelow et al. 1993: Unerwünschte Begleitwirkungen der Neuroleptika und ihre Behandlung. In: Möller, H.J. [Hrsg.]: Therapie psychiatrischer Erkrankungen. Enke, Stuttgart)

Die **Akathisie** (quälende Sitzunruhe, innere Spannung, Zwang zur Beinbewegung usw.) tritt durchschnittlich etwa bei einen Viertel der Patienten auf, entweder schon in den ersten Wochen der neuroleptischen Therapie oder erst nach mehrmonatiger Behandlung, manchmal nach dem Absetzen der Neuroleptika als sog. Entzugsakathisie. Sie ist schwer zu behandeln (Blaisdell 1994). Biperiden hat wenig Effekte, zuerst sollte eine langsame Dosisminderung versucht werden, wenn die Psychose das zuläßt. Manchmal hilft der Betablocker *Propranolol* (30 bis 90 mg/die), bei fehlendem Effekt kann ein Benzodiazepin gegeben werden, ansonsten ist das *Umsetzen* auf ein weniger potentes und mehr sedierendes Neuroleptikum (z.B. Perazin) versucht worden, in der Hälfte der Fälle mit Erfolg, aber auch vermehrten anderen Wirkungen wie Müdigkeit, Kreislaufstörungen usw. Am erfolgreichsten ist das Umsetzen auf *Clozapin* (s.u.).

Spätdyskinesien treten nach längerer Behandlung auf, also meistens im Rahmen der Rezidivprophylaxe, und sind eine gefürchtete Nebenwirkung (Einzelheiten s. Bandelow et al. 1993, Duncan et al. 1997, Egan et al. 1997, Haag et al. 1992). Ihre jährliche Inzidenzrate bei konsequenter Neurolepsie wird auf etwa 4% geschätzt, d.h. nach fünfjähriger Neurolepsie ist im statistischen Mittel bei 20% der Patienten mit Späthyperkinesen zu rechnen (Abb. 3.**6** zur ansteigenden Häufigkeit). Das Risiko steigt außerdem mit dem Alter (bei alten Menschen ist dabei das gehäufte Auftreten von spontanen Hyperkinesen

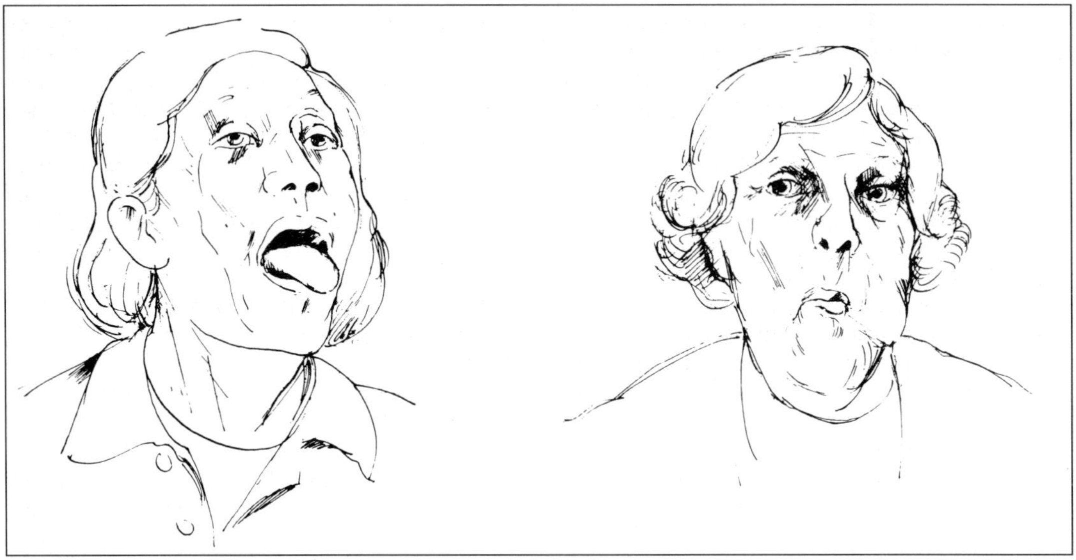

Abb. 3.**7** Screeningtest für Spätdyskinesien (Zunge und „Bonbonzeichen") (aus Bandelow et al. 1993: Unerwünschte Begleitwirkungen der Neuroleptika und ihre Behandlung. In: Möller, H.J. [Hrsg.]: Therapie psychiatrischer Erkrankungen. Enke, Stuttgart)

auch ohne Neuroleptika zu beachten) und mit der Gesamtdosis der Neuroleptika (und deshalb auch mit der Dauer der Anwendung). Die Dosisabhängigkeit wird neuerdings gelegentlich in Frage gestellt. Außerdem sind Spähyperkinesen bei älteren Frauen häufiger, was möglicherweise auch damit zusammenhängt, daß Frauen ihre verordneten Medikamente verläßlicher einnehmen als Männer, und bei hirnorganischer Vorschädigung.

Ätiologisch wird eine Überempfindlichkeit postsynaptischer Dopamin-Rezeptoren nach längerfristiger Neuroleptika-Gabe diskutiert.

Die *Symptomatik* beginnt oft sehr diskret und ist generell gekennzeichnet durch Hyperkinesen, im Gegensatz zur Hypokinese des frühen Parkinson-Syndroms. Die anfängliche Dyskinese geht dann später in eine abnorme Hyperkinese über. Sie beginnt oft mit diskreten unwillkürlichen muskulären Bewegungen, z.B. im oralen Bereich. Lippen- und Zungenbewegungen sind charakteristisch. Die Frühdiagnose ist wichtig und gut möglich durch Beobachtung wurmartiger Kontraktionen der vorgestreckten Zunge. Deutlicher schon ist das „Bonbonzeichen", auch bei geschlossenem Mund von außen sichtbare Zungenbewegungen, bald ergänzt durch Kieferbewegungen mit Intervall, wie wenn ein Kaugummi bewegt wird (Abb. 3.**7**). Später kommt es zu unwillkürlichen Bewegungen des Schultergürtels, der Hände, der Beine und Füße (rhythmisches Heben der Fußspitzen etc.). In schweren fortgeschrittenen Fällen kann sich die Symptomatik auch auf athetoide drehend-schraubende Bewegungen des ganzen Rumpfes erstrecken. Eine Quantifizierung und Verlaufsdokumentation ist z.B. mit der Skala für abnormale unwillkürliche Bewegungen SKAUB möglich (Kulhanek 1994, deutsche Fassung der AIMS).

Fallbeispiel

Die 23jährige Patientin wurde vom Hausarzt in die neurologische Klinik eingewiesen wegen eines schweren dystonen Syndroms mit athetoiden Drehbewegungen des Rumpfes und Überstrekkung des Kopfes, so daß die Patientin mit Schiefhals an die Decke schaute und nach hinten überzufallen drohte. Sie konnte nur mit Mühe gehen und nur seitwärts im Bett liegen. Passager wurde in der neurologischen Klinik an eine psychogene Konversionssymptomatik gedacht.

Die Vorgeschichte führte zur Klärung: Im Alter von 17 Jahren erkrankte die Patientin erstmals akut psychotisch, wurde in einem auswärtigen Krankenhaus stationär hochdosiert neuroleptisch behandelt mit 60 mg Haldol parenteral täglich. Nach 10 Tagen kam es zu einem kataton wirkenden Syndrom, das nachträglich als beginnendes malignes neuroleptisches Syndrom angesehen werden mußte. Die produktive Symptomatik war abgeklungen. Es schloß sich wegen eines akinetisch-depressiven Syndroms ein halbjähriger Aufenthalt an. Ambulant wurde die neuroleptische Behandlung über ein halbes Jahr in niedriger Dosierung fortgesetzt. Vier Jahre später kam es zum Rezidiv der Psychose, in einer anderen psychiatrischen Klinik wurde erneut hochdosiert behandelt mit hochpotenten Neuroleptika, ansteigend bis zu 5200! Chlorpromazin-Äquivalenten täglich. Die Psychose besserte sich schnell, es kam wiederum zu einem beginnenden malignen neuroleptischen Syndrom, weshalb entsprechende Intensivbehandlung erfolgte und danach die neuroleptische Dosis deutlich gesenkt wurde.

Ein halbes Jahr später entwickelte sich dann das dyston-hyperkinetische Syndrom mit bevorzugter Rumpf- und Halsbeteiligung.

Die erweiterte Diagnostik ergab später ein leichtes hirnorganisches Residualsyndrom nach frühkindlicher Beeinträchtigung mit nachfolgenden Lernschwierigkeiten und einer grenzwertigen intellektuellen Leistungsfähigkeit mit einem IQ von 85.

Therapeutisch wurde dann Clozapin gegeben und bei unzureichender Besserung zusätzlich Tiaprid. Die Dykinesie besserte sich nach mehrwöchiger Behandlung.

Nach Reduktion von Clozapin und Tiaprid stellte sich die Dyskinesie erneut ein, in verminderter Ausprägung. Inzwischen wurde die Patientin ambulant behandelt.

Wegen unzureichender Besserung der Dyskinesie wurde nach einem Jahr erneut stationär behandelt, jetzt wieder zusätzlich mit Tiaprid ansteigend bis 150 mg täglich. Bei Erreichen dieser Dosis besserte sich die Dyskinesie innerhalb von wenigen Tagen vollständig. Die Besserung blieb bei fortgesetzter Medikation Tiaprid und Clozapin bestehen, auch über eine Reduktion mit schließlichem Absetzen des Tiaprid hinaus.

Es muß angenommen werden, daß die Dyskinesie sich unter Tiaprid entscheidend besserte, daß die mittelhohe langfristige Medikation mit Clozapin ebenfalls zur Besserung beitrug, so daß schließlich beim zweiten Absetzversuch des Tiaprid die Remission dieser „frühen Spähyperkinese" anhielt.

Neben sehr hoher neuroleptischer Dosierung spielte eine hirnorganische Beeinträchtigung mit eine Rolle für das relativ frühe Auftreten der Dyskinesie. Genauer s. Diedrich u. Müller (1989).

Therapie: Späthyperkinesen bilden sich, entgegen früherer Auffassung dominierender Irreversibilität, in der Hälfte der Fälle über Monate zurück, wenn die konventionellen Neuroleptika abgesetzt werden, evtl. erst nach initialer vorübergehender Verschlimmerung (weshalb man früher sogar eine symptommildernde Höherdosierung versuchte, die allerdings später zu um so schlimmeren Späthyperkinesen führt und deshalb obsolet ist).

Das Anticholinergikum Biperiden verschlimmert Späthyperkinesen, Benzodiazepine können befristet lindern.

Wenn eine neuroleptische Behandlung oder Rezidivprophylaxe nötig ist, muß *umgesetzt* werden auf *Clozapin*. Dadurch wird die Noxe konventioneller Neuroleptika abgesetzt, sehr wahrscheinlich hat Clozapin darüber hinaus einen therapeutischen Effekt. Dieser Umsetzeffekt kann in schweren Fällen beschleunigt werden durch befristete Gabe des selektiven D_2-Antagonisten Tiaprid (s. Fallbeispiel). Da unklar ist, ob Tiaprid später selbst Späthyperkinesen hervorruft, ist die langfristige Gabe nicht empfehlenswert.

Späthyperkinesen:
Prophylaxe
Möglichst niedrige neuroleptische Dosis, evtl. Intervallbehandlung, keine Dauergabe von Biperiden.
Frühdiagnose:
Zungen- und Lippenbewegungen, „Bonbonzeichen", ticartige Schulter- oder Fußbewegungen.
Therapie
Absetzen konventioneller Neuroleptika, bei erforderlicher Neurolepsie Umsetzen auf Clozapin, befristet Tiaprid.

Weitere Nebenwirkungen

Vegetative Symptome sind häufiger bei niedrigpotenten Neuroleptika, dementsprechend empfiehlt sich das Umsetzen auf ein anderes höherpotentes Präparat in niedriger Dosis. Ähnliches gilt für *Herz-Kreislauf-Wirkungen*. Bei orthostatischer Dysregulation hilft manchmal Dihydroergotamin.

Die Möglichkeit von *Blutbildveränderungen* muß Anlaß sein zu regelmäßigen Kontrollen, insbesondere wegen der gefürchteten Agranolocytose (s.u.), nicht nur bei Clozapin mit besonderen Auflagen. *Leberwerterhöhungen* sind oft nur passager und treten besonders unter Phenothiazinen auf, so daß bei nicht spontaner Reduktion ein Umsetzen auf ein Butyrophenon empfehlenswert ist. Ebenso findet sich die *Photosensibilität* der Haut (Einschränkung von Sonnenbädern) fast nur unter Phenothiazinen.

Hormonelle Störungen durch Prolactinerhöhung mit Galaktorrhoe, Zyklusstörungen sind ebenfalls unter Butyrophenonen geringer als unter eher niedrigpotenten Phenothiazinen. Dosisminderung bzw. Umsetzen kann hilfreich sein, in hartnäckigen Fällen hilft Bromocriptin (cave Provokation psychotischer Symptome).

Sexualstörungen sind multifaktoriell bedingt, sowohl hormonell als auch durch neuroleptische und morbogene Indifferenz und pharmakogene Depression. Sie können besonders bei Patienten mit Partnern erheblich belasten und müssen zur Dosisminderung bzw. zum Substanzwechsel veranlassen, wenn nicht eine Intervallbehandlung vertretbar ist.

Sexualstörungen werden zu selten exploriert und berücksichtigt.

Psychische Wirkungen: Sedierung und Müdigkeit treten unter hochpotenten Neuroleptika viel seltener auf als unter niedrigpotenten. Kognitive Störungen müssen subtil untersucht werden mit differentialdiagnostischer Abgrenzung schizophrener Denkstörungen (Dosiserhöhung) von pharmakogenen Effekten (Dosisminderung, Substanzwechsel). Auf pharmakogene Depressionen wird im gesonderten Kap. 7 ausführlicher eingegangen.

Senkung der zerebralen *Krampfschwelle* und *Delirien* treten häufiger unter niedrigpotenten Phenothiazinen und unter Clozapin auf. Die Delirprovokation durch (evtl. selbst höher dosierte) Antiparkinsonmittel ist besonders zu bedenken. Neben Dosisminderung bis Absetzen bzw. Substanzwechsel ist akut antikonvulsiv zu behandeln bzw. beim Delir mit Clomethiazol, in leichteren Fällen mit Benzodiazepinen.

Malignes neuroleptisches Syndrom (MNS)

Es ist glücklicherweise selten (ca. 0,05%) und in den letzten Jahren (nach vorhergehender Häufung im Rahmen einer Tendenz zur Hochdosierung) wieder rückläufig, nachdem vermehrt auf Risikofaktoren und beginnende Symptomatik geachtet wird. Es ist häufiger bei hohen Neuroleptika-Dosen, kommt aber bei hirnorganischer Vorschädigung auch bei mittleren Dosen vor, besonders wenn kumulierende Depotneuroleptika gegeben werden und wegen des Verdachts einer beginnenden Katatonie dann höher dosiert werden.

Fallbeispiel

Der 27jährige Patient wurde im komatösen Zustand und mit Pneumonie unter maschineller Beatmung per Hubschrauber aus einer auswärtigen Medizinischen Klinik verlegt mit der Bitte um Elektrokrampfbehandlung des anzunehmenden katatonen Stupors. Auf der Neurologischen Intensivstation bestanden Zweifel an der Katatonie, es wurde telefonisch der bisherige Behandlungsverlauf ermittelt und dann alle bisher gegebenen Neuroleptika abgesetzt.

Zur Vorgeschichte war zu erfahren, daß eine perinatal erworbene minimale cerebrale Dysfunktion vorlag. In einer auswärtigen Psychiatrischen Klinik erfolgte mehrmonatige Behandlung einer Psychose mit Neuroleptika in mittlerer Dosierung, 3 Wochen vor der Entlassung wurden wöchentlich 25 mg Fluphenazin-Dekanoat injiziert mit dem Ziel ambulanter depotneuroleptischer Weiterbehandlung. Bei der Entlassung wurden Antiparkinsonmittel abgesetzt. Über wenige Wochen wurde der Patient still, kleinschrittig, steif, hatte einen starren Blick, die Familie veranlaßte erneute Krankenhauseinweisung. Dort wurde ein beginnender katatoner Stupor vermutet und Neuroleptika in steigender Dosierung gegeben. Darunter verschlechterte sich die Symptomatik, nach 5 Tagen war der Patient nicht mehr ansprechbar, die Temperatur stieg an, es kam zum generalisierten Krampfanfall und zur Verlegung auf die Intensivstation der auswärtigen Medizinischen Klinik. Schließlich erfolgte Intubation und Beatmung und dann Weiterverlegung.

Nach Absetzen des Neuroleptikums und unter üblicher Behandlung mit Dantrolen und Bromocriptin besserte sich die anfangs massive Tonuserhöhung der gesamten Muskulatur langsam über etwa 10 Tage. Nach 3 Tagen konnte der Patient kurzfristig mit geöffneten Augen Personen fixieren, nach 5 Tagen reagierte er auf Ansprache, am 11. Tag konnte extubiert werden.

Malignes neuroleptisches Syndrom:
Symptomatik: Fieber, Rigor, Tremor, Akinese, Stupur bis Koma, CK-Erhöhung, Hypertonus, Tachykardie

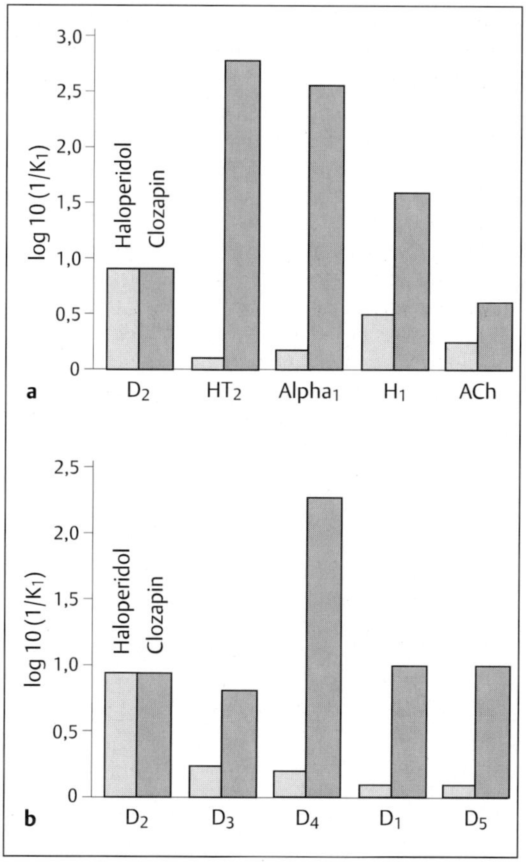

Abb. 3.**8 a** u. **b** Affinität von Haloperidol und Clozapin zu verschiedenen Rezeptoren im Vergleich zu D_2 =1 (**a**) bzw. zu den verschiedenen Dopamin-Rezeptoren (**b**) (aus Bandelow und Rüther 1997: Antipsychotische Behandlung. Psychopharmakotherapie 4)

Differentialdiagnose gegenüber Katatonie: Medikamentenanamnese
Therapie: Intensivstation!, Neuroleptika sofort absetzen, Dopamin-Agonisten Dantrolen und Bromocriptin, Behandlung von Elektrolytstörungen usw. sowie den nicht seltenen renalen Komplikationen.
Mortalitätsrate 10 bis 20%!

Therapeutisch müssen Neuroleptika sofort abgesetzt werden, was bei oraler Gabe nach 5 bis 10 Tagen zur Besserung führt, die nach Depot-Gabe aber erst nach mehreren Wochen bis 1 oder 2 Monaten zu erwarten wäre. Intensivmedizinische Überwachung und Behandlung (u.U. mit Intubation und Beatmung) ist bei schwerer Symptomatik unbedingt erforderlich, mit entsprechenden Maßnahmen zum Elektrolytausgleich, Fiebersenkung, Verhinderung renaler Komplikationen (evtl. Dialyse) usw.

Spezifisch werden Dantrolen als Muskelrelaxanz (mit evtl. zusätzlicher zentraler Wirkung) und Bromocriptin als zentraler Dopamin-Agonist kombiniert verabreicht (Weller u. Kornhuber 1992).

Gelegentlich ist in der Literatur eine Elektrokrampftherapie als Möglichkeit erwähnt worden. Kontrollierte Studien zur Wirksamkeit gibt es aber nicht. Möglicherweise sind vereinzelt Besserungen gesehen worden, wenn evtl. die Differentialdiagnose gegenüber Katatonie nicht sicher war. Mit inzwischen guten Erfahrungen der oben dargestellten Intensivbehandlung besteht keine Indikation zur EKT.

3.4 Atypische Neuroleptika

In erster Linie wegen der oft belastenden Nebenwirkungen typischer Neuroleptika mit extrapyramidalen Symptomen, Antriebsmangelsyndrom, kognitiven Störungen, pharmakogener Depression und Späthyperkinesen wurde nach Alternativen gesucht. „Atypische“ Neuroleptika bieten bezüglich der o.e. Nebenwirkungen viele Vorteile, neue Substanzen sind in den letzten Jahren verstärkt erprobt worden. Deren Akutwirkung ist nachgewiesen, die Überprüfung langfristiger Wirkung in der Rezidivprophylaxe ist teilweise noch nicht untersucht. Viele Aspekte sind aber vielversprechend, insbesondere das subjektive Wohlbefinden, die Lebensqualität und die psychosozialen Kontaktmöglichkeiten entwickeln sich günstiger als unter konventionellen Neuroleptika.

Deshalb werden atypische Neuroleptika wahrscheinlich in den nächsten Jahren an Bedeutung zunehmen.

Nachfolgend werden die verfügbaren Substanzen skizziert (Tab. 3.**5**).

3.4.1 Clozapin

Mit dieser Substanz liegen inzwischen langjährige Erfahrungen vor (Übersicht z.B. Buchanan 1995, Klages et al. 1993, Naber u. Müller-Spahn 1992, 1994, 1995, 1997). Clozapin wurde 1959 synthetisiert, ab 1965 klinisch geprüft und 1967 in die Behandlung schizophrener Psychosen eingeführt.

Es unterscheidet sich („atypisches Neuroleptikum") von typischen Neuroleptika im Rezeptorbindungsprofil und damit in Wirkung und Nebenwirkung: Es hat im Dopaminbereich in erster Linie eine blockierende Wirkung an den D_4-Rezeptoren, greift aber gering auch bei D_1- und D_2-Rezeptoren an.

Die entscheidende Neuerung ist der zusätzliche Serotonin-Antagonismus mit Wirkungen an den 5 HT_2-, 5 HT_3- und 5 HT_6-Rezeptoren und auch an Alpha-1-Rezeptoren. Bei gleicher D_2-Wirkung wie Haloperidol überwiegt insbesondere die 5 HT_2-Wirkung (Abb. 3.**8**) und auch die D_4-Wirkung. Clozapin hat klinisch damit wesentliche anticholinerge, antiserotonerge und antiadrenerge Wirkungen.

Die antipsychotische Wirkung ist sehr hoch und gut belegt, hinsichtlich produktiver Symptomatik findet sich in verschiedenen Studien ein klinisch relevanter Rückgang bei gut 90% der Patienten. Diese antipsychotische Wirkung ist höher als bei typischen, konventionellen Neuroleptika, weshalb Clozapin bei bisher therapieresistenten Schizophrenien eingesetzt wird (Kap. 5).

Daneben hat Clozapin günstige Wirkungen auf die Negativ-Symptomatik (auf die differentialdiagnostischen Schwierigkeiten der Abgrenzung extrapyramidaler psychomotorischer Antriebsmangelsyndrome unter typischen Neuroleptika von „reinen" kognitiven Störungen wurde weiter oben und wird in Kap. 7 eingegangen). Extrapyramidale Nebenwirkungen fehlen, sie wurden nur als seltene Ausnahme vereinzelt beschrieben. Das ist wichtig für die Compliance der Patienten, die oft unter Clozapin mit 60 bis 80% deutlich höher ist als bei typischen Neuroleptika (30 bis 50% spontane Compliance). Das subjektive Erleben der Patienten, ihre kognitiven und kommunikativen Möglichkeiten sind besser als unter konventionellen Neuroleptika.

Bezüglich langfristiger Anwendung zur Rezidivprophylaxe ist es für manche Patienten nachteilig, daß nur die orale Anwendung möglich ist.

> Clozapin hat sehr gute Wirkungen bei produktiver und negativer Symptomatik, bei Therapieresistenz unter konventionellen Neuroleptika.
> Extrapyramidale Beeinträchtigungen fehlen, Akathisie und Späthyperkinesen werden günstig beeinflußt.
> Die kognitiven, sozialen und kommunikativen Fähigkeiten werden nicht beeinträchtigt.
> Nachteilig sind:
> - Gefahr lebensbedrohlicher Agranulocytosen,
> - ausschließlich orale Anwendungsmöglichkeit.

Nebenwirkungen

Entscheidend ist die Gefahr von unter Umständen lebensdrohlichen *Agranulocytosen*. Das Risiko liegt bei 0,9% der Anwendungen und manifestiert sich zu 80% in den ersten 4 Behandlungsmonaten. Das ist der Grund für nur eingeschränkte Anwendungsmöglichkeiten unter regelmäßigen Blutbildkontrollen, besonders engmaschig wöchentlich in den ersten 18 Wochen, danach monatlich. Gelegentlich kommt es aber auch zu reversibler benigner Hyperthermie. Sie muß wegen des Verdachtes auf eine beginnende Agranulocytose zu täglichen Blutbildkontrollen veranlassen und klingt dann nach einigen Tagen wieder ab.

Weitere Nebenwirkungen betreffen den häufigen und subjektiv lästigen *Speichelfluß*, der mit Pirenzepin teilweise gebessert werden kann.

Sedierung, initiale Müdigkeit, orthostatische Hypotension sind häufige weitere Nebenwirkungen, oft nur initial mit späterer Rückbildungstendenz. Insbesondere die initiale Müdigkeit bildet sich oft nach einigen Tagen, trotz Dosissteigerung, zurück. Bei persistierender Tachykardie kann Propranolol hilfreich sein.

EEG-Veränderungen treten bei 30 bis 50% der Patienten auf und sind ebenso dosisabhängig wie *hirnorganische Anfälle* (Risiko 1% bei niedrigen Dosen unter 300 mg/die, 2,7% bei mittlerer Dosis zwischen 300 und 600 mg/die und 4,4% bei höheren Dosen). Dann ist antikonvulsiv zu behandeln und die Dosis zu senken.

Klinische Anwendung

Clozapin ist bisher nur zugelasen zur Behandlung akuter und chronischer Schizophrenien, trotz guter Erfahrungen bei Manien. Ambulant darf es nur von dazu zugelassenen Ärzten verordnet werden, die die Anwendungsbedingungen bestätigt haben. Voraussetzung ist, daß vorhergehende Behandlungen mit anderen Neuroleptika keine Besserung brachten oder mit intolerablen Nebenwirkungen verbunden waren. Leponex kann also nur als Medikament der 2. oder 3. Wahl eingesetzt werden.

Begonnen werden sollte mit einer *Testdosis* von 12,5 mg einmalig oder zweimalig am ersten Tag. Bei guter Verträglichkeit sollte die Dosis nur *langsam gesteigert* werden, in den ersten Tagen um jeweils 25 mg, bei guter Verträglichkeit nach einigen Tagen um jeweils 50 mg.

Häufige Dosierungen im klinischen Bereich liegen bei 200-400 mg, bei unzureichendem Therapieeffekt sind Dosissteigerungen bis 900 mg täglich möglich.

Eine Kombination mit anderen Neurolpetika ist klinisch manchmal indiziert, dann sollte wegen der Gefahr von Blutbildveränderungen und Krampfanfällen kein trizyklisches Neuroleptikum gewählt werden. Bei Kombination mit anderen Pharmaka ist die Interaktion zu beachten: Die gleichzeitige Verabreichung von Fluvoxamine, Fluoxetin, Risperidon, Coffein erhöht den Clozapin-Blutspiegel (Einzelheiten s. Naber u. Müller-Spahn 1995, Taylor 1997).

Soll die Behandlung beendet werden, empfiehlt sich ausschleichendes Absetzen (außer natürlich bei Verdacht auf Agranulocytose) zur Vermeidung cholinerger Krisen. Hingegen gibt es Befunde, wonach die Entwicklung einer Hypersensitivität der Dopamin-Rezeptoren (mit der Folge von Rebound-Psychosen bei plötzlichem Absetzen) bei Clozapin fehlt.

Blutbildkontrollen (Differentialblutbild und Thrombocyten) müssen vor Behandlungsbeginn durchgeführt werden, in den ersten 18 Wochen ist wöchentlich die Leukocytenzahl zu bestimmen, danach monatlich. Bei grenzwertigen Befunden muß ein Differentialblutbild angefertigt werden. Nach einer Unterbrechung der Therapie von 4 Wochen oder mehr ist wie bei Behandlungsbeginn zu verfahren.

Bei 3000 Leukocyten/mm^3 bzw. 1500 neutrophilen Granulocyten muß Leponex sofort abgesetzt werden, bei Grenzwerten darüber oder raschem Abfall höherer Leukocytenzahl oder bei grippeähnlichen Symptomen muß engmaschig mindestens zweimal wöchentlich kontrolliert werden, ggf. täglich.

Klinische Anwendung von Clozapin:
Vorbehandlung: Blutstatus, Leberwerte, Schwangerschaftstest.
Beginn mit Testdosis 1 – 2 x 12,5 mg am 1. Tag, dann langsame Dosissteigerung 25 – 50 mg/die.
Dosis häufig 200-400 mg, max. 900 mg.
Kontrollen: Leukocytenzahl wöchentlich in den ersten 18 Wochen, danach monatlich.
Absetzen bei 3000 Leukocyten/mm^3 bzw. 1500 neutrophilen Granulocyten.
Zusätzliche Untersuchungen: EEG, Blutdruck und Puls, Körpergewicht.

Über die Verschreibungsbedingungen ist der Patient aufzuklären, Rezepte sollten nur den Umfang des Bedarfs bis zur nächsten Blutbildkontrolle umfassen („no blood, no drug").

3.4.2 Neue atypische Neuroleptika

Über die verfügbaren atypischen Neuroleptika informiert die Tab. 3.**5**. Nachfolgend sollen die in letzter Zeit entwickelten neuen atypischen Neuroleptika skizziert werden (genauer s. Bandelow u. Rüther 1997).

Tabelle 3.**5** Atypische Neuroleptika

Substanz	**Handelsname**	**Haupt-Rezeptorwirkung**	**Geläufige tägl. Dosierungen akut**
Sulpirid	Dogmatil, Meresa, Neogama	D_2	600–1600 mg
Clozapin	Leponex	D_1, D_2, D_4, D_5, 5 HT_2, 5 HT_3, 5 HT_6, $Alpha_1$, H_1, ACh	200–900 mg
Zotepin	Nipolept	D_2, 5 HT_2	75–450 mg
Risperidon	Risperdal	D_2, 5 HT_2, $Apha_1$	4–8(–12) mg
Olanzapin	Zyprexa	ähnlich Clozapin	5–25 mg
Sertindol	Serdolect	D_2, 5 HT_2, $Alpha_1$	12–24 mg
Quetiapin	Seroquel	ähnlich Clozapin, ohne ACh	150–750 mg

Zotepin

Zotepin ist ein trizyklisches Neuroleptikum, es wurde in Deutschland 1990 eingeführt. Serotonin- und Dopamin$_2$-Rezeptoren werden blokkiert. Die neuroleptische Potenz ist mittelgradig, so daß höhere Dosen um 75 bis 450 mg empfohlen werden.

Es wird oral verabreicht, die First-pass-Metabolisierung ist hoch. Die Eliminationshalbwertszeit liegt bei ca. 14 Stunden. Begonnen werden sollte mit 50 mg/die mit einschleichender Dosissteigerung.

Die klinische antipsychotische Wirkung bezüglich schizophrener Plus-Symptomatik wurde nachgewiesen. Bezüglich kognitiver und Minus-Symptomatik ist es nach offenen Studien wirksamer als konventionelle Neuroleptika.

Im Nebenwirkungsbereich sind orthostatische Hypotension und Müdigkeit insbesondere bei schneller Dosissteigerung zu erwähnen. Frühdyskinesien, extrapyramidalmotorische Störungen und pharmakogene Depressionen sind seltener als bei konventionellen Neuroleptika, im höheren Dosisbereich kommen sie aber in verminderter Ausprägung vor. Späthyperkinesen sind bisher nicht berichtet worden, auch wegen fehlender Langzeitstudien.

Weitere Nebenwirkungen (Blutbildveränderungen, EKG, erniedrigte Krampfschwelle, malignes neuroleptisches Syndrom, Prolactin-Erhöhungs-Folgen usw.) sind durchschnittlich seltener bzw. geringer als bei anderen Neuroleptika.

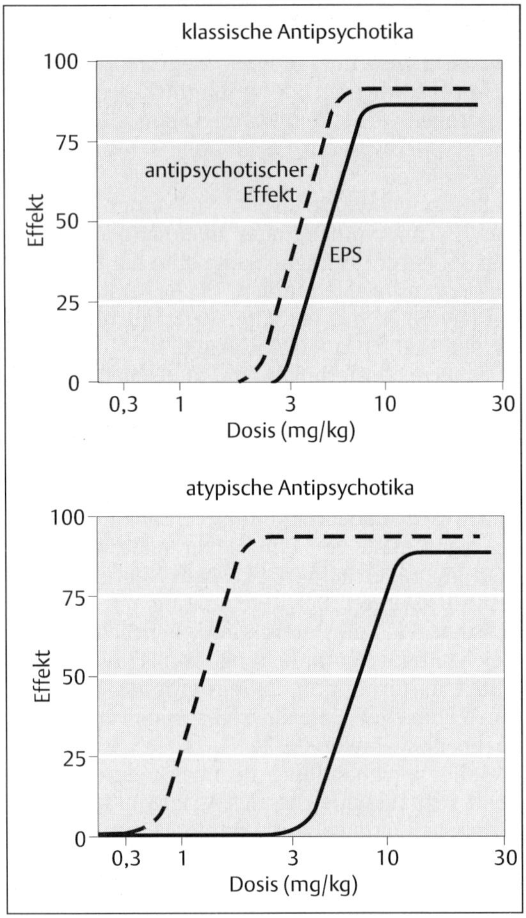

Abb. 3.**9** **a** u. **b** Unterschied zwischen klassischen (**a**) und atypischen (**b**) Neuroleptika im Zusammenhang zwischen antipsychotischem Effekt nach EPS

Risperidon

Diese Substanz wurde in Deutschland 1994 eingeführt. Es ist antidopaminerg und antiserotonerg wirksam, blockiert in erster Linie D_2- und $5HT_2$-Rezeptoren, aber auch $alpha_1$-Rezeptoren.

Es hat eine gute antipsychotische Wirkung, nach vielen Studien ist es als hochpotentes Neuroleptikum vergleichbar dem Haloperidol (Umbricht u. Kane 1995). Verschiedentlich wurde auch berichtet, daß die Besserung der Positiv-Symptomatik im Vergleich zu höheren Haloperidol-Dosen schon mit geringeren Risperidon-Dosen gelingt, evtl. ist also die neuroleptische Potenz etwas höher als bei Haloperidol.

Die extrapyramidalen Nebenwirkungen sind hingegen erheblich geringer als bei Haloperidol, d.h. sie treten erst in deutlichem Abstand zur antipsychotischen Wirkung und erst bei höherer Dosis auf (Abb. 3.**9**). Anfangs wurde in intensiver Werbung das Auftreten extrapyramidaler Nebenwirkungen bei therapeutischen Dosen verneint. Dann stellte sich aber doch heraus, daß anfangs zu niedrige Dosen verwendet wurden und bei öfter notwendigen höheren Dosen doch EPMS auftreten, so daß jetzt in aller Regel nur noch von „weniger" EPMS als unter konventionellen Neuroleptika berichtet wird. Maligne neuroleptische Syndrome sind gesehen worden. Über das Risiko von Späthyperkinesen sind mangels langjähriger Anwendung Aussagen derzeit noch nicht möglich.

Wegen der Gefahr hypotoner Kreislaufregulationsstörungen sollte einschleichend dosiert werden.

Auf kognitive Störungen und Minus-Symptomatik wirkt Risperidon günstiger als konventionelle Neuroleptika. Allerdings wird die Wirkdifferenz der Besserung teilweise relativ gering (56% versus 46%), teilweise als sehr ausgeprägt dargestellt.

Unbestritten ist und immer wieder betont wird, daß wegen erheblich geringerer extrapyramidaler Nebenwirkungen die Compliance der Patienten, ihre subjektive Einstellung zur Medikation und ihre Lebensqualität viel besser seien als unter konventionellen Neuroleptika. Daraus resultiere eine wesentliche Reduktion von Rehospitalisierungszeiten und damit auch von Behandlungskosten. Diese Effekte gelten prinzipiell für alle atypischen Neuroleptika, werden aber manchmal im Zusammenhang mit bestimmten Substanzen mitgeteilt. Auf kritische Einwände dazu wird im Abschnitt 3.4.3 eingegangen.

Olanzapin

Diese 1996 in Deutschland eingeführte Substanz ähnelt strukturchemisch und bezüglich der Rezeptorwirkung am meisten dem Clozapin. Hinsichtlich der klinischen Anwendung ist es jenem vergleichbar.

Die antipsychotische Wirkung ist ähnlich effektiv wie unter Clozapin und Haloperidol, wobei z.B. 5-20 mg Olanzapin mit 5-20 mg Haloperidol verglichen wurden mit gleichen Ergebnissen bezüglich Besserung produktiver Psychopathologie. Vereinzelt wurden auch bessere Ergebnisse als unter Haloperidol beschrieben, auch in einer Langzeitstudie über 1 Jahr zur Rezidivprophylaxe. Die Substanz ist damit als hochpotent einzuordnen. Gelegentlich beobachtete unzureichende antipsychotische Wirkung muß zur Überprüfung der (relativ engen) Dosierungsempfehlung veranlassen.

Hinsichtlich der Negativsymtpomatik mit Antriebsmangel und Depressivität wirkt Olanzapin, ähnlich wie Clozapin, wesentlich günstiger als konventionelle Neuroleptika, teilweise wurden initial über antipsychotische Wirkungen hinausgehende Verbesserungen von Antrieb und Affekt beschrieben.

> Olanzapin ist strukturchemisch, im Rezeptorbindungsprofil und in der klinischen Effektivität Clozapin am ähnlichsten - aber ohne erhöhtes Risiko der Agranulocytose.

Initiale Sedierung und Hypotension sind nach dem Rezeptorbindungsprofil zu erwarten und wurden auch beobachtet, allerdings in wechselnder und z.T. geringerer Häufigkeit als z.B. unter Clozapin. In höheren Dosen wurde im Tierversuch Katalepsie beobachtet, im Gegensatz zu Clozapin, und bei Patienten fanden sich gelegentlich leichte Parkinson-Syndrome und Akathisie. Über Späthyperkinesen sind Aussagen naturgemäß bisher nicht möglich.

Empfohlen wird ein Behandlungsbeginn gleich mit täglicher Einzeldosis (Eliminationshalbwertszeit 33 Stunden) von 10 mg mit anschließender Dosisanpassung zwischen 5 und 20 (evtl. 25) mg. Im Gegensatz zu anderen Substanzen finden sich manchmal Kopfschmerzen und etwas länger anhaltende Transaminasenerhöhungen.

Sertindol

Sertindol wurde ab 1997 in einzelnen Ländern eingeführt. Das Bindungsverhalten betrifft hauptsächlich D_2-, $5HT_2$- und $alpha_1$-Rezeptoren, die anticholinerge und histaminerge Wirkung ist geringer als bei Clozapin.

Sertindol gehört ebenfalls zu den hochpotenten Neuroleptika (die Potenz ist aber etwas geringer als bei Haloperidol, so daß ca. 20 mg Sertindol etwa 8 bis 10 mg Haloperidol entsprechen), die antipsychotische Wirkung bezüglich produktiver Symptomatik ist gut belegt und ebenso die günstige Wirkung bezüglich der Negativ-Symptomatik. Extrapyramidale Wirkungen bei höheren Dosen kommen (selten) vor. Die Substanz wirkt nicht sedierend.

Aufgrund der langen Halbwertszeit von 72 Stunden reicht die tägliche Einmalgabe aus. Ebenfalls wird eine langsame Dosissteigerung (um 4 mg alle 3 bis 4 Tage, ausgehend von 4 mg) zur Begrenzung hypotoner Regulationsstörungen empfohlen, aber auch tägliche Steigerungen um 4 mg sind möglich. EKG-Veränderungen (QT-Verlängerung mit dem Risiko gefährlicher Tachyarrhythmien) sind beschrieben worden und müssen zu regelmäßigen Kontrollen veranlassen. Auf trockene Nasenschleimhäute und vermindertes

Ejakulatvolumen (ohne Libido- oder Fertilitätsverminderung) ist der Patient hinzuweisen. Langzeituntersuchungen stehen noch aus.

Quetiapin

Das Rezeptorbindungsverhalten dieser Substanz ist dem des Clozapin ähnlich, mit geringerer anticholinerger Wirkung und geringerer D_2-Affinität.

Letzteres könnte für die mittlere neuroleptische Potenz und für eine bevorzugte Wirkung auf Negativ-Symptomatik sprechen.

Die Halbwertszeit ist mit knapp 7 Stunden kurz und muß zur Mehrfachgabe veranlassen. Nebenwirkungen betreffen Müdigkeit, Obstipation, Mundtrockenheit und orthostatische Hypotension.

3.4.3 Vorläufiges Resümee

Die atypischen Neuroleptika, allen voran Clozapin, dann aber auch die in jüngster Zeit entwikkelten Substanzen, stellen ohne Frage einen großen Fortschritt in der Behandlung schizophrener Psychosen dar. Viele Substanzen sind bei der Akutbehandlung so wirksam wie konventionelle Neuroleptika. Wichtiger aber ist, daß Nebenwirkungen, die jahrelang mit neuroleptischer Behandlung und Prophylaxe untrennbar verbunden zu sein schienen, jetzt fehlen oder wesentlich geringer sind.

Viele Patienten leben ohne psychomotorisches Antriebsmangelsyndrom wieder auf, der behandelnde Arzt kann registrieren, daß scheinbar morbogene Beeinträchtigungen aus früheren Behandlungszeiten sich reduzieren, als pharmakogen erweisen und unter den atypischen Neuroleptika abklingen. Die in jüngster Zeit oft beachtete Lebensqualität der schizophrenen Patienten bessert sich mit verbesserten Kommunikations- und Rehabilitationsmöglichkeiten. Diese günstigen Effekte betreffen alle atypischen Neuroleptika mit nur geringen Unterschieden, davon am besten untersucht ist das langjährig erprobte Clozapin.

Die Compliance der Patienten wurde oft günstiger beurteilt als unter früherer Behandlung mit typischen Neuroleptika. Eine Folge davon sei eine Reduktion der Rehospitalisierungszeiten und damit auch eine Kostensenkung insgesamt, trotz höherer Medikamentenkosten.

Relativierend muß an dieser Stelle aber auf einige konkurrierende Aspekte hingewiesen werden:

Gute Erfahrungen mit neuen Substanzen werden anfangs oft überbewertet und ausgeweitet auf an sich medikamentunabhängie Effekte. Z.B. wurde die Verkürzung der stationären Behandlungszeiten nach Einführung der ersten Neuroleptika diesen zugeschrieben. Tatsächlich begannen sie schon vorher im Zuge sozialpsychiatrischer Aktivitäten. Oder: Die Einführung der Depotneuroleptika wurde begeistert aufgenommen, nach ersten Erfahrungen schien die Problematik schizophrener Wiedererkrankungen lösbar. Erst nach Jahren folgte die Ernüchterung, nachdem ungünstige Wirkungen, die teilweise die positiven zu übertreffen schienen, und die weiterhin bestehende Compliance-Problematik deutlich wurden.

Ähnliches könnte den neuen Neuroleptika widerfahren, wenn überhöhte und globale Erwartungen nicht kritisch überprüft werden.

Die Reduktion von Rehospitalisierungszeiten ist unter den atypischen Neuroleptika wiederholt hervorgehoben worden. Zu bedenken ist aber, daß diese Effekte nur die in Studien mitwirkenden complianten Patienten betreffen können. Und Reduktionen von Krankenhauszeiten sind auch unter konventionellen Neuroleptika hinreichend sicher beschrieben worden, sie hängen nicht von Arzneimitteln ab, sondern von der Art der angemessenen langfristigen Nachsorge (wobei sorgfältige Medikation und die angemessene Nachsorge und die Motivation der Patienten gleichermaßen wichtig sind). Darauf wird weiter unten in den Kap. 6 und 12 noch eingegangen werden.

Sehr positive Arzneimittelbeurteilungen könnten dazu verleiten, die psycho- und soziotherapeutischen Erfordernisse bei schizophrenen Patienten zu vernachlässigen. Übertrieben gedacht: „Wenn ich nur das neueste atypische Neuroleptikum verordne, bessern sich subjektives Wohlbefinden, Lebensqualität, Kommunikation, Partnerschaft, berufliche Situation quasi von selbst." Das wäre gut, ist aber illusorisch.

Die allein orale Anwendbarkeit führt bei längerer Anwendung außerhalb von Studien zur Selektion der motivierten Patienten, so daß methodenbedingt die Ergebnisse wohl zu günstig erscheinen, das Leiden der abbrechenden Patienten dabei aber aus dem Blickwinkel gerät.

Kontrollierte Studien zur langfristigen Anwendung fehlen bisher, so daß Aussagen zur Sicherheit und Qualität der Rezidivprophylaxe einerseits und zum langfristigen Krankheitsverlauf andererseits noch nicht möglich sind.

Gut verträgliche Medikamente sind eine sehr wichtige Voraussetzung günstiger Krankheitsentwicklung.
Die neuen atypischen Neuroleptika stellen dabei einen wichtigen Fortschritt dar.
Sie ersetzen aber nicht Bemühungen um Motivation und Compliance, Psycho- und Soziotherapie.
Langfristige Erfahrungen zur Rezidivprophylaxe unter atypischen Neuroleptika fehlen bisher.

Fallbeispiel
Die 24jährige Jurastudentin A. A. war durch Psychose und bisherige Medikamentenwirkung unter konventionellen Neuroleptika subjektiv und in ihrer Arbeitsfähigkeit beeinträchtigt. Außerdem stellten sich Späthyperkinesen ein. Es wurde auf ein atypisches Neuroleptikum umgesetzt. In allen Bereichen stellten sich Besserungen ein, die Späthyperkinesen verschwanden vollständig, die Patientin konnte wieder studieren. Nach Monaten nahm sie das Medikament nur noch unregelmäßig ein, was durch Blutspiegelbestimmungen nachzuweisen war. Eine Motivation zur regelmäßigen und höheren Dosierung gelang nicht, die Patientin wandte ein, daß sie einerseits hinreichend gesund sei und andererseits durch die Müdigkeit unter dem Medikament nicht gut genug lernen könne. Kurz vor dem letzten Examensabschnitt hatte sich dann langsam und langdauernd ein Rezidiv entwickelt. Es kam zum sozialen Rückzug, Vernachlässigung der Examensvorbereitungen, zum Behandlungsabbruch, die Familie konnte auch nicht motivieren.
Nachdem die Patientin Blumentöpfe aus dem Fenster warf und Personen gefährdete, war eine „Zwangseinweisung" indiziert, es kam zu monatelanger stationärer Behandlung mit einem Versuch, eine Krankenschwester durch Messerstich zu töten, und erst sehr spät zur Besserung mit nur unvollständiger Remission.

Fallbeispiel
Eine andere Studentin wurde langfristig depotneuroleptisch mit konventioneller Substanz in recht niedriger Dosis mit einmaliger passagerer Höherdosierung bei einem drohenden Rezidiv behandelt. Sie schloß ohne manifestes Rezidiv und ohne erneute Hospitalisierung ihr Studium ab, heiratete, ist jetzt im akademischen Beruf tätig.

4 Akutbehandlung schizophrener Erst- oder Wiedererkrankungen

Bei der Behandlung akuter schizophrener Erst- oder Wiedererkrankungen ist in erster Linie eine schnelle und intensive Pharmakotherapie indiziert. Diese wird für die häufigsten Behandlungssituationen dargestellt und greift auf das vorhergehende Kapitel zurück.
Oft wird die Notwendigkeit zur Krankenhauseinweisung gesehen, jedoch ist auch die ambulante Behandlung akuter Krankheitsphasen möglich. Die Voraussetzungen dafür werden beschrieben. Günstige Umstände und ihr Einfluß auf die Behandlungsform werden erörtert.
Abschließend wird die Einleitung der Psycho- und Soziotherapie und der ambulanten Weiterbehandlung dargestellt.

4.1 Ambulante Akutbehandlung

4.1.1 Historische Gründe bevorzugter Krankenhausbehandlung

Früher war die Diagnose einer akuten schizophrenen Erkrankung, sei es als Erstmanifestation oder als wiederholtes Rezidiv, regelhaft verbunden mit der Konsequenz der stationären Behandlungsbedürftigkeit. Auch in manchen Lehrbüchern, auch aus den letzten Jahren, wird die stationäre Behandlung als allgemein üblich bezeichnet.

Das mag mehrere Gründe haben:

Erstens gehen traditionelle Anschauungen auf den früheren Zwang zur langen stationären Behandlung schizophrener Erkrankungen zurück. Vor Einführung somatischer Behandlungsverfahren führte eine schizophrene Erkrankung durchschnittlich zu rund vierjährigem stationären Aufenthalt, nach Einführung der Elektrokrampftherapie reduzierte sich die Zeit auf rund ein Jahr, und erst mit Einführung der Neuroleptika sank die durchschnittliche Hospitalisierungszeit auf vier Monate (Abb. 4.**1**). In den letzten Jahren nimmt man oft einen 6- bis 8wöchigen Krankenhausaufenthalt als notwendig an.

Zweitens wird im mitteleuropäischen Raum stationäre Behandlung bei schwierigen und langwierigen Leiden, zu denen die Schizophrenie zählt, generell oft bevorzugt.

Drittens wurde die Hospitalisierung gefördert durch die historisch bedingte Separierung psychisch Kranker: Die meistens Ende des 19. Jahrhunderts gebauten sehr großen psychiatrischen Krankenhäuser („Heil- und Pflegeanstalten") mußten beim Fehlen wirksamer Behandlungsmöglichkeiten im wesentlichen pflegen. Sie wurden oft dort gebaut, wo die betroffenen Patienten und Familien *nicht* leben, außerhalb der Städte. Einerseits sollten psychisch Kranke isoliert werden und nicht stören, andererseits erhoffte man sich eine sanatoriumsähnliche „Ruhelage".

Nach der „Psychiatrie-Enquete" (Deutscher Bundestag 1975) wurde die dringend notwendige bauliche Sanierung der Landeskrankenhäuser so gut durchgeführt, daß die renovierten oder oft sogar neu erbauten Krankenhäuser zu längerer Nutzung aufforderten. Zwar hatte die Psychiatrie-Enquete primär die Errichtung gemeindenaher Psychiatrie-Abteilungen am Allgemeinkrankenhaus gefordert, die Länder sanierten aber vorerst die landeseigenen Großkrankenhäuser, die dann auch trotz der späteren erheblichen Bettenreduzierung bis heute betrieben werden.

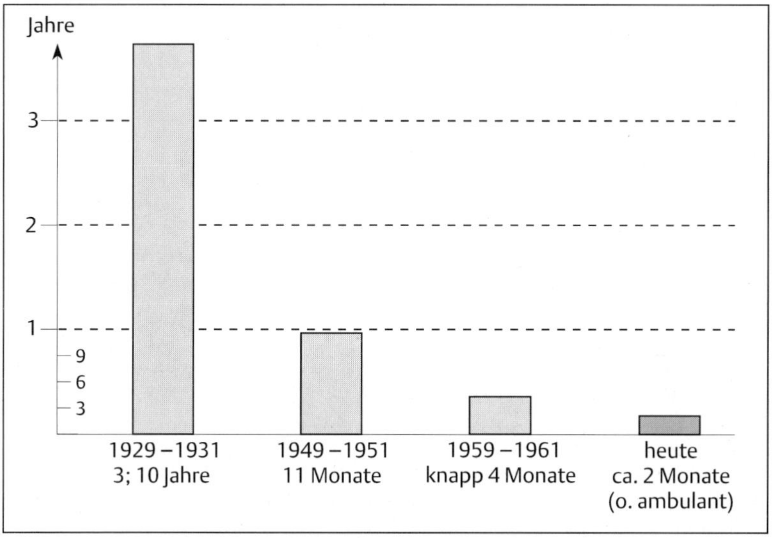

Abb. 4.**1** Aufenthaltsdauer schizophrener Patienten (modifiziert nach Meyer 1984)

Die Abb. 4.**2** zeigt am Beispiel des Flächenlandes Niedersachsen, daß körperlich Kranke in der Nähe ihres Wohnortes stationäre Behandlung finden, wohingegen psychisch Kranke teilweise noch immer größere Entfernungen zurücklegen müssen, oft mit der Folge relativer Trennung von ihren Familien.

In einer Mittelstadt mit fast 60 000 Einwohnern mußten Ende der 80er Jahre psychisch kranke Einwohner über rund 150 km Landstraße in das zuständige Landeskrankenhaus gebracht werden. Das Stadtkrankenhaus hatte freie Betten (durch Reduktion der Geburtshilfe- und Kinderabteilung) und wollte gern eine Psychiatrische Abteilung einrichten. Umbau und Sanierung hätten 3 Mio. DM gekostet. Die für psychiatrische Versorgung zuständige Landesregierung lehnte das aus finanziellen Gründen ab; mitgeteilt wurde als Begründung, daß man gerade beschlossen habe, das weit entfernte Psychiatrische Landeskrankenhaus erneut für 12 Mio. DM zu sanieren, teilweise mit einem Neubau, die Pläne könne man nicht mehr stoppen, so daß das Geld für die kommunale Abteilung fehle. – Glücklicherweise ist die Entwicklung in den letzten Jahren verändert, inzwischen gibt es drastische Bettenreduktionen in Großkrankenhäusern und vermehrte Gründungen gemeindenaher Abteilungen an Allgemeinkrankenhäusern.

Viertens ist traditionell Psychiatrie Landesaufgabe, wohingegen körperliche Leiden üblicherweise in kommunaler Obhut „vor Ort" behandelt werden. Auch hier ist inzwischen eine wesentliche Veränderung eingeleitet worden.

> Die traditionell oft vorherrschende stationäre Behandlung in weiter entfernten separaten Krankenhäusern hat historische Gründe und ist heute für die meisten Kranken nicht mehr gerechtfertigt.
> Psychiatrische Erkrankungen sollen und können gemeindenah und mehr als bisher ambulant behandelt werden.
> Dem trägt die moderne Entwicklung Rechnung; sie realisiert die Gleichstellung psychisch Kranker mit körperlich Kranken durch die Behandlung im Allgemeinkrankenhaus auf der Psychiatrischen Abteilung.

Diese allgemeine gesundheitspolitische Entwicklung wurde möglich durch und ging einher mit verbesserten Möglichkeiten und Erfahrungen medikamentöser Behandlung einerseits und vermehrter Nervenarztdichte im ambulanten Bereich andererseits.

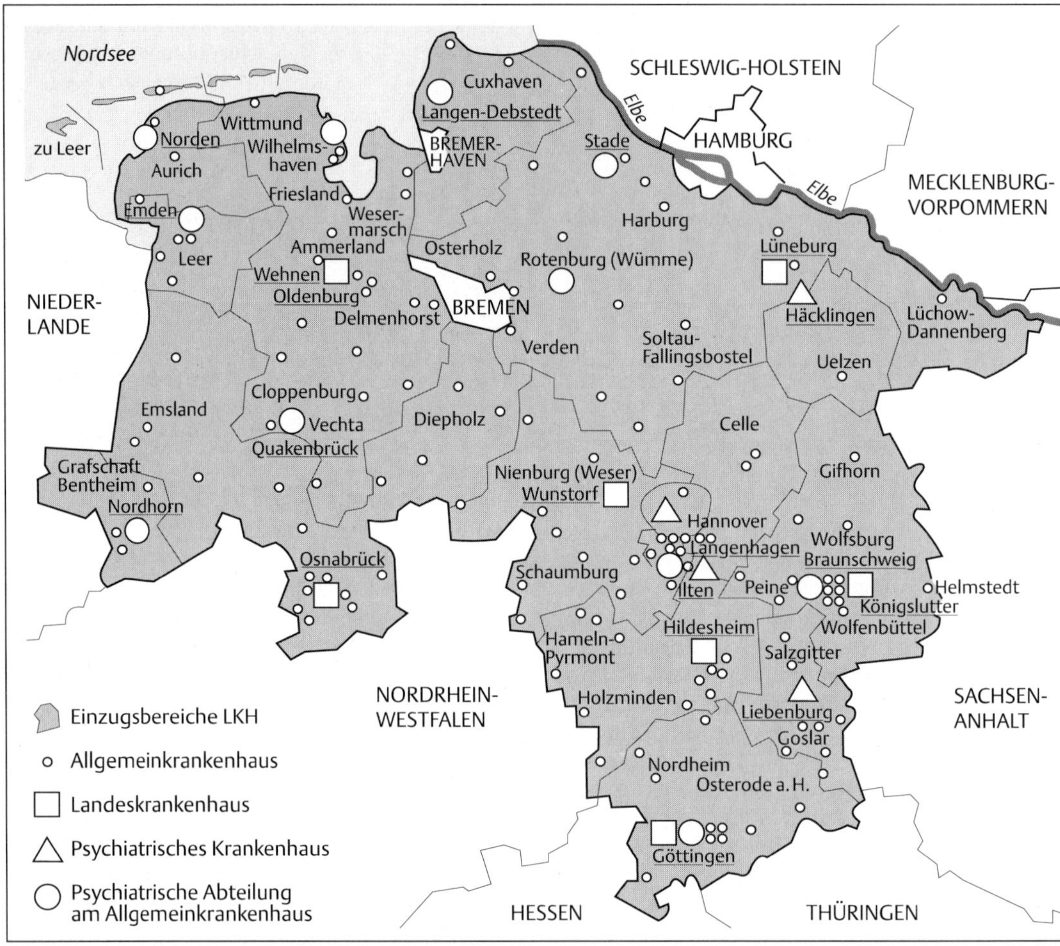

Abb. 4.**2** Häufigkeit und Verteilung von Allgemeinkrankenhäusern und Psychiatrie-Abteilungen bzw. psychiatrischen Krankenhäusern in Niedersachsen (Stand Ende 1998)

4.1.2 Voraussetzungen ambulanter Akutbehandlung

Die ambulante Behandlung akuter Erst- und Wiedererkrankungen setzt
- gute fachärztliche Versorgungsbedingungen mit leichter Erreichbarkeit und die
- Kooperation des Kranken und seiner Familie voraus.

Institutionelle und persönliche Faktoren müssen also zusammenwirken.

Institutionelle Voraussetzungen

Der Nervenarzt oder die Ambulanz am Krankenhaus müssen *leicht* und mit kurzen Wegen *erreichbar* sein. Das setzt wohnortnahe Therapieangebote voraus bzw. gute Verkehrsverhältnisse. Zusätzlich ist es sehr günstig, wenn Angehörige oder Freunde ein Auto zur Verfügung haben und bereit sind, in den ersten Tagen öfter den Patienten zur Behandlung zu fahren. Unter initialer Medikation sollte der Patient nicht selbst Auto fahren.

Wenn man sich im Winter erst 2 Stunden mit einem selten verkehrenden öffentlichen Verkehrsmittel durch den Schnee des Gebirges kämpfen muß, ist eine ambulante Akutbehandlung weniger gut möglich als im städtischen Bereich, zumal auch bei Komplikationen der Arzt kurzfristig erreichbar sein muß.

Eine *personelle Konstanz der ärztlichen und pflegerischen Mitarbeiter* ist deshalb günstig, weil sie bei Wiedererkrankungen den Patienten von früherer Behandlung her kennen, seine Medikationserfordernisse wissen und der Patient eher Vertrauen zu vertrauten Personen hat.

Das *„Sicherheitsnetz Klinik"* ist - scheinbar paradox - für ambulante Behandlung förderlich: Wenn die Ambulanz einem Krankenhaus angegliedert ist, wagen die dort tätigen Mitarbeiter viel mehr ambulante Akutbehandlung. Denn bei Komplikationen oder wenn sich doch eine stationäre Behandlung bald darauf als günstiger erweist, kann eine stationäre Krisenintervention viel besser und schneller realisiert werden als bei strikter Trennung von Ambulanz und Krankenhaus. Auch steht der Dienstarzt notfalls rund um die Uhr zur Verfügung und kann bei persönlicher Bekanntschaft vorsorglich informiert werden. Vor dem Hintergrund einer institutionellen Verknüpfung von Klinik und Ambulanz haben wir in Göttingen jedenfalls viel mehr ambulante Akutbehandlungen überhaupt in Erwägung gezogen und erprobt (Müller u. Steuber 1980). Ein in der Einzelpraxis niedergelassener Arzt ohne Krankenhausverbindung wird aus Sorge um den Patienten, wegen möglicher Komplikationen und weil er nicht ständig erreichbar ist, viel häufiger sofort stationär einweisen.

Bei Wiedererkrankungen ist die *Kenntnis der individuellen therapeutischen Dosis*, die bei früherer Behandlung wirkte, wichtig und sollte sowohl im Krankenblatt der Klinik als auch in der Ambulanzkarte auf der ersten Seite notiert werden.

Persönliche Voraussetzungen

Die *Motivation und Kooperation des Patienten* ist unabdingbare Voraussetzung ambulanter Akutbehandlung, damit Absprachen möglich sind und der Patient therapeutische Empfehlungen realisiert und vor allem zu den engmaschigen Kontakten auch kommt. Ohne verläßliche Absprache ist die ambulante Behandlung nicht möglich.

Motivation und Kooperation als persönliche Voraussetzung ist aber nicht unabhängig von institutionellen Faktoren. Wenn der Patient die leicht erreichbare Ambulanz kennt, wird er eher kooperativ mitwirken als wenn er die Einweisung in das weit entfernte fremde Großkrankenhaus fürchten muß. Insofern fördert die moderne gemeindenahe Versorgung die Kooperation, führt zu frühzeitiger Behandlung und kommt mit geringen Krankenhausbehandlungszeiten aus.

> Die Kooperation des Patienten hängt auch vom institutionellen Angebot ab:
> Wenn der Patient nicht quasi automatisch eine Einweisung in das weit entfernte Großkrankenhaus fürchten muß, sondern ein ambulantes Angebot erhält, wird er früher in Behandlung kommen und besser mitwirken, so daß er dann auch leichter ambulant behandelbar ist.

Angehörige oder Freunde müssen vorhanden und bereit sein, in den ersten Tagen beim Patienten zu bleiben. Ambulante Akutbehandlung geht nicht, wenn der Patient allein lebt und nachts und tags allein bleibt. Manchmal kann man als Arzt Freunde anrufen und um die Mithilfe für einige Tage bitten, wenn nicht sowieso Familienangehörige in der Wohnung leben.

> **Indikation** zur ambulanten Akutbehandlung im einzelnen:
> - Motivation zur Kooperation
> - Angehörige oder Freunde in der Nähe und einige Tage und Nächte in der Wohnung
> - Frühe Erfassung und Behandlung
> - Leichte Erreichbarkeit der Ambulanz und des telefonischen Breitschaftsdienstes
> - Möglichst personelle Konstanz der Mitarbeiter
> - „Sicherheitsnetz Klinik"
> - Bei Wiedererkrankungen Kenntnis der individuellen therapeutischen Dosis
>
> **Kontraindikationen:**
> - Schwere Psychose mit Realitätsverlust und fehlender Absprachemöglichkeit
> - Suizidgefahr
> - Weite Entfernung

4.1.3 Praxis der ambulanten Akutbehandlung

Unter den o.g. Voraussetzungen empfiehlt sich
- ein initial Ich-stabilisierendes Gespräch,
- dann Dominanz medikamentöser Therapie

- mit engmaschigen Kontakten, anfangs täglich, dann seltener.

Im *Erstgespräch* bei der Ersterkrankung muß die *Diagnose* klar gestellt und dem Patienten *erläutert* werden. Hilfreich ist dabei vorläufig die Betonung biologischer Erklärungsmuster.

Zum Beispiel: „Nach meiner Kenntnis leiden Sie jetzt an einer Psychose. Das ist eine Erkrankung des zentralen Nervensystems und hat mit einer Störung des Hirnstoffwechsels zu tun. Sie sind rechtzeitig hierhergekommen. Die Erkrankung ist gut behandelbar und wird sich ganz oder weitgehend bessern. Im Vordergrund muß jetzt eine medikamentöse Behandlung stehen. Diese kann gut in der Klinik durchgeführt werden, kann aber auch ambulant versucht werden, wenn Sie das wollen und dabei verläßlich mitwirken. Ich würde Ihnen dann heute ein Medikament geben und Sie morgen wieder sehen ...".

Die (vorläufige) Bevorzugung des biologischen Erklärungsmusters ist oft anfangs für Patienten und Angehörige am besten akzeptierbar und wirkt sehr entlastend, die Folgerung sofortiger medikamentöser Behandlung ist dann oft gut akzeptierbar. Denn nicht der ganze Mensch wird als krank angesehen, sondern „nur" der Stoffwechsel des Gehirns. Die Selbstachtung des Patienten und der Familie kann dabei eher gestützt werden, erhaltene Ich-Funktionen werden durch Fokussierung eher gestützt als bei komplizierten Erklärungsmustern unter Einbezug psychogener Belastungen und Entwicklungen. Das kann später im Rahmen der ausführlichen Krankheitsverarbeitung nachgeholt werden.

> Für die ambulante Akutbehandlung ist ein biologisches Erklärungsmodell förderlich für die Compliance.

Praxis der Medikation

In der Klinik kann man wählen zwischen schneller mittelhoher Dosis und langsam einschleichender Dosissteigerung alle paar Tage. Bei der ambulanten Akutbehandlung ist die einschleichende Dosierung nur möglich bei leichten Ersterkrankungen mit guter Compliance des Patienten und hilfreichen Angehörigen oder bei leichten beginnenden Wiedererkrankungen. Bei Letzteren kann man aber auch gleich die früher wirksame therapeutische Dosis geben, auch oral, weil sie dem Patienten und dem Arzt vertraut ist und Nebenwirkungen begrenzt bleiben.

> Bei akuter Ersterkrankung empfiehlt sich die nicht einschleichende Dosierung mit mittleren Dosen und täglichen Ambulanzkontakten in den ersten 3 bis 5 Tagen.
> Günstig ist die Kombination i.v. Akutmedikation mit Depotgabe.

Bei einschleichender Dosierung besteht sonst die Gefahr, daß die psychotische Symptomatik zu lange zu stark fortbesteht und der Patient die Mitteilung der Behandlungsfähigkeit nicht glaubt und die Behandlung abbricht. Oder es werden langsam auftretende Nebenwirkungen überbetont wahrgenommen und der fehlenden Besserung der Psychose gegenübergestellt mit der Folge des Behandlungsabbruchs.

Wahl der Substanz

In Tab. 4.**1** werden exemplarisch als ambulantes Behandlungsschema bei akuten Ersterkrankungen oder unbekannten Vorbehandlungen drei geläufige *hochpotente* Neuroleptika genannt, weil mit ihnen am schnellsten ein antipsychotischer Effekt erreicht werden kann.

Tabelle 4.**1** Ambulantes Behandlungsschema bei akuter Ersterkrankung oder unbekannter Vorbehandlung

1. Tag:	– 5–15 mg Fluphenazin o. Flupentixol o. Haloperidol o.ä. langsam i.v. – *und* 12,5 – 25 mg Fluphenazindecanoat i.m. oder 10 – 20 mg Flupentixoldecanoat i.m. (bei Wiedererkrankungen evtl. höher) – *und* 5 mg Biperiden i.m. (nachfolgend mitgeben: 4 – 8 mg/die oral)
2./3./4./6. Tag:	Nachuntersuchung und Beratung evtl. erneute i.v. Injektion
8. o. 10. Tag:	zweite Depotinjektion, sonst später (je nach Psychopathologie und Nebenwirkungen)

Bei Wiedererkrankungen und bekannter therapeutischer Dosis:
oral oder parenteral gleich die erforderliche und bewährte therapeutische Dosis verabreichen, Kontaktfrequenz ähnlich

Vegetative Nebenwirkungen, insbesondere hypotoner Art, sind im Gegensatz zu mittel- und niederpotenten Neuroleptika bei hochpotenten NL geringer und limitieren nicht die erforderliche Dosis. Natürlich kann jedes andere hochpotente Neuroleptikum in äquivalenter Dosis verwendet werden, je nachdem, mit welchem Präparat der Arzt die meisten Erfahrungen hat.

Bei ängstlicher Symptomatik und gewünschter Sedierung sollte anstelle eines mittel- oder niederpotenten Neuroleptikums eher einmalig ein Benzodiazepin gegeben werden.

Bei *Wiedererkrankungen* kann natürlich, wenn die Vorbehandlung bekannt ist, wie erwähnt, gleich das dem Patienten bekannte Präparat gegeben werden und gleich in der erforderlichen therapeutischen Dosis, bei verläßlicher Compliance auch oral. Wenn die Neigung zu extrapyramidalen Nebenwirkungen bekannt ist, wird man niedriger als in dem Schema dosieren.

Die *atypischen Neuroleptika* wurden hier (noch) nicht erwähnt, weil mit ihnen für die schnelle Akutbehandlungen noch keine sicheren Erfahrungen vorliegen, aus folgenden Gründen: Die atypischen Neuroleptika können nur oral gegeben werden. Sie sind damit nur für leichte Erkrankungen complianter Patienten geeignet, wenn ein schneller Wirkeintritt nicht unbedingt nötig ist. Clozapin muß zudem wegen der starken initialen Sedierung sehr langsam ansteigend dosiert werden. Das geht ambulant nur bei erfahrenen und complianten Patienten mit leichten langsam beginnenden Rezidiven. Bei den neuen atypischen Neuroleptika könnte das anders sein, jedoch werden bisher ebenfalls noch eher niedrige Anfangsdosierungen empfohlen, die dann nicht ausreichen, wenn sofort höhere Dosen erforderlich sind. Anders ist es natürlich bei Wiedererkrankungen und bekannter wirksamer Dosierung eines neuen atypischen Neuroleptikums.

> Bei mittelschwerer Ersterkrankung sind hochpotente Neuroleptika mit parenteraler Gabe Mittel der ersten Wahl: Sie wirken sofort entängstigend, der Effekt fördert die weitere Compliance.
> Bei leichten Erst- oder Wiedererkrankungen sind mittelpotente oder atypische Neuroleptika auch oral möglich.

Wahl der Applikationsart

Für *mittelschwere* Erkrankungen hat sich die initial parenterale Gabe bewährt aus folgenden Gründen:

Bei parenteraler Gabe wird der „First-pass-Effekt" vermieden, es kommt schnell zum intracerebralen Wirkeintritt, auch mit mittleren Dosen (z.B. entsprechen ca. 15 mg Haloperidol i.v. einer oralen Gabe von etwa 24 mg).

Bei langsamer i.v. Gabe kommt es sehr schnell zu einer Entängstigung. Oft schon unter der langsamen Injektion, noch bei liegender Nadel, kann dieser Effekt exploriert und dem Patienten verdeutlicht werden. Das fördert seine Überzeugung von der Wirksamkeit einer Medikation und nachfolgender Absprachen. Auch können eventuell Nebenwirkungen gleich beobachtet und behandelt werden. Nach der Injektion sollte der Patient noch eine Stunde liegend in der Ambulanz bleiben, um den Wirkverlauf zu beobachten. Dann erfolgen Nachexploration und Verabredung des weiteren Vorgehens. Manchmal ist auch aus psychosozialen Gründen ein schneller Wirkungsbeginn wichtig, wenn etwa eine stationäre Aufnahme nicht gewünscht wird.

Da das i.v. verabreichte Neurolpetikum nur kurz wirkt, wird diese Verabreichung notfalls am 2. Tag wiederholt und am ersten Tag gleich ein Depot-Neuroleptikum verabreicht, bei Wiedererkrankungen unter Umständen etwas unterhalb der erforderlichen Dosis, um den Patienten nicht durch Nebenwirkungen zu irritieren. Notfalls kann ja das mehrwöchig wirksame Depot-Neuroleptikum nach gut einer Woche nachinjiziert werden.

Bei *leichten Erkrankungen*, insbesondere bei Wiedererkrankungen, und guter Compliance ist natürlich auch die orale Medikation möglich. Der Patient muß auf den verzögerten Wirkungseintritt hingewiesen werden.

Auf jeden Fall sollten Angehörige oder Freunde einbezogen und beraten werden, auch für den Fall späterer Nebenwirkungen. Telefonnummern für Beratungsmöglichkeiten sind mitzugeben.

Fallbeispiel
Die 38jährige Patientin H. G. wurde im Krankenwagen zur stationären Aufnahme gebracht mit schriftlicher Bestätigung der Zwangseinweisung durch Amtsarzt und Gericht. Die Patientin war noch beherrscht, dahinter ängstlich-gespannt, fühlte sich verfolgt und bedroht, seit einigen Ta-

gen höre sie Stimmen. Im Krankenhaus, in dem sie arbeitete, hatte sie Patienten aufgefordert, wegen des bevorstehenden Unheils nach Hause zu gehen, und damit erhebliche Verwirrung geschaffen.
Da wir die Patientin von früheren Erkrankungen her kannten, versuchten wir im Rahmen der Poliklinik eine ambulante Behandlung. Sie erhielt ein kurz wirkendes Neuroleptikum i.v. sowie ein Depot-Neuroleptikum und Biperiden i.m.. Danach mußte sie eine Stunde warten. Anfängliche Spannung und Angst hatten sich dann schon deutlich gelöst. Die zwischenzeitlich telefonisch benachrichtigten Freunde holten sie ab und behielten sie über Nacht bei sich. Am anderen Morgen bei der vereinbarten Nachuntersuchung war die produktive Symptomatik weiter rückläufig und nach etwa einer Woche vollständig remittiert.
Am Tag nach Behandlungsbeginn teilten wir dem Gericht mit, daß die Voraussetzungen der Zwangseinweisung nach dem Eintreffen bei uns nicht mehr vorlagen. Denn das Gesetz bestimmt die Zwangseinweisung nur dann, wenn die krankheitsbedingte Gefahr nicht auf andere Weise abgewendet werden kann, etwa durch ambulante Behandlung.

Warum gleich ein Antiparkinson-Mittel?

In der Klinik würde man zur Vermeidung extrapyramidaler Begleiteffekte nicht sofort z.B. Biperiden verabreichen, sondern die Notwendigkeit abwarten.

Bei ambulanter Behandlung sollte das Risiko extrapyramidaler Effekte vermieden werden, weil Patienten und Angehörige etwa durch eine Frühdyskinesie mit Zungen-Schlund-Syndrom schwer geängstigt werden und dann manchmal zur weiteren Behandlung nicht mehr bereit sind. Während bei i.v. Gabe des Neuroleptikums und schnellem Wirkanstieg dyskinetische Syndrome selten sind und man denken könnte, daß sie bei diesen Patienten nicht auftreten, kommt es bei langsamem Abklingen des ersten Neuroleptikums nach Stunden manchmal zu irritierenden Dyskinesien.

Fallbeispiel
Vor Jahren verzichtete ein Arzt bei der ambulanten Akutbehandlung auf die Biperiden-Gabe. Nach i.v. Neurolepsie, die anfangs problemlos vertragen wurde, und Gabe des Depots blieb der Patient noch 1½ Stunden in der Poliklinik, dann fuhr der begleitende Vater mit ihm im Auto nach Hause. Unterwegs entwickelte sich erst ein Schiefhals und dann ein Zungen-Schlund-Syndrom mit Erstickungsbefürchtungen. Der besonnene Vater rief von einer Telefonzelle aus den Polikliniksarzt an, der nach Standortmitteilung empfahl, das nahe gelegene Kreiskrankenhaus aufzusuchen und den dortigen diensthabenden Arzt um eine „Akineton“-Spritze zu bitten. Das geschah und führte zum sofortigen Sistieren der Frühdyskinesie, die unter mitgegebener oraler Weiterbehandlung mit Biperiden nicht wieder auftrat. Glücklicherweise waren Vater und Sohn besonnen und kooperativ, so daß nach entsprechender Erklärung die Behandlung fortgesetzt werden konnte. Andere Patienten hätten die Therapie wahrscheinlich abgebrochen und diesen Arzt nicht wieder aufgesucht.

Ambulant sollen und können bei typischen Neuroleptika vorbeugend Antiparkinson-Mittel gegeben werden, um den Patienten nicht durch Frühdyskinesien zu irritieren.

Aus diesen Gründen empfiehlt sich ambulant in der Regel die Gabe eines Antiparkinson-Mittels. Dieses kann bei i.m. Depot-Gabe ebenfalls i.m. verabreicht werden, ansonsten kann es in der Praxis nach der i.v. Injektion oral eingenommen werden. Es genügt der verzögerte Wirkungseintritt nach schneller i.v. Neurolepsie. Bis zur nächsten Konsultation am folgenden Tag kann noch eine Gabe in Reserve mitgegeben werden.

Zu beachten ist, daß nicht versehentlich die Spritzen verwechselt und Biperiden i.v. und das Kurzneuroleptikum i.m. verabreicht werden, weil Biperiden sonst eine starke psychoseverstärkende Wirkung hat.

Fallbeispiel
In einer Notfallsituation kam eine Patientin mit akutem Psychose-Rezidiv zum Dienstarzt und war soweit geordnet, daß sie bei dieser Wiedererkrankung eine ambulante Behandlung wünschte. In der Turbulenz des Notfalldienstes und noch zwischenzeitlicher Notwendigkeit kurzer anderer Tätigkeiten verwechselte der Arzt die

Spritzen, injizierte Biperiden als erstes i.v. und wollte die andere Spritze (Neuroleptikum) dann i.m. geben. Dazu kam es nicht, weil eine massive Exacerbation der Psychose mit Agitiertheit und Derealisation einsetzte. Erst durch herbeigerufenes Pflegepersonal konnte die Patientin gehalten werden, so daß sie sofort auch i.v. das kurz wirksame Neuroleptikum erhalten und sich darunter beruhigen konnte.

4.1.4 Effizienz ambulanter Akutbehandlung

Bei richtiger Indikation und guten Versorgungsbedingungen wäre die ambulante Akutbehandlung bei durchschnittlich etwa der Hälfte der üblicherweise stationär eingewiesenen Patienten durchführbar. Das soll exemplarisch erläutert werden:

In einer älteren eigenen Studie (Müller u. Steuber 1980) wurde erstens Patienten der eigenen Spezialambulanz bei einem Rezidiv die ambulante Behandlung angeboten. Zweitens wurden die der Klinik zur stationären Aufnahme von anderen Ärzten zugewiesenen Patienten mit Erst- und Wiedererkrankungen von Mitarbeitern der Poliklinik gesehen, wenn sie zu deren Tagessprechzeit eintrafen, und nicht gleich stationär aufgenommen. Auch ihnen wurde bei bestehender Indikation die ambulante Behandlung angeboten. Natürlich ist diese Gruppe nicht repräsentativ für alle eingewiesenen schizophrenen Patienten. Dennoch soll aus der befristete Zeit laufenden explorativen Studie folgendes berichtet werden:

Von 104 akut erkrankten Patienten wurden 62% ausschließlich ambulant behandelt bis zur vollständigen Remission, bei 18% wurde eine ambulante Behandlung versucht, jedoch war später doch eine stationäre Aufnahme sinnvoll und notwendig, und 20% der Patienten wurden sofort stationär aufgenommen.

Der Aufwand dafür war bei unveränderter personeller Besetzung der Poliklinik relativ groß und würde längerfristig nicht in diesem Ausmaß zu leisten sein. Da stationäre Behandlung der höchste Kostenfaktor ist, wäre eine personelle Verstärkung ambulanter Einrichtungen auch für Akutbehandlungen sinnvoll. Statt dessen wurde für poliklinische Spezialambulanzen in Deutschland in den letzten Jahren über eine Fallzahlbegrenzung der Zugang erschwert. Auf Kostenkonsequenzen wird außerdem in Kap. 12 eingegangen werden.

Nicht zu vergessen ist: Bei dieser Form der Behandlung wird Angehörigen eine zum Teil schwere Belastung zugemutet. Dafür sind nicht alle Personen geeignet. Mehrfach war aber zu erfahren, daß einige Angehörige trotzdem diese Behandlungsform schätzten, weil sie mithelfen konnten und nicht nur hilflos zusehen und abwarten mußten.

> Etwa die Hälfte der stationär eingewiesenen Kranken könnte bei verbesserten Diensten auch ambulant behandelt werden.

In neuerer Zeit (Dean et al. 1993) wurde aus England berichtet: In Birmingham hatte ein Sektor gut ausgebaute ambulante Dienste, ein anderer wurde durch ein traditionelles Krankenhaus versorgt. Von akut erkrankten psychiatrischen Patienten (mit verschiedenen Diagnosen) wurden im „Ambulanz-Sektor" lediglich 35% stationär aufgenommen, im „Hospital-Sektor" jedoch alle. Die durchschnittliche Hospitalisierungszeit aller Patienten betrug akut 6 versus 59 Tage und innerhalb eines Jahres 20 versus 68 Tage. Die Angehörigen waren mit dem ambulanten Vorgehen trotz ihrer Belastung signifikant zufriedener als bei traditioneller Krankenhausbehandlung.

4.2. Akutbehandlung in der Klinik

> Bei schweren Erkrankungen mit Realitätsverlust und mangelhafter Kooperation muß stationär behandelt werden. Hier steht anfangs die medikamentöse Behandlung ganz im Vordergrund.

4.2.1 Setting in der Klinik

Schizophrene kommen teilweise erst dann in die Klinik, wenn eine akute Zuspitzung dazu zwingt, manchmal dann unter den Bedingungen oder mit den Voraussetzungen einer rechtlichen Einweisung. Mit zunehmender Besserung ambulanter ärztlicher Versorgung kann es aber auch gelingen, den Kranken zur Mitwirkung und Zustimmung zu bewegen mit der Folge, daß er bei akuter Psychose schon kommt, bevor „etwas vorfällt“ oder vorzufallen droht.

Im *Erstkontakt* ist das *ruhige Gespräch* außerordentlich wichtig aus zwei Gründen: einerseits gelingt es erst dann, vom Patienten die zur vorläufigen diagnostischen Zuordnung relevanten psychopathologischen Befunde zu erheben. Andererseits soll auch bei fremdbestimmtem Zugang zur Klinik versucht werden, den Patienten zur Mitarbeit zu bewegen. Dazu muß er Vertrauen haben können und über die bevorstehende Behandlung informiert werden. Je mehr man sich für dieses Erstgespräch Zeit nimmt, desto leichter ist für beide Seiten die weitere Behandlung.

Anschließend soll der Patient auf eine *möglichst ruhige Station* in ein ruhiges Zimmer aufgenommen werden. Aus der Darstellung in den Kapiteln 1 und 2 resultiert, daß streßvolle Umgebung mit Unruhe und vielen Menschen für schizophrene Patienten nicht zuträglich ist, ihr Leiden eher verschlimmert. Deshalb ist ein Einzelzimmer besser als eine unruhige „Beobachtungs- oder Aufnahmestation“.

Ob eine *offene oder geschlossene Station* besser ist, muß von Fall zu Fall je nach Gefährdungsgrad entschieden werden. Dafür lassen sich Anhaltspunkte im Erstgespräch und aus der Fremdanamnese von Begleitpersonen finden.

Wenn irgend möglich, sollte der Patient während der Dauer seines Aufenthaltes auf der *gleichen Station mit personeller Konstanz* der Ärzte und des Pflegepersonals bleiben. Auf Stationen wechseln Pflegepersonen ohnehin häufig durch Schichtdienst, freie Tage, Urlaub usw. Das ist für den Schizophrenen schon sehr irritierend, deshalb sollte er nicht zusätzlich die Stationen wechseln müssen mit gesamtem Personalwechsel. Beim Verbleib auf der gleichen Station besteht ja auch wenigstens eine relative ärztliche Behandlungskonstanz.

Bei der stationären Aufnahme sind wichtig (und haben Vorteile für Patient und Personal):
- Ruhiges Erstgespräch
- Ruhige Station oder ruhiges Zimmer
- Gleiche Station mit personeller Konstanz während des ganzen Aufenthalts (bei relativ kurzer unkomplizierter Behandlung)
- Ausnahme: schwere Erkrankung mit der Notwendigkeit zu geschützter und überwachter Akutaufnahme

Wenn jedoch wegen anfangs unbeherrschbarer Erregung und Verwirrtheit des Patienten, die auch nach erster Medikation nicht abklingen, eine geschützte und überwachte Aufnahmesituation unbedingt erforderlich ist, wirkt die spätere Verlegung auf eine ruhige „Normalstation“ günstig, damit der Patient sich von der ersten Erregungssituation besser distanzieren kann.

Die grundsätzliche stationäre Erstbehandlung auf einer „unruhigen Aufnahmestation“ ist für den schizophrenen Kranken meistens unnötig und nachteilig, sie dient in der Regel den Bedürfnissen der Institution nach personeller Entlastung bzw. Konzentration intensiver Nachtbesetzung auf einer Station. Das ist in Großkrankenhäusern manchmal notwendig, in kleineren Kliniken kann die kontinuierliche Behandlung auf der gleichen Station oft leichter realisiert werden.

Der Verbleib auf der gleichen Station hat auch *für das Personal Vorzüge*: Pflegepersonen und Ärzte können den gesamten Krankheitsverlauf begleiten und schon nach anfänglicher Verwirrtheit und Erregung die kontinuierliche Besserung bis hin zur hoffentlich vollständigen Remission und Distanzierung sehen und die Nachbehandlung vorbereiten.

Optimal ist ein ruhiges Einzelzimmer mit einer (oder zwei) konstanten Bezugsperson des Pflegepersonal, die zumindest in den ersten Stunden beim Patienten im Zimmer bleiben kann. Da Schizophrene in dieser Situation in der Regel Angst haben, ist so eine Entängstigung am besten zu erreichen. Diese Begleitung in Verbindung mit initialer Medikation ist hilfreich und fördert die Distanzierung von der Psychose, manchmal mit geringerer Medikation als unter unruhigen Bedingungen.

Gute Erfahrungen wurden vereinzelt in den USA und auch in Europa (Bern, Gütersloh, neuerdings Hannover, s. Ciompi und Beine 1990) mit den „Soteria-Projekten“ gemacht. Dabei werden wohnliche und nicht klinische Umgebung mit ruhigen Zimmern und konstanten therapeutischen Bezugspersonen angestrebt und zeigen, daß schon in der ersten „Beruhigungsphase“ sich psychotische Symptome vermindern. Frühere Versuche, diese Effekte ohne Neuroleptika zu erreichen, wird man derzeit allerdings nicht anstreben.

Die Diagnostik muß sobald wie möglich durchgeführt werden, bei leichten und mittelschweren Erkrankungen vor der Medikation, bei schweren Erkrankungen in den nächsten Tagen nach erster medikamentöser Entängstigung:

- vollständiger psychopathologischer Befund,
- Anamnese psychiatrisch und allgemeinmedizinisch,
- Fremdanamnese,
- körperliche, insbesondere neurologische Untersuchung,
- Laboruntersuchungen zum Ausschluß internistischer Erkrankungen und von Drogeneinflüssen,
- EEG und bildgebende Verfahren (CT oder NMR), insbesondere bei Ersterkrankungen, sonst in größeren Abständen auch bei Wiedererkrankungen.

4.2.2 Medikation bei Ersterkrankungen

Bei leichten bis mittelschweren Ersterkrankungen einschleichende Dosierung oral

- mit konventionellen Neuroleptika mittlerer oder hoher Potenz, beginnend mit ca. 150 Chlorpromazinäquivalenten (z.B. 3 mg Fluphenazin oder Flupentixol oder Haloperidol oder 15 mg Perphenazin), alle 2 Tage Dosissteigerung bis zu beginnender antipsychotischer oder extrapyramidaler Wirkung oder
- mit einem der neuen atypischen Neuroleptika.

Bei *mittelschweren Ersterkrankungen* ist die erforderliche therapeutische Dosis noch nicht bekannt. Sie muß erst durch schrittweise Dosissteigerung ermittelt werden.

Wenn die psychotische Symptomatik das zuläßt, ist ein solches Vorgehen schonend, weil es initiale Nebenwirkungen gering hält und unnötige Überdosierungen vermeiden hilft, wenn z.B. Patienten empfindlich reagieren und sich schon unter niedrigen Dosen bessern.

Oft ist eine solche Besserung dann schon nach einigen Stunden ansatzweise zu registrieren, sicher aber innerhalb von 1 bis 2 Tagen.

Eine produktive psychotische Symptomatik ist am sichersten mit konventionellen Neuroleptika mittlerer bis hoher Potenz zu behandeln. Präparate niedriger Potenz sind dauerhaft nicht empfehlenswert, weil sedierende und vegetative Begleitwirkungen den Patienten belasten und evtl. notwendige Dosissteigerungen limitieren, so daß u.U. die Remission nicht erreicht wird.

Wenn schon anfangs wegen langer Vorerkrankung und mangelhafter Compliance an eine spätere Umstellung auf Depot-Neuroleptika gedacht wird, sollte gleich dieses Präparat in oraler Form gewählt werden, weil dann Verträglichkeit und spätere Umstellung auf das Depot besser abschätzbar sind. Falls initial bei ängstlicher Reaktion ein sedierender Effekt erforderlich ist, kann man am ersten und zweiten Tag (selten länger) ein niederpotentes Neuroleptikum oder ein Benzodiazepin hinzugeben.

In der Regel empfiehlt sich eine Monotherapie mit nur einem Neuroleptikum.

Begonnen werden sollte mit etwa 150 Chlorpromazinäquivalenten, was nur ausnahmsweise zu hoch ist und dann zu reduzieren ist. Häufiger ist diese Initialdosis zu niedrig und muß schrittweise gesteigert werden, am besten alle zwei Tage, bei quälender Symptomatik und fehlendem Effekt schon nach einem Tag.

Ein Ansprechen des ersten Neuroleptikums mit der Initialdosis ist in den ersten beiden Tagen feststellbar, längeres Zuwarten hat keine Vorteile. Deshalb empfiehlt sich anschließende Dosissteigerung, alle zwei Tage um ca. 50 Chlorpromazinäquivalente, bei quälender Symptomatik kann natürlich täglich gesteigert werden - bis zur beginnenden Rückbildung der Psychose oder bis zu ersten extrapyramidalen Nebenwirkungen.

Wenn bei einer bestimmten Dosis die psychotische Symptomatik sich zurückzubilden beginnt, kann auf weitere Dosissteigerung verzichtet und mit der bisherigen Dosis gleichbleibend ein bis zwei Wochen behandelt werden. Stagniert in dieser Zeit die Rückbildung der Psychose, so ist erneut die Dosis zu steigern (zu den Prädiktoren effizienter Akutbehandlung s.a. Doddi et al. 1993, Gaebel et al. 1993).

Bei *beginnenden extrapyramidalen Symptomen (EPS)* kann man zwei Wege wählen:

- Bei schon beginnender antipsychotischer Wirkung kann man die Dosis um 20 bis 30% senken und beobachten, ob EPS sich zurückbilden und trotzdem der antipsychotische Effekt weiterhin fortschreitet.

- Bei fehlender antipsychotischer Wirkung sollte die Dosis nicht gesenkt, sondern dann ein Antiparkinson-Mittel zugegeben werden. Eine prophylaktische Antiparkinson-Medikation ist ungünstig, weil sie entweder unnötig ist oder durch Verschleierung der *neuroleptischen Schwelle* (s.o.) Überdosierungen begünstigt.

> Erst bei extrapyramidalen Nebenwirkungen sollte ein Antiparkinson-Mittel zugegeben werden, nicht schon prophylaktisch.

Der beginnende extrapyramidale Effekt zeigt die zentralnervöse Rezeptorbesetzung an. Eine weitere Dosissteigerung ist auch bei ausbleibendem antipsychotischen Effekt in der Regel nicht hilfreich.

Die bisherige Dosis sollte dann etwa 2 Wochen beibehalten werden. Denn die antipsychotische Wirkung setzt ja oft nicht zeitlich parallel sofort mit extrapyramidaler Nebenwirkung ein, sondern oft verzögert. *Die Distanzierung von der Psychose ist ein innerpsychischer Prozeß*, der z.B. bei längerer vorhergehender Symptomdauer längere Zeit erfordert (Abb. 4.**3**).

> Das Einsetzen antipsychotischer Wirkung hängt ab von:
> - der Substanz und deren biologischer Wirkung,
> - der individuell erforderlichen therapeutischen Dosis,
> - der Dauer der vorbestehenden psychotischen Symptomatik.

Zu erinnern ist hier noch einmal daran, daß *die erforderliche therapeutische Dosis interindividuell erheblich variieren kann*, also u.U. eine höhere Dosis in Einzelfällen erforderlich ist, bis antipsychotische Effekte eintreten.

Wenn trotz EPS über 2 Wochen kein wesentlicher (oder bei langen Vorerkrankungen wenigstens teilweiser) antipsychotischer Effekt eintritt, ist ein *Substanzwechsel* indiziert:

Dann sollte eine Substanz aus einer anderen chemischen Gruppe gewählt werden, also bei bisheriger Behandlung mit einem Phenothiazin dann ein Butyrophenon und umgekehrt.

Mit der Zweitsubstanz kann in aller Regel mit einer Äquivalenzdosis auf bisherigem Niveau begonnen und bei fehlenden EPS gesteigert werden.

Bei antipsychotischem Teileffekt und leichten EPS ist die Behandlung bis zur vollständigen Remission fortzusetzen.

Wenn trotz erreichter EPS nach weiteren 2 Wochen (bei langen Vorerkrankungen nach 3 bis 4 Wochen) nicht wenigstens ein beginnender antipsychotischer Effekt festgestellt werden kann, ist ein *weiterer Substanzwechsel* indiziert: dann sollte ein atypisches Neuroleptikum gewählt werden, am besten Clozapin wegen des bisher schon hinreichend untersuchten, oft guten Effektes. Sobald mit den neuen atypischen Neuroleptika hinreichende Ergebnisse zur guten Wirksamkeit bei relativer Therapieresistenz vorliegen, können natürlich auch diese Substanzen gewählt werden.

> Ein schneller Substanzwechsel bei bisher nicht ausreichender Dosis (bei konventionellen Neuroleptika ohne leichte EPS als Indikator, bzw. bei zu niedrigem Blutspiegel) ist unnötig und hilft nicht.
> Vorerst sollte die Dosis überprüft und angepaßt werden.

Wenn der Arzt mit *neuen atypischen Neuroleptika* hinsichtlich Substanz und Dosierung zureichende Erfahrung hat, können leichte bis mittelschwere Erkrankungen schon initial damit behandelt werden. Eine Ausnahme stellt Clozapin dar, das erst bei Versagen von zwei anderen Neuroleptika eingesetzt werden darf. Damit ist ähnlich zu verfahren und ein entsprechender Substanzwechsel zu konventionellen Neuroleptika erst indiziert, wenn mit ausreichender Dosierung über zwei Wochen keine zumindest beginnende antipsychotische Wirkung festzustellen ist.

Bei *schweren Ersterkrankungen* und dann insbesondere bei starker Angst und/oder schwerer Erregung mit Selbst- oder Fremdgefährdung ist die einschleichende Dosierung nicht indiziert. Dann ist mit einem konventionellen Neuroleptikum gleich in *mittelhoher Dosis* (evtl. auch höherer Dosis) zu beginnen und durch tägliche Anpassung die erforderliche Dosis zu ermitteln.

Wenn eine initiale mittelhohe Dosis oral (in diesen Fällen am besten als Tropfen) von Patienten nicht akzeptiert wird oder innerhalb von zwei Stunden wenigstens nicht teilweise wirkt oder wenn dieser Wirkungseintritt etwa wegen starker Erregung nicht abgewartet werden kann, muß *initial parenteral* (i.v. oder i.m.) mediziert werden.

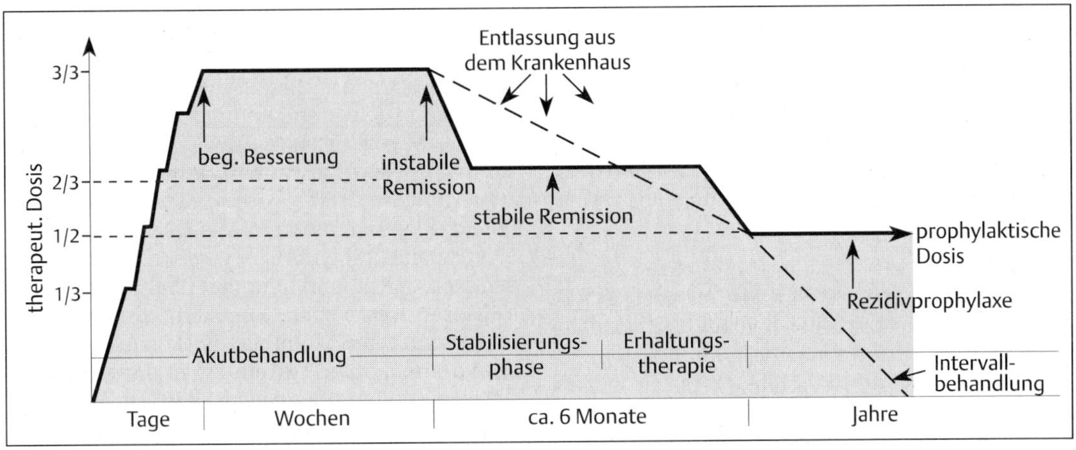

Abb. 4.**3** Neuroleptika-Dosierung in den verschiedenen Krankheits- und Behandlungsstadien (modifiziert nach Möller, Laux, Deister 1996)

Bei schweren Ersterkrankungen
- nicht einschleichend dosieren,
- gleich mittelhohe bis höhere Dosis eines konventionellen hochpotenten Neuroleptikums (z.B. 10 bis 15 mg Fluphenazin oder Haloperidol), oral oder i.m. (im Notfall langsam i.v.).
- Bei Erregung und Angst initial zusätzlich ein sedierendes Neuroleptikum (z.B. 50 mg Levomepromazin oral oder i.m.) oder ein Benzodiazepin (z.B. 10 mg Diazepam oral oder 5-10 mg parenteral).
- Jeden Handlungsschritt dem Patienten vorher ankündigen und kurz erklären, Bettruhe, beruhigende Sitzwache, Überwachung der Vitalfunktionen.
- Bei extrapyramidalen Nebenwirkungen (Frühdyskinesien, zum Teil erst bei Abklingen des initial hohen Blutspiegels) Biperiden i.v. oder oral.
- Evtl. zweite neuroleptische Dosis nach mehreren Stunden.
- Dann tägliche Dosisanpassung.

Bei hinreichender Kooperation des Patienten soll mit beruhigendem Zuspruch und entsprechender Erklärung der Versuch oraler Medikation gemacht werden. Mißlingt das, so ist es bei heftiger Erregung (die oft aus Angst resultiert) manchmal notwendig, eine relativ hohe initiale neuroleptische Dosis parenteral (am besten i.m., im Notfall langsam i.v.) zu verabreichen, in schweren Erregungssituationen unter Mithilfe mehrerer Pflegepersonen zur Vermeidung von Verletzungen. Das führt dann zu schneller Entängstigung und Beruhigung des Kranken und ist trotz initialer Abwehr durch den Patienten manchmal hilfreicher, als wenn stundenlange Überredungsversuche von immer heftigerer Angst des Kranken begleitet werden.

Die Notwendigkeit zur Injektion muß in diesen Fällen dem Patienten mit jedem Handlungsschritt erklärt werden, außerdem sind schnelle Entängstigung ebenso anzukündigen wie eintretende Müdigkeit und evtl. Senkung von Blutdruck und Muskeltonus. Selbstverständlich sollte der Patient dann liegen, und in den ersten Stunden muß eine Sitzwache bei ihm bleiben zur psychologischen Begleitung und zur Kontrolle der Vitalfunktionen.

Bei sehr schweren Erst- und Wiedererkrankungen und bei beginnender Katatonie hilft oft eine initial relativ hoch dosierte parenterale Neuroleptikagabe nach obigem Schema in Verbindung mit einem schnell wirksamen Benzodiazepin (am besten 2,5 mg Lorazepam (Tavor®-2,5 Expidet).
Dies macht die bei fortbestehender Katatonie sonst indizierte Elektrokrampftherapie oft entbehrlich.

Bei beginnender *Katatonie*, die ja oft durch massiv angsterfüllten Stupor charakterisiert ist, hilft die hochdosierte parenterale Entängstigung oft doch so gut, daß die sonst in Erwägung gezogene Elektrokrampftherapie nicht mehr erforderlich ist. Jedenfalls ist ein ein- bis zweitägiger medikamentöser Behandlungsversuch sinnvoll.

Insbesondere die Zugabe und dann gute Wirkung des schnell entängstigenden Benzodiazepins Lorazepam (Tavor® Expidet) weist darauf hin, daß angstvolle Starre die Hauptsymptomatik der Katatonie speist und daß schnelle medikamentöse Entängstigung die katatone Starre in vielen Fällen gut reduzieren kann (Jaspert u. Ebert 1994).

Fallbeispiel
Der 21jährige Bundeswehrsoldat erkrankte in Kanada relativ plötzlich mit heftigen Wahngedanken und entwickelte innerhalb von 4 Tagen ein katatones Syndrom. Der Stabsarzt sah die Indikation zur EKT in Heimatnähe und veranlaßte den Flug in eine deutsche Universitätsklinik. Am Tag vor und während des Fluges wurde i.v. mehrfach ein hochpotentes Neuroleptikum gegeben, zusätzlich Diazepam. Bei der Ankunft und in den nachfolgenden Tagen besserte sich darunter die Katanonie zunehmend, so daß eine EKT nicht mehr notwendig war. - Nach einigen Tagen entwickelte sich dann allerdings (wohl pharmakogen) eine depressive Symptomatik, die zu diagnostischer Unsicherheit und zwischenzeitlicher Gabe eines Antidepressivums führte, mit der Folge einer Reaktivierung psychotischer Symptomatik, so daß dann die Indikation zur fortgesetzten Neurolepsie klarer wurde.

Erst wenn über ein- bis zweitägige medikamentöse Behandlung die beginnende Katatonie nicht gebessert werden kann, sollte die EKT eingeleitet werden. Weiteres Zuwarten läßt dann in der Regel keine Besserung erwarten.

Elektrokrampftherapie

Bei der EKT wird elektrisch ein generalisierter Krampfanfall ausgelöst. Sie wird unter intensivmedizinischer Überwachung durch den Anästhesisten mit Vollnarkose und Muskelrelaxation durchgeführt.

Vorhergehend sollen insbesondere Benzodiazepine (wegen der Erhöhung der Krampfschwelle) abgesetzt werden. Ist die Weiterbehandlung mit Neuroleptika indiziert, sollte deren Senkung der Krampfschwelle berücksichtigt werden.

Ein Zungentubus empfiehlt sich, ein Gummikeil muß bereitgehalten werden.

Unter EKG-Überwachung und Intubationsbereitschaft wird eine i.v. Kurznarkose eingeleitet.

Gleichzeitig wird bei Rechtshändern am rechten Unterarm oder dem rechten Unterschenkel (bei Linkshändern linksseitig) eine Blutdruckmanschette gelegt und unmittelbar vor der Injektion des Muskelrelaxans über systolischen Druck gefüllt (um ein Einströmen des Muskelrelaxans zu verhindern). Dann wird in die liegende Braunüle das kurzwirkende Muskelrelaxans injiziert.

Anschließend wird über zwei Kalottenelektroden parasagittal und temporal über der nicht dominanten Hemisphäre kurzzeitig ein Stromfluß und damit eine Krampfaktivität ausgelöst. An der kontralateralen Extremität ist dabei ein tonischer Initialkrampf und nach einer Pause von wenigen Sekunden ein klonischer Krampf über knapp eine halbe Minute zu beobachten, an den übrigen Körperabschnitten wegen der Muskelrelaxation nicht (zur Technik s. Tauscher et al. 1997).

4.2.3 Medikation bei Wiedererkrankungen

Bei Wiedererkrankungen und bekannter früher wirksamer therapeutischer Dosis (alte Krankengeschichte, Notiz auf Ambulanzkarte, früheren Arztbrief faxen lassen) ist
- gleich mit der individuellen Wirkdosis zu beginnen bzw.
- eine zwischenzeitlich reduzierte prophylaktische Dosis ist entsprechend zu erhöhen,

weil die individuelle frühere Wirkdosis oft auch bei Wiedererkrankungen ähnlich wirksam ist und damit die Behandlungszeit bis zur erneuten Remission um die sonst anfängliche Dosisfindungszeit zu verkürzen ist.

Mehrere Studien konnten zeigen, daß die medikamentöse Ansprechbarkeit mit der individuellen therapeutischen Dosis früherer Behandlungen auch später ähnlich besteht, so daß gleich die individuelle Wirkdosis am ersten Behandlungstag verabreicht werden kann. So beschleunigt man den Besserungsprozeß und erreicht schneller die erneute Remission. Deshalb empfiehlt es sich, bei oder nach vorhergehenden stationären Behandlungen neben der meist im Abschlußbrief erwähnten Entlassungs- oder Erhaltungsdosis zur Rezidivprophylaxe auch die vorher gefundene therapeutische Wirkdosis aus der akuten Zeit im Abschlußbrief und dann auf den Ambulanzunterlagen übersichtlich zu notieren.

In der gleichen Weise sollten Unverträglichkeiten bzw. Dosierungen und Substanzen, die zu wesentlichen EPS führten, notiert sein.

Nur wenn die früher wirksame Dosis und deren Verträglichkeit bekannt sind, kann bei stationärer Akutbehandlung gleich anfangs (ähnlich wie bei ambulanter Akutbehandlung) ein *Depot-Neuroleptikum* in Höhe von etwa zwei Dritteln (sicherheitshalber zur Vermeidung von Überdosierungen) der äquivalenten Wirkdosis gegeben werden. In den ersten Tagen, bis zum Wirkungseintritt des Depots, kann dann mit oraler Zugabe der gleichen Substanz die jetzt erforderliche Dosis erreicht werden. Ansonsten sind Dosiserhöhungen bzw. -verminderungen über Intervallveränderungen ja leicht möglich.

Wann Clozapin?

Clozapin ist nicht Mittel der ersten Wahl. Es kann erst dann verwendet werden, wenn aus früheren stationären Akutbehandlungen oder aus der ambulanten Zeit medikamentöser Rezidivprophylaxe bekannt wurde, daß unter zwei differenten konventionellen Neuroleptika (natürlich in angemessener Dosierung)

- keine ausreichende Wirkung eintrat oder
- intolerable Nebenwirkungen auftraten
- und bei Behandlungsbeginn ein normaler Leukocytenbefund vorliegt.

Weitere Einzelheiten sind weiter oben im Abschnitt 3.4. zu finden und auch in den nachfolgenden Kap. 5 und 6.

Zu bedenken ist, daß die Clozapindosierung zu Behandlungsbeginn wegen der initialen Sedierung und Kreislaufwirkung immer einschleichend erfolgen muß. Deshalb kann es zur Akutbehandlung meistens nicht bei sehr schwerer Erkrankung mit dem Erfordernis sofortiger höherer Dosis angewandt werden, sondern nur bei leichten bis mittelschweren Erkrankungen.

4.3 Weiterbehandlung und Vorbereitung zur Nachbehandlung

Nachdem eine wirksame Dosis erreicht wurde (Indikatoren: beginnende antipsychotische Wirkung, leichte extrapyramidale Nebenwirkung bei konventionellen Neuroleptika, evtl. Blutspiegel im mittleren Bereich), soll diese beibehalten und damit die medikamentöse Behandlung fortgesetzt werden - bis zur vollständigen Remission der Psychose.

> Ziel ist immer die vollständige Remission der produktiven Symptomatik der Psychose bei möglichst geringen Nebenwirkungen. Sich mit vorzeitigem Verzicht auf hinreichende Behandlung zu begnügen, ist ärztlich nicht vertretbar.

Wenn die Compliance des Patienten gering ist, er den Neuroleptika gegenüber generell skeptisch eingestellt ist, oder wenn unerwünschte Arzneimittelwirkungen belasten, so stellt das allein keinen Grund dar, mit der Dosierung wieder zurückzugehen auf ein nicht hinreichend wirksames Niveau.

Auch in anderen Bereichen der Medizin würde man nicht so verfahren und sich mit einer Teilbesserung begnügen bzw. eine Chronifizierung in Kauf nehemen: Bei einer Fraktur entfernt der Chirurg den Gips nicht zu früh mit dem Risiko einer Pseudarthrose, wenn der Patient über die Schwere des Gipses klagt. Bei einer Pneumonie setzt der Internist Antibiotika nicht vor der Ausheilung ab mit der Begründung, Antibiotika hätten sonst Nebenwirkungen. Die Behandlung einer Pyelonephritis zu früh zu beenden, würde eine Chronifizierung mit dem Risiko späterer Nierenfunktionseinschränkungen fördern. Der Urologe begnügt sich auch bei oberflächlichem Blasenkarzinom nicht mit einer Teilentfernung einiger Herde.

Ähnliches gilt in der Psychiatrie: Die produktive Symptomatik einer Psychose ist grundsätzlich mit medikamentöser Behandlung gut zu erreichen. Eine zu frühe Dosisminderung oder gar Beendigung ist kontraindiziert. Der frühe Verzicht auf vollständige Remission stellt die Hauptursache später immer schwerer zu behandelnder Chronifizierung dar (Kap. 5).

Wenn der Patient eine Fortsetzung der Behandlung nicht wünscht, soll der Arzt diesem Wunsch nicht nachgeben, sondern den Patienten erneut eingehend über Behandlung und Verlauf informieren. Oft muß dann auch die Familie einbezogen werden, weil die Ablehnung des Patienten manchmal zurückgeht auf die Meinung eines einflußreichen Familienangehörigen, der evtl.

grundsätzliche Bedenken gegenüber Psychopharmaka hat, die ja in der Bevölkerung weit verbreitet sind (s. Angermeyer et al. 1993).

Wenn der Arzt geneigt ist, solchen Bedenken vorschnell zu folgen und auf eine wirksame Behandlungsdauer zu verzichten, sollte er seine eigene Einstellung gegenüber dem psychiatrischen therapeutischen Instrumentarium kritisch überprüfen. Dem vermeintlichen kurzfristigen Vorteil schneller Dosisminderung oder gar unterdosierter Therapie steht die Gefahr späterer Chronifizierung des Leidens gegenüber.

Die wirksame therapeutische Dosis ist deshalb bis zur vollständigen Remission der Psychose beizubehalten (ggf. mit gelegentlicher vorsichtiger Dosiskorrektur bei Kumulation oder bei beschleunigter Metabolisierung).
Erst dann kann die Dosierung schrittweise um ein Viertel oder Drittel vermindert werden, wenn Nebenwirkungen das erfordern. Beim Wiederaufflackern psychotischer Symptome ist die Dosierung wieder zu erhöhen.
Die Dauer bis zur Remission hängt u.a. ab von
- Art und Dauer des vorhergehenden Verlaufs,
- Medikament: erforderliche therapeutische Dosis und Rezeptorbindungsprofil,
- Persönlichkeitsfaktoren.

Einfluß des vorhergehenden Krankheitsverlaufs

Bei einem langhingezogenen Vorverlauf mit langsam zunehmender produktiver Symptomatik ist die Remission oft erst später zu erreichen als bei kurzem, wenn auch heftigem Vorverlauf. Bei Letzterem kommt es häufig schnell zur Remission (s.o. Kapitel Verlauf und Prognose). Solche Patienten begeben sich dann oft auch bei heftiger Symptomatik schneller in Behandlung als Patienten mit langhingezogenem Vorverlauf.

Bei kurzer Krankheitsdauer klingen produktive Symptome unter geläufiger Dosierung oft in kurzer Zeit wieder ab. Die Studie von McEvoy et al. (1991, Abb 4.**4**) zeigte, daß bei einer Symptomdauer von wenigen Wochen oder Monaten praktisch immer schon innerhalb eines Monats die Remission erreichbar ist. Bei einer Symptomdauer von über einem halben Jahr ist das nur bei jedem zweiten Kranken kurzfristig der Fall und verlangt längere Behandlungszeiten.

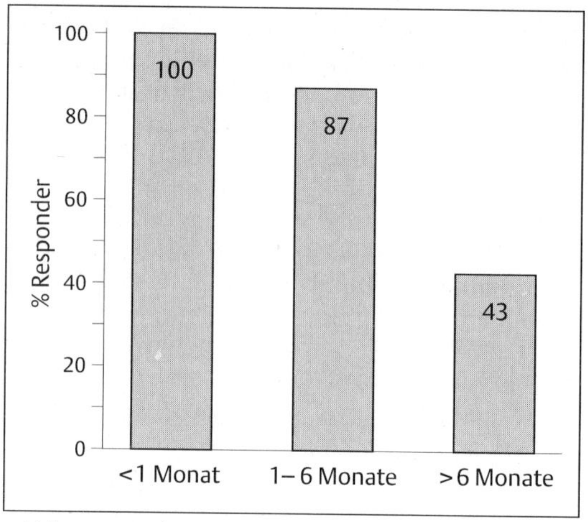

Abb. 4.**4** Wirksamkeit neuroleptischer Behandlung innerhalb von 38 Tagen je nach Dauer der Psychose vor Therapiebeginn (nach McEvoy et al. 1991)

Auf die interindividuell oft sehr unterschiedliche therapeutische Dosis ist weiter oben schon eingegangen worden. Daß bei unzureichender therapeutischer Wirkung einerseits die Dosis gesteigert werden muß, wurde ebenfalls schon bei der Akutbehandlung erörtert. Andererseits kann manchmal ein Substanzwechsel auch bei gleicher äquivalenter Dosishöhe helfen, weil das Rezeptorbindungsprofil dann evtl. günstiger ist. Das erklärt z.B. günstige Effekte des Clozapins trotz gleicher Dosisäquivalenz.

Die *Persönlichkeitsfaktoren* des Patienten bestimmen mit, ob eine flexible Umstellung bei veränderter Symptomentwicklung schon frühzeitig gelingt oder erst später. Und die Art der Symptomatik spielt natürlich ebenfalls eine Rolle: Von äußerer Bedrohung können sich die meisten Patienten schneller distanzieren als etwa von angenehmem Liebeswahn.

Die ambulante medikamentöse und psychosoziale Nachbehandlung muß schon im Krankenhaus vorbereitet und eingeleitet werden. Hier entscheiden sich häufig schon die spätere Compliance und der weitere Krankheitsverlauf.

Die Zeit im Krankenhaus zwischen beginnender Symptombesserung und vollständiger Remission sollte schrittweise zunehmend für die Vorbereitung zur Nachbehandlung genutzt werden. Wichtig sind dabei besonders:

- Information des Kranken über seine Erkrankung und aktuelle Behandlung,
- frühzeitiger und wiederholter Einbezug der Angehörigen mit gleichen Zielen,
- Hilfe zur angemessenen Krankheitsverarbeitung,
- Information über und Vorbereitung der ambulanten Weiterbehandlung bis zur stabilen Remission und über zumindest mehrere Monate,
- Möglichkeiten der Rezidivprophylaxe: Langzeitmedikation oder Intervallbehandlung,
- Hilfen zur psychosozialen Reintegration.

Es versteht sich von selbst, daß die Information des Kranken über seine Erkrankung und Behandlung frühzeitig notwendig ist, damit er die Behandlungsschritte versteht, an ihnen mitwirken und sie später fortsetzen kann. Ebenso müssen die oft verängstigten, verunsicherten und ambivalent reagierenden Angehörigen schon im Krankenhaus durch mehrfache Gespräche einbezogen werden mit dem Ziel rechtzeitiger Information, Entlastung von Schuldgefühlen, Mithilfe bei der Nachbehandlung.

Je früher Hilfen zu einer angemessenen und konstruktiven Krankheitsverarbeitung angeboten werden, desto leichter gelingt den Patienten eine innerpsychische Restabilisierung, desto besser können sie an Überlegungen zur ambulanten Nachbehandlung und späteren Rezidivprophylaxe mitwirken. Diese müssen mit ihnen entsprechend ihrer aktuellen Krankheitsentwicklung erörtert werden, wenn wir die nachstationäre Compliance fördern wollen.

Hilfen zur sozialen Reintegration sind zu erörtern oder einzuleiten. Dazu gehören schon aus dem Krankenhaus heraus Besuche in der Familie.

Ob Kontakte zu *Freunden* schon früh erfolgen sollen, ist im Einzelfall zu überlegen. Sicher ist es wünschenswert, daß Kontakte nicht abreißen und bald wieder aufgenommen werden. Andererseits kann es auch für die Freundschaften belastend sein, wenn der Kranke zu früh mit psychotischer Restsymptomatik und evtl. sichtbaren Nebenwirkungen der Medikation Kontakte aufnimmt und sich und die Beziehung damit überfordert. Wenn aber einzelne Freunde die akute Erkrankung miterlebt haben, ist es oft hilfreich, wenn sie die Rückbildung der Psychose auch erleben können.

Soziale und berufliche Belastungserprobung sollte schrittweise und nicht zu früh erfolgen, sicher nicht vor weitgehendem oder vollständigem Abklingen produktiver Symptome, weil sonst die Gefahr der Überforderung besteht, mit zum Teil ungünstigen Folgen für die spätere Tätigkeit.

Eine schizophrene Psychose ist oft eine schwere Erkrankung. Wie nach anderen schweren Erkrankungen auch darf man sich Zeit lassen zur Rekonvaleszenz:
- Besuche zu Hause eher früh, Arbeitsaufnahme erst später bei stabiler Besserung.
- Der Übergang vom Krankenhaus zu gewohnten Lebensbezügen sollte schrittweise erfolgen. Er gelingt besser (und früher) bei wohnortnaher Krankenhausbehandlung.
- Bei wohnortferner stationärer Behandlung kommen Patienten oft spät hinein und spät heraus.

Wann Krankenhausentlassung?

Die Behandlung der akuten Schizophrenie ist ja mit der initialen Krankenhausbehandlung nicht abgeschlossen. Medikamentöse Behandlung und psychosoziale Unterstützung müssen über die Entlassung hinaus ambulant fortgesetzt werden.

Die Medikation muß mindestens ein halbes Jahr über die Remission hinaus fortgesetzt werden.

Bei Ersterkrankungen und günstig verlaufenden Wiedererkrankungen ist die Medikation nach der Akutbehandlung mindestens über ein halbes Jahr nach der vollständigen Remission fortzusetzen, meistens länger, auch wenn dann die Dosis möglicherweise langsam reduziert werden kann. Die psychosoziale Betreuung muß ebenfalls über längere Zeit fortgesetzt werden, bis die schwere Erkrankung akute Schizophrenie soweit verarbeitet wurde, daß die Wiederaufnahme gewohnter Lebensbezüge möglich erscheint.

Darüber müssen rechtzeitig, schon im Krankenhaus, Patienten und Angehörige informiert und aufgeklärt werden.

Bei und nach Abklingen produktiver psychotischer Symptome bekommen deshalb psychotherapeutische und soziotherapeutische Hilfen zunehmende Bedeutung, insbesondere
- zur Krankheitsverarbeitung und Angehörigenberatung und

- zur stufenweisen Aufnahme zwischenmenschlicher Kontakte und gewohnter Tätigkeiten.

Die Krankenhausentlassung kann erfolgen, wenn begonnen wurde mit
- Hilfe zur Krankheitsverarbeitung,
- Information von Patient und Angehörigen über die Weiterbehandlung,
- ersten Kontakten zur gewohnten Lebensumgebung.
- Bei der Entlassung muß mit dem nachbehandelnden Arzt Kontakt aufgenommen (am besten persönlich) und ein erster Termin vereinbart worden sein.

Je mehr Sorgfalt darauf verwandt wurde, den Patienten und seine Angehörigen über die Notwendigkeit der Weiterbehandlung über die Krankenhausentlassung hinaus zu informieren und zu beraten, desto besser ist die nachfolgende Compliance und damit der weitere Krankheitsverlauf.

Es hat sich auch gezeigt, daß Schizophrene nicht grundsätzlich eine geringe Compliance mit weiterführenden Maßnahmen haben, sondern daß sie nur besonders sorgfältig darauf vorbereitet werden müssen, weil ähnliche Kenntnisse wie bei somatischen Erkrankungen nicht selbstverständlich vorausgesetzt werden können. Daß man nach einer Operation zur Kontrolle der Wundheilung und zum späteren Fädenziehen noch einen Arzt aufsuchen muß, daß nach einem Herzinfarkt die Medikamenteneinstellung einschließlich EKG-Kontrollen im Rahmen einer Nachbehandlung beobachtet werden müssen, ist allgemeiner bekannt als Art und Dauer einer Nachsorge nach psychiatrischer stationärer Behandlung.

Es hat sich sehr bewährt, den Patienten nicht mit der Empfehlung aus dem Krankenhaus zu entlassen, er möge sich anschließend einen Arzt seiner Wahl suchen, um sich von dem dann noch die zuletzt gegebenen Medikamente verschreiben zu lassen. Das können Patienten und Angehörige dann manchmal nicht hinreichend verstehen. Es zeigte sich, daß die Compliance mit weiterer Nachbehandlung deutlich höher ist, wenn schon von der Station aus Kontakt zum nachbehandelnden Arzt aufgenommen wird. Hilfreich ist es auch, wenn der Patient vor der Entlassung diesen ausgewählten nachbehandelnden Arzt schon einmal zum ersten Kennenlernen aufsucht.

Auf jeden Fall sollte aber telefonischer Kontakt schon vom Krankenhaus her aufgenommen werden mit Vereinbarung eines konkreten ersten Termins nach der Entlassung.

Das gelingt gut, wenn die Klinik eine eigene Nachsorge-Ambulanz hat und der Stationsarzt zusammen mit dem Patienten persönlichen Kontakt zum weiterbehandelnden Arzt herstellt. Das kann aber auch mit dem Nervenarzt oder dem Hausarzt gelingen.

Nach dem Dargestellten ist verständlich, daß die Entlassung früher erfolgen kann, wenn nachsorgende Ärzte oder Institutionen in der Nähe erreichbar sind, wenn Angehörige schon in der letzten Zeit der Krankenhausbehandlung häufiger zu Besuch kommen bzw. die Patienten ihre gewohnte Lebensumgebung häufiger von der Station aus schon aufsuchen konnten zu therapeutischen Belastungsurlauben, etwa über das Wochenende oder auch innerhalb der Woche. Insofern kann die Entlassung bei wohnortnaher Behandlung in der Regel früher erfolgen als bei einer sehr weit entfernten stationären Institution.

In mehreren Studien zeigt es sich, daß die Zahl kurzfristig eintretender Rezidive steigt, wenn die Krankenhausbehandlung nur sehr kurz war. Das hat dann wahrscheinlich aber nicht primär etwas mit der Länge des stationären Aufenthaltes zu tun, sondern mit dem Verzicht auf sorgfältige Vorbereitung der Weiterbehandlung. An der eigenen Ambulanz war zu sehen, daß bei entsprechend guter Compliance auch sehr kurze stationäre Kriseninterventionen dann nicht von gehäuften Rezidiven gefolgt sein müssen, wenn die anschließende Nachbehandlung sorgfältig fortgesetzt wird.

Auf jeden Fall sind der Patient und seine Angehörigen darauf hinzuweisen, daß mit der Entlassung aus dem Krankenhaus die Behandlung nicht beendet ist. Wenn Patienten und Angehörige jetzt schon darüber informiert wurden, daß später eine Intervallbehandlung zu diskutieren ist, die gemeinsam mit dem nachbehandelnden Arzt erörtert werden soll, auf jeden Fall aber auch Neuroleptika nicht plötzlich abgesetzt werden sollen, lassen sich kurzfristige Rezidive durch mangelhafte Compliance nach der Krankenhausentlassung deutlich reduzieren. Und je sorgfältiger schon mehrere Belastungsurlaube gestaltet werden konnten, desto geringer ist die Gefahr schneller Dekompensationen unter den Belastungen nachstationären Einlebens in gewohnter Umgebung.

5 Therapieresistenz

Häufigkeit und Ursache nicht ausreichender Effizienz bisheriger Behandlung werden dargestellt, mit der Beschränkung auf die Therapieresistenz bezüglich produktiver Symptome. Anschließend werden therapeutische Möglichkeiten erörtert, die doch noch zur vollständigen oder weitgehenden Remission beitragen können.

5.1 Häufigkeit, Ursachen, Prädiktoren

5.1.1 Definition

Vorab sind die *Ebenen der Therapieresistenz* zu bedenken. Günstig beeinflussen wollen wir bei der Schizophreniebehandlung ja mehrere Bereiche: typische psychopathologische Symptome produktiver Psychose, Negativ-Symptome, funktionelle Einschränkungen, Verhaltensstörungen, subjektives Mißbehagen. Dementsprechend kann sich Therapieresistenz beziehen auf:
- positive Symptome,
- negative Symptome,
- Verhaltensstörungen,
- psychosoziale Funktionseinschränkungen,
- depressive Symptome.

In diesem Kapitel soll die Resistenz bei der Therapie produktiver Symptome ganz im Vordergrund stehen. Denn die Persistenz produktiver Symptome zieht eine wesentliche Einschränkung auch anderer Bereiche nach sich: Mit fortbestehenden Halluzinationen und Wahngedanken sind normale Lebensmöglichkeiten dauerhaft behindert. Und die Therapieresistenz produktiver Symptomatik muß besonders beachtet werden, weil bei unzureichender anfänglicher Therapie später die Remission lange Zeit bestehender produktiver Symptome immer schwerer wird.

Verhaltensstörungen resultieren meistens aus fortbestehenden produktiven Symptomen, teilweise natürlich auch aus lähmender Negativ-Symptomatik.

Der Therapie negativer und depressiver Symptome wird ein eigenes Kapitel gewidmet (Kap. 7) und fortbestehende psychosoziale Funktionseinschränkungen haben verschiedene Ursachen, so daß neben der Überprüfung medikamentöser Therapie auf verschiedenen Ebenen psychosoziale Maßnahmen notwendig sind, die ebenfalls separat erörtert werden.

Die Definition der Therapieresistenz bei produktiven Symptomen hängt natürlich von der Definition therapeutischer Wirkung ab und von der Art der bisherigen Therapie. Nach May et al. (1988) wurden 6 Grade für das Ansprechen auf eine Neuroleptikatherapie definiert:
- exzellentes Ansprechen mit vollständiger Remission innerhalb einer Woche,
- sehr gutes Ansprechen mit Remission innerhalb von 4 Wochen,
- gutes Ansprechen mit sozialer Remission innerhalb von 4 Wochen, aber noch geringen psychopathologischen Restsymptomen,
- mäßiges Ansprechen mit partieller sozialer Remission nach längerem stationären Aufenthalt,
- schlechtes Ansprechen mit fehlender klinischer und sozialer Remission nach mindestens 6monatiger Behandlung,
- schwere Therapieresistenz trotz neuroleptischer Hochdosierung und intensiver soziotherapeutischer Maßnahmen.

Für die Therapieabhängigkeit muß auch die Dosis bedacht werden: Wenn man mit niedriger Standarddosierung behandelt und einen Zeitraum von nur etwa 4 Wochen zugrunde legt, wird die Therapie bei mehr als 50% der Kranken keinen ausreichenden Erfolg zeigen.

Von Therapieresistenz soll deshalb in diesem Kapitel nur dann gesprochen werden, wenn

- trotz angemessener Dosierung mit
- mindestens drei neuroleptischen Substanzen unterschiedlicher chemischer Gruppen
- jeweils über mindestens 6 Wochen
- keine Remission produktiver Symptome erreicht wurde (bzw. bei sehr langer Vorerkrankung keine wesentliche Reduktion).

5.1.2 Häufigkeit und Ursachen

Unter dieser Voraussetzung ist bei etwa 20% der Patienten mit einer so definierten Therapieresistenz zu rechnen.

Da durch intensivere und längere therapeutische Maßnahmen bei einem großen Teil dieser Patienten später doch noch eine Remission erreicht werden kann, sollte deshalb vorläufig von *relativer Therapieresistenz* gesprochen werden. Ein wirkliches Therapieversagen (also trotz Ausschöpfung aller therapeutischen Möglichkeiten) betrifft glücklicherweise nur etwa 3 bis 5% der Patienten.

> Relative Therapieresistenz nach üblicher Behandlung ist bei ca. 20% der Patienten zu erwarten, absolute Therapieresistenz (Therapieversagen) besteht nur bei ca. 3 bis 5%.
> Die häufigste Ursache ist zu niedrige Dosierung.

Die häufigste *Ursache* relativer Therapieresistenz ist eine *bisher zu niedrige neuroleptische Dosierung*: Entweder nimmt der Patient die verordnete Dosis nicht vollständig ein oder er braucht eine höhere als übliche Dosis, hat sie aber bisher nicht erhalten. Weiter oben in Kap. 3 und 4 wurde dargestellt, daß die individuell erforderliche therapeutische Dosis interindividuell sehr unterschiedlich ist. Die Gründe dafür sind nur teilweise bekannt und betreffen z.B. Metabolisierung, Rezeptorempfindlichkeit usw.

Bei relativer Therapieresistenz gibt es zwei Anzeichen der Unterdosierung: Entweder liegt der Blutspiegel der bestimmbaren Substanzen oder der Prolaktinspiegel im eindeutig zu niedrigen Bereich. Oder bei konventionellen Neuroleptika fehlen extrapyramidale Nebenwirkungen als Hinweis auf zureichende Rezeptorbesetzung.

Mangelhafte Compliance des Patienten bleibt hier außer Betracht, weil dadurch ja keine wirkliche Therapieresistenz bedingt ist. Auf die relativ zu niedrige Dosierung trotz guter Compliance wird im Abschnitt zur Therapie eingegangen werden.

Zu kurze Dauer der Behandlung

Es ist an verschiedenen Stellen (z.B. zu Prognose und Verlauf im Kap. 2 und bei der Besprechung der Akutbehandlung) schon darauf hingewiesen worden, daß außer Präparat und Dosishöhe auch die Behandlungsdauer für das Erreichen kompletter Remission wichtig ist. Allgemein ist zu sagen, daß insbesondere bei langer vorheriger Krankheitsdauer bei weniger dramatischer Akutsymptomatik (was ja zusammenhängt, da bei heftiger Symptomatik in der Regel eine Behandlung schnell veranlaßt wird) längere Behandlungsdauern erforderlich und dann auch oft wirksam sind.

Biochemische Faktoren

Es ist verständlich, daß bei hohem First-pass-Effekt oder hoher Metabolisierung geläufige Dosen nicht geeignet sind, einen ausreichenden Blutspiegel und damit eine ausreichende Rezeptorbindung zu erreichen. Das läßt sich ebenfalls durch Blutspiegel- oder Prolaktinbestimmung klären und muß zu Dosiserhöhung oder parenteralem Behandlungsversuch veranlassen.

Aber auch das unterschiedliche Rezeptorbindungsprofil kann Ursache relativer Therapieresistenz sein, wobei in den einzelnen Fällen eine genaue Klärung heute noch nicht möglich ist. Das dann doch oft bessere Ansprechen nach Wechsel der Substanz zu einem gänzlich anderem Profil (z.B. bei Wechsel zu atypischen Neuroleptika) weist auf diese Verhältnisse hin.

Interaktionen mit anderen Substanzen

Etwa bei der psychosefördernden Wirkung fortgesetzten Drogenmißbrauchs ist relative Therapieresistenz plausibel. Bei gleichzeitiger Gabe von Antidepressiva liegen ähnliche Verhältnisse vor, weil dadurch in der Regel ein symptomprovozierender Effekt hervorgerufen wird (Einzelheiten siehe Depression in Kap. 7). Und Substanzen, die den Serumspiegel mancher Neuroleptika senken, wie z.B. Carbamazepin, müssen in ihrer Indikation überprüft werden. Sind sie notwendig, muß das Neuroleptikum entsprechend höher dosiert werden.

Diagnose bzw. Verlaufsstadien

Daß bei scheinbarer Therapieresistenz immer wieder die diagnostische Sicherheit überprüft werden muß, ist selbstverständlich. Denn z.B. die paranoide Symptomatik einer wahnhaften Depression wird sich auch durch höher dosierte Neuroleptika eher verschlechtern (wegen der pharmakogenen Depressionsförderung), wenn nicht primär die Depression wirksam behandelt wird.

Schwierig ist manchmal die Differenzierung zwischen Therapieresistenz und Krankheitsstadien, wenn etwa eine akute paranoide Psychose in Wirklichkeit unter der neuroleptischen Behandlung schon abgeklungen ist und ohne symptomfreies Zwischenstadium in ein postpsychotisches paranoides depressives Syndrom überging. Ein Fallbeispiel dazu wird im Therapieabschnitt 5.2.2 dargestellt.

Andere Einflußfaktoren

Nicht identisch damit, aber in der funktionellen Bedeutung eng verbunden ist folgende Beobachtung: Unter der Behandlung mit konventionellen Neuroleptika und relativ hoher Dosis mit Antriebsmangelsyndrom, depressivem Syndrom und *extrapyramidalen Nebenwirkungen* gelingt manchen Patienten die Distanzierung von (eindeutig diagnostiziertem) psychotischen Erleben nicht hinreichend. Gelegentlich (z.B. bei Klieser und Lehmann 1993) ist ein Zusammenhang zwischen diesen Nebenwirkungen und relativer Therapieresistenz fast als Regel angesehen worden.

Wenn dann ein Antiparkinson-Mittel oder ein angstlösendes Benzodiazepin hinzugegeben oder zum atypischen Neuroleptikum gewechselt wir, verschwindet manchmal die psychotische Restsymptomatik. Möglicherweise behindert die kognitive Einengung eine flexible Distanzierung von der Psychose.

Auf ähnliche Weise könnte die Verknüpfung von (relativer) Therapieresistenz mit *hirnorganischer Beeinträchtigung*, die öfter als frontotemporale diskrete Hirnatrophie beschrieben wurde, erklärbar sein.

5.1.3 Prädiktoren der Therapieresistenz

Wegen der großen klinischen Bedeutung der Therapieresistenz ist in mehreren Studien versucht worden, Prädiktoren späterer relativer Therapieresistenz schon früh zu finden. Das ist sinnvoll, weil dann der Behandlung dieser mit Risikofaktoren behafteten Patienten besondere Aufmerksamkeit geschenkt werden kann.

Einschränkend ist zu sagen: Es handelt sich bei dieser Prädiktoren-Isolierung immer um statistische Mittelwerte, die im Einzelfall verläßliche Aussagen nicht zulassen. Und: Viele Prädiktoren haben keine direkte quasi kausale Bedeutung, sondern weisen auf Interaktionen hin, die bei genauer Betrachtung zu anderem Verständnis bzw. anderer Bedeutung führen. Zum Beispiel fanden mehrere Studien eine schlechtere Verlaufsprognose bei Männern. Eine eigene Langzeituntersuchung (Müller et al. 1986) zeigte dann aber bei genauer Analyse, daß zu Behandlungsbeginn mehrere Faktoren der Erkrankung bei Männern nicht ungünstiger als bei Frauen waren, daß Männer aber seltener zum Arzt gingen und damit weniger Rezidivprophylaxe erhielten mit sekundärer Rezidivhäufung und nachfolgend schlechterem Verlauf.

> Prädiktoren der Therapieresistenz sind statistisch ermittelte Faktoren, deren Bedeutung im Einzelfall zu prüfen ist.
> Hilfreich sind sie, weil sie zu besonderer Therapiesorgfalt veranlassen.

Mit dementsprechender Vorsicht sind einige ungünstige Prädiktoren relativer Therapieresistenz zu nennen:

- niedriges Ersterkrankungsalter,
- lange Dauer zwischen Erkrankungsbeginn und Behandlungsbeginn,
- männliches Geschlecht,
- schlechte prämorbide soziale Anpassung,
- häufige Vorerkrankungen und -behandlungen,
- lang hingezogener Erkrankungsbeginn,
- wenig intensive akute Symptomatik,
- Typ II mit Negativ-Symptomatik,
- geringes Ansprechen auf mittlere neuroleptische Testdosis in den ersten Tagen,
- EPS erst bei höherer Dosis,
- hirnorganische Veränderungen (CT).

Bei einer eigenen Studie (Müller 1993) zeigte sich eine starke Dominanz der drei Faktoren lange Dauer zwischen Erkrankungsbeginn und Behandlungsbeginn (also lange Zeit ohne Behandlung), niedriges Ersterkrankungsalter und Erfordernis hoher Dosis.

Zwischen niedrigem Ersterkrankungsalter (s.a. Meltzer et al. 1997) und langer Dauer bis zur Erstbehandlung bestanden zudem Interdependenzen. Bei unseren therapieresistenten Fällen zeigte sich außerdem, daß EPS immer erst bei sehr hohen Dosen im Rahmen der Dosissteigerung auftraten. Die prädiktive Bedeutung dieser drei Faktoren war so groß, daß dahinter andere in der Literatur genannte Prädiktoren (wie männliches Geschlecht) zurücktraten. Das Ergebnis weist darauf hin, daß einer frühzeitigen Behandlung nach Erkrankungsbeginn ganz besondere Bedeutung zukommt. Wenn es gelingt, durch breite Information und niederschwelliges Behandlungsangebot so früh wie möglich nach Erkrankungsbeginn und so sorgfältig wie möglich zu behandeln bis über die vollständige Remission hinaus, so ist damit Entscheidendes zur Vermeidung späterer Therapieresistenz getan.

Frühe Behandlung nach Erkrankungsbeginn und erfolgreiche Erstbehandlung mit vollständiger Remission ist die wichtigste Voraussetzung zur Vermeidung späterer Therapieresistenz.

5.2 Medikation bei Therapieresistenz

5.2.1 Dosissteigerung

Voraussetzung einer (sonst unüblichen) Dosissteigerung ist, wie erwähnt, die ausreichend lange Behandlung mit Neuroleptika aus unterschiedlichen chemischen Strukturgruppen im oberen Bereich geläufiger Dosierungen.

Eine generelle Hochdosierung ist nicht indiziert, sie bleibt Behandlungen bei nachgewiesener Therapieresistenz vorbehalten.

In den 70er und 80er Jahren haben mehrere Untersuchungsgruppen frühzeitige Hochdosierungen bei allen Kranken erprobt in der Hoffnung, damit rechtzeitig und nicht erst nach langen frustanen Behandlungsversuchen über mehrere Monate alle möglichen Fälle von Therapieresistenz zu beeinflussen bzw. gar nicht erst in Erscheinung treten zu lassen. Verabreicht wurden z.B. von Steiner et al. (1978) am ersten Tag 20-100 mg Fluphenazin i.v. oder i.m. und am zweiten Tag 50 mg-250 mg Fluphenazindecanoat. Diese Injektionen wurden an drei aufeinanderfolgenden Tagen (!) wiederholt. Ein solches Vorgehen ist obsolet und auch heute als Kunstfehler anzusehen, da unterschiedslos allen Patienten potentiell gefährliche Megadosen verabreicht würden. Aber auch eine weniger intensive Hochdosierung sollte nicht zu Behandlungsbeginn gleich allen Patienten verabreicht werden, da die Mehrzahl der Patienten diese Dosen nicht braucht und in inhumaner Weise Nebenwirkungen ausgesetzt würde. Außerdem zeigte sich, daß im allgemeinen von einer Hochdosisbehandlung die meisten Patienten auch psychopathologisch nicht mehr oder schneller profitieren als bei mittleren Dosen und Blutspiegeln, denn auch mögliche positive Einflüsse werden von negativen insbesondere extrapyramidalen Nebenwirkungen aufgehoben.

Die Hochdosierung bleibt deshalb gesicherter Therapieresistenz vorbehalten und hat dort ihre Berechtigung (Hirsch u. Barnes 1994, Tegeler 1993, Thompson 1994).

Vorgehen

Die Dosissteigerung sollte stationär durchgeführt werden, um ungünstige Effekte gleich kompensieren zu können.

1. Woche: tägliche Steigerung i.v. oder i.m. Gabe eines kurzwirkenden konventionellen Neuroleptikums (z.B. Haloperidol, Fluphenazin, Flupentixol) bis zum Auftreten extrapyramidaler Nebenwirkungen oder bis 200 mg täglich.

Anschließend i.m. Gabe eines Depotneuroleptikums wöchentlich (um eine Kumulation zu erreichen oder intensiver Metabolisierung Rechnung zu tragen) mit ansteigender Dosis, ebenfalls bis zum Auftreten extrapyramidaler Nebenwirkungen oder bis maximal z.B. 250 mg Fluphenazindecanoat wöchentlich oder 300 mg Flupentixoldecanoat).

Die wöchentliche Gabe von 250 mg Fluphenazindecanoat (= 10 ml der Standardkonzentration oder 2,5 ml der vierfachen Konzentration „Dapotum D 100") entspricht rechnerisch (bezogen auf übliches 3-Wochen-Intervall) einer Clorpromazinäquivalenzdosis von 9000! Allgemein spricht man von einer Hochdosisbehandlung schon bei der 10- bis 20fachen Standarddosis, also bei 3000 bis 6000 CPZ. Einzelne Erfahrungen liegen aber mit Dosierungen bis zu der oben genannten Höhe vor.

Die Dosis mit beginnenden extrapyramidalen Nebenwirkungen (ggf. Intervallstreckung) bzw. die Höchstdosis ist dann über mehrere Monate zu verabreichen! Tegeler (1993) empfiehlt eine Begrenzung auf 6 bis 12 Monate. Wir haben noch Besserungen bis zur Remission nach gut einjähriger Hochdosierung gesehen.

Einige Monate nach leichter Remission kann eine Dosisreduktion (in kleinen Schritten) versucht werden. Kommt es darunter zum erneuten Auftreten produktiver psychotischer Symptome, ist die Dosis wieder zu erhöhen. In einigen wenigen Fällen haben wir inzwischen jahrelang mit der Hochdosierung weiterbehandelt, mit befriedigenden psychopathologischen Besserungen oder Remissionen und ohne Späthyperkinesen. Die Gründe dieser guten Verträglichkeit sind unbekannt und müssen in hoher Metabolisierung oder verminderter Rezeptorsensibilität vermutet werden.

Die Hochdosis muß in den ansprechenden Fällen längerfristig beibehalten werden. Darunter kommt es meist zu keinen wesentlichen Nebenwirkungen.
Nur in Einzelfällen führt eine spätere Dosisminderung nicht zum Rezidiv.

Mehrere Untersuchungsgruppen berichteten bei diesem Vorgehen über signifikante Besserungen im Vergleich zu üblicher Dosierung (Aubree und Lader 1980, Lehmann et al. 1980, Müller 1990, 1993).

In unserer Studie haben wir 28 Patienten mit relativer Therapieresistenz (unter üblicher Therapie) behandelt. Bei 24 Patienten waren später noch vollständige Remissionen erreichbar, 3 Patienten besserten sich teilweise, bei einer Patientin lag vollständiges Therapieversagen vor (trotz höchster Dosen ist sie jahrelang produktiv schwer krank und Dauerpatientin eines Landeskrankenhauses).

Wir verabreichten Fluphenazindecanoat. Die durchschnittliche Dosis nach längerer Therapieresistenz lag bei 275 mg innerhalb von 3 Wochen (≥ 3300 CPZ), in Einzelfällen gaben wir längere Zeit bis zu 200 mg Fluphenazindecanoat wöchentlich (≥ 7200 CPZ), kurzzeitig bis zu 250 mg Fluphenazindecanoat wöchentlich.

Es zeigte sich, daß die therapeutisch wirksame hohe Dosis meistens beibehalten werden muß, seltener kann sie später in sehr kleinen Schritten reduziert werden ohne erneutes Rezidiv.

Fallbeispiel

Der jetzt 48jährige Patient G. P. erkrankte erstmals im Alter von 25 Jahren während seiner Tätigkeit als Zeitsoldat mit politischen Verfolgungsbefürchtungen und akustischen und Leib-Halluzinationen. Es kam zum prinzipiell lebensgefährlichen absichtlichen Autounfall unter imperativem Stimmeneinfluß. Der Patient wurde häufig und lange stationär behandelt ohne wesentliche Besserung.

Erst eine stationär eingeleitete Hochdosierung im dreizehnten Jahr der Erkrankung mit Dosierungen bis zu 200 mg Fluphenazindecanoat wöchentlich über etwa ein Jahr führte erstmals zur Remission der Psychose, die unter Beibehaltung dieser Dosis im Rahmen poliklinischer Behandlung anhielt. Ein späterer Arztwechsel brachte Bedenken gegenüber dieser hohen Dosis und führte zu schrittweiser Reduktion. Beim Unterschreiten von 6000 CPZ kam es zum stationär behandlungsbedürftigen Rezidiv, das unter wieder erhöhter Dosis abklang. Die erneute Remission blieb unter alter Hochdosierung monatelang bestehen. Dann wurde ein erneuter Reduktionsversuch vorgenommen, wiederum gefolgt von einem heftigen und stationär behandlungsbedürftigen Rezidiv. Das wiederholte sich nach eineinhalb Jahren noch einmal. Seitdem wird über inzwischen mehrere Jahre mit 300 mg (passager 350 mg) Fluphenazindecanoat alle 10 bis 14 Tage und 200 mg Clozapin täglich (wegen sonst quälender Akathisie) behandelt (≙ zwischen 5700 und 7500 CPZ). Der Patient lebt, nachdem früher die Dauerhospitalisierung befürchtet wurde, allein in eigener Wohnung recht zurückgezogen. Außer gelegentlicher Akathisie bestehen keine wesentlichen extrapyramidalen Nebenwirkungen und auch keine Späthyperkinesen. Bei psychosozialen Belastungen kommt es bis zweimal jährlich zu passagerer leichter Zunahme sonst minimaler wahnhafter Symptomatik und angedeuteten Leibhalluzinationen, die mit Rückzug und geringer Dosiserhöhung kompensierbar sind.

Weiterführend s.a. Hinterhuber et al. 1993, Möller 1993c, Morrison 1996.

5.2.2 Dosissenkung? Antidepressiva?

Gelegentlich sind günstige Effekte einer Dosisminderung beobachtet und beschrieben worden, mit nachfolgender Besserung der Psychopathologie und der extrapyramidalen Nebenwirkungen. Betrachtet man diese Mitteilungen genauer, so handelt es sich wahrscheinlich um die oben beschriebenen Verhältnisse sehr einschränkender EPS mit motorischen und kognitiven Wirkungen. Nach Dosisminderung bessern sich einzelne Einschränkungen und lassen psychosoziale Kontakte und eine flexiblere Auseinandersetzung mit der Psychose zu. In amerikanischen Untersuchungen wurde teilweise eine genaue psychopathologische extrapyramidale Differenzierung nicht beschrieben.

Gelegentlich ist die differentialdiagnostische Unterscheidung persistierender (und als therapieresistent angesehener) produktiver Psychose und EPS mit paranoider pharmakogener Depression sehr schwer. Dann führt die Dosissenkung bis hin zum Absetzen scheinbar zur Remission der Psychose, tatsächlich aber zur Besserung paranoider Depression, wie der nachfolgende Fall erläutert.

Fallbeispiel
26jähriger Student der Theologie, der bei dritter Erkrankung nach einem Fenstersprung in suizidaler Absicht erneut stationär behandelt wurde. Nach der Entlassung, die nur zu einer Teilremission geführt hatte, erhielt der Patient Fluphenazindecanoat in ansteigender Dosierung bis 100 mg alle 2 bis 3 Wochen. Es bestand ein ausgeprägtes Parkinson-Syndrom, die psychotische Symptomatik erschien nicht rückläufig. Der Patient berichtete über gelegentliche akustische Halluzinationen und vereinzelte Leibmißempfindungen, überwiegend jedoch über paranoide Umdeutungen. Sein Vater, ebenfalls Theologe, sei im Grunde ein Nazi, er sehe auch ständig Nazis im Fernsehen. Er selbst habe manchmal gottähnliche Empfindungen von sich selbst und andererseits schlimme Teufelsbefürchtungen. Er fühlte sich zunehmend bedroht, reagierte ängstlich und hilflos und entwickelte zunehmend eine Erklärung dahingehend, daß er früher zuviel onaniert hätte, deshalb werde er jetzt fertiggemacht, beschimpft und bedroht. Möglicherweise sei das eine gerechte Strafe Gottes. Wenn er aus dem Fenster seines Wohnstiftes heraussehe, fürchte er sich, vermute auch, daß Gott ihm beim Onanieren zugesehen hätte.
Psychotische Erlebnisweisen und depressiv erscheinende Versündigungsgedanken mit Schuldwahn hatten sich vermischt, eine Differentialdiagnose war nicht sicher möglich. Es wurde ein Absetzversuch unter geschützten Bedingungen des Krankenhauses durchgeführt. Nach dem Absetzen der Neuroleptika und vorübergehender Behandlung mit einem Antidepressivum besserten sich wahnhafte und schuldhaft erlebte Symptome in außerordentlich eindrucksvoller Weise, auch das medikamentöse Parkinson-Syndrom klang ab. Der Patient erschien wie umgewandelt, machte wieder Zukunftspläne, konnte in erheblich gebessertem Zustand entlassen werden, vorläufig ohne Rezidivprophylaxe. Allerdings kam es neun Monate später zum behandlungsbedürftigen Rezidiv, so daß dann eine Clozapin-Indikation gesehen wurde.

Ähnliche Verhältnisse scheinen vorzuliegen bei gelegentlich berichteten Verbesserungen der Therapiesesistenz durch *Antidepressiva* (Goff et al. 1990). Auch hierbei werden pharmakogene Depressionen gebessert mit dann besseren Erlebens- und Kontaktmöglichkeiten. In gleicher Weise wie bei den Effekten der Dosissenkung liegt wahrscheinlich die Problematik bei der differentialdiagnostischen Trennung zwischen paranoider Symptomatik im Rahmen produktiver oder depressiver Symptomatik. Ansonsten ist darauf hinzuweisen, daß Antidepressiva der neuroleptischen Wirkung entgegengesetzte Effekte haben und in aller Regel vorhandene produktive psychotische Symptome verschlimmern bzw. aus der Latenz heben (Symptomprovokation durch Antidepressiva, s. Kap. 7).

5.2.3 Clozapin

In den letzten Jahren gibt es zahlreiche Erfahrungen und Berichte, die für gute Effekte des Clozapins bei Therapieresistenz sprechen.

Mitte und Ende der 80er Jahre wurde Clozapin nur vereinzelt als Alternative bei Therapieresistenz erwähnt, dann besonders unter dem Aspekt begrenzter Behandlungsmöglichkeit mit konventionellen Neuroleptika wegen früh einsetzender EPS.

Insbesondere seit der Arbeit von Kane et al. (1988) häufen sich aber positive Berichte: Kane et al. behandelten 250 Schizophrene in einer Doppelblindstudie mit Clozapin oder Chlorpromazin. Nach 6 Wochen waren 30% der Clozapinpatienten, aber nur 4% der Chlorpromazinpatienten Responder. Die Vergleichbarkeit ist eingeschränkt, weil Chlorpromazin wegen geringer Potenz und Dosierbarkeit in der antipsychotischen Wirkung gering ist. Auch andere Studien berichteten schon bei normalem therapeutischen Ansprechen bessere und schneller einsetzende Effekte unter Clozapin als unter konventionellen Neuroleptika, sowohl hinsichtlich der Akutbehandlung (mit Besserungen bei etwa 50% versus 25% in 5 Wochen) als auch zur Rezidivprophylaxe (Kap. 6).

Unter therapieresistenten Patienten sprechen dreißig bis sechzig Prozent (zum Teil bis 68%) auf Clozapin an.

Die verschiedenen Studien (z.B. Barnes 1996, Conley et al. 1997, Turetz et al. 1997) sind hinsichtlich der Besserungsraten nicht immer übereinstimmend, teilweise wurden Patienten nach konventionellen Neuroleptika behandelt, ohne daß deren Möglichkeiten hinsichtlich Dosis und Dauer ganz ausgenutzt wurden, d.h. es bleibt zum Teil offen, ob es sich tatsächlich um therapieresistente Patienten handelt. Das betrifft auch die im klinischen Alltag in Deutschland zu beobachtende Tendenz, Patienten mit Unverträglichkeit unter mittleren Dosen konventioneller Neuroleptika nicht erst sorgfältig niedriger und damit länger zu therapieren, sondern statt dessen eine Unverträglichkeit und eine (so nicht wirklich bestehende) Therapieresistenz anzunehmen mit der Folge schnellen Wechsels zu Clozapin. Dadurch wird der Clozapin-Effekt auf Therapieresistenz evtl. überschätzt. Dennoch ist bei wirklicher Therapieresistenz Clozapin sehr wertvoll (Kane 1992).

Die dabei verwendeten Dosen lagen im üblichen bis oberen therapeutischen Bereich (meistens um 500 mg täglich, z.T. bis 900 mg täglich), d.h. es ist in der Regel keine Clozapin-Hochdosisbehandlung notwendig.

Da Clozapin einerseits langsamer ansteigend dosiert werden soll und andererseits das Absetzen konventioneller Neuroleptika wegen deren Halbwertszeit (und insbesondere bei Depot-Gabe) längere Zeit in Anspruch nehmen und unter Umständen zu Symptomexacerbationen führen würde, ist oft die überlappende Therapie sinnvoll: Konventionelle Neuroleptika werden schrittweise abgesetzt (bzw. das Depot klingt über Wochen ab), parallel wird Clozapin in gewohnter Weise aufdosiert.

Ca. 50% der unter konventionellen Neuroleptika therapieresistenten Patienten sprechen gut auf Clozapin an, meistens bei Dosierungen zwischen 400 und 900 mg täglich. Überlappendes Umsetzen empfiehlt sich.

Die günstige Wirkung tritt relativ bald ein, in der Regel nach 2 bis 6 Monaten Behandlungszeit, zum Teil innerhalb von 3 Wochen nach Erreichen der im Einzelfall dann weiterhin wirksamen Dosis.

Fallbeispiel
Die 24jährige Patientin A. V. erkrankte 1982. Unter unregelmäßiger Behandlung unternahm sie 1984, 1985, 1986, 1987 Suizidversuche im Zusammenhang mit produktiver Symptomatik (zweimal Sprünge, einmal lief sie vor ein Auto, eine Reinigungsmittel-Intoxikation). Es kam zur inkompletten Querschnittslähmung. Seit 1986 wurde eine neuroleptische Depot-Behandlung durchgeführt,

1987 ansteigend dosiert bis 350 mg Fluphenazindecanoat alle 10 Tage (≙ 6400 CPZ). Darunter kam es nur zur geringen Reduktion akustischer Halluzinationen, zusätzlich traten belastende Blick-Krämpfe und ein depressives Antriebsmangelsyndrom auf. Deshalb wurde dann umgesetzt auf Clozapin, ansteigend bis 600 mg.

Nach etwa halbjähriger Behandlung kam es zur vollständigen Remission produktiver Symptome bei ausbleibenden Blickkrämpfen. Die Stimmung verbesserte sich wesentlich und war ausgeglichen, das scheinbare „Residualsyndrom" bildete sich weitgehend zurück, die Patientin nahm an Gewicht zu, zog aus einem Wohnheim aus in die eigene Wohnung.

1990 kam es zum Rezidiv der Psychose nach Unterbrechung der Clozapin-Medikation, eine schnelle Remission war wiederum mit Clozapin erreichbar. Nach einem Arztwechsel 1991 wurde die Medikation erneut unterbrochen, es kam zum schweren Psychose-Rezidiv mit Verwahrlosung, die stationäre Behandlung wurde jetzt mit konventionellen Neuroleptika durchgeführt, worunter es zu einer fast vollständigen Remission und Entlassung zu den Eltern in eine andere Stadt kam. Seitdem brach der Kontakt ab.

Unter konventionellen Neuroleptika, auch mit parenteraler Hochdosierung, kam es in diesem Fall zur Besserung der Psychose, vorläufig aber nicht zur vollständigen Remission. Möglicherweise war die Behandlungszeit zu kurz wegen schlechter Verträglichkeit der Medikation. Später war eine vollständige Remission und erhebliche psychische und soziale Besserung unter mittleren Clozapin-Dosen erreichbar. Nach zweimaliger Unterbrechung der ja leider nur oral möglichen Medikation kam es dann jeweils zu Rezidiven mit erheblicher Verschlechterung.

Fallbeispiel

Der mit 30 Jahren erstmals erkrankte Patient V. L. wurde in 18 Jahren viermal stationär behandelt. Es bestanden schließlich eine reduzierte aber dennoch produktive chronifizierte Symptomatik trotz mehrjähriger Depotbehandlung mit konventionellen Neuroleptika. Außerdem bestand eine deutliche Negativ-Symptomatik.

In diesen Krankheitsstadien wurde ambulant eine Höherdosierung bis 225 mg Fluphenazindecanoat alle 3 Wochen (entspricht 2700 CPZ) über eineinhalb Jahre Dauer durchgeführt. Die Dosierung mußte begrenzt werden wegen beginnender Nebenwirkungen in Form von quälender Akathisie, Schwindel, dezentem Rigor, Depressivität. Die chronische paranoid-halluzinatorische Symptomatik war wohl weiter gebessert, aber nicht ganz remittiert.

Darfhin wurde umgestellt auf Clozapin bis 400 mg täglich (begrenzt wegen hypotoner Reaktionen) als Monotherapie über zweieinhalb Jahre mit weiterer Besserung der Psychose, aber ohne gänzliche Remission. Durch Zugabe von Haloperidol 3 mg täglich remittierte die wahnhafte und halluzinatorische Symptomatik vollständig, in inzwischen 4 Jahren kam es lediglich sehr selten zu „Minirezidiven" für jeweils wenige Tage.

Es muß offen bleiben, ob eine weitere Dosiserhöhung (die wegen Nebenwirkungen nicht toleriert wurde) eine noch stabilere Remission gebracht hätte. Die Negativ-Symptomatik reduzierte sich im Vergleich zur Therapie mit den hochdosierten konventionellen Neuroleptika, die psychosoziale Lebensqualität besserte sich ebenfalls.

Der zweite Fall zeigt, daß einige Patienten auch deshalb nicht hinreichend auf Clozapin ansprechen, weil wegen Nebenwirkungen wie Sedierung und Hypotension die Dosierung limitiert ist. Es muß unklar bleiben, ob hierbei eine streng definierte Therapieresistenz vorliegt (immerhin eine relative unter verträglicher Dosierung) und ob höhere Dosen wirksam gewesen wären. In diesem Fall hat sich in unserer Ambulanz die *Zugabe niedriger Dosen konventioneller Neuroleptika* zusätzlich zu Clozapin bewährt hinsichtlich Verträglichkeit und Remissionseffizienz. Wir führen dann Clozapin in der gleichen Dosis fort und geben zusätzlich (wegen des geringen Agranulozytose-Risikos, allerdings mit erhöhtem Krampfrisiko) ein Butyrophenon (oft reichen 3 bis 5 mg Haloperidol täglich aus, manchmal bis zu 10 mg) (ähnlich: Dose 1995).

Die günstige und subjektiv relativ gut verträgliche Clozapin-Wirkung bei Therapieresistenz ist eine gute Alternative zur Hochdosisbehandlung mit konventionellen Neuroleptika. Clozapin kann deshalb bei relativer Therapieresistenz auch vor Ausschöpfung der Hochdosisbehandlung eingesetzt werden.
Letztere kann den Patienten vorbehalten bleiben, die nach 6 Monaten nicht auf Clozapin ansprechen, auch nicht unter Zugabe niedriger Dosen konventioneller Neuroleptika.

Die Wirksamkeit des Clozapins bei Therapieresistenz hat teilweise aber nicht ganz die Hochdosisbehandlung ersetzt. Letztere bleibt ultima ratio bei den Fällen, die nicht auf Clozapin und nicht auf die Kombinationsbehandlung ansprechen.

Der Mechanismus der Clozapin-Wirkung bei Therapieresistenz ist bisher noch unklar. Diskutiert wird das andere Rezeptorbindungsprofil, evtl. spielen die fehlenden Einschränkungen extrapyramidaler und depressiver Symptomatologie (s.o.) eine Rolle.

In jüngster Zeit ist gelegentlich bei Clozapin-Versagen mit *Risperidon* doch noch ein Effekt gesehen worden. Weitere Untersuchungen sind notwendig, möglicherweise liegen hier ähnliche Effekte vor wie bei der Kombination von Clozapin und konventionellen Neuroleptika.

Weiterhin bleibt offen und muß noch durch weitere Untersuchungen überprüft werden, ob die neuen, jüngst eingeführten atypischen Neuroleptika in ähnlicher Weise wie Clozapin bei Therapieresistenz wirken, eventuell nach Erhöhung der bisher noch eng begrenzten Dosierungsempfehlungen.

5.2.4 Andere Verfahren

Lithium

Deutlich und plausibel sind Berichte über günstige Wirkungen einer zusätzlichen Lithium-Gabe bei schizoaffektiven Psychosen, sowohl zur Akutbehandlung als auch bei der Rezidivprophylaxe.

Widersprüchlicher sind die Berichte zur Lithium-Zugabe bei gesicherter Diagnose therapieresistenter Schizophrenie (s.a. Meltzer 1992). Teilweise wurde eine Verschlechterung produktiver Symptome durch Lithium berichtet. Mehrere Studien sahen aber auch günstige Effekte (z.B. Terao et al. 1995). Diese betreffen sowohl produktive Symptome, insbesondere mit psychotischer Erregung und aggressiven Verhaltensstörungen, als auch ängstlich-depressive Symptome. Wechselnde und eher ungünstige Berichte fanden sich bezüglich der Effizienz auf reine Negativ-Symptomatik.

Die Dosierungsempfehlung entspricht der bei affektiven Psychosen mit Serumspiegeln zwischen 0,6 und 1,0 mmol/l.

Betrachtet werden muß die Gefahr toxisch-deliranter Nebenwirkungen und erhöhter Krampfbereitschaft. Auch wurde ein erhöhtes Risiko des malignen neuroleptischen Syndroms beschrieben. Zur Beurteilung eines positiven Therapieeffektes sollen vier bis sechs Wochen ausreichen, danach empfiehlt sich langsames Absetzen.

Antikonvulsiva

In ähnlicher Weise wurde der Einsatz von Carbamazepin und Valproinsäure neben Neuroleptika beurteilt. Außer natürlich durchgehend günstiger Wirkung bei erhöhter Krampfbereitschaft wurden vereinzelt positive Effekte bei Erregung und Verhaltensstörungen beschrieben.

Nicht gegeben werden sollte Carbamazepin neben Clozapin, weil beide Substanzen eine dann additive Agranulozytose-Gefahr haben.

Zu beachten ist ferner, daß beide Substanzen über hepathische Enzyminduktion den Blutspiegel verschiedener Neuroleptika senken, also dann eine Dosisanpassung erforderlich ist.

Elektrokrampftherapie (EKT)

Mit Ausnahme der Katatonie werden durchgehend Neuroleptika als wirksamer bei Schizophrenie angesehen als eine EKT. Vereinzelt wurde beobachtet, daß der neuroleptische Besserungseffekt bei einer Kombination mit EKT früher einsetzt (möglicherweise auf dem Wege einer verbesserten Hirndurchblutung und veränderter Blut-Hirn-Schranke mit erhöhter Hirnkonzentration der Neuroleptika). Dieser Effekt soll aber nur über wenige Wochen bestehen. Meltzer (1992) empfiehlt die EKT nur als ultima ratio nach Ausschöpfen aller pharmakologischen Strategien. Übersicht s. Folkerts 1997.

Psychosoziale Therapie

Daß psycho- und soziotherapeutische Maßnahmen für den Verlauf der Erkrankung und die Lebensmöglichkeiten der Patienten hilfreich sind, ist unbestritten und wird weiter unten ausführlicher erläutert.

Günstige Effekte sind natürlich besonders auch bei Negativ-Symptomatik und sozialem Rückzug zu erwarten.

Eine spezifische Wirkung bei Therapieresistenz produktiver Symptome wurde bisher nicht systematisch untersucht. Möglichen positiven Einflüssen stehen negative gegenüber durch Überforderung in komplexen psychosozialen Situationen bei noch vorhandener produktiver Symptomatik, was besonders für befristete intensive Gruppentherapie gilt. Davon weniger betroffen sind behutsame supportive Maßnahmen zur Förderung zwischenmenschlicher Kontakte, je nach Belastbarkeit des Patienten. Bei beobachteten Verbesserungen ist auch der mittelbare Effekt auf eine Verbesserung der Compliance mit medikamentöser Therapie zu bedenken, so daß Kausalaussagen schwer möglich sind (sonst s. Kuipers 1996).

5.2.5 Symptomsuppressive Langzeittherapie

Bisher wurden in diesem Kapitel die verschiedenen Möglichkeiten dargestellt und erörtert, um bei einer Persistenz insbesondere produktiver schizophrener Symptomatik möglichst doch noch eine Remission zu erreichen.

Gelingt das nicht, so muß man sich bei chronisch-produktiver Symptomatik mit einer Symptomsuppression begnügen. Diese ist aus theoretischen und praktischen Gründen von einer Rezidivprophylaxe zu unterscheiden. Von Letzterer spricht man nur dann, wenn es vorhergehend zur vollständigen Remission zumindest der produktiven Symptome der Psychose kam.

Es ist unbestreitbar, daß durch langfristige neuroleptische Behandlung auch bei chronisch-therapieresistenten Patienten weitgehende (wenn auch nicht vollständige) Besserungen zu erreichen sind, die in vielen Fällen Lebensmöglichkeiten außerhalb des Psychiatrischen Krankenhauses überhaupt erst möglich machen. Das ist nicht gering einzuschätzen, denn diese Kranken wären sonst (bzw. waren es früher) Dauerpatienten geschlossener Psychiatrischer Stationen und schwer gequält durch psychotische Symptome. Erst durch die symptomsuppressive Dauerbehandlung mit Neuroleptika läßt sich oft ein besserer Zustand erreichen.

> Durch neuroleptische Langzeitbehandlung ist bei Therapieresistenz immerhin eine wesentliche Symptomsuppression zu erreichen, die Lebensmöglichkeiten außerhalb Psychiatrischer Krankenhäuser in vielen Fällen möglich macht.

Wenn Patienten in der Familie oder in betreuten Wohngruppen (nur notfalls in größeren Wohnheimen) leben können, so ist das eine wesentliche Voraussetzung für zumindest potentielle soziale Reintegration.

Wenn dann ein stabiler psychopathologischer Befund mit erträglicher Restsymptomatik erreicht wurde, können behutsame rehabilitative Maßnahmen und psychotherapeutische Copinghilfe zur Akzeptanz chronischer Symptome und zur Lebensgestaltung eingesetzt werden. Wenn diese vom Patienten angenommen werden können, treten manchmal die psychotischen Restsymptome in der subjektiven Bedeutung weiter in den Hintergrund, in ähnlicher Weise wie bei manchen Tinnitus-Therapien. So können medikamentöse Kontrolle und Reduktion psychotischer Symptome einerseits und psychosoziale Maßnahmen zur Verbesserung kommunikativer Möglichkeiten andererseits sich gegenseitig verstärken. Wichtig ist dabei, den Patienten nicht durch quasi kontraphobisch verstärkte psychosoziale Therapiemaßnahmen zu überfordern, sondern sich immer an seiner Belastbarkeit zu orientieren.

> Nutzen-Risiko-Abwägung der symptomsuppressiven Langzeitbehandlung:
> - Reduktion psychotischer Symptome soweit wie möglich
> - bei hinreichender Verträglichkeit der Medikation und
> - nur geringer Beeinträchtigung sozialer Kommunikation.

Solange produktive Symptome bestehen, ist eine Beendigung der neuroleptischen Medikation kontraindiziert, sie würde in wenigen Wochen zur Verstärkung psychotischer Symptome führen. Diesbezüglich kann man also Patienten und Angehörigen keine Hoffnungen auf ein absehbares Ende der Medikation machen.

Eine depotneuroleptische Langzeitmedikation bietet sich an, weil die Dauereinnahme oraler Medikamente nur wenigen Menschen ohne Unterbrechung über längere Zeit gelingt und weil durch eine Depotgabe gleichmäßige Wirkungen möglich sind bei insgesamt niedrigerer Menge. Dadurch lassen sich zwischenzeitliche Verschlechterungen, die den Patienten irritieren und zu wiederholten Dosiserhöhungen führen müssen, am besten vermeiden.

6 Medikamentöse Rezidivprophylaxe

Nach Abschluß der Akutbehandlung, nach vollständiger Remission produktiver psychotischer Symptome, stellt sich die Frage, auf welche Weise Wiedererkrankungen möglichst zu vermeiden sind. Hier sollen erörtert werden: das Vorgehen bei der medikamentösen Rezidivprophylaxe und deren Effizienz sowie die notwendige Dauer. Stellen in Anbetracht der zum Teil belastenden Nebenwirkungen einer langfristigen Neuroleptika-Gabe Niedrigdosierung und Intervallbehandlung eine realistische Alternative dar?

6.1 Technik medikamentöser Rezidivprophylaxe

Von einer Rezidivprophylaxe im eigentlichen Sinn kann erst gesprochen werden, wenn akute Krankheitssymptome vollständig abgeklungen sind und ein stabiler psychopathologischer Zustand erreicht wurde.

Bestehen produktive Restsymptome, als abklingende Zeichen der akuten Erkrankung oder als Teilsymptom bei chronischer Erkrankung, verbietet sich ein Absetzen der Neuroleptika. Es würde dann nämlich mit großer Wahrscheinlichkeit die noch vorhandene Symptomatik exazerbieren.

Das plötzliche Absetzen der Neuroleptika kurz nach Abklingen der Akuterkrankung, vor Erreichen eines stabilen Remissionszustandes, führt nicht selten, auch wenn produktive Symptome nicht mehr nachweisbar waren, zum schnellen Wiederauftreten der psychotischen Symptome im Sinne einer „Rebound-Psychose". In den früheren Kap. 3 und 4 wurde schon erläutert, daß die biochemischen Adaptationsvorgänge unter neuroleptischer Medikation bei plötzlichem Wegfallen neuroleptischen Schutzes am Rezeptor Wiedererkrankungen begünstigen, die nicht oder seltener auftreten würden, wenn man die Neuroleptika langsam absetzte.

Deshalb wurde in sorgfältigen wissenschaftlichen Studien zur Überprüfung rezidivprophylaktischer Wirkungen Wert gelegt auf eine stabile Remission über einige Wochen bis Monate und gleitendes Absetzen vorher verabreichter Neuroleptika, wenn dieses Absetzen gewünscht wird. Bei einer Fortsetzung würde erst nach stabiler Remission von eigentlicher Rezidivprophylaxe gesprochen werden können.

Auch im klinischen Alltag empfiehlt es sich, nach der Akutbehandlung und nach vollständiger Remission produktiver Symptome im Sinne einer *Stabilisierungsphase* mit Erhaltungstherapie Neuroleptika über etwa 3 bis 6 Monate weiterzugeben und in dieser Zeit gleitend auf ein rezidivprophylaktisches Niveau zu senken (s.o. Abb. 4.**3**).

Die eigentliche Rezidivprophylaxe beginnt erst
- nach psychopathologischer Remission mit
- vollständigem Abklingen produktiver Symptome und
- nach einer Stabilisierungsphase von 3–6 Monaten Dauer mit
- gleitender Dosisminderung.

Dosishöhe

Im Kapitel zur Akutbehandlung wurde die individuell unterschiedlich hohe *therapeutische Dosis* erörtert. Mit konventionellen Neuroleptika sollte eine Dosis gewählt werden, bei der produktive psychotische Symptome abklingen oder, falls das längere Zeit in Anspruch nimmt, diskrete extrapyramidale Symptome auftreten als ein Anzeichen zentralnervöser Wirkung.

Demgegenüber kann die prophylaktische Dosis oft niedriger liegen und sollte es auch, um bei langfristiger Gabe Nebenwirkungen so gering wie möglich zu halten.

Die prophylaktische Dosis sollte niedriger als die therapeutische Dosis sein:
- So niedrig wie möglich und so hoch wie nötig.
- Ausreichend ist bei konventionellen Neuroleptika eine Dosis mit nur feinmotorischer Nebenwirkung.
- Antiparkinson-Mittel sind dann nur selten erforderlich.
- Weitere Dosissenkungen erhöhen das Rezidivrisiko.

Empfehlenswert ist es, in der Stabilisierungs- und Erhaltungsphase durch schrittweises Absenken der Dosis diejenige Dosis zu finden, bei der gerade keine grobmotorisch feststellbaren Nebenwirkungen wie Rigor bzw. Parkinson-Syndrom mehr auftreten. Diese muß im Einzelfall ermittelt werden und liegt oft bei zwei Dritteln oder der Hälfte der therapeutischen Dosis.

Diese individuelle Dosisermittlung ist mühsam. Es ist deshalb verständlich, daß immer wieder versucht wurde, „Leitlinien" zu erarbeiten, auch bezüglich der Dosishöhe. So wurde z.B. empfohlen, bestimmte „Mindestdosen" nicht zu unterschreiten (z.B. 20 mg Flupentixoldecanoat alle 2 Wochen oder 50 mg Haloperidoldecanoat alle 4 Wochen, s. z.B. Kissling 1994). Das mag für die Mehrzahl der Patienten so gelten, in Einzelfällen sind solche Mindestdosisempfehlungen nicht günstig, weil sie für manche Patienten immer noch zu hoch liegen und dann unnötige Nebenwirkungen hervorrufen würden.

Ein in der Praxis handhabbarer und einfacher Indikator bei konventionellen Neuroleptika ist die Handschriftenprobe nach Haase (1972), bei der nur noch diskrete feinmotorische Wirkungen bestehen sollten (Abb. 6.**1**):

Wöchentlich oder bei längeren Besuchsintervallen bei jedem Besuch sollte der Patient vor der erneuten Festlegung der Dosis einige Zeilen schreiben. Hilfreich ist, eine Schriftprobe aus der Zeit vor neuroleptischer Behandlung zum Vergleich bei den Krankenunterlagen der Ambulanz aufzubewahren. Bei der Beurteilung der Handschriftenprobe ist zu beachten, ob sie auf dem Höhepunkt der neuroleptischen Wirkung, etwa eine Woche nach Depotgabe, oder am Ende des Intervalls geschrieben wurde. Wenn dann noch feinmotorische Wirkungen bestehen, könnte die Dosis noch zu hoch sein und in der ersten Woche nach Depot-Gabe Nebenwirkungen produzieren.

Eine weitere Dosisabsenkung, etwa aus Überlegungen des Arztes, damit Nebenwirkungen wie Antriebsmangel und pharmakogene Depression weiter zu reduzieren, muß sorgfältig überdacht und mit dem Patienten besprochen werden. Denn bei kontinuierlich sinkender Dosis steigt entsprechend das Rezidivrisiko an, wie im nächsten Abschnitt dargestellt wird.

Die Dosis sollte so gewählt werden, daß bei oraler Medikation keine kontinuierliche Zugabe von Antiparkinson-Mitteln nötig ist. Bei Depot-Injektionen sollte die Dosis so liegen, daß höchstens in den ersten 5 Tagen nach der Injektion passager ein Antiparkinson-Mittel notwendig ist, möglichst noch seltener.

Tabletten oder Depot-Spritzen?

Nur wenige Menschen können regelmäßig verläßlich Tabletten einnehmen.
Deshalb führt eine orale Rezidivprophylaxe auch zu Unterdosierungen und „Dennoch-Rezidiven".
Sicherer sind gut eingestellte Depot-Neuroleptika.

Es scheint humaner und ärztlich geläufiger zu sein, auch schizophrenen Patienten zur Rezidivprophylaxe ein Rezept über Tabletten auszustellen und ihnen die orale Einnahme selbst zu überlassen. Das gelingt auch gut bei einem Teil der Patienten, etwas zwanghaften und einsichtigen, die ihre Tabletten wirklich verläßlich einnehmen. Etwa die Hälfte aller Patienten, auch aus anderen medizinischen Disziplinen, vergißt aber immer mal wieder die Tabletteneinnahme. Eine überlieferte Regel behauptet, daß nur die Hälfte der Patienten mehr als die Hälfte der verordneten Dosis langfristig tatsächlich einnimmt. Wenn man zudem eine jahrelange Prophylaxe für notwendig hält, muß dieser Punkt überdacht und mit dem Patienten und seiner Familie besprochen werden.

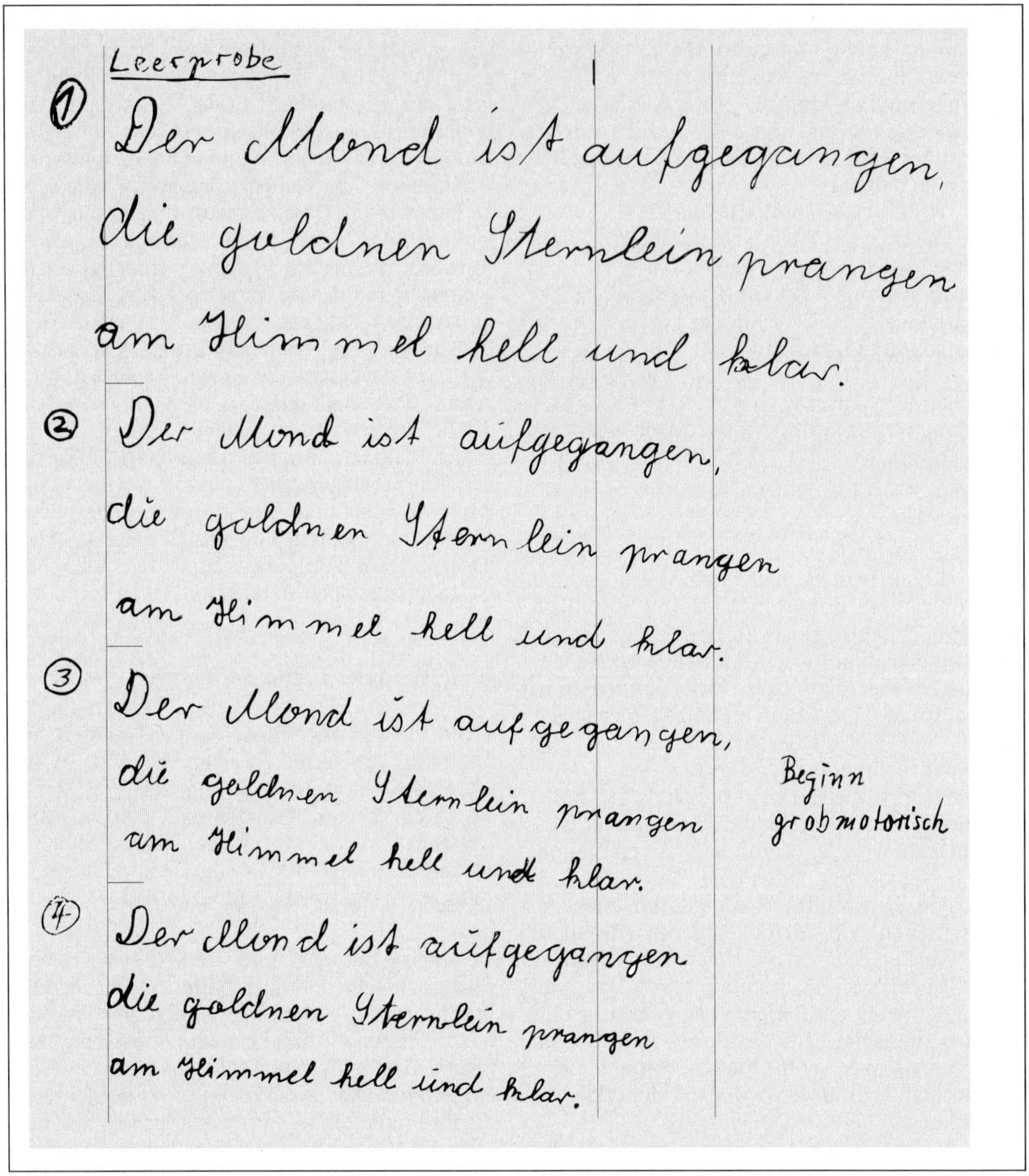

Abb. 6.**1** Handschriftenprobe nach Haase mit feinmotorischer Einengung

Hier zeigt sich auch, wie sich psychotherapeutisch geförderte Krankheitseinsicht und Compliance auf die Art der gewählten Medikation auswirken.

Scheinbare Auswege könnten sein:

Angehörige überwachen die Tabletteneinnahme. Das führt zu Kontrolle, Abhängigkeit und Mißtrauen und ist oft hinderlich für Selbstvertrauen und Selbstverantwortung der Patienten.

Oder Ärzte verschreiben kompensatorisch höhere Dosen. Wenn die Patienten diese dann doch einnehmen, werden sie Nebenwirkungen erleben und sich darin bestätigt sehen, daß die selbst reduzierte Dosis besser war. Das fördert die vertrauensvolle Zusammenarbeit zwischen Arzt und Patienten nicht.

Oder Ärzte lassen Patienten die Erfahrung machen, daß Nichteinnahme zu Rezidiven führt, in der Hoffnung auf spätere regelmäßige Einnahme. Das ist heimtückisch und sadistisch.

Es muß deshalb mit dem Patienten (und seinen Angehörigen) diese Problematik eingehend besprochen werden. Danach ist gemeinsam eine Entscheidung für Tabletten oder Spritzen besser und offener möglich.

Dann kann der Patient auch besser die oft unter Patienten überlieferte Erfahrung, daß Tabletten weniger Nebenwirkungen als Depot-Spritzen haben, als Scheinargument verstehen und richtig einordnen.

Verpflichtung des Arztes ist es dann aber auch, eine gewählte Depot-Prophylaxe so sorgfältig zu dosieren, daß einerseits Nebenwirkungen weitgehend fehlen und andererseits die versprochene Prophylaxe auch eintritt. Der Patient und seine Erfahrungen mit Dosis und Präparat müssen dabei ernsthaft einbezogen werden im Sinn einer „Behandlungspartnerschaft".

Bei Unsicherheit bezüglich der Einnahmesicherheit und dringlicher Indikation zur Prophylaxe ist im Zweifel ein Depotpräparat günstiger.

Denn die *Gefahren der Rezidivprophylaxe* müssen minimiert werden:

- Das Arzt-Versprechen: „Wenn Sie regelmäßig Medikamente erhalten, werden Sie nicht wieder krank" und
- die Patienten-Erfahrung: Entweder: Konsequente Medikation als Depot führt zu Nebenwirkungen, der Patient ist nicht psychotisch krank, aber subjektiv auch nicht gesund.
- Oder: Unregelmäßig eingenommene orale Neuroleptika haben durch Unterdosierung zwar weniger Nebenwirkungen, wirken aber auch weniger, der Patient wird doch wieder krank.
- Dies führt zu Mißverständnissen, Verwirrung, Reduzierung der Compliance, ungünstigem Krankheitsverlauf.

Sind neue atypische Neuroleptika ein Ausweg?

In wissenschaftlichen Informationsdiensten wird in den letzten Jahren mit Berufung auf Kongreßvorträge mancher Psychiater darauf hingewiesen, daß die neuen atypischen Neuroleptika erhebliche Vorteile auch in der Rezidivprophylaxe haben, weil sie wegen der guten Verträglichkeit die Compliance der Patienten sichern und damit am ehesten und am besten die erfolgreiche Prophylaxe garantieren.

Das ist oft richtig, kann im ärztlichen Alltag aber nicht generell bestätigt werden. Denn alle atypischen Neuroleptika mit anderen und oft subjektiv tatsächlich weniger belastenden Nebenwirkungen stehen zur Zeit nur oral zur Verfügung. Damit besteht die Gefahr unzureichender Einnahmesicherheit fort. Zudem liegen zwar mit Clozapin einige langjährige Untersuchungen zur Effizienz der Rezidivprophylaxe vor (s.u.), aber mit den neuen Substanzen naturgemäß wegen der erst relativ kurzen Anwendungspraxis nicht hinreichend.

Dennoch sind atypische Neuroleptika oft von großem Vorteil, weil die subjektive Befindlichkeit und die Lebensmöglichkeiten des Patienten darunter oft (aber nicht immer) besser sind–vorausgesetzt, sie werden eingenommen und verhindern Rezidive. Insofern ist die Compliance fast wichtiger als die Substanz. Mit anderen Worten: Die Substanzauswahl kann nicht die Bemühung um eine Verbesserung der Compliance ersetzen. Große Hoffnungen wären erfüllt, wenn atypische Neuroleptika in Depot-Form vorlägen. Entsprechende Entwicklungen sind in Vorbereitung, wahrscheinlich ist aber erst in mehreren Jahren damit zu rechnen.

Manche Psychiater sagen leise, aber pointiert (und mit schlechtem Gewissen): „Atypische Neuroleptika wirken hervorragend, den Patienten geht es gut, aber nicht allzulange, nämlich nur bis zum baldigen Rezidiv, wenn sie sich selbstbewußt gesund fühlen und Medikamente nicht mehr nehmen. Da gelte ich lange Zeit als guter Arzt, der gut verträgliche und teure Medikamente verschreibt, und das Rezidiv wird dann dem Patienten und seiner unzulänglichen Compliance zugeschrieben, auch von Kollegen. Aber hätte ich das nicht wissen müssen? Andererseits sind Patienten unter konventionellen Depot-Neuroleptika so compliant, weil die sie so zwanghaft-depressiv machen, daß die Patienten die Spritzen immer in gleicher Dosis weiterhin haben wollen. Damit leben sie aber nicht gut. Hätte ich das nicht auch wissen und ändern müssen? Hätte ich mir nicht viel mehr Zeit für Aufklärungs- und Motivationsgespräche nehmen müssen? Aber dann lebe ich nicht gut, weil das nur gering honoriert und zudem ‚gedeckelt' wird."

Welches Präparat?

Grundsätzlich gelten die gleichen Auswahlkriterien wie bei der Auswahl der Neuroleptika zur Akutbehandlung (s.o.) – mit folgender Einschränkung:

Bei den konventionellen Neuroleptika als Depot-Präparate sind die Injektionsintervalle aufgrund unterschiedlicher Wirkdauer etwas unterschiedlich und damit die Möglichkeiten zur Dosiskorrektur ebenso wie die Gefahr der Kumulation.

Während Fluspirilen nur etwa eine Woche lang wirkt, lassen sich mit Flupentixoldecanoat und Fluphenazindecanoat Intervalle von 2 bis 3 Wochen praktizieren (mit Fluphenazindecanoat u.U. auch 4 Wochen), mit Haloperidoldecanoat von 4 bis 5 Wochen (was in größeren Praxen mit monatlichen Injektionsterminen praktisch wirkt).

Wenn ein Patient mit einem bestimmten Neuroleptikum stationär gute Erfahrungen machte und dieses auch als Depot-Form vorliegt, ist eine entsprechende Umstellung empfehlenswert. Andernfalls sollte ein Präparat gewählt werden, mit dem der Arzt gute Erfahrungen hat. Erneut ist dabei zu beachten: *Die Dosis ist wichtiger als das Präparat, mit Ausnahme der oralen atypischen Neuroleptika.*

Kontaktfrequenz

Zu Beginn der Rezidivprophylaxe bewähren sich

- anfangs wöchentliche, später zweiwöchentliche Kontakte,
- erst nach mehreren Monaten kann die Kontaktfrequenz öfter zusammenfallen mit z.B. Injektionsintervallen eines Depot-Neuroleptikums, wenn keine weiteren sozialarbeiterischen oder psychotherapeutischen Gesprächskontakte gewünscht werden.

Die anfangs häufigeren Kontakte sind auf jeden Fall günstig, weil

- in den ersten Monaten der Patient ohnehin zur Besprechung der Praxis der Rezidivprophylaxe ofter zum Gespräch kommen muß,
- die längerfristige Dosis erst ermittelt werden muß und
- der Patient zur Beurteilung der Wirkung und Nebenwirkung auch zwischendurch untersucht werden muß, nicht nur am Ende des Injektionsintervalls zur Zeit der niedrigsten Dosis.

> Die beste Art der medikamentösen Rezidivprophylaxe muß in jedem Einzelfall zusammen mit dem Patienten erarbeitet werden.
> Ein „Patentrezept" gibt es nicht (etwa: „Depot-Neuroleptika sind generell sicherer" versus „atypische Neuroleptika mit wenig Nebenwirkungen sichern die Compliance").
> Die beste Basis angemessener medikamentöser Rezidivprophylaxe sind ambulante Kontakte mit Aufklärung, Krankheitsverarbeitung und guter Compliance des Patienten.
> Eine individuell dosierte Depot-Neurolepsie ist hilfreich bei weniger günstigen Nachsorgebedingungen und geringer Compliance und häufigen Rezidiven.

Fallbeispiele zur Rezidivprophylaxe

Der 1947 geborene ledige Herr K.D. erkrankte erstmals langhingezogen 1977 im Alter von 30 Jahren, brach sein Theologiestudium endgültig ab und wurde 1978 bis 1980 zweidreiviertel Jahre (!) im Landeskrankenhaus wegen einer schweren Psychose stationär behandelt. 1981 kam es zum Rezidiv mit fünfwöchigem stationären Aufenthalt und 1982 zum weiteren Rezidiv mit zweijähriger (!) Krankenhausbehandlung und anschließender Depot-Neurolepsie. Ein weiteres, jetzt leichteres Rezidiv nach einem Auslaßversuch wurde 1987 einen Monat stationär behandelt mit anschließender neuer Einstellung auf Depot-Neuroleptika und Anbindung an die Schizophrenie-Spezialambulanz. Inzwischen hatte sich ein postpsychotisches Residualsyndrom mit leichten Späthyperkinesen beinbetont rechts entwickelt.
Deswegen und wegen einer eingeleiteten auswärtigen stationären beruflichen Rehabilitations-Maßnahme wurde die neuroleptische Dosis langsam reduziert. Unter 0,8 ml Flupentixoldecanoat 2% pro 2 Wochen kam es 1988 während der Rehabilitationsmaßnahme zu einem heftigen Re-

zidiv mit zweimonatiger stationärer Behandlung. Daraufhin wurde die Medikation auf 2,5 ml erhöht, es kam zu voller Remission. Erst 1 Jahr später unter Dosisminderung auf 1,5 ml Flupentixoldecanoat drohte ein Rezidiv mit beginnender paranoider Symptomatik, die ambulant durch Dosiserhöhung zu kompensieren war .
Seitdem und bis heute erhält der Patient 14tägig 2,0 ml und blieb darunter über inzwischen 9 Jahre rezidivfrei. Er lebt in eigener Wohnung, geht tagsüber zur Arbeit in eine Behindertenwerkstatt mit einfacher Tätigkeit, die ihm aber zusage. Er lebt von Sozialhilfe und einem Zusatzentgelt von monatlich 240,– DM. Am Abend hat er regelmäßige, aber sehr sparsame soziale Kontakte in der Teestube einer früher von Studenten besuchten „Begegnungsstätte", vorgeblich um doch noch eine Freundin zu finden. Ein leichtes psychomotorisches Antriebsmangelsyndrom besteht fort, ebenso die geringe Späthyperkinese mit diskreter Gangbeeinträchtigung ohne Progredienz. Eine Veränderung der Medikation oder gar eine an sich indizierte Umstellung etwa auf Clozapin wünscht der jetzt ca. 50jährige, an sich differenzierte, aber schizoid-zwanghaft wirkende Patient trotz seiner vita minima nicht, weil er frühere Rezidive mit sehr langen Krankenhauszeiten so sehr fürchtet. Sein jetziges Leben sei besser.

Kommentar
Nach sehr schweren Erkrankungen mit sehr langen Hospitalisierungen kam es schon bei leichter Dosisminderung noch unter der depotneuroleptischen Medikation zum Rezidiv und jetzt unter gleichbleibend fortgesetzter, relativ hoher depotneuroleptischer Prophylaxe (mit 900 CPZ) zu keiner neuen Erkrankung über fast ein Jahrzehnt. Trotz Einschränkung auf mehreren Gebieten wünscht der Patient keine Veränderung der Medikation, keine neue Überprüfung der Indikation, keine Umstellung, weil sein jetziges Leben besser sei als das frühere.

Fallbeispiel
Herr G. J. ist jetzt 44 Jahre alt, erkrankte einmalig vor 17 Jahren und wurde ambulant erfolgreich behandelt. Eine „depressiv-anankastische" Persönlichkeit wurde als krankheitsunabhängig angesehen. Er war verheiratet, hat zwei Kinder, arbeitet langjährig als Verwaltungsangestellter. Ein Rezidiv führte 1992 zu 10monatiger Behandlung wegen erst produktiver und dann langer postremissiver pharmakogener und reaktiver depressiver Symptomatik in Verbindung mit einem Familienkonflikt: Die Ehefrau freundete sich mit dem Krankenpfleger der gleichen Station an, verließ den Patienten und zog zu jenem. Bei der Entlassung lag das depressive Antriebsmangelsyndrom unter 1,5 ml Haloperidoldecanoat alle 3 Wochen (= 300 CPZ) weiterhin vor. Während der anschließenden Nachsorge in der Spezialambulanz stand die familiäre Situation mit Hoffnung auf Rückkehr der Ehefrau im Vordergrund, weswegen der Patienten auch eine konsequente Rezidivprophylaxe wünschte. Seine Berufstätigkeit konnte er nach längerer Zeit wieder aufnehmen, allerdings schlug der Arbeitgeber wegen langer Krankschreibung, verminderter Arbeitsleistung und reduzierter Kommunikationsfähigkeit die Berentung vor, die der Patient aber ablehnte. Das depressive Antriebsmangelsyndrom besserte sich langsam aber kontinuierlich unter schrittweiser Dosisreduktion bis auf jetzt 0,5 ml (= 100 CPZ). Der Patient ist jetzt freundlich und aufgeschlossen, spricht viel mehr als früher über Interessen, Lebensgestaltung und Partnerschaft, hat eine neue Freundin gefunden, hält regelmäßig Kontakt zu den erwachsenen Kindern. Die berufliche Leistungsfähigkeit hat sich verbessert.

Kommentar
Nach schwerer Belastung durch die Psychose mit stationärer Behandlung und Trennung der Familie unter unschönen Umständen ist der Patient unter Reduktion der ursprünglich zu hohen Dosis rezidivfrei geblieben. Ein belastendes depressives Antriebsmangelsyndrom wurde anfangs von einigen Ärzten als morbogenes Residuum angesehen, von anderen als reaktive Depressionen. Es besserte sich kontinuierlich und weitgehend unter erheblicher Dosisminderung einerseits und psychosozialer Nachsorge andererseits.

Fallbeispiel
Frau F. R. erkrankte 1972 mit 32 Jahren und dann 1974, remittierte bald und erhielt unter poliklinischer Behandlung zur Rezidivprophylaxe regelmäßig über viele Jahre Fluphenazindecanoat 12,5 mg alle 2 bis 3 Wochen, später wegen depressiver Symptomatik reduziert auf 0,3 ml pro 4 Wochen (entsprechend ca. 70 CPZ).
Ich als damals poliklinisch behandelnder Arzt nahm an, daß eine so niedrige Dosis ohnehin keine Wirkung mehr habe und schlug nach 7jähriger Rezidivfreiheit einen Absetzversuch über

3 Monate vor, was die Patientin anfangs nicht wollte, aber dann mitmachte. Nach fünf Monaten kam es zum nächsten Rezidiv, das allerdings wieder gut behandelt werden konnte.

Kommentar
Auch eine im Einzelfall sehr niedrige Dosis kann rezidivprophylaktisch effizient sein. Darauf weist das erneute Rezidiv im entsprechenden zeitlichen Abstand nach dem Absetzen hin. Es handelte sich sehr wahrscheinlich um ein echtes Rezidiv und nicht um eine „Rebound-Psychose", da das Depot gleitend und nicht plötzlich abgesetzt wurde. Die Patientin hatte mit ihrer Einschätzung, daß die Fortsetzung der Depot-Prophylaxe günstig sei, recht gehabt.

Fallbeispiel
Die Studentin R. A. erkrankte dreimal akut und wurde jeweils stationär behandelt mit schneller Remission. Schon unter niedrigen Dosen konventioneller Neuroleptika (= 200 CPZ) war es im Intervall zu extrapyramidalen Nebenwirkungen gekommen. Die ambulant behandelnden Ärzte meinten zur wünschenswerten Rezidivprophylaxe diese (orale und später depotneuroleptische) Dosis nicht unterschreiten zu dürfen. Die Patientin konnte die EPS aber nicht ertragen und setzte die Medikation mehrfach ab mit der Folge baldiger Rezidive. Beim nächsten beginnenden Rezidiv wurde zwar zur Einnahmesicherheit auf ein Depot-Neuroleptikum umgesetzt, vorerst wiederum mit 200 und später 300 CPZ, worunter irritierende Späthyperkinesen auftraten. Schließlich wurde umgesetzt auf 250 mg Clozapin (= 325 CPZ). Dieses tolerierte die Patientin, nahm es regelmäßig und blieb über inzwischen 4 Jahre rezidivfrei und schloß ihr Studium ab.

Kommentar
Objektiv niedrige, aber individuell zu hohe Dosen hatten früher schnell zu EPS geführt. Falsche Vorstellungen einer notwendigen „Mindestdosis" statt individueller Dosierung führten dazu, daß die Prophylaxe trotz anfänglicher Bemühung der Patientin nicht durchgehalten werden konnte – mit der Folge mehrfacher Rezidive und Rehospitalisierungen. Eine Umstellung auf Clozapin wurde toleriert, führte zum subjektiv erheblich besseren Befinden mit verläßlicher Compliance und damit zu inzwischen mehrjähriger Rezidivfreiheit.

Bei der in Kap. 3 skizzierten Krankheitsentwicklung der Studentin A. A. gelang dieses Vorgehen nicht: Nach der wegen Späthyperkinesen notwendigen Umstellung auf Clozapin reichte die Compliance nicht aus, und es kam zum schweren, langen und sozial desolaten Rezidiv.

Fallbeispiel
Der 1966 geborene Student L. F. erkrankte erstmals 1990 und erhielt nach stationärer Behandlung Haloperidoldecanoat, wegen depressiver und extrapyramidaler Nebenwirkungen reduziert mit 0,5 ml pro 3 Wochen (= 100 CPZ). Darunter kam es nach 10 Monaten zum Rezidiv, so daß jetzt erhöht wurde auf 1 ml (= 200 CPZ). Diese Dosis konnte nicht beibehalten werden wegen pharmakogener Depression und Akathisie, die sich mit Biperiden und Thioridazin nicht ausreichend besserten. Nach einem halben Jahr verlangte der Patient das Absetzen. Nach einem weiteren halben Jahr kam es zum stationär behandlungsbedürftigen Rezidiv, jetzt wurde Clozapin akut und nachfolgend zur Prophylaxe gegeben, mit guter Verträglichkeit langfristig 100 mg täglich (= ca. 130 CPZ) inzwischen über 5½ Jahre. In dieser Zeit kam es zu einem beginnenden Rezidiv, das schnell ambulant abgefangen wurde durch passagere Zugabe von 2 mg Haloperidol (= ca. 100 CPZ). Seit nunmehr 3½ Jahren ist der Patient ganz remittiert, verträgt sein Clozapin ohne Nebenwirkungen gut, kann studieren und steht derzeit im Examen, hat eine feste Freundin.

Kommentar
Trotz prinzipiell sicherer Depot-Prophylaxe gelang es nicht, diese durchzuhalten. Hingegen kam es nach subjektiver und objektiver Besserung unter Clozapin zu guter Compliance mit langjährigem Wohlbefinden und Rezidivfreiheit.

Fallbeispiel
Die jetzt 44 Jahre alte Patientin A. R. hat das Abitur erlangt, war Industriekauffrau, ist geschieden, lebt allein und ohne Tätigkeit mit ihrer jetzt 7 Jahre alten Tochter in eigener Wohnung. Sie erkrankte erstmals mit 27 Jahren, war wegen Rezidiven siebenmal im Krankenhaus, zuletzt 1992 und 1994. 1992 wurde unter konventionellen Neuroleptika ein depressives Residualsyndrom diagnostiziert und bezweifelt, daß sie ihre Tochter damit versorgen und bei sich behalten könne. Anschließende Umstellung auf Clozapin führte zu kontinuierlicher Besserung des psychomotorischen Antriebsmangelsyndroms. Allerdings war

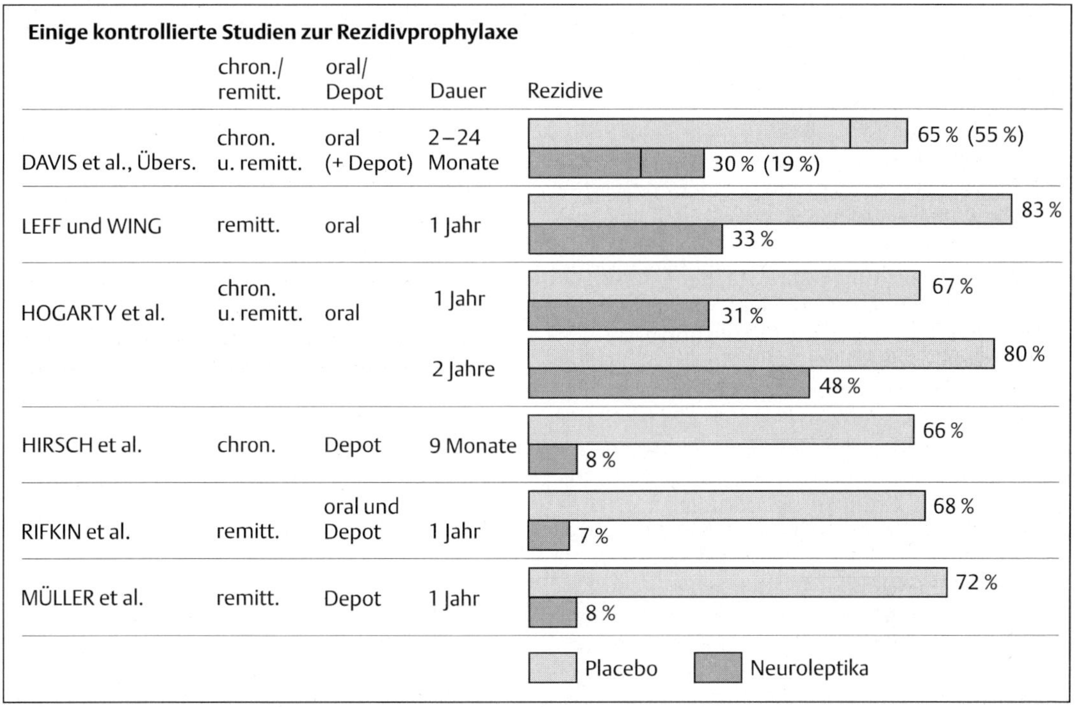

Abb. 6.**2** Rezidivprophylaxe schizophrener Psychosen. Einige kontrollierte Studien

sie unter langsam erhöhten Dosen um 200 mg (= ca. 260 CPZ) müde, sehr matt, hatte orthostatische Kreislaufregulationsstörungen, schlief viel, so daß die Dosis bis auf 50 mg reduziert werden mußte. Darunter kam es zu zwei leichten, ambulant kompensierbaren und einem schweren Rezidiv mit Hospitalisierung. Anschließend wurde Clozapin umgesetzt auf 5 mg und dann 3 mg Flupentixol oral (= ca. 150 CPZ), welches seitdem problemlos vertragen und eingenommen wird ohne Nebenwirkungen und ohne erneutes Rezidiv.

Kommentar

Das an sich wirksame Clozapin konnte wegen Sedierung und Orthostase nicht hoch genug dosiert werden, so daß Rezidive auftraten. Ein orales konventionelles Neuroleptikum wird in niedriger Dosis besser vertragen, zu erneuten Rezidiven kam es bis heute nicht.

6.2 Wirksamkeit und Dosisabhängigkeit

Wirksamkeit

Die Effizienz medikamentöser Rezidivprophylaxe ist gut belegt: In den 70er Jahren wurden mehrere einfache und placebokontrollierte Absetzstudien durchgeführt und die nachfolgende Rezidivrate bestimmt. Das Ergebnis ist so eindeutig, daß nachfolgende kontrollierte Studien aus ethischen Gründen nicht mehr vertretbar sind. Einige placebokontrollierte Ergebnisse sollen in Abb. 6.**2** dargestellt und nachfolgend skizziert werden:

Davis et al. haben in Übersichten (1975, 1980) gezeigt, daß unter Placebo zwischen 55 und 65% Rezidive in einer Zeit bis zu zwei Jahren zu erwarten sind, unter Neuroleptika zwischen 19% und 30%. Die Studien sind heterogen, weil chronische und remittierte Patienten mit oraler und Depot-Medikation eingingen.

Die Studie von Leff u. Wing (1971) umfaßte remittierte Patienten, aber mit oraler Medikation, und ergab 83% Rezidive im ersten Jahr unter Placebo versus 33% mit Neuroleptika.

Hogarty et al. (1973, 1974) untersuchten chronische und remittierte Patienten mit oraler Medikation und fanden unter Placebo im ersten Jahr 67 % und über zwei Jahre 80% Rezidive, unter Neuroleptika 31 bzw. 48%.

Hirsch et al. (1973) untersuchten chronisch kranke Menschen mit Depotgabe über 9 Monate und registrierten 68% versus 8% Rezidive.

Bei chronisch kranken Patienten ist aber eine Rezidivprophylaxe im engeren Sinn nicht zu untersuchen, da bei fortbestehender Symptomatik natürlich das Absetzen des Neuroleptikums zu einer starken Verschlechterung führt. Und aus den genannten Gründen sind Studien mit kontrollierter Medikation, am besten mit Depot-Gabe, aussagekräftiger als bei oraler Medikation.

Die bisher genannten Studien unter oraler Gabe führten im großen und ganzen in etwa einem Jahr zu Rezidivraten um 30%, wohingegen die Rezidivrate unter Placebo nur etwa um ein Drittel höher lag. Diese Differenz, so wurde gelegentlich argumentiert, rechtfertige wegen ihrer Nebenwirkungen nicht eine längerfristige Neuroleptikagabe bei allen Patienten über viele Jahre.

Deshalb sind die beiden placebokontrollierten Studien an remittierten Patienten und mit Depotgabe am aussagekräftigsten:

Rifkin et al. (1977) fanden dabei erheblich größere Differenzen der Rezidivraten mit 68% versus 7%.

Möller (1990) weist wegen der besonderen methodischen Sorgfalt auf unsere Göttinger Studie hin (Müller 1982): Wir behandelten alle Patienten bis zur vollständigen Remission und zur Stabilisierung drei Monate darüber hinaus, machten dann einen Absetzversuch über 6 bis 8 Wochen Dauer, um eventuelle kurzfristig rezidivierende Patienten, deren Remission nicht stabil genug war, auszuschließen. Dann erst wurde nach Zufallskriterien doppelt blind durch eine Trennung von Behandler und Untersucher Placebo bzw. Fluphenazindecanoat gegeben. Diese Bedingungen führten zu 72 bzw. 8% Rezidiven und damit zu eindeutigen und erheblichen Vorteilen der Neuroleptika-Gruppe.

Dosiert wurde im feinmotorischen Bereich, auch um Doppelblindbedingungen durch grobmotorische EPS nicht zu stören:

- *Zur sicheren Rezidivprophylaxe reicht eine individuelle Dosierung im feinmotorischen Bereich aus.*

Die Übereinstimmung mit 8%, 7%, 8% der drei letztgenannten Studien mit Depotgabe ist in der wissenschaftlichen Literatur sonst selten und weist auf konsistente Möglichkeiten der Rezidivverhinderung hin.

Die medikamentöse Rezidivprophylaxe ist hochwirksam. Kontrollierte Studien zeigen über ein Jahr:
- Ohne medikamentösen Schutz treten ca. 70% Rezidive auf,
- unter Neuroleptika aber nur ca. 10%.

Da in wissenschaftlichen Studien immer auch Selektionsfaktoren eine Rolle spielen und die teilnehmenden Patienten oft besonders motiviert sind, kann man unter üblichen Behandlungsbedingungen davon ausgehen, daß etwas mehr als 7–8% Rezidive unter Medikation zu erwarten sind.

Inzwischen gibt es einige Studien über 2 bzw. 3 Jahre Dauer, bei denen die Ergebnisse etwas weniger gut sind, weil eine sehr konsequente Einhaltung der exakten wissenschaftlichen Bedingungen und der vorgeschriebenen Medikation über mehrere Jahre außerordentlich schwer ist.

In der später bei der Intervallbehandlung noch zu besprechenden neueren ANI-Studie (Abb. 6.**5**) mit größerer Probandenzahl lag die Rezidivrate unter Langzeitprophylaxe im ersten Jahr bei 15% und über zwei Jahre bei 23%, weil die Medikation frei vereinbart und zum Teil auch oral gegeben wurde. Unter offenem, aber schrittweisem Absetzen im Untersuchungsarm Krisenintervention fanden sich im ersten Jahr 53% Rezidive und über 2 Jahre 63%, also weniger als in den früheren placebokontrollierten Studien mit plötzlichem Absetzen.

Die amerikanische Studie von Schooler et al. (1995, 1997) fand ebenfalls 23% Rezidive in zwei Jahren, zum Teil unter Fluphenazindecanoat, zum Teil oral und mit eher schematischer Dosierung.

Die 1990 veröffentliche Literaturübersicht von Kane et al. ergab bei vorher gut stabilisierten Patienten nach der Unterbrechung neuroleptischer Prophylaxe, daß insgesamt 74% der Patienten ein Rezidiv erlitten – im Zeitraum von 6 bis insgesamt 24 Monaten.

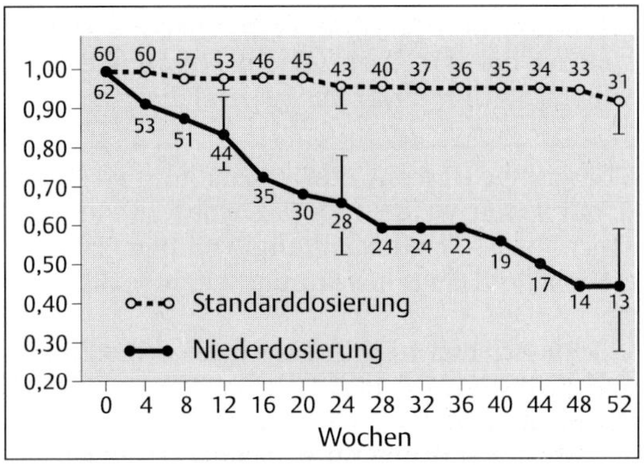

Abb. 6.**3** Fortbestehen stabiler Remission unter Standarddosierung versus Niedrigdosierung (nach Kane et al. 1983)

Eine neuere Metaanalyse von 66 Absetzstudien mit insgesamt 4365 Patienten zeigte trotz unterschiedlicher Methodik und Dosierung über durchschnittlich 9,7 Monate eine Rezidivrate von 16% unter Neuroleptika und 53% nach deren Absetzen (Gilbert et al. 1995). Würde man das auf ein Jahr hochrechnen, so käme man auf fast 20 bzw. 65%.

Das heißt, auch bei größerer Patienten- und Studienzahl findet sich das in den beiden letztgenannten Einzelstudien gefundene Ergebnis in etwa wieder. Man kann deshalb auf eine verläßliche rezidivprophylaktische Wirkung durch Neuroleptika schließen.

Dosisabhängigkeit

Die Göttinger Studie mit hoher Effizienz wurde im individuellen feinmotorischen Bereich durchgeführt. Trotzdem treten dabei noch Nebenwirkungen anderer Art auf, so daß mit Recht zu fragen war, ob noch niedrigere Dosen eventuell auch zur Rezidivprophylaxe ausreichen, wenn vorher eine stabile Remission bestand.

Mehrere Arbeitsgruppen, besonders aus dem angloamerikanischen Raum, untersuchten dazu mit schematischer Niedrigdosierung. Das heißt, eine „Standarddosis" wurde abgesenkt auf die

Tabelle 6.**1** Rezidivraten unter Niedrigdosierung versus Standarddosierung (nach Merlo u. Brenner 1997)

Studie	t=	n =	Med	Dosis in mg	Rückfallrate	Differenz
Kane et al.	1 J	163	FLD	1,25–5/14 d	56 %	
(1983, 1986)				12,5–50/ 14 d	14 %	sign.
Marder et al.	1 J	47	FLD	5/14 d	35,5 %	ns
(1984, 1987)				25/14 d	42,9 %	
	2 J	66			69 %	sign.
					36 %	
Johnson et al.	1 J	59	FPD	1,7–10/7 d	32 %	sign.
(1987)				4–20/7 d	10 %	
	3 J				70 %	ns
					56 %	
Hogarty et al.	1 J	70	FLD	durchsch. 3,8/14 d	22 %	ns
(1988)				durchsch. 25/14 d	14 %	
	2 J				30 %	ns
					24 %	
Kane et al.	1 J	104	HAD	25/28 d	63 %	
(1993)				50/28 d	25 %	sign.
				100/28 d	23 %	
				200/28 d	15 %	
Schooler et al.	2 J	106	FLD	2,5–10/14 d	34 (32,5 %)	sign.
(1995, 1997)		107		12,5–50/14 d	25 (23 %)	

FLD: Fluphenazin Decanoat; FPD: Flupentixol Decanoat; HAD: Haloperidol Decanoat; J: Jahre

Hälfte oder noch weniger. Die damit gewonnenen Ergebnisse sind nach unserer Auffassung wegen der unterschiedlichen eigentlichen Dosiserfordernis nur Annäherungswerte. Sie zeigen dementsprechend größere Unterschiede in den Rezidivraten, aber die Richtung ist eindeutig:

Bei Dosisabsenkung steigen die Rezidivraten kontinuierlich an:
Niedrigdosierung reicht zur sicheren Rezidivprophylaxe nicht aus.

Einige Studien sind in der Tab. 6.**1** (nach Merlo und Brenner 1997) aufgeführt und zeigen, daß bei stärkerer Dosissenkung die Rezidivraten ansteigen bis fast zu Placebo-Werten. Bekannt geworden ist insbesondere die ältere Studie von Kane et al. (1983), die in Abb. 6.**3** veranschaulicht, wie bei den Patienten mit kontinuierlicher Dosissenkung von Fluphenazindecanoat die Rezidivgefahr ebenso kontinuierlich ansteigt, und die neuere Studie dieser Gruppe (Kane et al. 1993, Tab. 6.**1**) zeigt unter verbesserter Methodik ebenso eine kontinuierliche Erhöhung der Rezidivrate von 15 bis 63% bei sinkender Dosis eines anderen Depot-Neuroleptikums.

6.3 Zur Dauer der Rezidivprophylaxe

Frage des Patienten und seiner Angehörigen: „Herr Doktor, wie lange muß denn das mit den Spritzen weitergehen, wenn ich jetzt entlassen werde?"

Antwort eines Arztes: „Sie sollten sicher einige Monate lang, etwa ein halbes Jahr, sich die Spritzen geben lassen. Danach wird man weitersehen und überlegen, ob sie abgesetzt werden können."

Diese diplomatische Antwort eines Arztes ist nur für Ersterkrankungen oder bei unsicherer Diagnose richtig und vertretbar. Bei Patienten mit Mehrfacherkrankungen, auch in größeren Abständen, ist sie so nicht gerechtfertigt. Nach den bisher vorliegenden Untersuchungsergebnissen sinkt das spontane Rezidivrisiko über einige Jahre nach einer Akuterkrankung nicht oder nur unwesentlich ab.

Die spontane Rezidivgefährdung nach Unterbrechung der medikamentösen Prophylaxe sinkt im Laufe mehrerer Jahre leider nicht. Hoffnungen auf Absetzmöglichkeiten etwa nach 1 oder 2 Jahren ohne nachfolgendes erneutes Rezidiv sind nicht generell begründbar.

Mehrjährige Untersuchungen zu dieser Frage gibt es nur selten, weil eine verläßliche Methodik mit gleichbleibenden Behandlungsbedingungen ohne erhebliche Selektionsfaktoren kaum realisierbar ist.

Lediglich die alten Langzeitstudien von Bleuler und Huber (1976) betonten nach kasuistischen Beobachtungen, daß nach mehrjährigem Krankheitsverlauf (über 5 Jahre) die Rezidivgefährdung nachläßt und noch Besserungen beobachtet wurden.

Eine Zusammenstellung mehrerer kontrollierter Absetzstudien von Hirsch (1995) in der Tab. 6.**2** zeigt, daß auch nach 1- bis 5jähriger Behandlung mit Remission die Psychose nach dem Absetzen der Neuroleptika im Mittel bei zwei Dritteln der Patienten Rezidive folgen. Eine zeitliche Analyse wurde von Hirsch allerdings nicht vorgenommen.

Tabelle 6.**2** Spätere Rückfallraten nach Absetzen der Medikation bei langfristiger Remission (nach Hirsch 1995)

	Remissionsdauer	Dauer der Studie	Rückfallrate
Wistedt '81	6 Mon.	1 Jahr	100 %
Hirsch et al. '73	> 1 Jahr	9 Monate	92 %
Johnson '76	1–2 Jahre	6 Monate	53 %
Hirsch et al. '73	1–5 Jahre	9 Monate	66 %
Hogarty et al. '76	2–3 Jahre	1 Jahr	65 %
Cheung et al. '80	3–5 Jahre	18 Monate	62 %
Johnson '87	1–4 Jahre	18 Monate	80 %
Dencker et al. '80	2 Jahre	2 Jahre	85 %

Eine neuere Metaanalyse der Literatur mit 1210 Patienten von Viguera et al. (1997) zeigte folgendes: Das Absetzen der Neuroleptika bei langfristigen Krankenhauspatienten (mit auch chronischer Psychose) führte bei 65% der Patienten zum Rezidiv, bei 50% innerhalb der ersten fünf Monate. Bei 211 ambulanten Patienten kam es nachfolgend nur bei knapp 40% zum Rezidiv, wobei die diagnostische Sicherheit uneinheitlich ist. Nach abruptem Absetzen treten mehr und in kürzerer Zeit Rezidive auf als nach schrittweisem langsamen Absetzen (was auf die o.e. Sensitivität der Rezeptoren hinweist).

Eine methodisch klarere Studie von Cheung et al. (1981) führte nach 3- bis 5jähriger Stabilisierung nach dem Absetzen zu 62% Rezidiven, in der Gruppe der weiterbehandelten Patienten aber nur zu 13%.

In unserer eigenen Katamnese über ein Jahrzehnt (Müller et al. 1986) war folgendes zu sehen: Bei den innerhalb von 4 – 5 Jahren absetzenden Patienten kam es im Mittel nach 8,8 Monaten zum Rezidiv. Wenn erst nach weiteren Jahren abgesetzt wurde, folgte das Rezidiv nach 9,0 Monaten. Das heißt leider auch, daß die Latenz bis zum Rezidiv nach dem Absetzen in späteren Jahren nicht länger ist als vorher.

Auch nach 4- bis 5jähriger Stabilisierung führt das Absetzen der Neuroleptika im statistischen Mittel zur gleichen Rezidivhäufigkeit nach gleichem Zeitabstand von meistens 5 bis 9 Monaten wie nach kurzfristigem Absetzen. Das ist mit dem Patienten zu erörtern.
Unklar ist, ob nach mehr als 5 Jahren das Rezidivrisiko sinkt.
Wenn im Einzelfall die fortbestehende Rezidivgefährdung überprüft werden soll,
- dürfen Neuroleptika nur langsam über Monate reduziert und dann erst ganz abgesetzt werden,
- muß ein regelmäßiger nervenärztlicher Kontakt fortbestehen.

Diese Ergebnisse sind noch nicht allen Psychiatern bekannt. Kissling (z.B. 1994) hat wiederholt darauf hingewiesen, daß auch von psychiatrisch tätigen Ärzten in Kliniken das Rezidivrisiko unterschätzt und die Nebenwirkungsrate am Beispiel von Späthyperkinesen überschätzt werde. Deshalb hätten diese Ärzte zu häufig eine Prophylaxe entweder als unnötig bezeichnet oder nur für wenige Monate empfohlen, selten länger als ein Jahr.

Möglicherweise steht aber die Überlegung dahinter, daß man Patienten und ihre mögliche Compliance überfordern könnte, wenn man gleich bei der Krankenhausentlassung eine mehrjährige Prophylaxe als notwendig benennt. Häufig wird deshalb erst einmal ein kürzerer Zeitraum genannt – in der Hoffnung, nach mehrmonatiger Zusammenarbeit mit einem ambulant tätigen Arzt (in Deutschland sind ambulante und stationäre Tätigkeit in der Regel personell getrennt) werde die Zustimmung zur Verlängerung leichter erreicht. Das ist sicher realitätsbezogen, man muß nur wissen, daß man damit Patienten eingangs nicht offen informiert. Manche Patienten registrieren das dann negativ.

Nach eigenen Erfahrungen kann man lediglich hoffen, unter regelmäßiger Nachsorge mit Medikation, Psychotherapie und Soziotherapie stabile Lebensmöglichkeiten und eine reduzierte Vulnerabilität zu erreichen mit dem Resultat dann geringerer Dosiserfordernis einerseits und reduzierter Rezidivgefahr (bezüglich Schwere und Häufigkeit) andererseits. Dazu ist eine wenigstens 3jährige Nachsorge erforderlich. Einzelheiten werden im Abschnitt Intervallbehandlung und im Kapitel Effizienz erörtert.

Fallbeispiel
Mit dem Fall der Frau F. R. wurde im Abschnitt zur Technik der Rezidivprophylaxe erläutert, daß auch nach jahrelanger Remission unter niedriger medikamentöser Prophylaxe Rezidive nach dem Absetzen zu befürchten sind. Um das zu überprüfen, muß langsam die Dosis reduziert und später erst versuchsweise abgesetzt und im kritischen Zeitraum von etwa einem halben Jahr bei beginnendem Rezidiv erneut mediziert werden, um schwere Rezidive zu verhindern.

Auch bei anderen Erkrankungen ist dieser Sachverhalt ja geläufig:

Fallbeispiel
Der jetzt 47jährige Lehrer N. J. war erstmals vor 19 Jahren und dann 3 Jahre später an einer Manie erkrankt, blieb unter mehrjähriger Lithium-Prophylaxe rezidivfrei. Vor 11 Jahren kam es zwei Monate nach einem Absetzversuch zur leichten Manie. Jetzt, nach einem Jahrzehnt der Stabilität, wurde Lithium versuchsweise extrem langsam über ein Jahr schrittweise reduziert, die Serumspiegel lagen zuletzt über viele Monate bei 0,3 und dann 0,2 mmol/l. Zwei Monate nach gänzlichem Absetzen des Lithiums kam es zu einer leichten, aber eindeutigen Manie. Nach erneuter Lithium-Gabe, jetzt mit 0,78 mmol/l im Serum, klang die Manie schnell ab, es war ambulant lediglich über zwei Wochen ein Neuroleptikum in niedriger Dosis zusätzlich erforderlich.

6.4 Intervallmedikation

Argumente

Argumente gegen eine jahrelange medikamentöse Rezidivprophylaxe sind insbesondere:

- 20% der Patienten bleiben auch ohne neuroleptische Prophylaxe rezidivfrei, sind sogenannte Placebo-Responder,
- die Diagnose ist besonders anfangs manchmal nicht ganz sicher (z.B. DD schizoaffektive Psychosen),
- manche belastenden Nebenwirkungen schränken die Lebensqualität ein,
- einige Patienten lehnen eine konsequente Langzeitprophylaxe ab.

Diese Argumente sind ernst zu nehmen und schränken den Wert langjähriger medikamentöser Rezidivprophylaxe als generelle Empfehlung für *alle* Patienten ein:

Bei etwa 20% der Patienten kommt es nur einmalig zu einer Psychose, danach bleiben sie dauerhaft oder zumindest für viele Jahre rezidivfrei. Eine verläßliche Prognose ist im Einzelfall insbesondere zu Beginn der Erkrankung oft nicht möglich, so daß anfangs die Dringlichkeit langjähriger Prophylaxe nicht festzustellen ist. Würde man generell allen schizophrenen Patienten eine Prophylaxe nahelegen, würde jeder fünfte Patient unnötigerweise jahrelang Neuroleptika erhalten.

Zu Beginn der Erkrankung ist eine Diagnose manchmal nicht ganz sicher zu stellen, insbesondere wenn etwa der Beginn der Symptomatik vor dem Krankenhausaufenthalt bei alleinlebenden Patienten unklar bleibt. Das findet sich besonders häufig bei schizoaffektiven Erkrankungen, die bei Krankenhauseinweisung auf dem Höhepunkt der Erkrankung oft Schizophrenie-typische Symptome aufweisen, so daß die Schizophrenie-Diagnose fälschlich zu häufig gestellt wird. Dann kann die richtige Diagnose erst Jahre später geklärt werden. Einzelheiten sind oben im Kap. 2 dargestellt. Bei schizoaffektiven Erkrankungen wäre eine jahrelange neuroleptische Prophylaxe entbehrlich, sie profitieren besser und oft nebenwirkungsärmer von einer Lithium-Prophylaxe.

Daß Nebenwirkungen, insbesondere bei inadäquater Dosierung, manchmal sehr belasten können, wurde schon ausführlich in Kap. 3 dargestellt. Patienten und Angehörige argumentieren dann, daß die Rezidivfreiheit zu teuer erkauft wird, daß die Lebensmöglichkeiten insbesondere hinsichtlich psychosozialer Entwicklung und Kommunikation dadurch stärker beeinträchtigt werden als durch Rezidive, besonders wenn diese in großen Abständen auftreten und kurz und leicht behandelbar sind.

Manche Patienten sind zu Beginn der Erkrankung nicht oder noch nicht bereit zu langer Prophylaxe, hoffen auf langjährige Rezidivfreiheit und wollen die Freiheit haben, erst einmal den weiteren Verlauf abzuwarten. Manche von ihnen haben damit nicht ganz unrecht. Im somatischen Bereich gibt man, so sagte ein aufgeklärter Angehöriger, ja auch die bei akuter Pneumonie hilfreichen Antibiotika nicht weiter, weil es sein könnte, daß in ein bis zwei Jahren wieder mal eine Pneumonie auftritt. Und Neurologen geben Cortison bei Multipler Sklerose (und Internisten bei Colitis ulcerosa) auch meistens nur bei aktuellen Schüben und nicht prophylaktisch, trotz der nicht seltenen Wiedererkrankungen bei manchen Patienten.

So ist der Gedanke einer Intervallbehandlung naheliegend, womit natürlich die Behandlung mit Intervallen gemeint ist und nicht die Behandlung im Intervall: Neuroleptika werden nur dann gegeben, wenn schizophrene Symptome drohen oder schon beginnen, nicht aber lange über die stabile und vollständige Remission hinaus.

Wirksamkeit

Erste Ansätze zur Intervallbehandlung wurden Anfang der 80er Jahre diskutiert und erprobt (siehe z.B. Herz et al. 1982, Müller 1983).

In der Göttinger Schizophrenie-Ambulanz hatten insbesondere die Untersuchungsergebnisse zur pharmakogenen Depression unter den damals gebräuchlichen konventionellen Neuroleptika einerseits und die Erfahrungen mit ambulanter Akutbehandlung bei leichten und seltenen Rezidiven andererseits diese Alternative interessant erscheinen lassen.

In den nachfolgenden Jahren gab es dann mehrere Studien zur Intervallbehandlung. Erwähnt und in Abb. 6.**4** dargestellt werden sollen insbesondere die Untersuchungen von Jolley und Hirsch in England (1989/90), von Carpenter et al. (1990), von Herz et al. (1991), von Schooler et al. (1995, 1997) und in Abb. 6.**5** die deutsche multizentrische ANI-Studie (Pietzcker et al. 1993): Ambulante Neuroleptika-Intervallbehandlung.

Dabei war zu sehen: Rezidive fanden sich unter Langzeitmedikation über zwei Jahre zu 13% bzw. 16% bzw. 23%. Unter Intervallbehandlung kam es im ersten Jahr in England zu 30% Rezidiven und über zwei Jahre zu 52%, bei Herz nur zu 30%, bei Schooler zu 44%. Die Rezidivraten sind damit deutlich niedriger als bei früheren placebokontrollierten Absetzstudien! In England und bei Schooler sind die Rezidivraten und auch die Rehospitalisierungsraten signifikant unterschieden, bei Herz et al. beide nicht. Allerdings haben bei Herz et al. frühe Rezidive unter beginnender Dosisminderung zum drop out geführt, weil eine Fortsetzung der Studie für diese Patienten nicht vertretbar war. Rechnet man drop outs zur Rezidivgruppe, so finden sich über zwei Jahre unter Langzeitmedikation 29% Rückfälle und unter Intervallbehandlung 76%, ein signifikanter Unterschied.

Die Ergebnisse der ANI-Studie zeigen unter Langzeitmedikation im ersten Jahr 15% Rezidive und über zwei Jahre 23%, unter Intervallbehandlung kam es hingegen zu 35% Rezidiven im ersten und 49% über zwei Jahre. Die Ergebnisse sind signifikant unterschieden, zeigen gleichzeitig aber auch, daß bei der Intervallbehandlung weniger Rezidive (etwa zwei Drittel) auftreten als bei vollständigem Absetzen bis zum manifesten Rezidiv (53% im ersten Jahr und 63% über zwei Jahre).

Unter Intervallmedikation kommt es aber zu *relativ wenig Rehospitalisierungen*, weil Rezidive oft früh erkannt werden, leichter sind als nach gänzlicher Unterbrechung der Prophylaxe für längere Zeit und oft ambulant kompensierbar sind. Weiter oben wurde ja schon dargestellt, daß Rezidive schnell remittieren, wenn sie sehr früh erfaßt und behandelt werden.

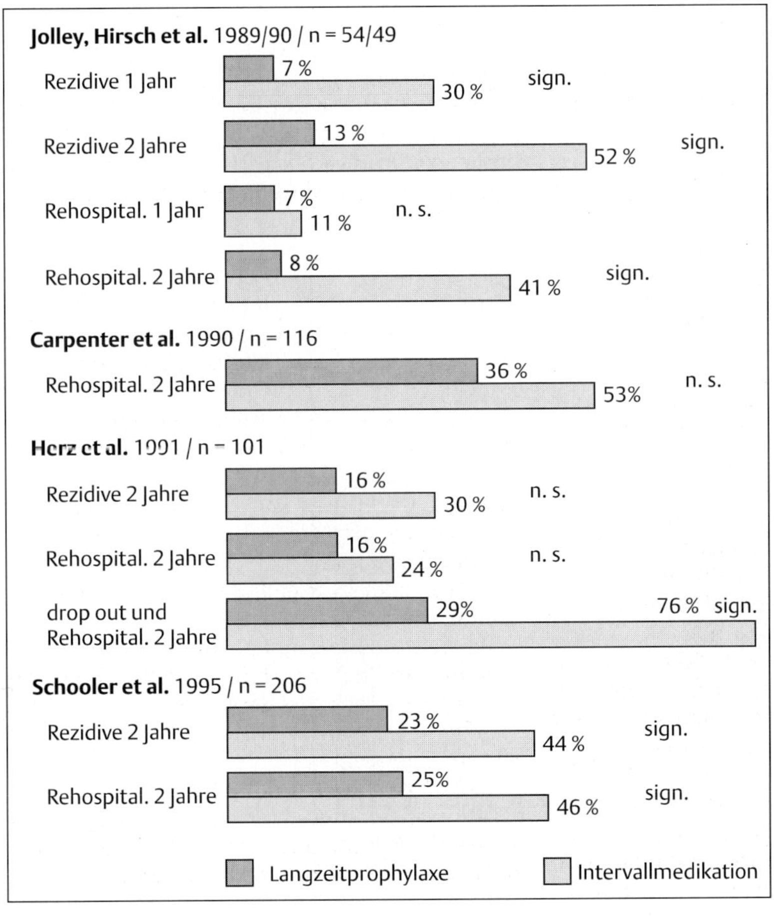

Abb. 6.**4** Studien zur Langzeitprophylaxe versus Intervallmedikation

Bei Carpenter und auch bei Herz waren Rehospitalisierungen wohl geringer unter Langzeitmedikation als bei Intervallbehandlung, aber nicht signifikant different, bei Jolley war der Unterschied im ersten Jahr gering aber im zweiten Jahr ausgeprägt, auch bei Schooler bestanden signifikante Unterschiede. In der ANI-Studie mit relativ großer Patientenzahl war ebenso die Rehospitalisierungsrate im ersten Jahr mit 16% versus 23% insgesamt niedrig und nicht signifikant unterschieden, jedoch vergrößert sich der Unterschied über insgesamt zwei Jahre auf 24% versus 37%. Auch zeigte sich: Bei gänzlichem Absetzen im Therapiearm Krisenintervention, wobei ein sicher diagnostiziertes manifestes Rezidiv abgewartet wurde, konnte ebenfalls die Rehospitalisierungsrate mit 32% im ersten und 43% über zwei Jahre relativ niedrig bleiben – ein Hinweis auf die Wirksamkeit der Compliance und regelmäßiger Arztkontakte.

Wenn es also trotz Langzeitmedikation zum Rezidiv kommt, handelt es sich um schwere Erkrankungen mit Krankenhausbehandlungsnotwendigkeit. Kommt es unter Intervallbehandlung zum Rezidiv, so ist dieses im statistischen Mittel bei etwa einem Drittel der Patienten leicht und ambulant kompensierbar.

- Unter Intervallmedikation kommt es zu mehr Rezidiven als unter Langzeitprophylaxe.
- Die Hoffnung, beginnende Rezidive so rechtzeitig abfangen zu können, daß sie nicht manifest werden, hat sich nicht durchgehend erfüllt.
- Die Rezidivrate ist aber geringer als bei gänzlichem Abbruch der Medikation und gar der Nachsorge (zwei Drittel davon).
- Rezidive unter Intervallmedikation sind zum Teil leichter und schneller und ambulant behandelbar (bei zwei Dritteln der Rückfälle).
- Dieser Effekt findet sich (etwas geringer) aber auch bei längerem Absetzen der Prophylaxe, wenn der Patienten dennoch regelmäßig Arztkontakte einhält.
- Die neuroleptische Gesamtdosis ist aber unter Intervallbehandlung trotz der Rezidive nur halb so hoch wie unter Langzeitmedikation.

Eingewandt wurde von Befürwortern der Intervallbehandlung, daß die (meist monatlichen) Abstände der Arzttermine möglicherweise zu groß waren. Zu hoffen sei, daß bei engeren Kontakten drohende Rezidive noch früher abgefangen werden könnten. Das ist nach Göttinger Erfahrungen

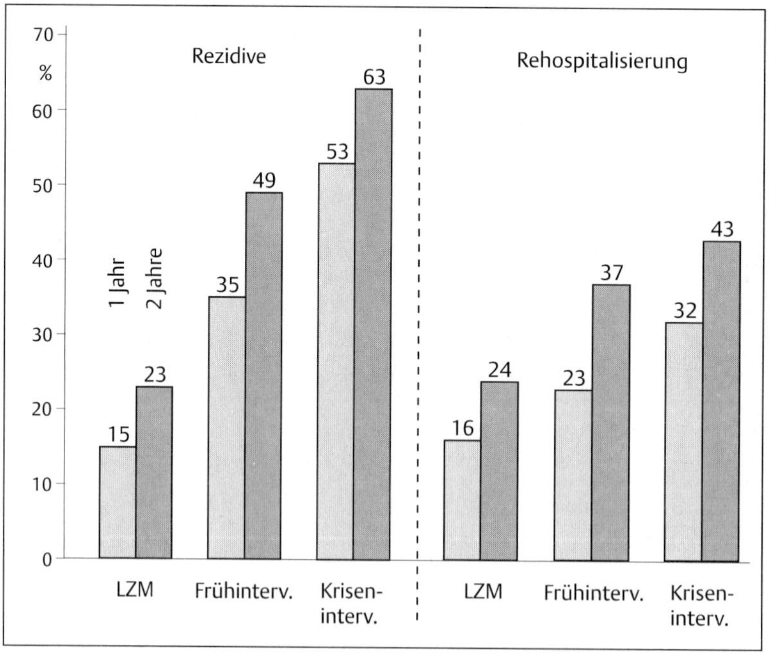

Abb. 6.**5** Rezidive und Rehospitalisierungen bei Langzeitmedikation versus Intervallbehandlung mit Frühintervention oder Krisenintervention (ANI-Studie, Pietzcker et al. 1993)

zum Teil richtig, dennoch kommt es bei manchen Patienten über wenige Tage zum Rezidiv, so daß auch wöchentliche Kontakte nicht immer ausreichende Sicherheit bieten. In diesen Fällen ist es notwendig, daß der Patient selbst eine „Notfallmedikation" bei sich hat und bei ersten Anzeichen eines beginnenden Rezidivs mit einer vorher festgelegten Medikation schon beginnt (etwa bei fehlender Erreichbarkeit seiner Ärzte am Wochenende) und dann sobald wie möglich zum Arzt geht. Das weist auf die Verknüpfung von Intervallbehandlung und Aufklärung und Compliance hin, worauf weiter unten noch eingegangen wird.

Ein klarer Vorzug der Intervallbehandlung besteht in der *niedrigeren Gesamtdosis der Neuroleptika*: Während früher argumentiert wurde, wegen der höheren Rezidivrate müsse dann therapeutisch höher als bei der Langzeitmedikation dosiert werden, so daß insgesamt höhere Dosen notwendig werden, zeigte sich bei der ANI-Studie das Gegenteil. Trotz individuell und nicht zu hoch dosierter Langzeitprophylaxe lag die kumulative Gesamtdosis unter Intervallbehandlung nur bei 40% der Gesamtdosis unter Langzeitmedikation. Und auch wenn man nicht frühzeitig interveniert, sondern ein manifestes Rezidiv abwartet und dann dieses mit therapeutischen Dosen behandelt, beträgt die kummulative Gesamtdosis nur 57% der unter Langzeitprophylaxe.

Vorgehen

Mit der Intervallmedikation kann erst begonnen werden, wenn eine stabile Remission erreicht wurde. Die Zeit der Stabilisierungsphase nach der vorhergehenden Akutbehandlung oder die ersten Gespräche nach längerer Rezidivprophylaxe bei gewünschter Intervallbehandlung müssen dazu dienen,

- die Krankheitsverarbeitung zu überprüfen bzw. zu fördern,
- Patienten und Angehörige über das Vorgehen aufzuklären,
- möglichst individuelle Anzeichen eines drohenden Rezidivs zu erarbeiten, etwa analog zum Beginn der vorhergehenden Psychose, und
- einen Krisenplan zu verabreden.

Nach psychopathologischer Remission der Psychose sollte eine neuroleptische Rezidivprophylaxe über mindestens 3, möglichst 6 Monate verabreicht werden, um dem Patienten genügend Zeit für das psychosoziale Erleben seiner Remission zu ermöglichen. In dieser Zeit können die o.g. Vorbereitungsschritte erfolgen mit Identifikation der Frühsymptome der letzten Erkrankung, die wahrscheinlich im Rezidivfall ähnlich auftreten.

Danach kann die Medikation über mindestens 3 Monate weiter gesenkt werden, etwa durch monatliche Halbierung der Dosis. Damit soll eine Symptomprovokation durch plötzliches Absetzen verhindert werden. Kommt es wider Erwarten darunter schon zum Wiederauftreten psychosenaher Symptome, kann die Dosierung gleich wieder erhöht werden. Ansonsten ist schließlich ganz abzusetzen.

Die Kontaktfrequenz soll im ersten Jahr nach Absetzen der Medikation gleich bleiben, aus zwei Gründen: Einmal ist nach einem halben Jahr der statistische Gipfel möglicher baldiger Rezidive. Zum anderen müssen Arzt und Patient in dieser Zeit lernen, Gespräche über Krankheitsbewältigung, Umgang mit möglichem Rezidivrisiko, Wahrnehmung veränderter Befindlichkeit, Dosierung psychosozialer Kontakte zu führen. Für Arzt und Patient ist es manchmal nicht ganz leicht, Kontakte und Gespräche neu zu definieren, ohne im Vordergrund stehende Erörterung von Dosis und Nebenwirkungen. Das muß erfahren und erlernt werden, zumal Arztbesuch und Gespräch über Medikamente üblicherweise als gekoppelt erlebt werden, von beiden Seiten.

Stufen-Vorgehen bei der Intervallbehandlung mit Frühintervention

1. Stabilisierungsphase mindestens 3–6 Monate nach Remission mit
   - Förderung der Krankheitsverarbeitung,
   - Identifikation von Streßfaktoren und Frühsymptomen,
   - Krisenplanung.
2. Schrittweise Dosissenkung bis zum Absetzen über gut 3 Monate, Fortsetzung der Arztkontakte in bisheriger Frequenz.
3. Bei unspezifischen Prodromalsymptomen:
   - erhöhte Kontaktfrequenz,
   - Entlastung, eventuell Krankschreibung,
   - Versuch psychotherapeutischer Streßbewältigung,
   - eventuell Tranquilizer für einige Tage oder

- Neuroleptika in prophylaktischer Dosis für ca. 4 Wochen bei Sicherheitsbedürfnis.

4. Bei psychosenahen Frühsymptomen:
- der Patient sucht sofort den Arzt auf oder nimmt die vorbereitete Krisenmedikation,
- Neuroleptika oral oder 1 bis 2 mal Depot mit einer Dosis zwischen vorheriger prophylaktischer und früherer therapeutischer Dosis.

5. Bei manifestem Rezidiv:
- ambulante Akutbehandlung mit täglichen Kontakten oder
- stationäre Aufnahme.

Kommt es zu unspezifischen Frühsymptomen, so sollen Kontakte häufiger erfolgen und mit psycho- und soziotherapeutischen Maßnahmen zur Entlastung und zur Streßbewältigung einhergehen. Manchmal kommt es dann schon zur Stabilisierung, denn nicht jede Irritation muß Anzeichen eines drohenden oder beginnenden Rezidivs sein. Je nach Sicherheitsbedürfnis kann eine medikamentöse Unterstützung mit Tranquilizer für einige Tage oder Neuroleptika befristet für 3 bis 4 Wochen in prophylaktischer Dosis erfolgen.

Bei psychosenahen Frühsymptomen eines beginnenden Rezidivs sollte der Arzt sofort aufgesucht werden zur neuroleptischen Frühintervention. Geht das nicht, weil keine sofortige Fahrmöglichkeit besteht oder weil der Arzt am Wochenende oder Feiertag nicht erreichbar ist und der vertretende diensthabende Arzt dem Patienten unvertraut erscheint, so kann der Patient seine „Krisenmedikation" schon selbst einnehmen:

Ein vorbereiteter Briefumschlag enthält einige Tabletten der (auch außen notierten) Substanz in einer Dosis, die zwischen früherer prophylaktischer und therapeutischer Dosis liegt, in einer Menge für drei Tage. Der Patient kann nachts oder am Wochenende damit schon beginnen und am nächsten Werktag seinen Arzt aufsuchen. Dieses mit Patienten und Angehörigen vorher besprochene Vorgehen hat sich in unserer Ambulanzarbeit bewährt. Es gibt dem Patienten auch das Gefühl, selbst steuernd eingreifen zu können, wenn er die Hilfe des Medikamentes für notwendig hält.

Der Patient O. S. sagte dazu einmal „Es ist gut zu wissen, daß man nicht hilflos ausgeliefert ist, daß man sich selbst zu helfen weiß."

Fallbeispiel

Frau C. J. ist jetzt 31 Jahre alt, erkrankte erstmals mit 18 Jahren und seitdem sechsmal mit kurzen und leicht behandelbaren psychotischen Episoden, meistens ohne Krankenhausaufenthalt. Oft reichten Injektionen eines kurz wirksamen Neuroleptikums und eines Depots mit 1- bis 2maliger Wiederholung aus. Frau J. ist eine hübsche junge Frau, bei der eine Konkurrenzsituation zur älteren Schwester besteht. Es konnte herausgearbeitet werden, daß es oft im Zusammenhang mit einer neuen Männerbekanntschaft mit beginnender Liebesbeziehung zu psychotischen Rezidiven gekommen war. Die Patientin erlebte negativ, daß durch neue Erkrankungen die Beziehungen gestört wurden und abbrachen. So wurde verabredet, daß die Patientin dann, wenn sie aufgeschlossen ist für eine Beziehung zu einem Mann, prophylaktisch über mehrere Monate eine niedrige orale Dosis eines Neuroleptikums nimmt. Das tat sie im Anschluß an einen Diskothekenbesuch mit neuer Bekanntschaft. Jetzt kam es zu einer längerfristigen Beziehung ohne erneutes Rezidiv.

Kommentar

Bei günstiger Verlaufsprognose stellte die Beziehung zum anderen Geschlecht einen jeweils aktualisierten Stressor dar. In einer erneuten spezifischen Belastungssituation half die prophylaktische Gabe eines niedrig dosierten Neuroleptikums, eine erneute psychotische Dekompensation zu vermeiden.

Gibt es spezifische Frühwarnzeichen?

Es ist immer wieder versucht worden, sogenannte Frühwarnzeichen zu ermitteln, die ein drohendes Rezidiv anzeigen. Denn es wäre gut, wenn die bei allen Menschen ab und zu auftretenden Stimmungsschwankungen oder Streßreaktionen getrennt werden könnten von spezifischen Vorsymptomen einer Psychose. Das könnte mithelfen, nicht unnötigerweise zu oft ein Rezidiv zu befürchten mit der Konsequenz häufiger neuroleptischer Behandlungsepisoden einerseits und der Annahme ungünstiger Prognose mit gehäufter Rezidivneigung andererseits.

Nicht gemeint sind damit Symptome der sicher beginnenden Psychose mit etwa wahnhaften Befürchtungen und ersten akustischen Mißdeutungen.

Letztlich ist diese Suche nach generellen Prädiktoren gescheitert, weil Frühwarnzeichen individuell sehr unterschiedlich und oft nicht psychosespezifisch sind (Gaebel et al. 1993, Ross und Malla 1995). Bei manchen Patienten findet sich eine Neigung zu psychosozialem Rückzug, mit vermehrtem Ruhebedürfnis, bei anderen die Neigung zum Grübeln oder andererseits eine Tendenz zu unruhiger Aktivität. Es muß deshalb im Einzelfall zusammen mit dem Patienten und seinen Angehörigen erarbeitet werden, wie bei ihm die frühere Psychose im Vorfeld begann, welche Anzeichen drohender psychotischer Dekompensation bei ihm das „rote Warnlicht" aufleuchten lassen müssen. Das kann z.B. im Rahmen der psychoedukativen Gruppenarbeit geschehen (Kap. 10). Klieser und Hornung (1996) z.B. widmen diesem Problem einen Punkt ihres Programms.

Am häufigsten fanden sich in der ANI-Studie bei vielen Patienten vor späteren Rezidiven *Schlafstörungen*, die eine innerseelische Irritation anzeigen. Allerdings sind Schlafstörungen etwa auch aus äußeren Gründen nicht selten und führen nicht immer zum Rezidiv.

Bewährt hat sich aber, bei Schlafstörungen an drei aufeinanderfolgenden Tagen mit dem Schritt 3 des obigen Schemas zum Stufenvorgehen zu beginnen.

Nur selten finden sich charakteristische Frühwarnzeichen, die dann nahtlos in erste Psychosesymptome übergehen, wie bei der nachfolgend geschilderten Patientin.

Fallbeispiel

Die 36jährige verheiratete Frau A. G. hatte in größeren Abständen zwei Psychosen erlebt, die erst nach jeweils zweimonatiger stationärer Behandlung remittierten. Jeweils bestand anfangs ein religiöser Wahn, bald gefolgt von akustischen Halluzinationen, in denen Gott direkt mit ihr sprach, anfangs über eine von Gott induzierte Bewegung ihres Unterkiefers noch ohne akustische Äußerung. Später wurden dadurch ihre Handlungen auch kommentierend begleitet. Während der mehrjährigen Nachsorge wurde, weil ein erneutes Rezidiv familiär recht belastend gewesen wäre, folgendes beschlossen: Wenn die Patientin über ihren gewohnten wöchentlichen Kirchgang hinaus sich vermehrt mit religiösen Gedanken bis hin zu Grübeleien beschäftigt, die im Schrank verstauten religiösen Schriften hervorholt und den Wunsch nach häufigen zwischenzeitlichen Kirchenbesuchen verspürt, sollte mit prophylaktischer neuroleptischer Frühintervention begonnen werden. Das geschah in fünf Jahren zweimal, zu einem manifesten Rezidiv kam es nicht. Bei späterer Katamnese war zu erfahren, daß nach weiteren vier Jahren ein leichtes und dann auswärts dreiwöchig stationär behandeltes Rezidiv mit ähnlicher Symptomatik begonnen hatte, nachfolgend entschloß sich die Patientin zur mehrjährigen niedrigdosierten Rezidivprophylaxe.

Kommentar

Im Einzelfall kann es durchaus gelingen, spezifische und mit der Persönlichkeit und ihrer Entwicklungsgeschichte in Verbindung stehende Frühwarnzeichen zu erarbeiten. Wenn man diese berücksichtigt und dann sehr früh mit erneuter Medikation beginnt, lassen sich manifeste Rezidive ohne Dauermedikation verhindern.

- Generelle spezifische Frühwarnzeichen eines drohenden Rezidivs gibt es nicht, sie können interindividuell sehr unterschiedlich sein.
- Im Einzelfall (intraindividuell) sind sie oft konstant und müssen mit dem Patienten ermittelt werden.
- Lediglich Schlafstörungen sind im Vorfeld eines Rezidivs besonders häufig und sollen zu ersten Therapieschritten veranlassen.

6.5 Prädiktoren-orientierte Indikation zur Rezidivprophylaxe

Nach den verschiedenen Möglichkeiten sicherer medikamentoser Rezidivprophylaxe ist zu fragen, welchen Patienten welches Vorgehen vorzuschlagen ist.

Vorherrschend ist in der Praxis die Methode „Versuch und Irrtum": Nach einer Akuterkrankung geben Ärzte nur vage Empfehlungen, Patienten und Angehörige hoffen auf stabile Remission, der Patient läßt dann bald seine Medikation weg. Bei einem Rezidiv hofft er auf Spontanbesserung, bis schließlich die nicht geschätzte und deshalb hinausgeschobene Krankenhausbehandlung doch notwendig wird. Manchmal geht dieses Verhalten dann noch weiter bis zur beginnenden Chronifizierung. Dann haben sich in der Regel auch sozial nachteilige Entwicklungen eingestellt. In einer eigenen Verlaufsuntersuchung über ein Jahrzehnt (Müller et al. 1986) war leider sehr deutlich festzustellen, daß die Konsequenz der Behandlung und Prophylaxe sehr häufig hinter dem Verlauf herläuft. Das heißt, eine konsequente Medikation erfolgt erst dann, wenn der Verlauf schon ungünstig geworden ist, kann dann den Verlauf aber oft nicht mehr entscheidend verändern.

- Ungünstig ist: Konsequenz und Intensität von Behandlung und Prophylaxe folgen dem Verlauf, werden erst nach ungünstiger Krankheitsentwicklung verbessert.
- Wünschenswert ist: Intensivere Behandlung und regelmäßige Prophylaxe setzen bei ungünstiger Prognose früh ein, Intervallbehandlung bleibt prognostisch günstigeren Erkrankungen und complianten Patienten vorbehalten.
- Zu erwarten ist: Bei früher prognoseorientierter Differentialindikation läßt sich der nachfolgende Krankheitsverlauf eher günstig beeinflussen.

Die einzelnen prognostisch bedeutsamen Faktoren sind oben in Kap. 2 genauer dargestellt. An dieser Stelle soll nur auf folgende Aspekte hingewiesen werden:

Der Verlauf ist individuell sehr unterschiedlich.

Intraindividuell ist der weitere Spontanverlauf über mehrere Jahre oft wiederholend ähnlich, häufige und schwere Psychosen zu Erkrankungsbeginn lassen einen ähnlich ungünstigen weiteren Verlauf befürchten, und umgekehrt.

Im statistischen Mittel ist der längerfristige Krankheitsverlauf eher günstig bei einem Erkrankungsbeginn mit:
- höherem Ersterkrankungsalter,
- kurzer vorheriger Krankheitsdauer, akuter Symptomatik,
- schneller Remission,
- guter prämorbider psychosozialer Integration (Schulabschluß, Beruf) und Partnerschaft (Freunde, Ehe-Partner).

Es ist deshalb erforderlich, Ersterkrankungen entsprechend ihrer Schwere und Prognose zu behandeln, auf jeden Fall eine komplette Remission zu erreichen, bevor unterschiedliche Prophylaxewege erwogen werden.

Dann kann man abwägen:

Bei unsicherer Diagnose oder bei Ersterkrankungen mit leichter Erkrankung und Behandelbarkeit kann der weitere Verlauf noch nicht als prognostisch ungünstig eingeschätzt werden, deshalb ist eine etwa halbjährige Stabilisierungsphase mit schrittweiser Reduktion und dann eventuellem Absetzen der Neuroleptika vertretbar. Für ein weiteres halbes Jahr sind aber engmaschige Untersuchungen und Verlaufsbeobachtungen beizubehalten, da in dieser Zeit mögliche Rezidive am ehesten auftreten.

Nach einer zweiten Psychose muß in der Regel eine Entscheidung über längerfristige medikamentöse Rezidivprophylaxe oder Intervallbehandlung getroffen werden. Bei dieser Differentialindikation spielen Faktoren außerhalb der Krankheitsprognose eine wichtige Rolle, insbesondere Krankheitseinsicht, Compliance und äußere Versorgungsbedingungen. Insofern ist die Art medikamentöser Strategie auch abhängig von psycho- und soziotherapeutisch erreichbaren Therapieeffekten, Persönlichkeitsfaktoren und Ambulanzbedingungen: Wenig aufgeklärte bzw. wenig compliante Patienten können eine rechtzeitige Frühintervention seltener realisieren, bei weiter Entfernung, ungünstigen Verkehrsverhältnissen und spärlicher personeller Kapazität von Praxis oder Ambulanz wird eine prinzipiell eventuell indizierte Intervallbehandlung weniger leicht realisierbar sein usw.

Bei ungünstiger Prognose, früh begonnener langhingezogener schwerer Psychose und schneller Symptomverstärkung oder Remanifestation schon unter Dosisminderung wird man über die stabile Remission hinaus eher für ein bis zwei Jahre eine prophylaktische Dosis mit Einnahmekontrolle oder Depotgabe beibehalten. Erst danach kann eine langsame Dosisminderung unter weiterer Verlaufsbeobachtung versucht werden, um das bestehende Rezidivrisiko zu überprüfen. Beim Wiederauftreten erster psychotischer Symptome ist dann die Dosis sofort wieder zu erhöhen.

Chronisch produktive Psychosen bedürfen langjähriger Neuroleptika-Gabe zur Symptomsuppression.

Empfehlungen zur medikamentösen Rezidivprophylaxe:

1. Bei leichten bis mittelschweren Ersterkrankungen oder bei noch nicht ganz sicherer Diagnose:

- Nach Remission produktiver Symptome ca. 6 Monate Stabilisierungsphase mit schrittweiser Dosisminderung,
- für ein weiteres halbes Jahr regelmäßige Arztkontakte mit Verlaufsbeobachtung, bei beginnendem Rezidiv Erhöhung auf vorherige therapeutische Dosis.

2. Bei leichten und gut behandelbaren Wiedererkrankungen im mehrjährigen Abstand (auch ohne Neuroleptika) ist am ehesten eine Intervallmedikation indiziert.

3. Von der zweiten Psychose ab ist zwischen neuroleptischer Langzeitprophylaxe und Intervallbehandlung zu entscheiden, in jedem Fall sind mindestens monatliche Untersuchungsabstände notwendig.

a) Eine Intervallbehandlung ist möglich bei ca. einem Drittel der Patienten, insbesondere bei:
- vollständiger Remission produktiver Symptome,
- günstiger Verlaufsprognose,
- integrativer Krankheitsverarbeitung,
- guter Compliance,
- unterstützenden Bezugspersonen,
- Ambulanz oder Nervenarzt in der Nähe,
- Psycho- und Soziotherapie neben Medikation.

b) Eine vorläufig 2- bis 3jährige medikamentöse Rezidivprophylaxe ist eher indiziert bei
- mittlerer Verlaufsprognose
- Verleugnungstendenzen,
- mangelhafter Compliance,
- ungünstigen ambulanten Versorgungsbedingungen.

Die individuell sehr unterschiedliche prophylaktische Dosis soll so niedrig wie möglich sein, aber noch im rezidivprophylaktischen Bereich.
Eine generell besonders niedrige Dosierung bietet wenig Vorteile, das Rezidivrisiko steigt dann an.
Depot-Neuroleptika bieten mehr Sicherheit, verlangen sorgfältige individuelle Dosierung, um Nebenwirkungen zu begrenzen.
Hilfreiche nebenwirkungsarme atypische Neuroleptika liegen noch nicht in Depot-Form vor, verlangen gute Compliance.

4. Bei häufigen Rezidiven und ungünstiger Verlaufsprognose ist die langjährige neuroleptische Rezidivprophylaxe ebenso indiziert wie die Symptomsuppression bei Chronifizierungsneigung.

Manche Autoren (z.B. Kissling 1991) empfehlen bei Ersterkrankungen eine längere Neuroleptikagabe über 1 – 2 Jahre und nach Wiedererkankungen generell über mindestens 5 Jahre. Das ist natürlich sicherer, berücksichtigt aber u. E. nicht genug die individuellen Verlaufsprädiktoren, die (möglichst zu verbessernde) Compliance und Belastungen durch die die Lebensqualität einschränkenden Nebenwirkungen. Auch die etwa nach 3jähriger Psycho- und Soziotherapie (s.u.) in manchen Fällen reduzierte Vulnerabilität erlaubt eine flexiblere Indikation. Möller (in Möller 1993) und die American Psychiatric Association (1997) nehmen eine Mittelposition ein.

7 Therapie der Negativ-Symptomatik, Depressivität, Suizidalität

Nach Darstellung der Wirkung neuroleptischer Medikation auf akute produktive psychotische Symptomatik und der effizienten Rezidivprophylaxe soll in diesem Kapitel die Therapie der Negativ-Symptomatik erörtert werden. Das setzt deren ätiopathogenetische Differenzierung voraus. Ähnlich ist es bei Depressivität und Suizidalität, die bei Schizophrenen nicht selten sind und besonderer therapeutischer Aufmerksamkeit bedürfen. Negativ-Symptomatik, Depressivität und Suizidalität werden in diesem Kapitel besprochen, weil sich dabei Überschneidungen ergeben.
Zugleich zeigt sich bei diesen Syndromen, wie die bisher im Vordergrund stehende Pharmakotherapie ergänzt werden muß durch Psycho- und Soziotherapie, mit differentialtherapeutischen Schwerpunkten. Insofern leitet die Besprechung der Therapie dieser drei Bereiche schon zum zweiten Teil des Buches über.

7.1 Therapie der Negativ-Symptomatik

Allgemein gilt die Positiv-Symptomatik als therapeutisch relativ gut beeinflußbar, demgegenüber galt die Negativ-Symptomatik lange Zeit als kaum oder schwer oder erst spät therapierbar. Das wird heute etwas günstiger gesehen (weiter s. Möller u. Pelzer 1990).

Therapie setzt Ursachenklärung voraus

Therapeutische Schwierigkeiten hängen auch mit den vielen ätiopathogenetischen Ursachen der Negativ-Symptomatik zusammen, die es verständlich machen, daß es *eine* Therapie nicht geben kann.

> Negativ-Symptome können sehr unterschiedliche Ursachen haben, sie müssen deshalb sehr unterschiedlich behandelt werden.
> Die differentielle Therapie setzt deshalb eine genaue Differentialdiagnose voraus.
> Unter dieser Voraussetzung ist die frühere Auffassung therapeutischer Unbeeinflußbarkeit heute meist nicht mehr durchgehend gerechtfertigt.

Können Skalen differentialdiagnostisch helfen?

Es gibt eine Reihe von Skalen zur Dokumentation schizophrener Negativ-Symptome (Tab. 7.**1**). Diese sind hilfreich zur Abschätzung der Schwere und zur Verlaufsdokumentation. Sie können aber lediglich Symptome beschreibend dokumentieren, eine Differenzierung bezüglich Ursache oder Verlaufsgebundenheit gelingt damit nicht. Zusätzlich gibt es eine breite Überlappung mit anderen Diagnosen (z.B. depressive Symptomatik, hirnorganische Veränderungen, neurotische Intentionalitätsstörung usw.), d.h. die gefundenen Skalenwerte sind nicht nur ursachenunspezifisch bei Schizophrenen, sondern auch nicht sehr diagnosespezifisch (Mundt u. Kasper 1987).

Zur Differentialdiagnose notwendig sind deshalb:
- Genaue psychopathologische Untersuchung,
- Zuordnung zu verschiedenen Krankheitsverlaufsstadien und
- Berücksichtigung der parallel gegebenen Medikation.

Tabelle 7.**1** Hilfreiche Skalen zur Dokumentation schizophrener Negativ-Symptomatik (Schwere und Verlauf)

Skala	Autoren und Jahr
AMDP, Apathisches Syndrom	Arbeitsgem. für Methodik und Dokumentation i.d. Psychiatrie 1981
BPRS, Anergie Skala (Brief Psychiatric Rating Scale)	Overall u. Gorham 1962
SANS (Scale for the Assessment of Negative Symptoms)	Andreasen 1982
PANS, Negativ-Skala (Positive and Negative Syndrome Scale)	Kay et al. 1986
INSKA (Intentionalitäts-Skala)	Mundt et al. 1985
FBF (Frankfurter Beschwerde-Fragebogen)	Süllwold 1986

Negativ-Symptome: Krankheitsstadien und Ursachen

Negativ-Symptome kommen während des gesamten Verlaufs schizophrener Psychosen vor und haben dann unterschiedliche Ursachenschwerpunkte. Man unterscheidet *primäre (krankheitsimmanente) Negativ-Symptome* und *sekundäre (als Folge der Erkrankung und Behandlung)* (s.a. Mundt u. Kasper 1990).

In Tab. 7.**2** sind die unterschiedlichen Negativ-Symptome aufgelistet, zusammen mit ihren therapeutischen Ansatzmöglichkeiten.

Tabelle 7.**2** Bereiche schizophrener Negativ-Symptomatik, ihr Bezug zum Verlaufsstadium der Psychose und therapeutische Schwerpunkte

Art	Krankheitsbezug	Therapie
Primäre Negativ-Symptome:		
1. präpsychotisch	Grund-Symptome, kognitive Störung, zum Teil morphologische Veränderungen	?
2. parapsychotisch	Teil der (akuten) schizophrenen Psychose	Neuroleptika, bevorzugt atypische
3. Residualsyndrom	überdauernde kognitive und intentionale Grundstörung nach akuter Erkrankung	?
Sekundäre Negativ-Symptome:		
4. postpsychotische Depression	Reaktion auf schwere Erkrankung	Entlastung, Psychotherapie
5. pharmakogen bei Hypokinese 6. pharmakogene Depression	Nebenwirkungen typischer Neuroleptika	Reduktion Neuroleptika, Antiparkinson-Mittel, Umsetzen auf atypische Neuroleptika (nur passager Antidepressiva)
7. Reaktion auf Psychose	Coping-Mechanismus	Psychotherapie
8. Selbstschutz zur Vermeidung von Überforderung	Coping-Mechanismus	Psycho- und Soziotherapie
9. Folge reizarmer Umgebung, z.B. bei langer Hospitalisierung	Anpassung, Hospitalismus	Soziotherapie

Differentialtherapie

Als *primäre Negativ-Symptome* werden solche bezeichnet, die unmittelbar zur Psychose gehören. Präpsychotische Negativ-Symptome und die Negativ-Symptome des Residualsyndroms sind grundlegende Symptome, die überdauernd vorliegen und im akuten Stadium der Psychose von den produktiven Symptomen überdeckt werden. Zugrunde liegen kognitive Störungen, und man nimmt im Rahmen des Typs II nach Crow (s.o.) morphologische, also Substanzänderungen an. Entsprechend dieser Hypothese sind kaum therapeutische Beeinflussungsmöglichkeiten vorhanden. Inzwischen rückte aber auch Crow schon von seiner strengen Dichotomie in zwei Typen wieder ab.

Die parapsychotischen (psychoseimmanenten) Negativ-Symptome sind Teil der auch akuten Psychose und bessern sich unter neuroleptischer

Therapie. Zur Vermeidung anderer, etwa pharmakogener, Negativ-Symptome sind atypische Neuroleptika günstiger als konventionelle.

Residualsyndromen mit Negativ-Symptomatik, dem morbogenen „Defekt" alter Terminologie, werden therapeutisch unveränderbare strukturelle Veränderungen zugeschrieben. Früher hatten sie auch zahlenmäßig große Bedeutung als quasi zur Schizophrenie-Erkrankung gehörende Veränderung.

Unterstützt wurde diese Annahme durch zahlreiche ältere Studien mit pneumencephalographischen und computertomographischen Befunden zum Zusammenhang zwischen häufigerer Negativ-Symptomatik mit hirnstrukturellen Veränderungen im Sinne besonders einer Erweiterung innerer Hirnhohlräume. Möller (1993) und Müller-Spahn (1992) referieren verschiedene Studien und Literaturübersichten und kommen zu dem Schluß, daß hirnstrukturelle Veränderungen nicht im engen Zusammenhang mit Negativ-Symptomen stehen, sondern eher generell mit der Schwere der Erkrankung und ihrer Positiv- *und* Negativ-Symptomatik.

Unter heutiger Differenzierung und Therapie ist diese Gruppe zunehmend kleiner geworden, man sieht viel mehr als früher Veränderungsmöglichkeiten. Deshalb sollte ein morbogenes Residualsyndrom erst angenommen werden nach differentialdiagnostischer Klärung und nach dem Versagen therapeutischer Möglichkeiten.

Fallbeispiel

Der 36jährige Maurer E. Q. war dreimal an einer akuten Psychose erkrankt, die jeweils vielwöchige stationäre Behandlungen erforderlich machte mit erst langsamer Besserung. Inzwischen hatte sich ein Antriebsmangelsyndrom eingestellt, das auch nach Reduzierung der zur Rezidivprophylaxe verabreichten Depot-Neuroleptika auf nur feinmotorisches Niveau ohne sonst feststellbare extrapyramidale Störungen über Monate bestehenblieb. Der Patient hatte weniger Interessen, war affektiv wenig schwingungsfähig, nicht eigentlich depressiv, auch nicht in Depressionsskalen, das Denken war verlangsamt, die Kommunikation mit Familienangehörigen wurde immer spärlicher, er zog sich zurück, war immer stiller geworden, hatte seine Anstellung verloren, was ihn scheinbar nicht bekümmerte, beschäftigte sich nur wenig und stereotyp mit früheren Tätigkeiten im Haus und Garten.

Im Rahmen eines Forschungsprojektes wurde er vor Jahren von mehreren erfahrenen Psychiatern untersucht, die mehrheitlich hier ein typisches morbogenes Residualsyndrom feststellten und die Berentung empfahlen.

Im Forschungsprojekt wurde unter Doppel-Blind-Bedingungen auf Placebo-Injektionen umgestellt. Nach zwei und dann deutlicher nach drei bis vier Monaten besserten sich langsam, aber kontinuierlich alle Beeinträchtigungen, alte Interessen kehrten wieder, die Kommunikation wurde flexibler und intensiver. Nach sechs Monaten wurde er von mehreren der voruntersuchenden Psychiater nachuntersucht, die eine grundlegende Veränderung feststellten. Nach weiteren vier Monaten nahm der Patient seine frühere berufliche Tätigkeit wieder auf.

Kommentar

Ein typisches Syndrom wie bei morbogenem Residuum hatte sich nachträglich als pharmakogen erwiesen, trotz sehr sorgfältiger niedriger Dosierung. Der Zusammenhang der anfangs als unveränderlich eingestuften Beeinträchtigung wurde erst klar nach Ausschleichen des (konventionellen) Neuroleptikums. Heute würde man schon früher auf ein atypisches Neuroleptikum umsetzen.

> Scheinbar unveränderbare morbogene Residualsyndrome mit Negativ-Symptomatik sind in Wirklichkeit oft Coping-Versuche oder pharmakogene Effekte und damit therapeutisch beeinflußbar.

Sekundäre Negativ-Symptome werden entsprechend ihrer mehr psychogenen oder eher pharmakogenen Verursachung behandelt:

Auf *postpsychotische Depressionen* (und auch pharmakogene Depressionen) wird im nächsten Abschnitt noch eingegangen. Meistens handelt es sich um langhingezogene Reaktionen auf die schwere Erkrankung mit ihren psychosozialen Folgen und Einschränkungen. Sie stehen in enger Verbindung mit stillen Rückzugs-Reaktionen (ohne eigentliche Depression) einerseits und typisch erscheinenden Negativ-Symptomen als Selbstschutz-Mechanismus zur Vermeidung von Überforderung im kognitiven und rehabilitativen Bereich andererseits. Die Selbstschutz-Reaktion findet sich häufig bei kognitiven Störungen und persistierender erhöhter Vulnerabilität. Diese Schizophrenen ziehen sich zurück, werden stiller, suchen reizarme Nischen, um nicht in ihrer Verletzbarkeit überfordert zu werden. Es handelt sich somit um sinnvolle und hilfreiche Coping-Mechanismen. Diese sind behutsam psycho- und soziotherapeutisch anzugehen, unter Berücksichtigung der verminderten Belastbarkeit.

Zu trennen davon sind die Anpassungsmechanismen an reizarme oder stereotype Umgebung, etwa Langzeithospitalisierung oder Heimaufenthalt. Trotz Bemühung um Tagesstrukturierung und Ergotherapie findet sich auch in modernen Kliniken ein großes Maß an stereotyper Tagesgestaltung mit viel Langeweile. Auch einsam in Einzimmer-Appartements lebende jüngere Schizophrene ohne Beruf leiden darunter. Für sie ist es sinnvoll, sekundäre Negativ-Symptome zu entwickeln, um sich nicht ständig der Trostlosigkeit ihrer Lebensumstände bewußt zu werden. Soziotherapeutische Hilfen zur Tagesstrukturierung sind in erster Linie gefragt.

Pharmakogene sekundäre Negativ-Symptome betreffen pharmakogene Antriebsmangelsyndrome, oft mit Hypokinese, auch ohne sichtbares Parkinsonsyndrom. Diese sind zu trennen von den eigentlichen pharmakogenen Depressionen, auch wenn es Überschneidungen gibt.

Bei diesen sekundären Negativ-Symptomen ist die Medikamentenanamnese wichtig.

- Konventionelle Neuroleptika müssen reduziert werden bis zum nur feinmotorischen Bereich.
- Zusätzlich sind Antiparkinson-Mittel hilfreich, auch wenn kein sichtbares Parkinson-Syndrom besteht. Schizophrene wissen das und nehmen oft, fast abhängig bis süchtig, Biperiden in erhöhter Dosis ein, oft in Verbindung mit erhöhtem Kaffee- oder Teegenuß. Letzterer ist teilweise stereotypisch Überbleibsel aus klinischer Gepflogenheit, außerdem wirken Neuroleptika dann weniger sedierend, auch weil manche Neuroleptika in schwarzem Tee und Kaffee im Magen ausfallen und dann vermindert absorbiert werden (Kulhanek 1980).
- Antidepressiva sollten nur passager bis zum Wirksamwerden der Reduktion konventioneller Neuroleptika verabreicht werden, unter anderem wegen ihrer Gefahr psychotischer Symptomprovokation.
- Sehr hilfreich haben sich zunehmend *atypische Neuroleptika* erwiesen, in erster Linie das lange bekannte Clozapin, aus zwei Gründen: Die fehlende motorische, kognitive und depressiogene Wirkung konventioneller Neuroleptika verhindert die Entstehung pharmakogener Negativ-Symptome. Zum anderen scheint darüber hinaus die spezielle Rezeptorbindung therapeutisch besonders günstig zu sein bei der Negativ-Symptomatik. Jedenfalls gibt es inzwischen zahlreiche Studien, die gute Effekte des Clozapins auf Negativ-Symptome belegen. Von den neueren atypischen Neuroleptika liegen zum Teil schon ähnliche Ergebnisse vor, weitere Forschungen zu dieser Thematik sind zu erwarten (s.a. Breier et al. 1994, Marneros 1995, Müller-Spahn 1992, 1995).

Gleichzeitig haben atypische Neuroleptika anders als Antiparkinson-Mittel und Antidepressiva den Vorteil, daß sie keine symptomprovozierende Wirkung auf psychotische Symptome haben, sondern im Gegensatz dazu auch schizophrene Grund-Symptome, Antriebsstörungen usw. bessern und damit auch einen Teil der primären Negativ-Symptomatik positiv beeinflussen.

> Die häufigste Ursache sekundärer Negativ-Symptome sind Nebenwirkungen konventioneller Neuroleptika.
> Therapie:
> 1. Dosisreduktion und APM,
> 2. Absetzen,
> 3. Umsetzen auf atypische Neuroleptika.
>
> Atypische Neuroleptika wirken günstig auf einige primäre und auf pharmakogene sekundäre Negativ-Symptome.
> Bei psychogenen Reaktionen und Coping-Prozessen sind (zusätzlich) vorsichtig „dosiert" Psycho- und Soziotherapie hilfreich.

7.2 Therapie der Depressivität

> Depressive Syndrome sind häufig, finden sich nosologie-unspezifisch bei vielen psychiatrischen (und einigen somatischen) Erkrankungen.
> Sie sind auch häufig bei Schizophrenie zu finden und haben psychogene und pharmakogene Ursachen.

7.2.1 Häufigkeit depressiver Syndrome

Depressive Syndrome bei schizophrenen Patienten wurden seit langer Zeit beobachtet und häufig beschrieben. Sie kommen in allen Stadien der Erkrankung vor,
- vor der Erstmanifestation der Psychose, vor akuten produktiven Symptomen, bei beginnender psychotischer Verunsicherung,
- während aktiver produktiver Symptome und
- nach dem Abklingen produktiver psychotischer Symptome als häufige „postpsychotische Depression".

Früher, vor der Neuroleptika-Ära, haben europäische Psychiater (z.B. Conrad 1971) sehr genau beschrieben, wie die „initiale Depression" der manifesten schizophrenen Symptomatik vorausgeht als Reaktion auf die beginnende psychotische Verunsicherung. Wenn sicher geglaubte Zusammenhänge sich aufzulösen beginnen und Ängstlichkeit den Patienten grundlegend verunsichert, findet sich oft im Vordergrund die *„präpsychotische Depression"*. Diese kann psychopathologische Symptome typischer Depressionen anderer Ursache haben, so daß die Diagnose einer beginnenden schizophrenen Psychose nicht sicher möglich ist. Das erklärt manche Frühdiagnose einer Depression oder neurotischen Depression vor später erst sicherer Schizophrenie.

In ähnlicher Weise und mit ähnlicher Ursache finden sich depressive Syndrome *„parapsychotisch"*, also parallel zur schon manifesten produktiven Symptomatik. Dann ist die Schizophrenie-Diagnose meistens sicher möglich und so eindrucksvoll, daß depressive Symptome übersehen werden bzw. in den Hintergrund treten. Sie werden dann erst deutlich, wenn die produktiven schizophrenen Symptome unter neuroleptischer Therapie abklingen. Es wird dann fälschlich ein postpsychotisches Auftreten bzw. eine Zunahme depressiver Symptome angenommen (s. insbesondere Möller und v. Zerssen 1981), wohingegen diese depressiven Symptome bei genauer Untersuchung nach erfolgreicher Behandlung der Psychose eher etwas abnehmen. Anglo-amerikanische Autoren haben deshalb treffender von der „revealed depression" gesprochen (z.B. Hirsch 1982). Häufigkeitsangaben sind auch deshalb schwierig, weil eine Trennung von (psychotischer) Angst und Depression außerordentlich schwer ist.

Schließlich gibt es *postpsychotisch* neu auftretende Depressionen, also nach dem Abklingen produktiver schizophrener Symptome. Diese können reaktiv-psychogen oder pharmakogen bedingt sein.

Die *Häufigkeit* ist im Laufe der Jahrzehnte sehr unterschiedlich beschrieben worden. Die älteren Autoren haben präpsychotische Depressionen häufiger gesehen, als wir das heute können, weil Schizophrenien heute schneller und wirksamer behandelt werden. Heutige genauere und standardisierte Untersuchungen konzentrieren sich demgegenüber meistens auf postpsychotische Depressionen.

Depressive Syndrome kommen bei etwa zwei Dritteln der schizophrenen Patienten zumindest passager vor, in unterschiedlichen Krankheitsstadien.
Postpsychotische Depressionen sind am häufigsten und finden sich bei ca. 40% der Patienten.

Deshalb kann man nur annäherungsweise schätzen, daß bei zwei Dritteln aller schizophrenen Patienten es in unterschiedlichen Krankheitsstadien mindestens vorübergehend zu wesentlichen depressiven Verstimmungen kommt.

Die Häufigkeit der oft länger hingezogenen postpsychotischen Depressionen wurde ebenfalls in der Literatur sehr unterschiedlich benannt, die Angaben schwanken zwischen 2% und 76% (Tab. 7.**3**). Darauf wird im Abschnitt zur Therapie postpsychotischer Depressionen noch eingegangen werden.

Tabelle 7.**3** Häufigkeitsangaben postpsychotischer Depression (nach Müller 1990 und Siris 1991)

	3% Hirsch
	14% neu: Möller u. von Zerssen
	20 bis 30% Helmchen u. Hippius u. Selbach
	25% Mandel u. McGlashan u. Carpenter
	44% SB: Möller u. von Zerssen
	54% Knights et al.
	57% Guze et al.
	58% Gross u. Huber
	67% Gaebel et al.
	68% Summers et al.
	76% Müller
Pietzcker	-----15 bis 70% -----
Johnson	---25 bis 50% ----

Eine eigene standardisierte Untersuchung an größerer Patientenzahl und nach stationärer Behandlung (ANI-Studie) ergab bei etwa 40% der Patienten ein depressives Syndrom, bei etwa einem Viertel der Patienten war dieses schwerwiegend (Tab. 7.**4**).

Tabelle 7.**4** Häufigkeit postpsychotischer Depression nach standardisierter Untersuchung in der ANI-Studie (nach Bandelow et al. 1990)

Skalen	**n**	**Mittelwert**	**Anteil Depression**	**Schwere Depression**
PDS-D	346	11,4 (0–35)	42,8% (Score >12)	27,5 (Score >15)
AMDP/D	364	33,4 (31–58)	37,1% (Score >46)	26,6% (Score >48
BPRS/AD	364	7,06 (4–18)	35,7% (Score >8)	19,5% (Score >10)

7.2.2 Therapie prä- und parapsychotischer Depression

Entsprechend der Genese steht hier die Therapie der schizophrenen Psychose im Vordergrund. Da die Depression Teil der oder Reaktion auf die schizophrene Symptomatik ist, klingen diese Depressionen in der Regel mit erfolgreicher neuroleptischer Therapie schizophrener Symptomatik ebenfalls ab.

Eine zusätzliche Gabe von Antidepressiva ist deshalb entbehrlich. Antidepressiva sind außerdem in diesem Kontext kontraindiziert, weil sie zu einer Symptomprovokation der produktiven schizophrenen Symptomatik beitragen können, da sie dem neuroleptischen Effekt entgegenwirken.

> Bei prä- und parapsychotischer Begleit-Depression steht die neuroleptische Therapie der Psychose im Vordergrund, Antidepressiva sind wegen ihrer symptomprovozierenden Wirkung kontraindiziert.

7.2.3 Therapie postpsychotischer Depression

Postpsychotische Depressionen sind bezüglich Häufigkeit und Dauer von großer klinischer Bedeutung. Unbehandelt belasten sie die Patienten erheblich und sind nicht unwesentlich an Rehospitalisierungen beteiligt. Sie beginnen beim Abklingen produktiver psychotischer Symptome, verstärken sich oft später wegen der Kumulation neuroleptischer Therapie und ziehen sich oft über viele Monate hin, wenn nicht rechtzeitig therapeutisch eingegriffen wird. Fast jeder zweite aus dem Krankenhaus entlassenen Patient ist depressiv verstimmt.

Psychopathologisch sind diese Depressionen oft den früher so genannten endogenen Depressionen zum Verwechseln ähnlich: In aller Regel sind es gehemmte Depressionen mit psychomotorischem Antriebsmangelsyndrom, Interesse- und Perspektivelosigkeit, Morgentief und Durchschlafstörungen.

Die *Ursache* kann *psychogen oder pharmakogen* sein und bestimmt dann die Therapie. Nicht selten treten beide Aspekte zusammen auf.

Psychogene Depression

Die Psychogenese ist verstehbar als Reaktion auf die oft schwere und psychosozial sehr belastende Erkrankung Schizophrenie.

Entsprechend muß gegen Ende des stationären Aufenthaltes und besonders in den ersten Monaten nach der Entlassung, wenn der Patient wie nach schwerer körperlicher Erkrankung wieder mit den Anforderungen des Alltags konfrontiert wird, eine psychotherapeutische Hilfe zur Krankheitsverarbeitung und zur Wiederaufnahme zwischenmenschlicher Kontakte zur Verfügung stehen.

> Bei psychoreaktiver postpsychotischer Depression benötigt der Kranke insbesondere gegen Ende des Krankenhausaufenthaltes und für mindestens ein halbes Jahr danach psychotherapeutische Hilfe zur Krankheitsverarbeitung und zur Wiederaufnahme psychosozialer Kontakte

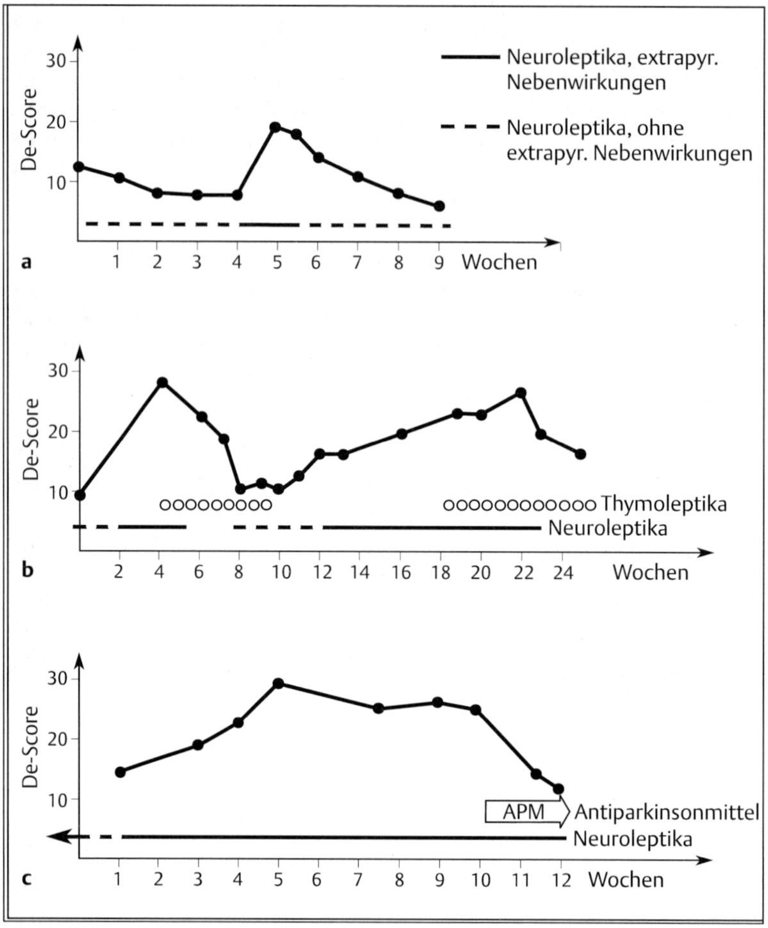

Abb. 7.**1** Pharmakogene Depression im Zusammenhang mit neuroleptischer Wirkung (aus Müller 1981: Depressive Syndrome im Verlauf schizophrener Psychosen. Enke, Stuttgart)

Pharmakogene Depression

Häufig und vor allem längerdauernd sind pharmakogene Depressionen. Sie hängen eng zusammen mit der neuroleptischen Wirkung und beginnen beim und besonders kurz nach dem Abklingen produktiver psychotischer Symptome. Sie sind ausgeprägt bei der Behandlung mit konventionellen Neuroleptika und verlaufen zeitlich und in der Ausprägung parallel mit deren Nebenwirkungen. Dementsprechend sind sie viel häufiger bei Verabreichung von hochpotenten Neuroleptika als unter mittel- oder niederpotenten. Insbesondere finden sich akinetische Parkinson-Syndrome eng verknüpft mit pharmakogenen Depressionen, weswegen sie von amerikanischen Autoren auch „akinetische Depression" genannt wurden (z.B. Rifkin et al. 1977, van Putten und May 1978).

Psychopathologisch wurden sie erstmals von Helmchen und Hippius (1967) und von Heinrich (1967) als „postremissives depressives Erschöpfungssyndrom" beschrieben. Die Pharmakogenese wurde mehrfach kasuistisch dargestellt und in den 80er Jahren durch drei Placebo-kontrollierte Studien belegt (Hogarty u. Munetz 1984, Müller 1981, Wistedt 1984, ähnlich: Harrow et al. 1994).

Unsere eigene Studie 1981 wurde psychopathologisch und mit zwei Selbstbeurteilungsskalen durchgeführt und zeigte mit signifikanter Differenz unter neuroleptischer Depot-Therapie zu 76% depressive Verstimmungen und unter Placebo nur 12%. Die Probandengruppe war allerdings mit zusammen 50 Patienten relativ klein. Unsere verschiedenen Therapieansätze zeigten eine enge Korrelation der Depressionsschwere mit konventioneller neuroleptischer Wirkung (Abb. 7.**1**).

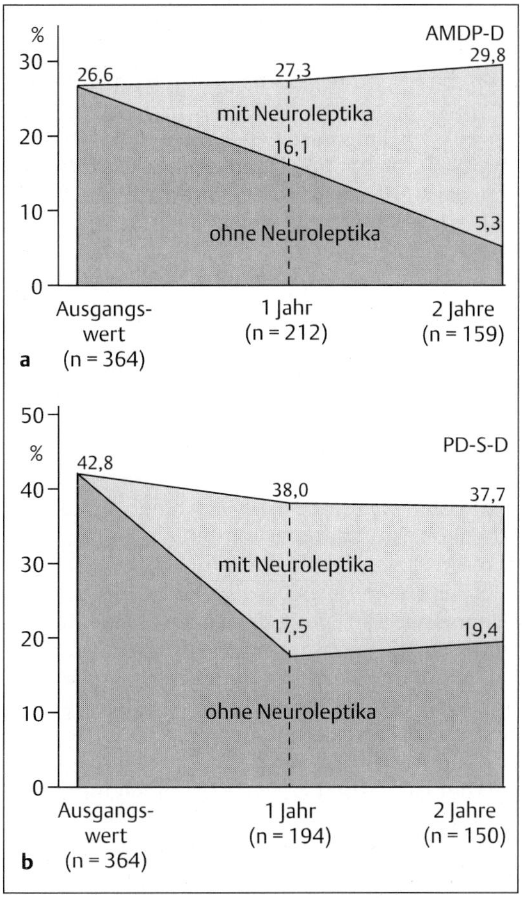

Abb. 7.**2** **a** u. **b** Anteil depressiver Verstimmungen unter neuroleptischer Medikation bzw. ohne Medikation (aus Bandelow et al. 1992: Depressive syndromes in schizophrenic patients under neuroleptic therapy. Eur Arch Psychiatry Clin Neurosci 241)

Bei der größeren ANI-Studie (Bandelow et al. 1992) mit allerdings individuell unterschiedlicher Medikation fanden sich geringere, aber ebenfalls eindeutige Differenzen: Unter Neuroleptika gab es auf mehreren Skalen mehr depressive Verstimmungen als ohne Neuroleptika (Abb. 7.**2**). Die Depression korreliert dabei wegen interindividuell unterschiedlicher erforderlicher Dosis nicht generell mit der neuroleptischen Dosishöhe, aber mit dem Auftreten extrapyramidaler Nebenwirkungen. Die Überprüfung der depressiogenen Wirkung einiger neuroleptischer Substanzen führte zu etwas höheren Werten bei Haloperidol und Fluphenazin, insbesondere bei Depot-Gabe, überraschenderweise aber auch zu relativ niedrigen Depressionswerten unter Flupentixol-Decanoat. Letzteres hängt möglicherweise mit dem 5-HT_2-Rezeptor-Bindungsverhalten zusammen, so daß neuerdings argumentiert wird, Flupentixol habe auch Wirkanteile wie atypische Neuroleptika.

Die Pharmakogenese postpsychotischer Depression durch konventionelle Neuroleptika ist belegt. Die Therapie hat sich entsprechend zu konzentrieren auf eine Verminderung neuroleptischer Wirkung durch
1. Zugabe von Antiparkinson-Mitteln,
2. Dosissenkung konventioneller Neuroleptika bis zu feinmotorischen Bereichen,
3. notfalls Absetzen konventioneller Neuroleptika im Sinne einer Intervallmedikation,
4. bei notwendiger Prophylaxe Umsetzen auf atypische Neuroleptika,
5. nur ausnahmsweise und zeitlich befristet Zugabe von Antidepressiva (wegen der Gefahr psychotischer Symptomprovokation nicht ohne neuroleptischen Schutz).

1. Zugabe von Antiparkinson-Mitteln:

Insbesondere bei der „akinetischen Depression", wenn also extrapyramidale Nebenwirkungen konventioneller Neuroleptika vorliegen, helfen Antiparkinson-Mittel schnell und gut. Damit ist die Zeit bis zum Wirksamwerden einer neuroleptischen Dosisminderung (Tage bzw. bei Depot-Gabe viele Wochen) zu überbrücken. Man kann Biperiden oral geben bzw. passager erhöhen, in Notfällen hilft die i.v. Injektion sehr prompt.

Fallbeispiel
Die 41jährige Frau A. G. war seit Monaten remittiert, allerdings auch psychomotorisch gehemmt mit leichten extrapyramidalen Nebenwirkungen trotz der Zugabe von täglich 4 mg Biperiden. Die Familie machte sich Sorgen, weil sie immer stiller geworden war und in den letzten Tagen lebensmüde Gedanken geäußert hatte. Schließlich trafen Angehörige sie auf dem Dachboden mit einem Strick und ambivalenten Vorbereitungen zum Erhängen. Es wurde sofort am Wochenende der diensthabende Arzt der Klinik aufgesucht.

Die stille, gehemmte und depressive Frau erhielt langsam 1 Ampulle Biperiden (5 mg) i.v.. Am Ende der Injektion kam es schlagartig zu plötzlicher und ausgeprägter Besserung, die fast stumme Frau hatte eine lebhafte Mimik, sprach jetzt flüssig, lächelte und berichtete, daß die „schwarzen Gedanken" völlig verschwunden seien und sie jetzt auch nicht mehr verstehe, warum sie sich erhängen wollte. Zu erneuten psychotischen Symptomen kam es nicht.

Kommentar
Biperiden i.v. wirkt bei pharmakogenen Depressionen schnell und weitgehend, der Effekt geht über eine Scheinbesserung durch Antriebssteigerung hinaus und wird manchmal intensiviert durch die euphorisierende Wirkung des Biperidens.

Eine psychoseaktivierende Wirkung i.v. Biperidengabe ist selten zu befürchten, weil der Effekt kurz ist und überdauert wird von der längerbestehenden neuroleptischen Wirkung. Der gute Effekt i.v. Injektion in Notfallsituationen hält nur wenige Stunden an und muß deshalb durch orale Gabe fortgesetzt werden.

2. Dosissenkung

Im Grunde ist das der folgerichtige Weg bei der Annahme einer Pharmakogenese durch konventionelle Neuroleptika. Die orale Dosis ist vorläufig auf die Hälfte zu senken, bei depotneuroleptischer Behandlung ist die nächste Injektion hinauszuschieben und zu halbieren. Der Wirkeintritt dieser Maßnahme ist erst in einigen Tagen bzw. nach vielen Wochen zu erwarten, weshalb sich die zumindest passagere Kombination mit Biperiden empfiehlt.

3. Absetzen

Hilft auch die Dosissenkung nicht hinreichend, so ist das (konventionelle) Neuroleptikum zumindest für befristete Zeit ganz abzusetzen, bis sich die Stimmung normalisiert hat. Danach ist mit reduzierter Dosis die Rezidivprophylaxe wieder aufzunehmen oder erst im Sinne einer Intervallbehandlung bei drohendem Rezidiv.

4. Atypische Neuroleptika

Atypische Neuroleptika bewirken pharmakogene Depressionen selten bzw. erst bei höherer Dosis bei einigen Präparaten (beobachtet bei Risperidon und Zotepin). Bei notwendiger Rezidivprophylaxe stellen sie deshalb eine gute Alternative zu Dosissenkung bzw. Auslaßversuch dar.

5. Antidepressiva

Antidepressiva sind wiederholt bei pharmakogenen Depressionen untersucht worden und haben sich als wirksam erwiesen, nach eigenen Untersuchungen (Müller 1981) aber nur dann, wenn die neuroleptische Dosis nicht zu hoch ist. Antidepressiva sollten deshalb mit einer neuroleptischen Dosisminderung kombiniert werden und deren Wirkungslatenz überbrücken. Eine zu hohe neuroleptische Dosis beizubehalten und mit Antidepressiva korrigieren zu wollen, ist kontraindiziert, zumal konkurrierende Elimination zu unkalkulierbaren Blutspiegeln führen kann. Antidepressiva länger und auch dann noch zu geben, wenn evtl. neuroleptischer Schutz inzwischen abgeklungen ist, ist ebenfalls kontraindiziert wegen der Gefahr der psychotischen Symptomprovokation.

7.3 Suizidalität

Das Suizidrisiko bei Schizophrenie ist hoch, es ist in den letzten Jahren angestiegen und nicht geringer als bei der „endogenen Depression":
- Etwa 15% der Schizophrenen töten sich innerhalb von 10 Jahren,
- fast 50% unternehmen einen oder mehrere Suizidversuche.

Der Zusammenhang mit produktiven psychotischen Symptomen ist gering.
Viel bedeutsamer sind reaktive Faktoren mit Depressionen.
Die größte Suizidgefahr besteht im ersten halben Jahr nach der Krankenhausentlassung.

Häufigkeit

Suizid ist die häufigste vorzeitige Todesursache bei Schizophrenen. Die Häufigkeitsangaben in der Literatur sind sehr unterschiedlich (Tab. 7.**5**).

Ältere Studien berichten von einem mehr als 10fachen Suizidrisiko im Vergleich zur allgemeinen Bevölkerung. Für die Bevölkerung in Deutschland ist eine jährliche Suizidrate von 0,02% gesichert, wegen der Dunkelziffer ist eine Suizidrate von 0,03% wahrscheinlich realistischer. Demnach würden sich nach den älteren Literaturangaben etwa 0,3% der Schizophrenen jährlich töten bzw. 3% in zehn Jahren. Das Lebenszeitrisiko wurde früher auf 10–13% geschätzt.

Spätere Untersuchungen aus den 80er Jahren fanden höhere Raten um 14% schon für Zeiträume von 7–15 Jahren.

Nach neueren Studien ist in den letzten Jahren die Suizidgefährdung deutlich angestiegen und liegt jetzt zwischen 1 und 2% jährlich bzw. bei etwa 15% in den ersten zehn Jahren der Erkrankung!

Danach wäre heute das Suizidrisiko 50mal höher als sonst in der Bevölkerung.

Tabelle 7.**5** Häufigkeit von Suiziden und Suizidversuchen

Suizide	
Allebeck et al. 1986	über 10mal häufiger als in der Bevölkerung
Drake und Cotton 1986	14% in 3–7 Jahren
Gmür 1987	9,8% in durchschnittlich 11 Jahren
Müller 1989	13% in durchschnittlich 15 Jahren
Caldwell u. Gottesman 1990	10–13% Lebenszeitrisiko
Axelsson et al. 1992	1,7% jährlich (über 6 Jahre)
Flechtner et al. 1997	65 mal häufiger als Bevölkerung (ca. 2% jährlich)
Rossau u. Mortensen 1997	5,5% in durchschnittlich 8 Jahren
Brown 1997 (Metaanalyse)	12% in durchschnittlich ca. 7 Jahren
Suizidversuche	
Roy et al. 1984	18–55%
Gmür 1987	39% in 11 Jahren
Müller 1989	38% in 8 Jahren
Breier 1991	38% in 2–12 Jahren

Die Zahl der *Suizidversuche* ist noch viel *höher*: Auch hier sind die Untersuchungsergebnisse sehr unterschiedlich, zusammenfassend ist davon auszugehen, daß *fast jeder zweite Patient* im Laufe seiner Erkrankung einen oder mehrere Suizidversuche unternimmt.

Zusammenhang mit der Psychose

Früher wurde angenommen, daß sich Schizophrene im wesentlichen unter dem Einfluß imperativer Stimmen im Rahmen akuter produktiver psychotischer Symptomatik töten („psychotischer Imperativ": „Tu es doch").

Das stimmt heute nicht mehr (Jones et al. 1994): Belastende *psychoreaktive und soziale Folgen der Erkrankung* stehen heute weit als Ursache suizidaler Handlungen im Vordergrund.

Risikofaktoren

Im Einzelfall ist das Risiko suizidaler Gefährdung nur sehr schwer einzuschätzen und verlangt offene Gespräche und eine vertrauensvolle Beziehung zum Patienten.

Es sind aber einige Risikofaktoren untersucht worden, bei deren Vorliegen besonders aufmerksam auf suizidale Gefährdung zu achten ist. In mehreren Untersuchungen wurde übereinstimmend auf reaktive Faktoren im Zusammenhang mit belastender Erkrankung und ihren psychosozialen Folgen hingewiesen (Tab. 7.**6** nach Addington 1992, Cheung 1990, Cohen 1990, Dassori 1990, Flechtner 1997, Modestin 1986, Rossau 1997):

Wer sich suizidiert, ist vorher meistens *depressiv*, aber selten noch produktiv psychotisch krank. Die meisten Suizide erfolgen nach *schwerer Erkrankung* einerseits und *häufigen*, wenn auch kurzen *Krankenhausaufenthalten* im letzten Jahr vor dem Tod andererseits. Insbesondere auf die Gefahr der „Drehtür-Psychiatrie" wurde hingewiesen und auf die Tendenz zu immer kürzeren stationären Aufenthalten. Die Folge ist, daß Schizophrene oft schon dann aus dem Krankenhaus entlassen werden, wenn sie sich ein Leben unter üblichen Umständen „draußen" noch nicht zutrauen und sich vom *Rehabilitationsdruck* überfordert fühlen. Dementsprechend ist das Suizidrisiko in den *ersten Monaten nach der Krankenhausentlassung* am höchsten. Männer mit eher *guter intellektueller Leistungsfähigkeit* und höherem prämorbiden Bildungsniveau und entspre-

Tabelle 7.**6** Risikofaktoren hoher suizidaler Gefährdung

Männliches Geschlecht
Hohe Intelligenz
Alleinlebend, sozial isoliert
Keine (berufliche) Beschäftigung
Depressivität
Suizidale Gedanken
Vorhergehende Suizidversuche
Erste 6 Monate nach Krankenhausentlassung
Häufige, aber kurze stationäre Aufenthalte im letzten Jahr (Drehtür-Psychiatrie)

chender Berufserwartung sind dann besonders gefährdet, wenn sie nach Erkrankungsbeginn *arbeitslos* sind.

Jüngst haben Flechtner et al. (1997) auf die besonders hohe Suizidrate in ihrer sozialpsychiatrischen Einrichtung in Berlin mit teilstationärem und ambulantem Angebot hingewiesen. Sie betonen ursächlich die vermehrten Anforderungen nach der Krankenhausentlassung im Rahmen außerstationärer Lebensumstände. Die Patienten müssen ihr Leben wieder selbst gestalten und sind oft mit einer ungünstigen Lebensperspektive konfrontiert. Rehabilitative Bemühungen sind dann gefährlich, wenn der Patient und seine Therapeuten und Angehörigen eine falsche Einschätzung der Belastbarkeit haben und anschließend Enttäuschung und Kränkung resultieren (bei allen Personen), beim Patienten gefolgt von der schmerzhaften Erkenntnis, an einer behindernden Erkrankung zu leiden.

Das entspricht auch der Häufung von Suiziden in den ersten Monaten nach der Krankenhausentlassung. Unsere unten dargestellte Kasuistik O.J. demonstriert das.

Vorhergehende Suizidversuche und jetzige *suizidale Gedanken* weisen auf eine hohe bevorstehende Gefährdung hin, insbesondere bei *alleinlebenden* und *sozial isolierten* Patienten.

Unklar ist der Zusammenhang zwischen konsequenter *neuroleptischer Medikation* und Suizidalität. Die Tatsache, daß schizophrene Suizidenten sehr häufig depressiv, aber nicht produktiv psychotisch sind und daß Depressivität mit relativ hoch dosierter Neurolepsie korreliert, legt einen Zusammenhang ebenso nahe wie die Häufung von Suiziden in den ersten Monaten nach der Krankenhausentlassung, zu einer Zeit kumulierender und oft noch hoher Dosierung.

Eine Literaturübersicht und eigene Untersuchungen zu dieser Frage von Modestin und Böker (1992) erbrachten widersprüchliche Befunde. Auch wenn spätere Suizidenten oft höherpotente und höher dosierte Neuroleptika erhielten, so sei ein Zusammenhang insgesamt nicht eindeutig zu sichern. Das könnte unserem kasuistischen Eindruck entsprechen, wonach relativ hoch dosierte und pharmakogen depressive Patienten oft eine gehemmte Depression haben, sehr leiden, aber sich nicht gehäuft suizidieren. Zum Suizid tendieren eher Patienten, die schon wieder erleben können und sich rehabilitativen Anforderungen stellen zu müssen meinen und dann ihre fehlenden Kräfte und Möglichkeiten schmerzlich registrieren.

Die *Todesart* ist öfter als bei Patienten mit anderen Diagnosen gekennzeichnet durch „harte" Suizidmethoden wie Sprung oder Erhängen (letzteres insbesondere stationär und bei Männern), Vergiftungen sind bei Frauen und entlassenen Patienten nicht selten (Rossau und Mortensen 1997).

Therapie bei suizidaler Gefährdung

Ärzte und Krankenpflegepersonen haben häufig eine recht ambivalente Einstellung gegenüber Suizidalität (Reimer 1991, Samuelson et al. 1997). Das führt oft dazu, daß schon das Gespräch über mögliche suizidale Gefährdung vermieden wird. Dann kann man aber auch nicht helfen.

Bei Medizinstudenten konnte ich öfter registrieren, daß sogar bei suizidalen Andeutungen von Patienten das Thema vermieden, gewechselt und z.B. unmotiviert auf eine Anamneseerhebung über andere Inhalte und länger zurückliegende Zeiträume ausgewichen wurde. Bei Nachfrage wurde manchmal geantwortet „Besser nicht darüber sprechen, damit keine schlafenden Hunde geweckt werden ...". Die folgenden Hinweise führten dann zum Erstaunen: Der Patient wollte das Gespräch über Suizidgedanken oder -handlungen schon beginnen, als der Student das Thema wechselte. Das ärztliche Gespräch ist meistens nicht so bedeutend, daß ein nichtsuizidaler Patient plötzlich suizidal wird, wenn der Arzt sich danach erkundigt. Hingegen sind suizidale Patienten meistens sehr dankbar, wenn sie mit dem Arzt sprechen können, wenn er das Thema nicht ängstlich vermeidet.

Therapeutisch müssen bei Suizidgefahr in erster Linie psychoreaktive Überforderungssituationen durch Psychotherapie und Soziotherapie begrenzt werden:
- Behutsame und geduldige Krankheitsverarbeitung und Vorbereitung auf außerstationäre Lebensumstände. Keine forcierten oder zu frühen Rehabilitationsforderungen!
- Tragfähige therapeutische Beziehung, häufige Kontakte im ersten Jahr nach der Krankenhausentlassung.
- Depressive und lebensmüde Äußerungen aufgreifen und über suizidale Gedanken ausführlich sprechen!
- Risikofaktoren beachten.

Entsprechend der häufigsten Genese suizidaler Gefährdung müssen in vertrauensvollen Gesprächen Enttäuschung, Hoffnungslosigkeit, Überforderungen, fragliche Lebensperspektive thematisiert und eine verläßliche psychotherapeutische Begleitung angeboten werden – wie bei Suizidalität bei anderen Diagnosen ebenso.

Der Zusammenhang von Suizidalität mit postremissiver Depression und überhöhtem „Rehabilitationsdruck" weist auf die Bedeutung therapeutischer Faktoren hin. Die kasuistische Analyse einiger Suizidentwicklungen (Müller 1989) zeigte insbesondere die folgenden beiden Zusammenhänge. Häufige präsuizidale therapeutische Konstellationen sind:
- Unzureichende Behandlung (keine Remission, andere Behandlungsfehler, frühe Entlassung mit produktiven Restsymptomen, fehlende Nachbehandlung) und
- Scheitern der Arzt-Patienten-Beziehung (Behandlungsergebnis unzureichend, hohe Rehabilitationsanforderungen, der Arzt reagiert enttäuscht und abweisend, plötzliche unmotivierte Entlassung des Patienten usw.).

Entsprechend der häufigsten psychoreaktiven Genese von Suizidalität auch bei Schizophrenen hat die therapeutische Arzt-Patienten-Beziehung große Bedeutung und verlangt
- verläßliche psychotherapeutische Begleitung,
- sorgfältige medikamentöse Akutbehandlung und erst dann
- dosierte Vorbereitung auf gewohnte oder zu verbessernde Lebensumstände.

Die Maßstäbe des Arztes bezüglich Emanzipation und beruflicher Leistung dürfen nicht beim Patienten angelegt werden, sonst wird dieser überfordert.
Gegenübertragung beim Arzt beobachten, wenn der Patient nicht so schnell kann wie er soll!

Gerade weil schizophrene Patienten oft einsame Menschen sind, brauchen sie eine verläßliche therapeutische Begleitung durch den oder die behandelnden Ärzte. Diese sollen bei ihren Patienten nicht eigene Maßstäbe für Emanzipation und berufliche Leistung anlegen, um ihren Patienten nicht zu überfordern. Und wenn der Patient dann nicht so gut und so schnell gesund und leistungsfähig werden kann, wie der Arzt es erwartet, besteht die Gefahr, daß der Arzt ärgerlich reagiert und sich abweisend verhält.

Die nachfolgenden *Kasuistiken* weisen auf diese Verschränkung von Somato- und Psychotherapie hin und leiten damit zum zweiten Teil des Buches über.

Fallbeispiel
Der Patient P. G. erkrankte im Alter von 23 Jahren mit langhingezogenem Beginn, wurde über viele Monate stationär behandelt mit hoher Dosis und erst später Remission. Zwei spätere Reduktionsversuche der relativ hoch dosierten ambulanten Rezidivprophylaxe führten zu Rezidiven, die aber kurzfristig ambulant kompensierbar waren. Schließlich wurde diese Medikation von einem auswärtigen niedergelassenen Nervenarzt reduziert und abgesetzt, womit leider auch die Arztbesuche sistierten. Wenige Monate später hatte sich ein schweres Rezidiv entwickelt, es kam zur Zwangseinweisung.
Jetzt wurde medikamentös in relativ niedriger Dosis behandelt, ohne Remission, dann über lange Zeit auf einer Rehabilitationsstation. Bei fortbestehender produktiver Symptomatik wurde er in die Gruppenpsychotherapie aufgenommen „in der Hoffnung, er würde weiter zwischen seinen Gefühlen und Symptomen differenzieren lernen. Am Ende einer mehrmonatigen Behandlung müssen wir jedoch konstantieren, daß er zwar unserer Ansicht nach mehr arbeits- und belastungsfähig ist. Er setzt jedoch diese Fortschritte nicht in konkretes Handeln um, sondern gibt sich mehr seinen koenästhetischen Empfindungen und psychotischen Erlebnissen hin, die offenbar für ihn eine große Attraktion besitzen. Ein von hier ein-

geleiteter Arbeitsversuch scheiterte schon nach wenigen Tagen an seinem mangelhaften Durchhaltevermögen. Zu einer weiteren Behandlung ist er zur Zeit nicht motiviert. Aus diesem Grunde entließen wir ihn", so stellt lapidar der abschließende Brief fest. Zwei Wochen später erhängte sich der Patient.

Kommentar
Die psychotische Erkrankung war sehr schwer behandelbar, benötigte hohe Dosen zur Remission und zur kontinuierlichen Nachsorge, die aber unterbrochen wurde mit Beziehungsabbruch. Bei der letzten stationären Behandlung wurde der Patient über Monate unterdosiert, sollte aber durch psychotherapeutische Maßnahmen und Sozialtherapie gesunden, was er nicht konnte. Im abschließenden Brief finden sich emotional wirkende Schuldzuweisungen an den Patienten mit entsprechender Abweisungstendenz bis hin zur (kontraindizierten) forcierten Entlassung, was wie ein disziplinarischer Therapieabbruch wirkt.

Fallbeispiel
Der Patient J. O. erkrankte mit 24 Jahren, es kam erst spät unter höherer Dosis zur Remission, ein Jahr später nach einem Auslaßversuch zum Rezidiv. Kurz vor diesem Rezidiv war die Mutter des Patienten plötzlich an Bluterbrechen verstorben, während der Patient einige Tage Urlaub machte, was er schuldhaft verarbeitete. Er hatte mit seiner Mutter zusammengelebt, der Vater war einige Jahre vorher am Herzinfarkt verstorben. Eine eigene berufliche Stabilisierung konnte leider nicht erreicht werden, trotz Abschluß einer Lehre wurde er arbeitslos und kehrte zur Mutter zurück. Eigenständigkeitsbestrebungen wurden aber unabhängig von krankheitsbedingter Arbeitslosigkeit bei allen Familienpersonen sehr ambivalent erlebt. Anschließend an Mutters Tod äußerte der Patient mehrfach Selbstmordgedanken, im Beginn des Rezidivs trank er in suizidaler Absicht Pflanzenschutzmittel.
Die erneute stationäre Behandlung führte nach kurzer Zeit zur Remission. Der Krankenhausarzt sah einen Konflikt zwischen Regressionstendenzen und Selbständigkeitswünschen und förderte die Verselbständigung. Aus der Klinik wurde er dann wegen guter Remission ohne Medikation entlassen, suchte keinen Arzt mehr auf, lebte bei der Großmutter, erlitt nach 9 Monaten erneut ein Rezidiv und kam in ein auswärtiges Krankenhaus. Dort wurde er nach schneller erneuter Remission auf die Rehabilitationsstation verlegt, wo man sich ebenfalls sehr bemühte, seine Verselbständigung zu fördern, eine Rückkehr zur Großmutter wurde als nicht günstig angesehen. Während eines Urlaubs aus stationärer Behandlung warf sich der Patient auf dem Weg zu seiner Großmutter vor einen Zug.

Kommentar
Auch bei diesem Patienten bestand eine große Ambivalenz bezüglich Eigenständigkeit nach beruflichem Scheitern, und die Ärzte zweier Kliniken bemühten sich dann, seinen Regressionstendenzen entgegenzuwirken, ihn zum selbständigen Leben zu motivieren, von der Großmutter zu trennen–ohne aber eine akzeptable soziale Lösung zu ermöglichen und ohne eine verläßliche emotionale Akzeptanz. Ärztlicher Anspruch und Lebensmöglichkeiten des Patienten klafften auseinander. Überspitzt könnte man die ärztliche Erwartung zusammenfassen: „Werde jetzt so, wie wir Ärzte es wollen, werde eigenständig!" In dieser diskrepanten therapeutischen Situation tötete sich der Patient, als er auf dem Weg zur Großmutter war.

Fallbeispiel
Unser 27 Jahre alter Patient O. J. war seit 9 Jahren langhingezogen erkrankt und wurde vor 4 und vor 2 Jahren zweimal stationär behandelt, für jeweils mehrere Monate, mit später Remission. Der Schulbesuch war vorzeitig abgebrochen worden, das Abitur konnte nicht erreicht werden. Auch eine Lehre zum technischen Zeichner brach der Patient im Rahmen persistierender Negativ-Symptomatik ab und lebte weiter bei den Eltern. In der Nachsorgeambulanz blieb er unter einer kontinuierlichen neuroleptischen Behandlung rezidivfrei. Eine Aushilfstätigkeit im Supermarkt wurde aufgenommen, jedoch kam es zur Kündigung wegen postremissiver depressiver Antriebsstörungen. Später wurde über das Arbeitsamt eine teilzeitige Rehabilitations-Beschäftigung in einer kirchlichen Jugend-Tischlerwerkstatt aufgenommen. Die Werkstatt wurde dann leider geschlossen. Nach längerer Beschäftigungspause wurde die Tätigkeit in einer Werkstatt für Behinderte erwogen, vom Patienten aber nicht gewünscht. Ein Kurs zur Vorbereitung auf eine Bauhelfer-Tätigkeit führte wegen eines beginnenden und dann ambulant kompensierbaren Rezidivs zum

Abbruch. Eine auswärtige Berufsfindungsmaßnahme (350 km entfernt) mit Internat hätte zur Trennung vom Elternhaus geführt, hätte den Patienten überfordert, wurde von ihm abgelehnt. Die Ablehnung hat er schuldhaft erlebt.
Daraufhin sollte eine berufliche Rehabilitations-Maßnahme in einer gerade eröffneten neuen Institution am 1. 9. beginnen. Sozialarbeiterin, Ärzte, Eltern und Patient äußerten ihre Freude und Hoffnung, daß nach längerer Pause jetzt vielleicht ein Weg gefunden werden könne. Der Patient war voll remittiert, etwas wortkarg, nicht suizidal. Er ging morgens aus dem Haus und kehrte erst nachmittags zurück. – Am 4. 9. sprang der Patient aus dem sechsten Stock des Klinikums und starb. Später war zu erfahren, daß ein anderer Mitarbeiter der Klinik ihn am späten Vormittag per Fahrrad in der Stadt sah, der Patient hatte den Besuch der Rehabilitationseinrichtung offensichtlich nur vorgetäuscht und war einsam weitergefahren.

Kommentar
Trotz Kenntnis der Problematik bei allen beteiligten Personen hatte sich nach langem sozialen Abstieg doch ein „Rehabilitationsdruck“ entwikkelt, dem sich der Patient offenbar nicht gewachsen fühlte, so daß er nur noch den Ausweg im Selbstmord sah.

8 Sozialpsychiatrische Hilfen*

*Unter Mitarbeit von D. Hillmann

Schizophrenen geht es in ihren psychosozialen Bezügen oft nicht gut. Sie sind durch ihre Erkrankung und deren Folgen häufig erheblich beeinträchtigt und benachteiligt. Rehabilitative Ansätze sind oft schwierig, differenziert zu handhaben und zeitaufwendig. Sie verlangen die Zusammenarbeit mehrerer Berufsgruppen und Institutionen. In geläufigen medizinischen Lehrbüchern wird wohl deswegen sozialpsychiatrischen Hilfen relativ wenig Raum gegeben. In diesem Kapitel sollen deshalb einige praxisrelevante Aspekte zusammengestellt und kasuistisch erläutert werden, weil sie insbesondere dem Arzt nicht in gleicher Weise präsent sind wie andere, medikamentöse und psychotherapeutische, Ansätze. Vorangestellt wird eine Bilanz beruflicher und partnerschaftlicher Lebensbedingungen schizophrener Patienten.

8.1 Soziale Realität: Beruf und Partnerschaft

8.1.1 Voraussetzungen und Ebenen psychosozialer Hilfen

Die soziale Realität umfaßt mehrere Ebenen subjektiver, interaktionaler und materieller Bereiche. Hier soll eine Beschränkung auf Berufstätigkeit und Partnerschaft erfolgen, weil in unserer mitteleuropäischen Gesellschaft diese beiden Bereiche am wichtigsten für das Eingebundensein in ein „soziales Netzwerk" sind.

Die Möglichkeit, durch eigene *berufliche Tätigkeit* den Lebensunterhalt zu verdienen, ist dabei wichtig für

- die Sicherstellung materieller Grundbedürfnisse,
- das Selbstwerterleben im subjektiven Spiegelbild sozialer Bezüge und für
- die Achtung und Kommunikation, die dem Individuum von außen entgegengebracht wird.

Kurz: Ohne berufliche Tätigkeit und der damit verbundenen sozialen Stellung oder wenigstens mit einer ehrenhaften Altersrente gilt die Person wenig und erlebt wenig tragende gesellschaftliche Anerkennung.

Das ist für schizophrene Patienten mit ihrer erhöhten Vulnerabilität besonders bedeutsam. Zu fragen ist deshalb einerseits, wie die berufliche Situation beschaffen ist, und andererseits, ob und wie man helfend unterstützen und verbessern kann.

Partnerschaft mit einer oder wenigen vertrauten und verläßlichen Personen hat ähnliche Funktionen auf der Ebene familiärer Struktur unserer dominierenden Kleinfamilie. Ob ein Mensch in verbindlicher Partnerschaft oder Ehe lebt, möglichst mit eigenen Kindern als früher sogenanntes „Familienoberhaupt" – oder ob er als übriggebliebenes schwerbehindertes „Kind" im Alter von über 40 Jahren bei alten Eltern leben muß und auf Lebensunterhalt durch sie angewiesen ist, hat erhebliche Bedeutung für sein Selbstbewußtsein und seine soziale Handlungsbereitschaft und -fähigkeit.

Insofern bedingen sich soziale Realität und soziale Kompetenz und Veränderungsfähigkeit gegenseitig. Die Krankheit Schizophrenie stellt dabei oft eine schwerwiegende Erschütterung dar. Bedeutsam ist für „das Leben danach", welche

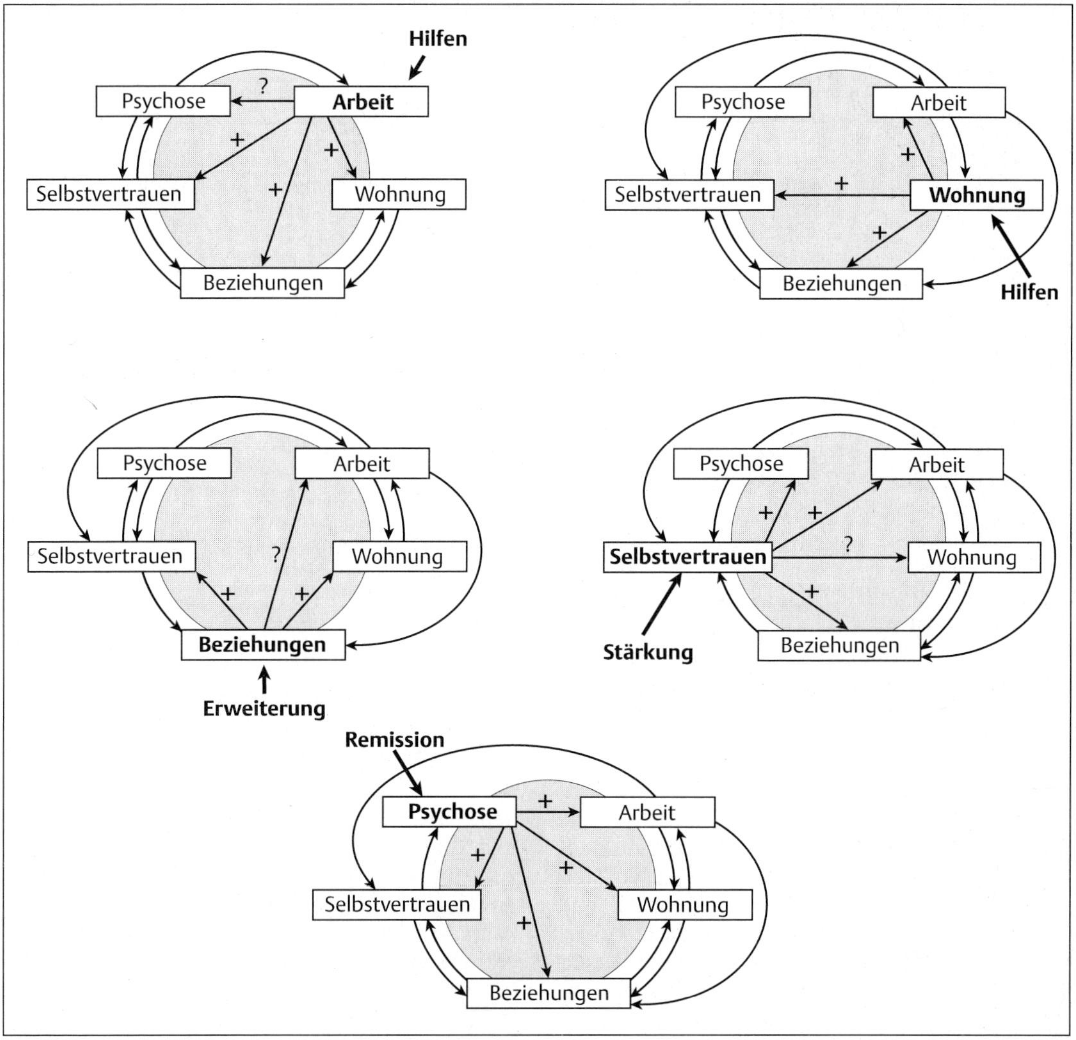

Abb. 8.1 Wechselwirkungen psychosozialer Eingriffe

psychosozialen Funktionen vorher schon erreicht und selbstverstärkend erlebt werden konnten. Da in unserer Gesellschaft die soziale Entwicklung in engem Bezug zum Lebensalter steht, erklärt sich, daß die weitere Entwicklung ungünstiger verläuft, wenn die Erkrankung in frühem Alter beginnt.

Beruf und Partnerschaft sind die wichtigsten Bereiche für
- materielle Lebensmöglichkeiten,
- die soziale Stellung in der Gesellschaft,
- das Selbstwerterleben,
- die Handlungskompetenz,
- das psychosoziale haltende „Netzwerk" bei Krisen.

Sozialpsychiatrische Hilfen müssen diese verschiedenen Ebenen im Blick haben und sowohl
- individuelle „Hilfe zur Selbsthilfe" anbieten als auch
- durch Veränderung äußerer Lebensbedingungen den sozialen Empfangsraum für die Person verbessern.

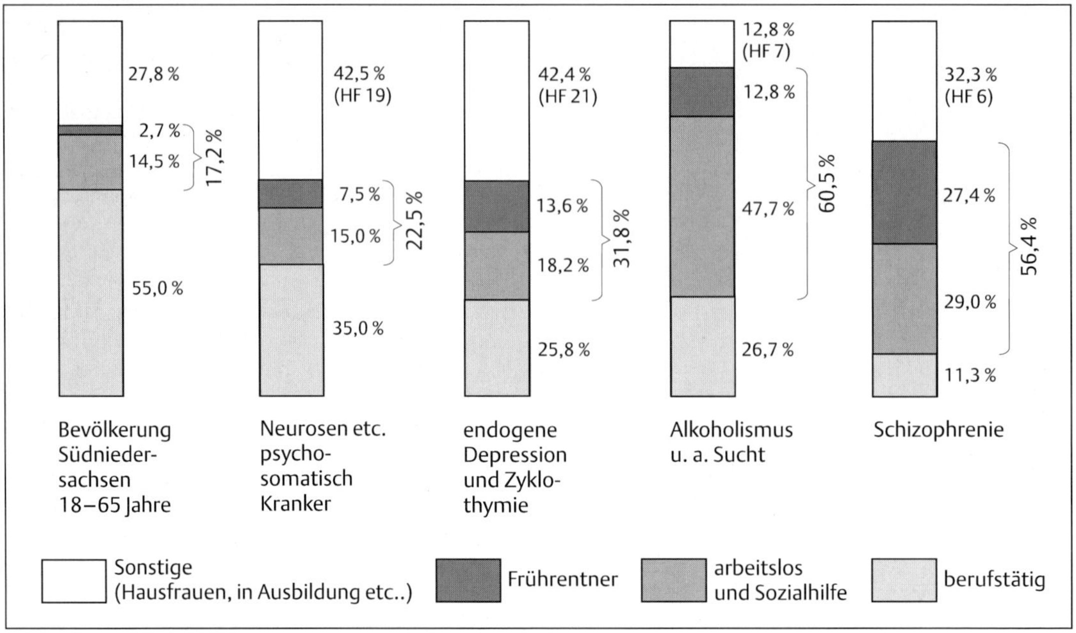

Abb. 8.**2** Beschäftigungsraten psychisch Kranker mit verschiedenen Diagnosen (nach Müller u. Worm 1986)

Sozialpsychiatrische Hilfen haben deshalb, wenn sie auf einer Ebene ansetzen, immer auch Wechselwirkungen mit anderen Ebenen: Wenn die materiellen Lebensmöglichkeiten durch Aufnahme bezahlter Berufstätigkeit besser werden, steigen Selbstwerterleben, soziale Anerkennung und Kontakte. Wenn das soziale Netzwerk erweitert wird, steigen oft (aber nicht zwangsläufig) Handlungskompetenz und Selbstvertrauen, und es kann evtl. besser eine berufliche Tätigkeit gefunden werden usw. Anstelle weiterer Erörterung wird auf die Abb. 8.**1a** u. **b** zu den Wechselwirkungen psychosozialer Eingriffe verwiesen.

8.1.2 Berufstätigkeit

Die Frage nach beruflicher Betätigungsmöglichkeit stand schon lange im Blickpunkt entsprechender Untersuchungen. Dabei schnitten Schizophrene im Vergleich mit Patienten anderer Diagnosegruppen schon immer schlecht ab, wie eine Göttinger Untersuchung aus den 80er Jahren zeigt (Abb. 8.**2**, siehe auch Rössler u. Salize 1996). 56% der Schizophrenen im erwerbstätigen Alter waren bei der Stichtagserhebung schon vorzeitig und zum Teil längere Zeit aus dem Erwerbsleben ausgeschieden. Nur 11,3% waren selbst berufstätig, allerdings ist der Anteil von 6,5% versorgender Hausfrauen und ein Teil der 12,9% Schüler und Studenten mit tatsächlicher Tätigkeit hinzuzurechnen, so daß man von rund einem Viertel „sinnvoll beschäftigten" Patienten ausgehen kann. In allen anderen Diagnosegruppen (Suchterkrankungen, Zyklothymie, Neurose) lag der Anteil vorzeitig ausgeschiedener Patienten niedriger bzw. Berufstätiger viel höher.

Bei Schizophrenen veränderte sich die berufliche Eingliederung im Laufe der letzten Jahrzehnte nur unwesentlich und dann eher negativ (s. Tab. 8.**1**). In der ersten Langzeitstudie von Bleuler (1972) zu einer Zeit eingeschränkter Behandlungsmöglichkeiten und häufiger Chronifizierung der Psychose fanden sich dennoch Arbeitsmöglichkeiten, oft in untergeordneten Positionen, etwa als Hausangestellte oder in der Landwirtschaft. Der Anteil so beruflich tätiger Patienten lag mit rund 50% recht hoch. Noch bessere Ergebnisse berichteten später Huber et al. (1979) an großer Patientenzahl.

Tabelle 8.1 Studien zur Berufstätigkeit

Autoren (Jahr)	n	Durchschnittliche Krankheitsdauer in Jahren	Beruflich tätig
Bleuler (1972)	208	23-35	43-53%
Huber et al. (1979)	502	22	56%
Schubart et al. (1986)	70	2-3	44%
Pieschl (1986)	75	>6	43%
Möller u.v. Zerssen (1986)	81	5	58%
Müller et al. (1986)	60	11	43%
Gmür (1987)	92	15	34%
Marneros et al. (1989)	97	19	43%
Muntaner et al. (1993)	109	1	53%
Rössler et al. (1993)	552	8	16%
an der Heiden et al. (1995)	56	14	39%
Salokangas (1997)	180	5	ca. 39%
Elbelt et al. (1998)	100	11	34%
ANI, Müller et al. (1998)	237	9	34-40%

In späteren Studien der 80er Jahre war die Patientenzahl oft klein, und Selektionsfaktoren schränken die Generalisierbarkeit der Ergebnisse ein. Trotzdem fanden sich erstaunlich übereinstimmende Ergebnisse mit rund 40% berufstätiger Patienten. Lediglich die Ergebnisse von Möller und von Zerssen (1986) sind überraschend günstig, allerdings ist die Diagnose uneinheitlich, es sind auch schizoaffektive und andere Erkrankungen mit eingeschlossen. Zu bedenken ist, daß alle diese Patienten in jenen Jahren, im Gegensatz zu den Patienten von Bleuler und Huber, vom Beginn ihrer Krankheit an neuroleptisch behandelt werden konnten–mit erheblicher Abkürzung der produktiven Krankheitszeiten und höherem Anteil vollständiger Remissionen. Dennoch ist das Ergebnis bezüglich der Berufstätigkeit nicht günstiger als früher.

Möglicherweise wird das bessere psychopathologische Ergebnis kompensiert durch verschärfte Konkurrenz und durch erhöhte Anforderungen an Ausbildung, Spezialisierung und Arbeitskontinuität.

In jüngsten Studien aus den 90er Jahren sind die Beschäftigungszahlen dementsprechend weiter auf unter 40% gesunken. Das besonders ungünstige Ergebnis von Rössler et al. (1993) mit 16% Beschäftigung resultiert wohl aus ungünstigen Selektionsfaktoren der Patienten Sozialpsychiatrischer Dienste.

Am ehesten repräsentativ ist die multizentrische ANI-Studie (Müller et al. 1998) mit relativ großer Patientenzahl: 34% der Patienten bestritten ihren Lebensunterhalt durch eigene Tätigkeit, 6% sind als Hausfrau versorgend für weitere Personen tätig, so daß bei weiterer Fassung 40% als berufstätig angesehen werden können. 43% sind vorzeitig aus dem Erwerbsleben ausgeschieden und leben meist von Sozialhilfe, befristetem Krankengeld oder Arbeitslosenhilfe, jeder fünfte erhält eine oft recht kleine Frührente.

Die von Kunze (1988) beklagte Tendenz, schizophrene Patienten sehr schnell vor umfangreichen Rehabilitationsbemühungen zu berenten, im Gegensatz zu etwa alkoholkranken Menschen mit mehrfachen stationären Rehabilitationsversuchen, hat auch folgenden Hintergrund: Für schizophrene Kranke stehen weniger spezialisierte Rehabilitationsmöglichkeiten als für Patienten mit anderen Erkrankungen (z.B. Rückenleiden etc.) zur Verfügung. Und wenn sie z.B. in Form ambulanter mehrjähriger Arbeitstherapie als Rehabilitationsmaßnahme bestehen, führen sie heute relativ selten zu anschließender bezahlter Tätigkeit auf dem allgemeinen Arbeitsmarkt (Reker und Eikelmann 1998). Zum anderen ist eine Rentenberechtigung nach früherer ausreichender Berufstätigkeit für Schizophrene einerseits selten und andererseits ist die verbleibende soziale und finanzielle Unterstützung so eingeschränkt, daß die Therapeuten manchmal froh sind, wenn ein Rentenanspruch den Lebensunterhalt sichern kann, bis evtl. spätere Verlaufsbesserungen günstige Entwicklungen ermöglichen.

Der Rest unserer Population von 15% ist kaschiert untätig, studiert z.B. offiziell, aber ohne realen Fortschritt und wird von den Eltern unterhalten, eine spätere Erwerbstätigkeit ist sehr unklar. Nimmt man alle strukturierten Beschäftigungen hinzu, auch die in Beschützenden Werkstätten mit nur einem Taschengeld als „Lohn", so gehen 54% einer Beschäftigung nach, 16% arbeiten mehrere Stunden in der Woche, und 30% sind gänzlich ohne Tätigkeit. Die Ergebnisse wurden unter üblicher Nachsorge in Praxis oder Poliklinik gefunden, ohne intensivierte Rehabilitationsmaßnahmen.

Die Stichtagserhebung von Elbelt et al. (1998) aus jüngster Zeit ist noch ungünstiger mit 34% beruflicher Tätigkeit einschließlich Ausbildung

Tabelle 8.**2** Familienstand

Autoren (Jahr)	n	Durchschnitts-alter in Jahren	Ledig	Verheiratet bzw. Lebens-partner	Geschieden, getrennt	Verwitwet
Rössler et al. (1993)	552	ca. 39	64%	15,6%	14,7%	5,6%
an der Heiden et al. (1995)	56	40	53,6%	25%	19,7%	1,8%
Görlich (1997)	83	36	69%	24%	7%	0
Elbelt et al. (1998)	100	38	70%	18%	11%	1%
ANI Müller et al. (1998)	364	35	59,9%	26,9%	12,1%	1,1%

(ohne Erwerbseinkommen) und 62% Patienten, die ohne Erwerbstätigkeit auf diverse Unterstützungen angewiesen sind.

Gut ein Drittel der schizophrenen Patienten kann den Lebensunterhalt durch eigene Berufstätigkeit oder als Hausfrau bestreiten,
etwa ein Drittel lebt von Sozialhilfe usw.,
ein Fünftel ist in mittlerem Alter frühberentet mit Kleinrente,
auch Erwachsene müssen teilweise noch von den Eltern finanziell unterhalten werden.

- Schizophrene sind in der Mehrzahl arm und leben unter sehr eingeschränkten Umständen.
- Von den Sparmaßnahmen öffentlicher Unterstützung sind sie unmittelbar betroffen.

Dementsprechend verfügen schizophrene Patienten über ein sehr geringes *Einkommen*, Schizophrene leiden sehr häufig unter *Armut*. Nach Elbelt et al. (1998) haben 70% der Patienten weniger als 1500,– DM monatlich zur Verfügung (einschl. Miete), aus unterschiedlichen und summierten Quellen. Nur 5% verfügen über Einkünfte über 3000,– DM monatlich, dann meistens aus eigenem Einkommen. Mörchen et al. (1992) fanden wenige Jahre vorher ebenso bedrückende Armut mit einem Pro-Kopf-Einkommen unter 1500,– DM bei 72% der Patienten.

Die derzeit vorgenommenen Kürzungen von Renten, Sozialhilfe, Krankengeld und Arbeitslosenunterstützung betreffen Schizophrene unmittelbar und sehr einschneidend. Sie können (entgegen sozialpolitischer Absicht oder Hoffnung) in aller Regel bei ohnehin hoher Arbeitslosigkeit keine bezahlte Tätigkeit finden. Die Mittel für Arbeitsbeschaffungs- oder Rehabilitationsmaßnahmen als fördernde Zwischenstufe wurden in den letzten Jahren ebenfalls gekürzt. So sind diese Patienten den sozialpolitischen Restriktionen in der Regel hilflos ausgeliefert.

8.1.3 Partnerschaft

Die schizophrene Erkrankung beginnt häufig in den jungen Jahren, die vor der Loslösung vom Elternhaus und eigener Familiengründung liegen. Nach Erkrankungsbeginn ist es selten möglich, einen verläßlichen Lebenspartner des anderen Geschlechts zu finden bzw. zu heiraten. Entsprechend finden sich oft Interdependenzen zwischen späterem Krankheitsbeginn, eigener Familie, günstigerem Krankheitsverlauf und besseren Möglichkeiten eigener Berufstätigkeit (siehe oben Kap. 2). Salokangas et al. (1997) sahen in Finnland mit 70% erheblich höhere Raten eigener Berufstätigkeit unter Patienten mit eigener Familie gegenüber 30% Berufstätigen, die allein oder in ihrer Herkunftsfamilie leben.

Der größte Teil der Schizophrenen (gut 60%) ist in mittlerem Alter noch ledig, insbesondere die Männer (in der ANI-Studie zu 73%). Nur gut ein Fünftel der Patienten ist verheiratet, dann sind das bevorzugt die Frauen (in der ANI-Studie 35% der Frauen und 17% der Männer). Tab. 8.**2** führt einige Studien zum Familienstand aus den letzten Jahren auf mit im großen und ganzen vergleichbaren Ergebnissen, ähnlich wie sie auch in früheren Jahren mitgeteilt wurden.

Primär verminderte Kommunikationsmöglichkeiten, sozialer Rückzug, geringes soziales Ansehen und materielle Hindernisse wirken zusammen und verhindern oft eine Familiengründung nach Krankheitsbeginn.

Wenn die Gründung einer eigenen Familie häufig nicht möglich ist, bleibt zu fragen, welche alternativen Kontaktmöglichkeiten einer Einsamkeit entgegenstehen. Hier sind die Untersuchungsergebnisse der ANI-Studie ebenfalls ungünstig:

- 61% der Patienten hatten im letzten Jahr überhaupt keine oder extrem seltene Kontakte zum anderen Geschlecht.
- 17% der Patienten wohnen (im mittleren Alter) noch bei den Eltern,
- 38% leben allein,
- 13% wohnen unter beschützten Bedingungen (z.B. Wohnheim) und nur
- 32% leben mit einer festen Partnerin oder einem Partner zusammen.

Die Kontakte außerhalb der Wohnung oder Herkunftsfamilie sind gering,

- nur jeder zweite trifft mindestens einmal wöchentlich außenstehende Personen,
- ein Drittel ist sehr einsam und trifft nur seltener andere Menschen.

Kontakte zu professionellen Helfern sind manchmal die einzigen, auf die die Patienten dann auch angewiesen sind! Ansonsten leben sie häufig in Einzimmerwohnungen größerer Wohnblocks und sind die einsamen Wanderer in der Stadt, wenn sie eine Tüte Milch kaufen wollen. Zwischenmenschliche Kontakte beschränken sich oft auf Mitpatienten in Begegnungsstätten psychiatrischer Institutionen oder auf Ambulanzbesuche bei (ja oft wechselnden) professionellen Helfern.

In dieser Situation sind und bleiben *Eltern* wichtige Bezugspersonen.

- Schizophrene sind in der Merkzahl ledig,
- leben häufig allein und
- haben oft wenig Kontakt zu anderen Menschen.

Merkmale des „sozialen Netzwerks" schizophrener Patienten bestätigen nach verschiedenen Berichten laut Angermeyer (1995) den Titel eines Aufsatzes als zutreffend: „Mitten in der Gemeinde und doch allein".

Denn die soziale Situation schizophren erkrankter Menschen wirkt sich negativ auf Kontaktchancen auf. Viele Kranke driften unter den Bedingungen einer modernen gemeindepsychiatrischen Versorgung in ein ambulantes Ghetto ab mit relativ geringen Kontakten zur „Außenwelt". Häufig sind das sozial ungünstige Regionen der Großstädte, was durch die Armut der Kranken bedingt ist. Auch Bewohner einer Wohngemeinschaft suchen Kontakte eher unter Mitbewohnern, selten in der Nachbarschaft. Nur wenige Patienten haben Freunde außerhalb psychiatrischer Versorgungssysteme. Das Bedrückende an dieser Situation ist die Asymmetrie dieser Begegnungen und die dadurch verstärkte negative Selbstwahrnehmung. Auch die Bewohner eines Übergangswohnheimes wünschten sich Kontakte nach draußen, andererseits trauten sie sich solche nicht zu und fürchteten eine negative Stigmatisierung.

Zugrunde liegt einerseits, daß sich Schizophrene vor Überstimulierung schützen müssen, andererseits eine Bewältigungsstrategie dahingehend, daß sie drohender Zurückweisung dadurch zu entgehen versuchen.

Fehlende zwischenmenschliche Bezüge und materielle Armut führen zunehmend auch zu *Wohnungslosigkeit*: Der Anteil Wohnungsloser steigt in den letzten Jahren jetzt auch in Deutschland an und betrifft besonders psychisch Kranke, voran Abhängigkeitskranke. Aber auch Schizophrene sind von Wohnungslosigkeit zunehmend betroffen, in Bethel zu 11% (Wessel et al. 1997).

Nach ersten Schätzungen auf breiterer Basis muß befürchtet werden, daß unter Obdachlosen zu etwa 10% Schizophrene zu finden sind und daß etwa 4% der Schizophrenen wohnungslos sind (Rössler et al. 1994).

Der Anteil in den USA liegt seit Jahren schon wesentlich höher (Drake et al. 1991). Dieses Problem wird beim Trend zur Kürzung finanzieller Ressourcen für Bedürftige auch in Deutschland zukünftig größer werden. Das wird vereinzelt auch schon in breiter zugänglichen Medien thematisiert („Die Zeit" 28.11.97: „Arm und isoliert").

In der Vergangenheit wurden die „Enthospitalisierung", der Bettenabbau in großen psychiatrischen Krankenhäusern, die Verkürzung stationärer Aufenthaltszeiten, die Bemühung um Lebensmöglichkeiten in der Gemeinde als Fortschritt angestrebt und positiv bewertet.
Mit diesem sozialpsychiatrischen Fortschritt sind aber auch Nachteile verbunden: Einsamkeit und Armut in sozialer Randständigkeit.

- Deshalb brauchen die Kranken verstärkt Hilfen für erträgliche Lebensmöglichkeiten („Lebensqualität").

8.1.4 Prädiktoren sozialer Entwicklung

Um bei sozialen Rehabilitationsmaßnahmen Schwerpunkte setzen zu können, ist die Berücksichtigung allgemeiner Prädiktoren hilfreich. Sie können, auch wenn im Einzelfall Abweichungen möglich sind, Hinweise darauf geben, welcher Patient von sozial ungünstigem Verlauf bedroht ist, wer intensiver als andere Patienten psychosoziale Hilfen benötigt, um damit drohender weiterer Benachteiligung möglichst frühzeitig entgegenwirken zu können.

Die Prädiktoren des allgemeinen Krankheitsverlaufs unter Dominanz der Psychopathologie wurden in Kap. 2 dargestellt und erörtert. Hier sollen Prädiktoren der beruflich-sozialen Entwicklung (Bestreitung des Lebensunterhalts und Sozialkontakte) genannt werden.

Die Aussichten, später den *Lebensunterhalt* selbst bestreiten zu können, sind *ungünstig* bei:
- niedrigem Ersterkrankungsalter,
- fehlendem oder niedrigem Schulabschluß,
- fehlender heterosexueller Partnerschaft,
- Phillips-Skala,
- langer Krankheitsdauer,
- langdauernden und häufigen Hospitalisierungen,
- hoher erforderlicher neuroleptischer Dosis,
- Strauß-Carpenter-Skala,
- Negativ-Symptomatik (z.B. BPRS-Anergie),
- fehlender Berufstätigkeit vor jetziger Hospitalisierung.

Fehlende Partnerschaft wurde in verschiedenen Studien (Literatur bei Müller et al. 1986 und Müller et al. 1998) als bedeutsamer früher Prädiktor gefunden. Dieser weist in Verbindung mit niedrigem Ersterkrankungsalter, das aber bei genauerer Analyse hinter andere Faktoren zurücktritt, und fehlendem Schulabschluß auf schon länger bestehende krankheitsbedingte Beeinträchtigung hin. So ist die Phillips-Skala (siehe Anhang) zur prämorbiden Anpassung besonders wichtig. Daß spätere intervenierende Verlaufsaspekte (wie lange Krankheitsdauer, Hospitalisierungszahl, Strauß-Carpenter-Skala als Maß für die beruflich-soziale Anpassung im letzten Jahr, Beschäftigung vor letzter Hospitalisierung usw). bedeutsam sind, weist auf einen schon schwereren Krankheitsverlauf hin.

Die *Sozialkontakte* werden ebenso von frühen Kontaktmöglichkeiten (Phillips-Skala) und guter Schulbildung prädiziert, teilweise aber auch von intervenierenden Variablen (hochkorreliert wieder die Strauß-Carpenter-Skala) beeinflußt, jedoch entgegen der Erwartung weniger von Krankheitsdauer und Hospitalisierungen und beruflicher Tätigkeit. Bedeutsam für die spätere Entwicklung sozialer Kontaktmöglichkeiten sind die Sozialkontakte in Vergangenheit und Gegenwart und persistierende Negativ-Symptome. Erstaunlicherweise war eine Korrelation zwischen niedrigem Alter und häufigeren Sozialkontakten zu finden, was aber auch darauf hinweist, daß ältere Schizophrene besonders einsam sind.

8.2 Geld zum Leben

Die soziale Sicherung (psychisch) Kranker ist differenziert und zum Teil unübersichtlich geregelt. Unser soziales Versicherungssystem geht in der Regel davon aus, daß jemand selbst einer bezahlten Berufstätigkeit nachgeht, die sozialversicherungspflichtig ist. Das trifft für Schizophrene häufig nicht zu.

Nachfolgend werden für einige Situationen die finanziellen Absicherungsmodalitäten skizziert.

8.2.1 Berufstätig und krank

Wenn ein Berufstätiger psychisch erkrankt und eine Zeitlang nicht arbeiten kann, so ist diese Situation übersichtlich geregelt. Erst wird vom Arbeitgeber Lohn oder Gehalt fortgezahlt, später tritt die Krankenkasse ein.

Lohnfortzahlung des Arbeitgebers

Unabhängig von der Dauer einer Beschäftigung (bei den meisten Arbeitgebern) wird im Krankheitsfall der bisherige Lohn oder das Gehalt für 6 Wochen weitergezahlt. Das gilt auch für wiederholte Krankschreibungen bei derselben Erkrankung: Wenn der Arbeitnehmer zwischen mehreren Krankschreibungen jeweils mindestens 6 Monate gearbeitet hat, läuft die 6-Wochen-Frist jeweils wieder von vorn, andernfalls wird Krankengeld gezahlt (siehe dieses).

Im öffentlichen Dienst gilt eine andere Regelung: Bei längeren Arbeitsverhältnissen etwa als Angestellter verlängert sich die Gehaltsfortzahlung stufenweise bis zur Dauer von 6 Monaten.

Bei Beamten wird das Gehalt ungekürzt und unbefristet fortgezahlt. Nach sechsmonatiger Erkrankung kann der Dienstherr eine Überprüfung zukünftiger Dienstfähigkeit verlangen und ggf. eine Pensionierung veranlassen, auch auf Zeit.

Krankengeld

Wenn der Arbeitgeber nicht mehr zahlen muß, tritt die Krankenkasse ein und zahlt Krankengeld in folgender Höhe und Dauer (Regelung seit 1998):

Höhe: Es wird das Bruttogehalt für 30 Tage pro Monat zugrunde gelegt, davon wird die Höhe von 70% ermittelt. Gleichzeitig wird das Nettogehalt über 30 Tage pro Monat zugrunde gelegt und davon ein Anteil von 90% ermittelt. Gezahlt wird der niedrigere dieser beiden Beträge.

Von dieser Krankengeldzahlung abgezogen werden Beiträge zur Sozialversicherung, d.h. die Krankenkasse zahlt von dem ermittelten Betrag den Arbeitgeberanteil direkt in die Rentenversicherung ein etc. Den Arbeitnehmeranteil und die Steuer vom Bruttogehalt muß der Patient natürlich weiterhin zahlen.

Dauer: Die Krankengeldzahlung für die gleiche Krankheit ist zeitlich befristet auf 78 Wochen innerhalb von 3 Jahren, gezählt von der ersten Krankmeldung an. Nach 78 Wochen hört die Krankengeldzahlung auf, in der Regel empfiehlt die Krankenkasse eine Berentung bzw. eine Rehabilitationsmaßnahme, die dann eventuell vom Rentenversicherungsträger gezahlt wird.

Wichtig für die Zahlung des Krankengeldes ist, daß bei akut psychisch Kranken auch der Arzt darauf achtet, daß die Anschluß-Krankschreibungen ausgestellt werden, damit der Patient entsprechend Geld bekommt.

Bei mehreren Krankschreibungen innerhalb der oben genannten Frist prüft die Krankenkasse, falls die Formulierungen auf der Krankschreibung unterschiedlich sind, weil unterschiedliche Ärzte eine eventuell abweichende diagnostische Zuordnung aufgeschrieben haben, ob es sich um dieselbe Erkrankung handelt. Eventuell fragt die Krankenkasse beim behandelnden Arzt zurück. Wenn jemand etwa neben einer akuten schizophrenen Erkrankung im weiteren Verlauf auch einmal krankgeschrieben wurde wegen im Vordergrund stehender fieberhafter Bronchitis, so zählt also die Krankschreibung wegen der Bronchitis bei den o.g. Fristen nicht mit.

Regelung in: Sozialgesetzbuch V

Weitere Auskünfte: Krankenkasse, bei vorheriger Lohnfortzahlung: Betriebsrat bzw. Arbeitgeber selbst.

8.2.2 Arbeitslos und krank

Wer Arbeit hatte, jetzt aber arbeitslos ist und beim Arbeitsamt als arbeitssuchend gemeldet ist, erhält *Arbeitslosengeld.*

Diesbezüglich gleichgestellt sind auch Auszubildende, Wehrdienstleistende, Zivildienstleistende, Teilnehmer an versicherungspflichtiger Rehabilitationsmaßnahme usw.

Voraussetzung: Persönliche Meldung und in den letzten 3 Jahren mindestens 12 Monate gearbeitet (oder entsprechende Ersatzzeiten).

Dauer: In den genannten Fällen wird das Arbeitslosengeld 6 Monate lang gezahlt. Bei längerem Arbeitsverhältnis verlängert sich die Zahlung des Arbeitslosengeldes auf 12 Monate, für Personen nach Vollendung des 45. Lebensjahres und mit langen versicherungspflichtigen Tätigkeiten erfolgt entsprechend länger Arbeitslosengeldzahlung.

Höhe: 60% des letzten Nettolohnes (bei unterhaltspflichtigen Kindern höher).

Arbeitslosenhilfe: Diese setzt nach Auslaufen des Arbeitslosengeldes ein und wird in Höhe von 53% des letzten Nettolohnes und zeitlich unbegrenzt gezahlt, wenn vorher ein Anrecht auf Arbeitslosengeld bestand. Allerdings wird bei der Arbeitslosenhilfe die Bedürftigkeit geprüft.

Wer die Zeit für den Bezug von Arbeitslosengeld nicht erfüllt, aber in den letzten 12 Monaten 5 Monate gearbeitet hat, erhält Arbeitslosenhilfe für die Dauer eines Jahres.

Arbeitslosenhilfe kann herabgesetzt werden bei gesundheitlichen Einschränkungen oder wenn der Patient kranke Angehörige pflegt und für ganztägige Tätigkeit theoretisch nicht zur Verfügung stehen kann.

Krankheit: Wer Arbeitslosengeld oder Arbeitslosenhilfe bezieht und akut erkrankt ist, wird behandelt wie ein kranker Arbeitnehmer: Arbeitslosengeld oder Arbeitslosen-Hilfe wird für 6 Wochen weitergezahlt, danach setzt die Zahlung des Krankengeldes der Krankenkasse ein.

Regelung in: Sozialgesetzbuch III

Weitere Auskünfte: Arbeitsamt und Krankenkasse.

Fallbeispiel

Die 22jährige Patientin Sabine A. war nach Beendigung der Lehre arbeitslos. Sie lebte im Haushalt der verwitweten Mutter, erhielt ein Jahr lang Arbeitslosengeld und danach Arbeitslosenhilfe, die zunächst auf ein Jahr Dauer befristet wurde. Kurz vor Ende dieser Zeit wurde sie von einer Ärztin krankgeschrieben, daraufhin wurde die Zahlung der Arbeitslosenhilfe eingestellt mit der Begründung, sie habe Anspruch auf Krankengeld.

Die Krankenkasse verneinte mit schriftlichem Bescheid die Pflicht zur Krankengeldzahlung, da kein Beschäftigungsverhältnis bestanden habe. Diesen schriftlichen Bescheid haben Patientin und Mutter akzeptiert, fortan lebte die Patientin im Haushalt der Mutter von deren Arbeitsverdienst. Alle nahmen an, das sei so in Ordnung. Da die Mutter aber nur ein geringes Einkommen hatte, drängte sie sehr darauf, für ihre (noch kranke) Tochter möglichst bald eine Berufstätigkeit oder eine Rehabilitationsmaßnahme zu finden. Die Tochter fühlte sich dadurch auch unter Druck, erlebte einerseits, daß sie noch krank war, hatte andererseits ein schlechtes Gewissen, weil sie die Mutter finanziell belastete. Für alle Beteiligten war diese Situation zunehmend schwer zu ertragen.

Die Sozialarbeiterin kannte die Leistungsvoraussetzungen der Krankengeldzahlung, rief die Krankenkasse an und informierte den Sachbearbeiter über die Rechtslage. Daraufhin entschuldigte sich die Krankenkasse und zahlte Krankengeld, zumal die 78-Wochen-Frist bei weitem nicht erreicht war.

Kommentar

Auch schriftliche Bescheide können falsch sein. Die Rechtslage ist kompliziert und verlangt Sachkunde. Sozialarbeiterische Sorgfalt hatte in diesem Fall erheblich entlastende Wirkung für Patientin und Mutter.

8.2.3 Student und krank

Studenten sind zur Krankenversicherung verpflichtet, allerdings haben sie keinen Anspruch auf Krankengeld.

Bei Bezug von BAFöG: Die Erkrankung sollte dem BAFöG-Amt mitgeteilt werden, dann wird die BAFöG-Zahlung 3 Monate lang fortgesetzt. Dauert die Erkrankung länger als 3 Monate, muß das BAFöG-Amt informiert werden und ein Krankheitssemester mit ärztlicher Bescheinigung oder Kurzgutachten beantragt werden. Dann wird die BAFöG-Zahlung ebenfalls fortgesetzt, eine entsprechende Verlängerung der BAFöG-Gesamtförderung *kann* erfolgen, wird aber in jedem Einzelfall separat entschieden. Häufig wird für 2 Krankheitssemester die BAFöG-Zahlung um 1 Semester verlängert.

Alternative: Nach Ende der dreimonatigen BAFöG-Zahlung wird ein Urlaubssemester beantragt ohne BAFöG-Zahlung. Der Student muß in solchen Fällen ohne Einkommen leben oder Sozialhilfe beantragen, wenn sie ihm zusteht. Ein solches Urlaubssemester reduziert nicht die spätere Förderung, es gilt wie eine Unterbrechung des Studiums.

Eine besonders fatale Situation ergibt sich für Patienten, die aus Krankheitsgründen ihr Studium nicht abschließen können. Sie haben
- keinen Rentenanspruch,
- keinen Arbeitslosengeldanspruch,
- keinen Krankengeldanspruch.

Sie sind auf Sozialhilfe angewiesen oder auf Unterhaltszahlung durch die Eltern, d.h. Studenten mit schizophrener Erkrankung sind finanziell nicht gesichert.

Aus dieser Situation wird verständlich, warum die Eltern oft die bange Frage stellen: „Was wird, wenn wir einmal nicht mehr sind ...?“

Manchmal kann über berufliche Rehabilitationsmaßnahmen versucht werden, wenigstens eine minimale soziale Sicherung mit Anspruch auf Altersrente zu erwirken. Darauf wird im Abschnitt 8.3.6. eingegangen werden. Auf diese Weise erreichte spätere Rentenzahlungen, falls sich die Erkrankung nicht bessert, sind aber oft so minimal, daß krankgewordene Studenten praktisch lebenslang Sozialhilfeempfänger bleiben. Aus diesen Gründen sind berufliche Rehabilitationsmaßnahmen insbesondere für ehemalige Studenten dringend erforderlich!

Regelung in: Bundes-Ausbildungs-Förderungs-Gesetz

Weitere Auskünfte: BAFöG-Amt, Hochschule, Sozialamt

Fallbeispiel
Der Student A. R. hoffte immer noch, so weit zu gesunden, daß er sein Studium wieder aufnehmen und später einmal abschließen könnte. Vorübergehend lebte er vom väterlichen Unterhalt. Der Vater selbst war inzwischen pensioniert. Wegen persistierender Negativ-Symptomatik erschien aber schließlich eine Fortsetzung des Studiums unrealistisch. Im Rahmen der ambulanten Nachsorge wurde über lange Zeit diesbezüglich ein Realitätsbewußtsein erarbeitet, so daß Herr R. sich schließlich zur Exmatrikulation entschließen konnte. Angestrebt wurde eine spätere berufliche Rehabilitationsmaßnahme.
Mit der Exmatrikulation mußte er aus dem preiswerten Zimmer eines Studentenwohnheims ausziehen, er zog in ein Ein-Zimmer-Appartement in einem sozial nicht sehr angesehenen Hochhaus. Auch diese Veränderung mußte längerfristig mit ihm bearbeitet werden, worauf Herr R. streckenweise depressiv reagierte.
Der Vater zahlte vorläufig weiterhin den Unterhalt, weil er auch ungerne einen Sozialhilfeantrag des Sohnes sah, denn er war früher ein in der kleinen Stadt bekannter Beamter gewesen. Außerdem hätte eine Sozialhilfeantrag finanziell keine wesentliche Auswirkung gehabt, weil Vaters Pension gerade knapp über entsprechenden Einkommensgrenzen lag, so daß das Sozialamt vom Vater die Beträge zurückgefordert hätte.

Fallbeispiel
Der Student A. A. konnte ebenfalls wegen persistierender Negativ-Symptomatik sein Studium nicht abschließen. Für die soziale Sicherung des Sohnes holte der Vater, der diesbezüglich geschickt im Umgang mit Ämtern war, Informationen ein. Gemeinsam entschloß man sich, eine berufliche Rehabilitationsmaßnahme zu versuchen in der Hoffnung, daß entweder eine spätere einfache Berufstätigkeit gelingen könnte oder wenigstens Voraussetzungen eines geringen Rentenanspruchs erreicht werden könnten. Glücklicherweise hatte der Vater im Zuge der deutschen Vereinigung das Recht erhalten, in den neuen Bundesländern ein geerbtes Vier-Familien-Haus geringer Wohnqualität zurückzubekommen. Er plante, bei späterem Scheitern eigener beruflicher Tätigkeit des Sohnes, diesen als Hausmeister in diesem Haus zu beschäftigen, obwohl für dieses Haus eigentlich kein Hausmeister erforderlich erschien. Aber dann hätte er an den Sohn Unterhalt zahlen können in Form einer geringen Vergütung an Stelle bloßen elterlichen Unterhalts. Möglicherweise könnte der Sohn damit später eigene – wenigstens minimale – Rentenansprüche erarbeiten. Mittelfristig erschien diese Lösung finanziell nicht besser als die Fortzahlung des elterlichen Unterhaltes, längerfristig möglicherweise aber doch. Überlegt wurde, daß der Sohn später dann vielleicht in einer ausgebauten Dachkammer in diesem Haus leben und sich vom kleinen Gehalt oder Rentenanspruch und Mieteinnahmen aus einer Wohnung (die Eltern haben 4 Kinder) unterhalten könnte. Sein Gesamteinkommen dürfte dann ebenfalls auf Sozialhilfeniveau liegen.

8.2.4 Hausfrau und krank

Nicht berufstätige Hausfrauen sind als Familienangehörige beim Ehemann krankenversichert. Sie haben bei Erkrankung keinen Anspruch auf Krankengeld. Gleiches gilt für getrenntlebende oder geschiedene Frauen sowie für Alleinerziehende, die Kinder zu versorgen haben und deshalb nicht selbst versicherungspflichtig erwerbstätig sein können.

Während der stationären Behandlung oder bei *Verordnung häuslicher Krankenpflege* zur Verkürzung des stationären Aufenthaltes kann die Krankenkasse finanzielle Leistungen zur Betreuung von Kindern unter 12 Jahren für 4 Wochen (Verlängerung möglich) gewähren, wenn andere im Haushalt lebende Personen oder die Verwandtschaft diese Aufgabe nicht übernehmen können.

Fallbeispiel
Die 44jährige Frau L. A. mußte während des stationären Aufenthaltes erleben, daß ihr Mann eine Freundin hatte und diese mit in die Wohnung nahm. Vom Krankenhaus aus mußte eine neue Wohnung gefunden werden, sie zog mit einem Kind dann aus. Zwei andere Kinder blieben vorläufig beim Vater. Frau A. hatte viele Jahre lang nicht mehr in ihrem Beruf gearbeitet, für eine neue Tätigkeit war sie noch zu krank.
Ihr stand Unterhalt des Ehemannes zu, den dieser aber nicht zahlte. Über rechtliche Maßnahmen konnte er schließlich nach längerer Zeit dazu gezwungen werden.

Frau A. zog ohne Geld in eine neue Wohnung ein, für Miete und Nahrungsmittel erhielt sie vom Jugendamt einen Vorschuß für die Versorgung ihres Kindes, sie selbst erhielt vorläufig Sozialhilfe. Jugendamt und Sozialamt treten damit in Vorleistung und sorgen anschließend dafür, vom unterhaltspflichtigen Ehemann und Vater den Betrag zurückzubekommen.

Später zahlte der Ehemann, der neu geheiratet hatte und dann für 5 Personen unterhaltspflichtig war, selbst aber nur ein geringes Einkommen hatte, an Frau A. nur einen sehr geringen Unterhalt. Sie erhielt daraufhin ergänzende Sozialhilfe. Im Rahmen der ambulanten Nachsorge konnte bei langsamer Gesundung mit ihr zusammengestellt werden, wann sie unter welchen Bedingungen früher gearbeitet hatte. Die Sozialarbeiterin ermittelte mit ihr zusammen Rentenansprüche, einerseits aus früherer eigener Tätigkeit, andererseits aus anrechenbaren Zeiten der Kinderversorgung und aus dem Versorgungsausgleich bei der Scheidung. In diesem Fall konnte der Anspruch auf eine Erwerbsunfähigkeitsrente geltend gemacht werden, der höher war als die monatliche Sozialhilfezahlung.

Regelung in: SGB V, SGB VI

Weitere Auskünfte: Krankenkasse, Rentenversicherungsamt.

8.2.5 Sozialhilfe

Anspruch besteht, wenn eine Person sich finanziell nicht selbst helfen kann, wenn andere Sozialleistungen anderer Träger nicht zur Verfügung stehen und wenn Angehörige nicht helfen können. Insofern wird Sozialhilfe immer nachrangig gewährt nach Prüfung anderer Ansprüche.

Sozialhilfe gibt es als *Hilfe zum Lebensunterhalt* und als *Hilfe in besonderen Lebenslagen*. Die letztere umfaßt u. a. auch die für in Kap. 8.3 behandelte *Eingliederungshilfe*. Hier an dieser Stelle geht es um die Hilfe zum Lebensunterhalt.

Leistungen: Lebensunterhalt, Miete, einmalige Beihilfen in besonderen Fällen (Umzug, größere Reparaturen, Kleidungsersatz), Versicherungsbeiträge für eine Krankenkasse oder krankenkassenähnliche direkte Leistungen (das Sozialamt bezahlt dann z.B. einen Krankenhausaufenthalt).

Höhe: Der Regelsatz zum Lebensunterhalt wird jährlich für jedes Bundesland neu festgesetzt und betrug 1998 in Niedersachsen 539,- DM für eine erwachsene Person monatlich, für den Ehegatten 485,- DM für jedes Kind je nach Alter zwischen 270,- und 485,- DM.

Einschränkungen:

Bei längerem Klinikaufenthalt entfällt der Beitrag zum Lebensunterhalt, es werden vom Sozialamt lediglich noch die Kosten zum Erhalt der Lebensgrundlage (wie Miete, Krankenkassenbeiträge und ein geringes Taschengeld) gezahlt.

Eigenes Vermögen muß vorher eingesetzt werden bis auf einen Rest von 2500,- DM. Eine selbstgenutzte Eigentumswohnung darf in der Regel bei angemessener Größe behalten werden.

Die häufige Sorge der Eltern, was aus ihrem kranken und finanziell nicht gesichertem Kind werde, wenn die Eltern einmal sterben, läßt sich nicht durch eine Aussicht auf eine geringe Erbschaft beruhigen. Ein eigenes Erbe muß vorher verbraucht werden, solange der Patient mehr als 2500,- DM besitzt, erhält er keine Sozialhilfe. Wenn eine Sicherung im Hintergrund bestehen soll, ist für die Erblasser folgende Lösung möglich: Um aus etwa dem Erbe einer Vier-Zimmer-Eigentumswohnung, die für den Patienten allein zu groß wäre, eine restliche Sicherung und gelegentliche Unterstützung zu gewährleisten, können z.B. Eltern ihr chronisch erkranktes Kind als Vorerben einsetzen, eine andere Person als Nacherben und Dauer-Testamentsvollstrecker mit genauen Anweisungen. Hier muß ein Rechtsanwalt und Notar gefragt werden.

Das Vermögen von Angehörigen ersten Grades und Ehegatten wird angerechnet. Die Angehörigen müssen Einkünfte und Besitz offenlegen.

Freibetrag zwischen Eltern und Kindern: Zwei-facher Regelsatz der Sozialhilfe (= ca. 1000,- DM) sowie eineinhalbfacher Regelsatz für jede weitere Familienperson, die von den Eltern noch unterhalten werden muß. Das heißt auch, daß die Eltern möglicherweise ihr eigenes teures Auto verkaufen müssen, außer wenn sie es für den Beruf brauchen. Ansonsten erhält ihr Kind keine Sozialhilfe. Ein selbstbewohnter Hausbesitz kann behalten werden, eine vermietete Wohnung muß verkauft werden bzw. es werden die Mieteinnahmen als Einkünfte mit angerechnet. Verschenken des Besitzes hilft nicht, das Sozialamt prüft alle Schenkungen oder Verkäufe innerhalb der letzten zehn Jahre.

Sozialhilfe gibt es immer nur auf Antrag und ab Antragsdatum.
Sozialhilfe ist nicht pfändbar.

Regelung in: Bundessozialhilfegesetz (BSHG)
Weitere Auskünfte: Sozialamt.

8.2.6 Renten

Neben dem Anspruch auf *Alters- und Hinterbliebenenrente* (ab dem 65. Lebensjahr) gibt es die *Erwerbsunfähigkeitsrente* (wenn aus Krankheitsgründen keinerlei Erwerbstätigkeit mehr ausgeübt werden kann), *Berufsunfähigkeitsrente* (wenn der bisher ausgeübte Beruf nicht mehr ausgeübt werden kann, jedoch eine andere Erwerbstätigkeit noch möglich ist).

Die Berufsunfähigkeitsrente soll die Gehaltsminderung ausgleichen, wenn jemand in seinem ursprünglichen Beruf nicht tätig sein kann, aber eine geringerwertige Arbeit noch ausübt. Anspruch auf Erwerbsunfähigkeits- oder Berufsunfähigkeitsrente besteht dann, wenn aus einer sozialversicherungspflichtigen Tätigkeit ein Anspruch erarbeitet wurde durch:
- dreijährige Pflichtbeitragszahlung innerhalb der letzten 5 Jahre,
- oder durch Abschluß einer Ausbildung (auch Schulabschluß), wenn vor Ablauf von 6 Jahren nach Ausbildungsende Erwerbsunfähigkeit eintritt und die betreffende Person in den letzten 2 Jahren mindestens 1 Jahr lang Pflichtbeiträge gezahlt hat.

Achtung: Wer in früheren Jahren einen Rentenanspruch erarbeitet hat und in den letzten 5 Jahren nicht rentenversicherungspflichtig erwerbstätig war, verliert alle Ansprüche auf Erwerbsunfähigkeits- oder Berufsunfähigkeitsrente aus früher evtl. langjährig gezahlten Beiträgen. Lediglich der Anspruch auf Altersrente bleibt bestehen.

Fallbeispiel
Eine Frau hat 12 Jahre sozialversicherungspflichtig gearbeitet und somit entsprechende Beiträge in die Rentenversicherung eingezahlt. Sie unterbricht dann ihre Berufstätigkeit, um als Ehefrau ihrem beruflich engagierten Ehemann unentgeltlich zu helfen. Das Ehepaar hat keine Kinder. Wird die Frau etwa nach 6 Jahren durch eine chronische Krankheit erwerbsunfähig, hat sie keinen Anspruch auf Erwerbsunfähigkeitsrente, obwohl sie und ihr damaliger Arbeitgeber jahrelang Beiträge eingezahlt haben. Sie kann lediglich auf spätere Altersrente hoffen.

Fallbeispiel
Eine Sozialarbeiterin hat nach ihrem Schulabschluß eine Lehre absolviert und dann erst studiert. Kurz nach Ende ihres Studiums erleidet sie einen Verkehrsunfall und wird durch ein Schädel-Hirn-Trauma erwerbsunfähig. Trotz früherer Beiträge ist sie ohne jeden Rentenanspruch.

Folgendes Beispiel liegt länger zurück und muß vor dem Hintergrund damals anderer rechtlicher Regelungen zur Nachversicherung betrachtet werden. Es kann aber darauf hinweisen, daß auch Entscheidungen offizieller Stellen geprüft werden müssen. Rechtsberatung einholen!

Fallbeispiel
Herr N. R. ist der jüngere von zwei Söhnen eines Landwirt-Ehepaares. Der Vater war ein Sonderling, die Landwirtschaft florierte nicht gut. Der ältere Bruder sollte sie später übernehmen. Unser langjährig ambulant behandelter Patient erkrankte erstmals kurz vor Ende seines Jura-Studiums. Ein Examen konnte er wegen ungünstig verlaufender Psychose auch später nicht nachholen. Er wurde mehrfach stationär behandelt, kam danach in unsere Ambulanz, noch mit einer paranoiden Restsymptomatik. Diese klang im Laufe mehrjähriger Weiterbehandlung schließlich vollständig ab, es blieb aber ein Antriebsmangelsyndrom bestehen. Herr R. lebte schließlich nach dem Tod seines Vaters und Übernahme des Hofes durch den älteren Bruder bei seiner betagten Mutter auf dem Altenteil, weil er sich mit dem Bruder nicht gut verstand. Nach dem Tod der Mutter wies ihm der Bruder auf seinem Hof eine nicht beheizbare Dachkammer als Wohnung zu.
Das Residualsyndrom besserte sich langsam, Herr R. fand sein Dasein beim Bruder unerträglich. Für ein eigenständiges Leben fehlten ihm die Mittel, er hatte lediglich einen kleinen Pflichtteil geerbt. Davon war eine langfristige eigenständige Lebensmöglichkeit nicht finanzierbar.
Bei den Überlegungen nach sozialer Sicherung erinnerte sich Herr R. an sozialrechtliche Vorlesungen früher. Er suchte einen früheren Studienfreund auf, der jetzt als Rechtsanwalt praktiziert, besprach sich mit ihm. Es schien eine Möglichkeit zu geben, durch Nachentrichtung freiwilliger Rentenversicherungsbeiträge einen Rentenanspruch zu erwerben. Herr R. stellte bei der Landesversicherungsanstalt einen entsprechenden Antrag. Dieser wurde abgelehnt mit der Begrün-

dung, daß die Frist für eine Nachentrichtung freiwilliger Beiträge vor 2 Jahren abgelaufen sei. Herrr R. konnte inzwischen wieder juristische Bibliotheken besuchen, belas sich, sah eine Möglichkeit: Da er zur Zeit des Fristablaufes noch krank war, habe er aus Gründen fehlender Geschäftsfähigkeit die Frist nicht beachten können. Mit dieser Argumentation klagte er vor dem Sozialgericht gegen die Landesversicherungsanstalt. Er verlor den Prozeß, eine Nachversicherungsmöglichkeit wurde verneint. Herr R. las weiter juristische Literatur und fand ein auf seinen Fall zugeschnittenes höchstrichterliches Urteil. Damit legte er ein Rechtsmittel ein, die sogenannte „Sprungrevision" beim Bundessozialgericht. Hingewiesen wurde auf den anderen Fall und beigelegt wurde ein Kurzgutachten über den Krankheitsverlauf in den letzten Jahren und insbesondere zum Tag des Fristablaufes. Daraufhin gewann Herr R. seinen Prozeß nach inzwischen 3 Jahren, zahlte 23 000,– DM als freiwillige Versicherungsleistung nach und ließ sich anschließend begutachten. Seit Jahren erhält er nun eine Erwerbsunfähigkeitsrente.
Die Schwierigkeiten waren damit nicht beendet. Herr R. beantragte Nachzahlung der Rente mit Antragstellung des ersten Rechtsstreites zur Nachversicherung. Das wurde von der LVA abgelehnt mit der Begründung, Rente würde immer erst ab Rentenantragsstellung gezahlt. Herr R. argumentierte, auch mit ärztlichen Berichten, daß er schon vorher krank gewesen und an der Rentenantragsstellung wegen falscher Entscheidung der LVA zur Nachversicherung gehindert gewesen sei. Er klagte vor dem Landgericht gegen die LVA und gewann den Prozeß mit der Folge dreijähriger Rentennachzahlung. Vielen anderen Patienten wäre dies nicht möglich gewesen, weil sie nicht so beharrlich sind, keine eigenen Rechtskenntnisse und keinen befreundeten Anwalt haben.
Mit dieser sozialen Sicherung konnte er die unerträglichen Lebensverhältnisse auf dem Hof des Bruders nun beenden, bezog eine Ein-Zimmer-Wohnung in der nahegelegenen Kleinstadt. Nachfolgend stabilisierte sich sein psychisches Befinden, er konnte inzwischen einige Reisen unternehmen und vorübergehend vorsichtige Beziehungen zum anderen Geschlecht aufnehmen. In seiner neuen Umgebung berät er gelegentlich Bekannte in Rentenfragen.

Erwerbsunfähigkeitsrente dient als Lohnersatz. Neben einer Erwerbsunfähigkeitsrente können derzeit 620,– DM monatlich dazu verdient werden.

Die Regelungen wirken teilweise ungerecht benachteiligend, teilweise kompliziert, so daß im Einzelfall kompetente Hilfe durch Sozialarbeiter und/oder Juristen notwendig ist.

Altersrente

Voraussetzung ist die Erreichung des 65. Lebensjahres und eine mindestens 5jährige versicherungspflichtige Tätigkeit in der Vergangenheit. War die versicherungspflichtige Tätigkeit geringer, so besteht Anspruch auf Altersrente dann, wenn freiwillig die Beiträge weitergezahlt wurden bis zum Erreichen der 5jährigen Voraussetzung. Daneben gibt es abweichende Regelungen für Schwerbehinderte, langjährig Versicherte, bei Altersrenten wegen Arbeitslosigkeit etc.

Ein Anspruch auf Altersrente bleibt auch dann erhalten, wenn zwischenzeitlich längere Pausen in der Berufstätigkeit bestanden. Derzeit muß wegen des Renteneintrittalters genau geschaut werden, da sich nach Beschlüssen von 1996 das gesetzliche Eintrittsalter verändert hat und es derzeit eine Übergangsregelung gibt. Die Altersgrenze wird in den nächsten Jahren stufenweise heraufgesetzt.

Regelung in: Sozialgesetzbuch VI

Weitere Auskünfte: Beratungsstellen der Rentenversicherungsträger, Versicherungsämter der Stadt oder Gemeinde.

8.2.7 Häusliche Krankenpflege und Pflegeversicherung

Häusliche Krankenpflege

Wer krank ist und nach dem Krankenhausaufenthalt oder an Stelle eines Krankenhausaufenthaltes häusliche Pflege braucht, kann Leistungen der Krankenkasse erhalten. Häusliche Krankenpflege kann für 4 Wochen von der Krankenkasse gewährt werden, wenn dadurch eine stationäre Behandlung ersetzt oder verkürzt werden kann und wenn Angehörige dafür nicht zur Verfügung stehen.

Regelung in: Sozialgesetzbuch V
Weitere Auskünfte: Krankenkasse

Pflegeversicherung

In dem Rahmen, in dem Versicherungspflicht in einer Krankenkasse besteht, besteht auch Versicherungspflicht in einer Pflegekasse.

Wer pflegebedürftig ist, erhält Leistungen aus der Pflegeversicherung.

Pflegebedürftig ist, wer wegen körperlicher, geistiger oder seelischer Erkrankung die gewöhnlichen wiederkehrenden Verrichtungen des Alltags (Körperpflege, Toilettengang, selbständige Nahrungsaufnahme) für mindestens 6 Monate nicht verrichten kann und dabei Hilfe benötigt.

Leistungen aus der Pflegeversicherung werden ambulant (Pflege zu Hause) oder stationär (Pflege im Heim) erbracht.

Schizophrene sind bei der Pflegeversicherung benachteiligt, sie erhalten in aller Regel trotz bestehender Versicherung keine Leistungen, weil sie sich im allgemeinen selber waschen und allein zur Toilette gehen können. Ein Antriebsmangelsyndrom und die Notwendigkeit zur Hilfe bei der Kontaktaufnahme außerhalb der Wohnung wird nicht als Voraussetzung für Leistungen aus der Pflegeversicherung anerkannt.

Regelung in: Sozialgesetzbuch XI
Weitere Auskünfte: Pflegekasse (organisatorisch bei den Krankenkassen angegliedert).

8.2.8 Schwerbehinderung

Für Personen, die so schwer behindert sind, daß sie auf Dauer Funktionseinschränkungen haben, gibt es Hilfen und Vergünstigungen nach dem Schwerbehindertengesetz.

Voraussetzungen: Dauerhafte körperliche, geistige oder seelische Behinderung im Sinne einer Funktionseinschränkung. Das muß nicht gleichbedeutend sein mit Erwerbsminderung.

Beträgt der „Grad der Behinderung" 50% oder mehr, so wird von Schwerbehinderung gesprochen. Bei einem Grad der Behinderung über 30% kann man beim Arbeitsamt bezüglich der Arbeitsstelle eine Gleichstellung mit Schwerbehinderten beantragen.

Leistungen:

- Erhöhter Kündigungsschutz bzw. bevorzugte Einstellung. Private Arbeitgeber mit größerem Betrieb sind verpflichtet, 6% ihrer Arbeitsplätze mit Schwerbehinderten zu besetzen. Wenn das nicht geschieht, muß eine Ausgleichsabgabe gezahlt werden. Private Arbeitgeber lehnen oft eine Einstellung Schwerbehinderter ab und zahlen lieber eine Ausgleichsabgabe. Im öffentlichen Dienst werden in der Regel entsprechend der Quote Schwerbehinderte eingestellt.
- Zusatzurlaub
- Besondere Hilfen zur Erlangung eines Arbeitsplatzes, z.B. finanzielle Hilfen für den Arbeitgeber.
- Steuerliche Vorteile.

Wer einen privaten Arbeitsplatz sucht, sollte möglichst nicht schwerbehindert sein.
Wer eine Anstellung im öffentlichen Dienst anstrebt, hat Vorteile von der Anerkennung einer Schwerbehinderung.
Wer schon einen Arbeitsplatz hat, profitiert bei Anerkennung einer Schwerbehinderung vom erhöhten Kündigungsschutz.

Anträge sind beim Versorgungsamt zu stellen.

Regelung in: Schwerbehindertengesetz
Weitere Auskünfte: Versorgungsamt/Psychosoziale Dienste der Hauptfürsorgestellen.

8.2.9 Ermäßigungen

Rezeptgebühr: Sie kann voll erlassen werden, wenn das Einkommen 1998 für eine Person unter 1736,– DM oder für zwei Personen unter 2387,– DM liegt oder wenn Arbeitslosenhilfe oder BAFöG bezogen werden. Eine Teilbefreiung ist möglich, wenn schon pro Jahr Rezeptgebühren von 2% der Bruttoeinkünfte bezahlt wurden. Stellt sich erst später heraus, daß dieser Betrag überzahlt wurde, kann von der Krankenkasse zurückgefordert werden. Dieser Grenzwert ist auf 1% reduziert bei chronischer Erkrankung mit Dauerbehandlungsbedürftigkeit nach entsprechender ärztlicher Bescheinigung.

Rundfunk- und Fernseh-Gebühren: Eine Befreiung davon kann auf Antrag beim Sozialamt gewährt werden für Sozialhilfeempfänger und für Personen mit geringem Einkommen (das sind 1998 ca. 800,– DM zuzüglich der Kosten für Miete).

Telefongebührenminderung: Voraussetzung ist die Befreiung von Rundfunk-Fernseh-Gebühren mit einer entsprechenden Bescheinigung vom Sozialamt. Die Minderung kann bei der Telekom beantragt werden.

Wohngeld: Dies kann auch ohne Sozialhilfegewährung beim Wohnungsamt beantragt werden, wenn das Einkommen gering ist und ergänzende Sozialhilfe bezogen wird. Die Höhe des Wohngeldes ist von der Zahl der Haushaltsangehörigen und der Höhe der Miete abhängig (große Wohnungen für alleinstehende Personen werden nicht bezahlt).

Rechtsberatung und Prozeßkostenhilfe: Bedürftige Personen können nahezu kostenlos (20,– DM sind zu zahlen) einen Rechtsanwalt zur Beratung und für einen notwendigen Prozeß in Anspruch nehmen. Prozeßkostenhilfe muß beim Gericht beantragt werden und wird von diesem geprüft unter dem Aspekt, ob der Rechtstreit aussichtsreich ist. Das ist z.B. wichtig für Kündigungsprozesse im Miet- und Arbeitsrecht.

Eine kurze Rechtsberatung beim Rechtspfleger des Amtsgerichts ist generell kostenlos.

8.3 Wege zur Arbeit

Viele schizophrene Patienten haben nach akuter Erkrankung Mühe, in die gewohnte Lebensumgebung zurückzufinden. Das betrifft auch den beruflichen Bereich. Hier ist oft eine spezielle Rehabilitation nötig, mit gestufter Belastung. Ein Teil der Kranken kann nicht re-habilitiert werden, weil sie bei früher Erkrankung noch keinen Beruf hatten, sie müssen, manchmal mühsam, habilitiert werden.

Psychisch Kranke und besonders Schizophrene sind dabei auch heute noch gegenüber körperlich Kranken benachteiligt. Denn Rehabilitationsleistungen sind in der Regel beitragsfinanziert, setzen also eine vorherige sozialversicherungspflichtige Tätigkeit voraus. Doch gerade daran fehlt es bei Schizophrenen oft. Sie können aus verschiedenen Gründen ambulante und (teil)stationäre Eingliederungshilfen im Gegensatz zu körperlich Kranken oft nur als steuerfinanzierte allgemeine Maßnahmen zur sozialen Wiedereingliederung erhalten, faktisch hat sich dabei eine Finanzierung durch Sozialhilfe eingebürgert. Deren Leistungen sind nachrangig, setzen also Armut bzw. vorherigen Verbrauch eigener oder elterlicher Geldmittel voraus. Das gibt es bei der medizinischen und beruflichen Rehabilitation körperlich Kranker so nicht. Zudem führen Kostendämpfung im Gesundheitswesen und die derzeitige ökonomische Situation oft dazu, daß insbesondere die Kommunen als Sozialhilfeträger für ambulante Hilfen notwendige Leistungen nicht fördern, sondern aus Geldmangel möglichst begrenzen (Rössler et al. 1995).

Eine Ausnahme mittelfristiger (etwa einjähriger) medizinischer und berufsfördernder Maßnahmen ist nach langem zögerndem Vorlauf jetzt mit Beginn gemeindenaher „Rehabilitationseinrichtungen für psychisch Kranke (RPK)“ in Sicht. Zu hoffen ist, daß sie sich besonders auf die Bedürfnisse Schizophrener einstellen, auch wenn Tendenzen zur Bevorzugung prognostisch günstigerer psychischer Erkrankungen verständlich sein könnten.

8.3.1 Während des Klinikaufenthaltes und danach

Arbeitstherapie

Psychiatrische Großkrankenhäuser verfügen oft über Einrichtungen zur Arbeitstherapie im Rahmen klinischer Behandlung. Sie ist insbes. für Personen geeignet, die z.B. anläßlich eines Rezidivs in Behandlung kommen, vorher lange nicht beruflich tätig waren und bei denen vorläufig unklar ist, ob längerfristige berufliche Rehabilitationsmaßnahmen jetzt schon möglich sind.

Zudem werden in manchen Kliniken ohnehin Gärtnerei, Tischlerei, Küche, Wäscherei, Malerwerkstatt usw. vorgehalten und bieten den Patienten die Möglichkeit, Motivation und Belastbarkeit zu erproben.

Ziel der klinischen Arbeitstherapie ist die Prüfung der Belastbarkeit, des Verstehens und Umsetzens der übertragenen Aufgaben und die der Motivation.

Die Patienten erhalten für diese Arbeit kein Geld. Prinzipell können Patienten nach der Entlassung aus der Klinik auch noch in der klinischen Arbeitstherapie tätig sein und erhalten dann manchmal ein Taschengeld.

In kleinen psychiatrischen Abteilungen sind solche arbeitstherapeutischen Werkstätten oft nicht vorhanden. Dann können ähnliche Funktionen im Rahmen der Beschäftigungstherapie oder außerhalb der Klinik in Form von Arbeitsbelastungsversuchen in Betrieben, die zur Zusammenarbeit mit der Klinik bereit sind und von dieser therapeutisch begleitet werden, übernommen werden.

Arbeitsbelastungversuch

Er kann von der Klinik aus bei Patienten ohne Arbeitsstelle unternommen werden oder auch vor stufenweiser Wiedereingliederung von Patienten mit Arbeitsstelle.

Ein Arbeitsbelastungsversuch sollte also schon während der stationären Zeit beginnen und entweder in der Arbeitstherapie durchgeführt werden oder außerhalb der Klinik bei freiwilligen Arbeitgebern.

Sozialarbeiter psychiatrischer Kliniken kennen in der Regel in der Region mehrere Arbeitgeber, die zu solchen Arbeitsbelastungsversuchen bereit sind. Patienten erhalten dafür kein Geld, lediglich weiterhin Krankengeld, wenn sie einen Anspruch darauf haben. Ein Arbeitsbelastungsversuch muß von der Klinik aus therapeutisch begleitet sein.

Fallbeispiel
Die 26jährige Frau G. J. wurde wegen eines Rezidivs und dann lange sich hinziehender Negativ-Symptomatik relativ lange stationär behandelt. Von Beruf war sie ursprünglich Zahnarzthelferin, ihr wurde aber schon längere Zeit vor der stationären Behandlung gekündigt. Sie wollte nicht gleich wieder stufenweise in einer Position des erlernten Berufes tätig sein, sondern ihre Belastbarkeit im Umgang mit Menschen außerhalb der Klinik erproben. So war sie dann in einem nahe der Klinik gelegenen Blumengeschäft zwei Monate halbtags tätig und verrichtete dort Bindearbeiten und bediente auch Kunden. Nachdem sie diesbezüglich wieder etwas selbstsicherer geworden war, konnte anschließend eine Arbeitsstelle in ihrem ursprünglichen Beruf gesucht werden.

Stufenweise Wiedereingliederung

Wenn ein Arbeitsplatz noch vorhanden ist, gibt es die Möglichkeit, bei vollständiger Krankschreibung stufenweise die bisherige Tätigkeit wieder aufzunehmen.

Der Patient kann einerseits stundenweise vom Arzt krankgeschrieben werden (und erhält dafür anteilig Krankengeld von der Krankenkasse) und andererseits stundenweise schon wieder arbeiten (und erhält dafür anteilig Lohn vom Arbeitgeber).

Sinnvollerweise sollte von der Klinik aus diese Möglichkeit vorbereitet werden, bei Beginn einer solchen Maßnahme darf der Patient aber nicht mehr im Krankenhaus sein.

Die teilzeitige Wiederaufnahme beruflicher Tätigkeit ist eine sehr hilfreiche Maßnahme, wenn noch nicht ganz sicher ist, ob der Patient eine ganztägige Tätigkeit schon wieder übernehmen kann.

Voraussetzung: Antrag bei der Krankenkasse, Absprache mit dem Arbeitgeber, Bescheinigung des Arztes (evtl. mit Einschränkungen bezüglich Schichtdienst usw.). Diese Maßnahme wird höchstens solange finanziert wie Krankengeldanspruch besteht.

Regelung: Sozialgesetzbuch V

Weitere Auskünfte: Arbeitgeber, Krankenkasse.

Fallbeispiel
Der 44 Jahre alte Herr D. S. (Kap. 9.3.4) ist Zahntechniker. Anläßlich eines Rezidivs war er 1½ Monate in stationärer Behandlung und anschließend noch 2 Monate vollständig krankgeschrieben, erhielt Krankengeld. Anschließend arbeitete er zwei Wochen lang täglich 3 Stunden, dann zwei Wochen lang täglich 4 Stunden, weitere 2 Wochen täglich 6 Stunden und dann wieder vollzeitig über die Regelung der stufenweisen Wiedereingliederung.

8.3.2 Rehabilitationseinrichtungen

Berufsbildungswerk und Berufsförderungswerke

Aufgenommen werden im *Berufsbildungswerk* junge Menschen, die eine Erstausbildung absolvieren. Die Dauer der Rehabilitationsmaßnahme beträgt wie bei einer Lehre in der Regel drei Jahre. Ebenso sind hier Maßnahmen zur Berufsfindung und zur Arbeitserprobung möglich.

Die *Berufsförderungswerke* leisten Umschulungen für erwachsene Behinderte, insbes. für solche, die bereits berufstätig waren. Auch hier sind zudem Maßnahmen zur Berufsfindung und zur Arbeitserprobung möglich.

Die Berufsbildungs- und -förderungswerke sind in der Regel auf eine internatsmäßige Unterbringung ihrer Teilnehmer eingestellt, da die Aufnahme häufig noch überregional erfolgt.

Beide Einrichtungstypen sind ebenfalls primär für Menschen mit anderen Behinderungen (körperlich, intellektuell) konzipiert, öffnen sich aber allmählich für Menschen mit psychischer Krankheit/Behinderung.

Entgelt: bei entsprechenden Voraussetzungen Übergangsgeld

Finanzierung und weitere Auskünfte: Arbeitsamt, Rentenversicherung.

Fallbeispiel

Der in Kap 7.3 schon dargestellte 27jährige Patient O. J. war kurz vor dem Abitur erkrankt, konnte die Schule nicht abschließen, war jahrelang wegen persistierender Negativ-Symptomatik ohne Beschäftigung im Haushalt der Eltern. Unter langfristiger neuroleptischer Rezidivprophylaxe kam es nicht zu Wiedererkrankungen. Eine Aushilfstätigkeit in einem Supermarkt mußte wegen postremissiver Antriebsstörung abgebrochen werden, eine kirchliche Jugend-Tischlerwerkstatt hatte ihm später Spaß gemacht, die Werkstatt wurde dann aber geschlossen, weil sie nicht mehr finanziell getragen werden konnte.

Nach jahrelanger fehlender Tätigkeit waren Eltern, Patient und Therapeuten doch etwas ungeduldig, in Sorge bezüglich der weiteren Entwicklung. Es erfolgte der Kontakt zum Rehaberater des Arbeitsamtes. Genehmigt und vorbereitet wurde ein Aufenthalt im Berufsbildungswerk Berlin, gut 300 km von zu Hause entfernt. Da mehrere Versuche in der Vergangenheit fehlgeschlagen waren, wurde große Hoffnung auf diese Maßnahme gesetzt. Ähnliche Möglichkeiten bestanden am Wohnort der Familie nicht. So sollte der Patient vorerst vorübergehend eine Werkstatt besuchen, quasi zur Überbrückung der Wartezeit. Der Werkstattbesuch mußte ihm als Vorstufe des mehrjährigen Aufenthaltes in Berlin erscheinen. Zur Werkstatt ging er dann die ersten drei Tage nicht hin, verließ wohl das Elternhaus, besuchte aber die Werkstatt nicht.

Offensichtlich war dieser Patient von der Aussicht, mehrjährig in einer fernen Stadt in einem fremden Berufsbildungswerk mit angeschlossenem Internat sich aufhalten zu müssen, überfordert. Da alle Beteiligten sich sehr um ihn bemühten, war es ihm offenbar nicht möglich, die Berater zu enttäuschen durch die Mitteilung, daß er sich hierdurch überfordert fühle, insbesondere durch die Trennung vom Elternhaus. In diesem Zusammenhang tötete er sich.

Nachträglich kann man überlegen, daß folgender Weg besser gewesen wäre: Unter kontinuierlicher Weiterbehandlung bei schon vertrauten Therapeuten hätte man doch mehr Geduld und Überredungskünste einsetzen können, um die Medikation umzustellen, damit die Negativ-Symptomatik sich noch bessert. Erst danach wäre eine berufliche Rehabilitation indiziert gewesen, dann auch am Wohnort, damit berufliche Rehabilitation nicht gleichbedeutend mit Trennung vom Elternhaus gewesen wäre. Ein teilzeitiger Arbeitsbelastungsversuch hätte dann in Ruhe therapeutisch begleitet werden können. Gut wäre anschließend eine Förderung in einer Rehabilitationseinrichtung für Psychisch Kranke (RPK) gewesen, die es damals am Wohnort nicht gab. Mit einer solchen Maßnahme hätte nur eine Veränderung zeitgleich stattgefunden, die von der vertrauten Wohnumgebung aus hätte besucht und von den dem Patienten bekannten Therapeuten begleitet werden können. Stattdessen kamen offenbar mehrere Anforderungen auf ihn zu, denen er sich nicht gewachsen fühlte.

Berufstrainingszentrum

Das Berufstrainingszentrum ist eine Einrichtung für psychsich kranke Menschen, die bereits berufstätig waren und aufgrund wiederholter psychischer Erkrankungen Trainingsmaßnahmen benötigen, um sich auf den Arbeitsalltag im vorhandenen Beruf oder auf eine Umschulung vorzubereiten.

Entgelt: bei entsprechenden Voraussetzungen Übergangsgeld.

Antragstellung und weitere Auskünfte: Arbeitsamt, Rentenversicherung.

Rehabilitationseinrichtung für Psychisch Kranke (RPK)

Seit 1987 wurde in Modellversuchen diese Einrichtung erprobt und nachfolgend an einigen Stellen eingerichtet. Derzeit sind die Einrichtungen noch so selten, daß die beabsichtigte gemeindenahe Förderungsmöglichkeit erst in manchen Regionen zur Verfügung steht.

Im ersten Halbjahr erfolgt eine medizinische Rehabilitation (Finanzierung durch die Krankenkasse), also auch kognitives Training und soziales Kommunikationstraining für schizophrene Patienten. Im zweiten Halbjahr setzt dann eine berufliche Rehabilitation über Rentenversicherung oder Arbeitsamt ein, in Kooperation mit Praktikumsplätzen in externen Betrieben.

Diese Institution ist neu und soll medizinische Rehabilitation mit beruflicher Rehabilitation koppeln und sich dabei auf die Belange psychisch kranker Menschen einstellen. Teilnehmen können Berufsanfänger und Umschüler. Danach kann dann entschieden werden, welche berufsfördernden Maßnahmen fortzusetzen sinnvoll ist.

Entgelt: Bei vorliegenden Voraussetzungen Übergangsgeld.

Antragstellung und weitere Auskünfte: Arbeitsamt, Rentenversicherung, Krankenkasse, RPK.

Fallbeispiel

Die 44jährige Frau A. R. (siehe auch Abschnitt 9.3.5) lebt geschieden mit ihrer 7jährigen Tochter allein von Sozialhilfe. Sie hatte früher eine Lehre als Bürokauffrau absolviert, jedoch in ihrem Beruf lange nicht gearbeitet.

Nach langjähriger psychopathologischer Stabilisierung und nachdem die Tochter zur Schule ging, konnte eine spätere berufliche Tätigkeit in Erwägung gezogen werden. Notwendig wurde die berufliche Rehabilitation, weil inzwischen die Kenntnisse der früheren Berufstätigkeit nicht mehr verwertbar waren. Ein Computerlehrgang einerseits und die Förderung sozialer Kommunikation andererseits erschienen nach langjähriger Pause dringend notwendig. Glücklicherweise wurde zeitgleich am Wohnort der Patientin die Rehabilitationseinrichtung für Psychisch Kranke (RPK) in Betrieb genommen. Frau R. erhielt einen Platz zur Wiedereingliederung in ihren Berufsbereich. Da sie sich anfangs eine vollzeitige Tätigkeit außer Haus mit Rücksicht auf ihre Tochter nicht zutraute, konnte eine Ausnahmeregelung von der prinzipiell ganztägigen Maßnahme für eine befristete Zeit durch Verhandlungen erreicht werden. Diese Übergangszeit wird genutzt, die Tochter an die passagere Abwesenheit der Mutter zu gewöhnen und Kinderbetreuungsmöglichkeiten zu erproben, damit Frau R. später ganztags an der RPK-Förderung teilnehmen kann.

Werkstatt für Behinderte

Sie sind Einrichtungen für Behinderte, die noch nicht (wieder) auf dem allgemeinen Arbeitsmarkt zu vermitteln sind. Traditionell sind die Werkstätten auf die Förderung und Beschäftigung geistig behinderter Menschen ausgerichtet. Viele Werkstätten haben sich inzwischen den Erfordernissen angepaßt und spezielle Abteilungen für Menschen mit psychischen Störungen eingerichtet. Oftmals fühlen sich psychisch kranke Menschen in dieser traditionellen Einrichtung stigmatisiert und lehnen daher die Tätigkeit und die Fördermöglichkeiten in einer Werkstatt für Behinderte ab.

Die Werkstätten haben feste Öffnungs- und Arbeitszeiten an den fünf Werktagen. Hier kann unter geschützten Bedingungen die Arbeitsfähigkeit erprobt und trainiert werden. Den meisten Besuchern wird hier anschließend ein dauerhafter „Arbeitsplatz" und damit vor allem eine Möglichkeit der Tagesstrukturierung durch Beschäftigung und Gemeinschaft mit anderen geboten. Zunächst jedoch wird im sog. Eingangs- und Trainingsbereich die Rehabilitationsfähigkeit getestet.

Entgelt im Eingangs- und Trainingsbereich: Übergangsgeld durch das Arbeitsamt, im Arbeitsbereich: Taschengeld in Höhe von ca. 260, DM pro Monat, Einzahlung in die Kranken- und Rentenversicherung!

Finanzierung: Eingangs- und Trainingsbereich: Arbeitsamt.

Arbeitsbereich: Sozialamt im Rahmen der Eingliederungshilfe.

Antragstellung und weitere Auskünfte: Rehabilitationsberatung des Arbeitsamtes, Sozialamt, Werkstatt für Behinderte.

Fallbeispiel
Der 42jährige Herr K.D. hat früher ein Studium nicht abschließen können, weil er während der Studienzeit erkrankte und nachfolgend aufgrund kognitiver Störungen nicht wieder studieren konnte. Nach zwei späteren Rezidiven wird er jetzt langjährig in der Nachsorgeambulanz betreut und ist psychopathologisch remittiert, zurück blieb ein diskretes Antriebsmangelsyndrom. Eine Veränderung niedrig dosierter Dauerprophylaxe mit einem Depot-Präparat wünscht er nicht, weil er frühere Rezidive als sehr belastend erinnert. Er lebt von Sozialhilfe und besucht ansonsten regelmäßig die Werkstatt für Behinderte, arbeitet dort ganztags für ein Taschengeld von monatlich 148,– DM. Er leistet sich nach der Arbeit eine Tasse Kaffee in einem studentischen Café. Trotz einer finanziellen Situation an der Armutsgrenze sei er damit zufrieden. Er lebt allein in einer Ein-Zimmer-Wohnung. Das Bewußtsein, wie ein „normaler Mensch" morgens aus dem Haus zu gehen und nach Feierabend zurückzukommen, ist für ihn unabhängig vom Einkommen befriedigender als Leerlauf und Langeweile.

8.3.3 Arbeitsmöglichkeiten und Tagesstrukturierung

Tagesstätten mit Arbeitsplätzen

Diese Einrichtungen sind insbesondere geeignet für Patienten, die noch nicht wieder arbeitsfähig oder werkstattfähig sind. Tagesstätten sind an fünf Tagen der Woche ganztags geöffnet und bieten psychisch Kranken/Behinderten über einen Zeitraum von bis zu 2 Jahren Tagesstruktur, Arbeits- und Beschäftigungstherapie.

Entgelt: Die Patienten erhalten keine Vergütung für die geleistete Arbeit mit Ausnahme eines „Taschengeldes", wenn die Tagesstätte einen Überschuß erwirtschaftet.

Finanzierung:

Über das Sozialamt im Rahmen der Eingliederungshilfe.

Durch eigenes Einkommen im Rahmen der Selbstbeteiligung.

Derzeit wird über die finanzielle Beteiligungspflicht der Pflegekassen diskutiert.

Antragstellung und weitere Auskünfte: Sozialamt.

Werkstatt für Behinderte

Siehe unter 8.3.2

Firma für psychisch Kranke

Hierunter sind Spezialfirmen für die spezielle Belastbarkeit chronisch psychisch Kranker zu verstehen als Alternative zum allgemeinen Arbeitsmarkt . In diesen Firmen muß für die Arbeitsorganisation und für die Anleitung der Patienten in der Regel gesundes Personal tätig sein. Firmen für psychisch Kranke haben sich bereits an verschiedenen Orten als außerordentlich hilfreich erwiesen. Es muß viel Phantasie entwickelt werden:

Entweder stellt eine normale Firma mit regulären Arbeitsaufträgen einige Plätze für Zuverdienstmöglichkeiten psychisch Kranker zur Verfügung. Auf der anderen Seite kann z.B. ein psychiatrischer Hilfsverein angegliedert an eine Klinik einen Handwerksbetrieb unterhalten, etwa eine Druckerei, in der die Patienten gegen Entgelt stundenweise oder vorübergehend arbeiten können, entsprechend ihrer Belastbarkeit. Natürlich können dort auch an Stelle eines Zuverdienstes voll belastbare Patienten arbeiten, wenn sie auf dem allgemeinen Arbeitsmarkt noch keine Stelle gefunden haben.

Finanzierung: Es ist möglich, solche Arbeitsplätze mit öffentlichen Zuschüssen zu betreiben. Die Hauptfürsorgestelle des überörtlichen Sozialhilfeträgers kann die Einrichtung solcher Arbeitsplätze finanziell unterstützen und im Einzelfall eventuell befristet Lohnkostenzuschüsse zahlen, wenn die Patienten schwerbehindert sind. Oder das Sozialamt der Kommune kann durch Finanzierung einer Arbeits-Beschaffungs-Maßnahme für Sozialhilfeempfänger tätig werden. Zudem kann das Arbeitsamt Einarbeitungszuschüsse gewähren.

Arbeits-Beschaffungs-Maßnahmen

Die Arbeits-Beschaffungs-Maßnahme kann im Sinne der Wiedereingliederung genutzt werden, ist aber vom Prinzip eine Maßnahme für Langzeitarbeitslose.

Wenn Patienten z.B. aus Krankheitsgründen länger arbeitslos waren, fördert das Arbeitsamt die Wiedereingliederung durch sogenannte ABM-Stellen. Dabei zahlt das Arbeitsamt im ersten Jahr 90% des Lohns, im zweiten Jahr 80% und im dritten Jahr 70%, den Rest zahlt der entsprechende Arbeitgeber.

Das könnte für sozial eingestellte Arbeitgeber eine interessante Möglichkeit sein. Allerdings wurden die öffentlichen Mittel 1997 gekürzt und begrenzt. Damit sind noch einige ABM-Maßnahmen möglich, wenn allerdings z.B. im März eines Jahres die Mittel dieses Jahres verbraucht sind, ist für den Rest des Jahres keine Förderung mehr möglich.

Voraussetzung: Patient muß prinzipiell voll arbeitsfähig sein, d.h. in der Regel vorher eine andere Maßnahme gestufter Belastung erfolgreich absolviert haben.

Regelung in: Sozialgesetzbuch III.

Weitere Auskünfte: Arbeitsamt.

8.3.4 Begleitende Hilfen

Über die berufliche Wiedereingliederung und verschiedene Möglichkeiten dazu können sich Mitarbeiter, Patienten, Angehörige beraten lassen bei:

Reha-Beratung des Arbeitsamts: Alle Arbeitsämter müssen eine Reha-Beratung anbieten, bei kleinen Arbeitsämtern notfalls überregional und an einigen Tagen der Woche oder des Monats mit Beratungssprechstunden. Wer an einer Rehabilitationsmaßnahme teilnehmen möchte, muß das in Zusammenarbeit mit dem Arbeitsamt planen. Denn unabhängig vom späteren Kostenträger leitet und koordiniert das Arbeitsamt diese beruflichen Rehabilitationsmaßnahmen.

Berufsbegleitender Dienst / Psychosozialer Dienst: Dabei handelt es sich um einen Beratungsdienst der Hauptfürsorgestelle des überörtlichen Sozialhilfeträgers. Im Rahmen des Schwerbehinderten-Gesetzes kann Beratung und Hilfe bei der Gestaltung des Arbeitsplatzes erfolgen mit dem Ziel der Arbeitsplatzerhaltung. Beraten werden neben den Patienten selbst auch Arbeitgeber, Vorgesetzte und Kollegen.

Voraussetzung für weitergehende Beratung und die Gewährung von Geldmitteln ist die anerkannte Schwerbehinderung (s. 8.2.8). Eine Eingangsberatung ist aber zunächst auch ohne diese möglich.

Fallbeispiel
Herr G. E. war in einer Großbäckerei tätig. Er benötigte wegen eines postremissiven Erschöpfungssyndroms öfter Pausen. Der berufsbegleitende Dienst vermittelte zwischen Patient und Arbeitgeber bezüglich der Arbeitsplatzgestaltung (kann auch evtl. Kostenzuschüsse für Umstrukturierungsmaßnahmen am Arbeitsplatz bewilligen) und berät beide Seiten bei einer sonst drohenden Kündigung. Auf diese Weise konnte für Herrn E. eine Tätigkeit im gleichen Betrieb in vertrauter Umgebung gefunden werden, die seiner verminderten Belastbarkeit entsprach, so daß eine Kündigung vermeidbar war.

8.3.5 Zukünftige Aufgaben

Dringend notwendig ist die Entwicklung differenzierter und – vor allen Dingen – *wohnortnaher* beruflicher Rehabilitation für schizophrene Kranke, da ein stabiles Umfeld (Eltern u. a. Angehörige) wichtige Voraussetzung für einen Rehabilitations*erfolg* ist.

Bisher erhalten Schizophrene noch viel seltener als körperlich Kranke und auch seltener als Patienten mit anderen psychischen Erkrankungen und Störungen berufliche Rehabilitationsmaßnahmen, werden stattdessen schneller berentet, erhalten dann aber nur kümmerliche Kleinstrenten (Bundesminister für Gesundheit 1997). Zwei Drittel (!) der wegen einer Psychose frühzeitig berenteten Menschen haben auch in den 90er Jahren vorher an keiner Rehabilitationsmaßnahme teilgenommen.

Das hängt auch mit dem (verständlichen) Bestreben von Kostenträgern zusammen, in möglichst kurzer Zeit möglichst gute Erfolge zu erreichen. Das führt dann aber zu Selektionsmechanismen, die den leichter Kranken mit besserer Prognose bevorzugen. Die Schizophrenen, deren Rehabilitationsfähigkeit oft als prognostisch ungünstig angesehen wird, haben dann wieder das Nachsehen. Hier ist ein Umdenken erforderlich. Denn das Problem besteht ja auch darin, daß oft *negative Zirkelschlüsse* vorliegen:

Schizophrene erhalten seltener Rehabilitations-Chancen im Beruf, somit liegen keine positiven Erfahrungen vor. Da keine positiven Entwicklungschancen in der Realität genutzt werden können, sieht man die Rehabilitationsfähigkeit

Schizophrener als prognostisch ungünstig an und unternimmt keine Rehabilitations-Versuche, so daß man keine Erfolge sehen *kann* usw.

Psychisch Kranke und besonders Schizophrene
- sind immer noch gegenüber körperlich Kranken erheblich benachteiligt,
- benötigen verstärkt spezielle berufliche Rehabilitation an Stelle schneller Berentung.

Wohnortnahe berufliche Rehabilitation ist dabei stärker auszubauen als überregionale Großeinrichtungen.
Phantasie und Kooperation verschiedener Einrichtungen und Kostenträger sind dringend gefragt.

Die berufliche Rehabilitation schizophrener Kranker stellt in der Tat besondere Anforderungen: Hoher Rehabilitationsdruck mit insbesondere schneller Erfolgserwartung ist gefährlich für Schizophrene, überfordert sie anfangs oft, so daß solche Maßnahmen dann scheitern, wenn sie zu früh und zu schnell erfolgen. Es destabilisiert sie zusätzlich, wenn sie die gewohnte Umgebung wechseln müssen. Auf der anderen Seite darf aber nicht Resignation und Isolierung stehen und in Werkstätten für Behinderte eine Dauerlösung als scheinbare Problembewältigung gesucht werden, die für psychisch Kranke tatsächlich eine Ausgrenzung ist.

Vielmehr sind Phantasie und Kooperation nötig, um individuell angepaßte Arbeitsformen unter anfänglich stärkerer Unterstützung und dann langsam zunehmender Verselbständigung zu entwickeln und zu fördern, die sich der zunehmenden Leistungsmöglichkeiten der Schizophrenen anpassen können. Solche flexiblen Formen der Rehabilitations- und Arbeitsmöglichkeiten sind in Deutschland regional sehr unterschiedlich verteilt. In manchen Regionen gibt es schon ein gutes und differenziertes Angebot, in anderen Regionen fast keines.

Zwischen Skylla und Charybdis, zwischen Rehabilitations-Druck und Isolierung müssen individuell gestufte Arbeits-Rehabilitations-Maßnahmen mit passagerer Unterstützung statt dauerhafter Ausgliederung entwickelt werden - mit dem *Ziel* der Eingliederung in angepaßte Arbeitsbereiche wie Selbsthilfefirmen, Zuverdienstfirmen, Teilzeitarbeitsplätze in Firmen des allgemeinen Arbeitsmarktes u. a. an Stelle lebenslanger Monotonie in Werkstätten für Behinderte neben geistig Behinderten. Schizophrene möchten gebraucht werden und ihren Lebensunterhalt möglichst selbst verdienen.

Es liegen Untersuchungen zur subjektiven Arbeitszufriedenheit in Werkstätten für Behinderte vor. Dabei ergab sich eine erstaunlich hohe Zufriedenheit mit dieser Arbeitssituation (Literatur bei Reker u. Eikelmann 1993). Davon darf man sich nicht täuschen lassen, denn in der Regel handelt es sich um eine Reduktion der eigenen Ansprüche, also um Anpassungsmechanismen. Unzufriedenheit mit einer Situation, die nicht geändert werden kann, ist für viele Menschen nicht zu ertragen und führt zur Anpassung an desolate Verhältnisse. In ähnlicher Weise haben auch Elbelt et al. (1998) festgestellt, daß sich Schizophrene mit außerordentlich geringen Einkünften scheinbar ganz gut arrangieren. In einer anderen Untersuchung – eine nachträgliche Befragung von Patienten über zuvor verübte Zwangseinweisung und -behandlung – fand sich jedoch ebenfalls eine überraschend hohe Zustimmung der Betroffenen (Willenbrock 1986). Daraus würde man als Psychiater auch nicht schließen, daß Zwangsmedikation gefördert werden soll, weil die Patienten bei einer nachträglichen Befragung zu unveränderlichen Maßnahmen adaptiv sich relativ positiv äußerten.

Von scheinbarer Zufriedenheit nicht täuschen lassen!
Sie ist oft verständliche Anpassung an Aussichtslosigkeit.

Offen bleibt die Frage, wie sich die berufliche Situation Schizophrener im Zuge hoher allgemeiner Arbeitslosigkeit entwickeln wird. Bestehen für psychisch Kranke und insbesondere Schizophrene da überhaupt Chancen? Man kann wohl, anders als zu Zeiten der Vollbeschäftigung, nicht davon ausgehen, daß Schizophrene in hohem Prozentsatz reguläre Arbeitsplätze finden. Vorläufig muß man sich deshalb wohl für einen Teil der Patienten mit Zwischenformen eines zweiten Arbeitsmarktes zufriedengeben (Müller et al. 1998). Auch wenn man sich seit einigen Jahren sehr darum bemüht, psychisch Kranke nicht zu separieren, so muß wohl für einen Teil der Kranken ein beschützter Arbeitsplatz akzeptiert werden, um stärkerem Elend und weitergehender Ausgliederung vorzubeugen. Das gilt aber nur für einen Teil der Kranken. Ein anderer Teil mit günstigem Krankheitsverlauf und bei später Erkrankung (s.o.) wird bei günstigen gestuften Rehabilitationsmaßnahmen in normale Arbeitsverhältnisse zurückkehren können.

8.4 Wohnen

„Ein Bett ist keine Wohnung." (Brill 1996)

Mit der zunehmenden Klinifizierung psychiatrischer Krankenhäuser einerseits und vermehrter Bemühung um Kostendämpfung im Gesundheitswesen andererseits ist das Krankenhaus heute nur noch für kurz- bis mittelfristige Behandlungen zuständig. Früher waren pychiatrische Krankenhäuser „Heil- und Pflegeanstalten", das heißt, nach Ausschöpfen therapeutischer Maßnahmen konnten chronisch Kranke dort auch eine pflegende Zufluchtsstätte finden. Im Zuge sozialpsychiatrischer Aktivitäten wurden die oft ungünstigen Lebensmöglichkeiten für viele Patienten geändert und verbessert, für einige Patienten haben sich aber keine Vorteile ergeben. Heute prüft der Medizinische Dienst der Krankenkassen bei längerer Aufenthaltsdauer im Krankenhaus, ob mit medizinisch-ärztlichen Behandlungsmaßnahmen eine weitere Besserung zu erwarten ist oder ob schon ein sogenannter Pflegefall vorliegt. Ist Letzteres der Fall, muß der Patient entlassen werden, teilweise per Verlegung in ein Dauerwohnheim oder in ein Pflegeheim.

In den letzten Jahren hat auch die letztgenannte Möglichkeit Kritiker gefunden, so wie früher die Langzeitpflege im Krankenhaus als therapeutischer Nihilismus kritisiert wurde.

Es soll an dieser Stelle keine verklärende romantische Sichtweise der Vergangenheit befürwortet werden, sondern auf die Entwicklung und die daraus resultierenden Folgen hingewiesen werden.

8.4.1 Dauerwohnheim und Pflegeheim

Wohn- und Pflegeheime sind geeignet für Patienten mit chronischen produktiven Erkrankungen oder mit wesentlicher unkorrigierbarer Negativ-Symptomatik, die nicht allein leben können, die aber andererseits nicht mehr krankenhausbehandlungsbedürftig sind. Oft folgte in den letzten Jahren die Zuweisung von den Langzeitstationen psychiatrischer Krankenhäuser in diese Einrichtungen.

Dauerwohnheim

Hier können Patienten unbefristet lange wohnen. Träger sind meist freie Wohlfahrtsverbände oder Privatfirmen. Ausgestattet sind die Wohnheime mit Einzel- und Zwei-Bett-Zimmern, Tagesräumen, kleinen Kücheneinheiten. Neben der Möglichkeit, hier ein dauerhaftes Zuhause haben zu können und verpflegt zu werden, gibt es unterschiedlich intensive tagesstrukturierende Hilfen und Freizeitangebote.

Gelegentlich wurden in der Vergangenheit psychisch Kranke mittleren Alters auch in Altersheime verlegt. Dort fehlten tagesstrukturierende Maßnahmen, die alten Menschen saßen große Teile des Tages still im Sessel und abends um 19.00 Uhr ging man ins Bett. Solche Lebensumstände sind für psychisch Kranke ungeeignet.

Wohnheime für psychisch Kranke müssen sich heute auf die Bedürfnisse der Bewohner an Stelle der ausschließlich körperlichen Pflege einstellen. Ziel der Betreuung ist auch in den Dauerwohnheimen die Hinführung zur selbständigen Lebensführung. Manche Dauerwohnheime nehmen bevorzugt Patienten auf, die in den Werkstätten für Behinderte arbeiten, so daß tagesstrukturierende Maßnahmen nur teilzeitig abends und am Wochenende angeboten werden.

Kontrolliert werden Heime einmal vom überörtlichen Sozialhilfeträger (Heimaufsicht) oder/und von anderen Kostenträgern (z.B. Pflegeversicherung).

Kosten: Das Heim berechnet nach Aufwand für Unterbringung und Personal einen täglichen Pflegesatz. Die Sätze schwanken erheblich und liegen um ca. 100,– DM.

Kostenträger ist in der Regel das Sozialamt im Rahmen der Eingliederungshilfe. Vermögende Patienten werden an den Kosten beteiligt, sie müssen erst ihr Vermögen einbringen. Der Freibetrag ist hier aber höher als bei Sozialhilfe zum Lebensunterhalt und liegt derzeit bei 49 500,– DM. Eigenes Einkommen muß bis auf ein Taschengeld in Höhe von 200,– bis 300,– DM eingesetzt werden. Gut verdienende Eltern werden zur Unterhaltspflicht in Höhe des BAFöG-Satzes herangezogen.

Evtl. kommt die Pflegekasse als Kostenträger hinzu.

Fallbeispiel

Der jetzt 42jährige Herr J. V. war seit Studienzeiten chronisch erkrankt, hatte ein diskretes paranoides und hebephrenes Restsyndrom. Er war umtriebig, war oft im psychiatrischen Krankenhaus, nahm außerhalb stationärer Behandlung keine Medikamente und lehnte eine Depot-Behandlung ab. Früher wohnte er in einer Ein-Zimmer-Wohnung, hielt sich aber tagsüber meistens in den Räumen der Psychiatrischen Kliniken auf. Hier sprach er distanzlos alle Mitarbeiter an, so daß entsprechende Gegenreaktionen mit Ablehnung seiner Person immer deutlicher wurden. Seine Wohnung konnte er nicht aufräumen, kaufte wahllos Zeitschriften und ließ diese zu großen Stapeln anwachsen, ernährte sich sehr unregelmäßig und vernachlässigte sich schließlich hinsichtlich der Körperpflege, so daß er unangenehm roch. Verwandte in einer 400 km entfernten Stadt konnten nicht genug helfen, die Mutter kam gelegentlich zum Aufräumen, was aber nie lange vorhielt.

An Stelle realitätsbezogener Tagesstruktur wünschte Herr V. eine Beratung bezüglich eines Medizinstudiums. Zu anderen Zeiten, etwa im Anschluß an einen Arbeitsversuch in einer Bibliothek, wünschte er eine Weiterbildung zum leitenden Bibliothekar.

Schließlich kam er dann in ein Dauerwohnheim und bekam Tagesstruktur, was er dankbar und positiv annahm. Nun hatte er einen Rahmen, fühlte sich aufgehoben und akzeptiert und mußte nicht mehr ständig nach außen agieren. Ungünstige Reaktionen anderer Personen reduzierten sich nachfolgend, so daß die Lebensumstände etwas realitätsbezogener wurden und zwischenmenschliche Kontakte langsam etwas tragfähiger.

Pflegeheime für psychisch Kranke

Wer intensivere Hilfe bzw. dauerhafte Pflege braucht, z.B. rund um die Uhr, wird in ein Pflegeheim mit entsprechender Hilfestellung aufgenommen. Angeboten werden auch tagesstrukturierende Maßnahmen und Freizeitangebote. Hier dominieren frühere Langzeitpatienten der Landeskrankenhäuser. Als die Langzeitstationen der Landeskrankenhäuser aufgelöst wurden, erfolgten Verlegungen in größerer Anzahl in die Pflegeheime. Einige Heimgründungen erfolgten damals gemeindefern.

Inzwischen bemüht man sich, auch hier Verbesserungen einzurichten.

Kosten: ca. 100,– - 200,– DM täglich.

Kostenträger: Sozialamt im Rahmen der Eingliederungshilfe, Pflegeversicherung.

Fallbeispiel

Der 56jährige Herr G. A. hatte mehrere Erkrankungen. Neben einer chronisch-paranoiden Schizophrenie bestand ein Anfallsleiden und ein Alkoholmißbrauch mit beginnendem Korsakow-Syndrom. Medikamente nahm er außerhalb der Aufenthaltszeit im Krankenhaus nur sehr unregelmäßig. Unter verstärktem Alkoholmißbrauch kam es immer wieder zu Verwahrlosung einerseits und Entzugssyndromen mit Krampfanfällen andererseits. Schließlich wurde deutlich, daß ein eigenständiges Leben nicht möglich war, auch nicht mit passagerer Betreuung. Herr A. kam in ein geschlossenes Pflegeheim außerhalb seines Wohnortes. Unter eingeschränkten Lebensbedingungen stabilisierte sich seine psychische und körperliche Gesundheit, so daß ihm jetzt innerhalb des Heimes einige von ihm positiv registrierte Lebensmöglichkeiten und Sozialkontakte gelingen.

8.4.2 Übergangswohnheim

Hier wird eine befristete Wohnmöglichkeit, für eine Zeit von bis zu 4 Jahren, mit dem Ziel der Wiedereingliederung hinsichtlich Arbeit und selbständiger Lebensführung geboten. Übergangswohnheime bieten in der Regel Tagesstrukturierung, Beratung mit lebenspraktischer Hilfestellung, Anleitung zur Selbstversorgung und zum selbständigen Wohnen, Unterstützung bei der Einleitung beruflicher Rehabilitation. Ein Teil der Übergangswohnheime ist angegliedert an Behinderten-Werkstätten.

Kosten: Sind je nach Einrichtung unterschiedlich, oft liegen sie etwas unter 100,– DM pro Tag.

Kostenträger ist in der Regel das Sozialamt im Rahmen der Eingliederungshilfe.

Der Vermögensfreibetrag bei 49.500,- DM (1998), darüber hinausgehendes Vermögen muß der Patient ebenso wie eigenes Einkommen bis auf ca. 200,- bis 300,- DM Taschengeld einsetzen. Patienten mit eigenem Einkommen oder höherer Rente lehnen deshalb manchmal die Aufnahme ab. Gut verdienende Eltern werden in einem finanziellen Rahmen, der dem monatlichen BAFöG-Satz entspricht, zum Unterhalt herangezogen.

In manchen Regionen beteiligen sich auch Krankenkassen an den Kosten.

In manchen Fällen erleichtern Übergangswohnheime den Übergang zum selbständigen Einzelwohnen, in dem Mitarbeiter des Heimes gleitend anfangs eine reale Betreuung für befristete Zeit übernehmen (s. 8.4.3, Betreutes Einzelwohnen).

8.4.3 Betreutes Wohnen

Diese flexiblere Form der Betreuung gewinnt zunehmende Bedeutung und kann den Übergang zwischen der klinischen Behandlung und dem Ziel des selbständigen Wohnens gleitend erleichtern.

Wohngemeinschaft

Hier leben etwa 2 bis 8 Personen in einer Wohnung, jede hat eine eigenes Zimmer, Küche und Bad werden gemeinsam genutzt.

Ziel ist die eigenständige Lebensführung, durch passagere Betreuung in abgestufter Intensität begleitet.

Betreuende Personen kommen an einigen Tagen der Woche in die Wohngemeinschaft und bieten Gruppengespräche und Einzelbetreuung an. Dabei werden organisatorische Fragen des Haushaltes und/oder kommunikative Probleme des Zusammenwohnens thematisiert. Bei Einzelgesprächen stehen die individuellen Probleme des praktischen Lebens und die Entwicklung zukünftiger Lebensperspektiven im Vordergrund.

Kosten: Die Betreuung kann in unterschiedlicher Intensität beantragt werden und wird dann fallweise bezahlt. Berechnet werden etwa 85,- DM für Einzelbetreuung pro Stunde und 28,- DM für Gruppenbetreuung pro Stunde (1998). Hinzu kommen die Kosten für den Lebensunterhalt und die Miete.

Wegen der Einzelabrechnung können die Betreuungs-Institutionen nicht mit festen Einnahmen rechnen, sondern nur mit Einzelhonoraren wechselnden Umfanges, so daß sozialpädagogische Mitarbeiter in unterschiedlichem Umfang tätig werden.

Kostenträger ist das Sozialamt a) im Rahmen der Eingliederungshilfe für die Einzel- und Gruppenbetreuung, b) im Rahmen der Hilfe zum Lebensunterhalt für die Lebenshaltungskosten und Miete. Eigenes Vermögen (über 4500,- DM bzw. 2500,- DM) und Einkommen (Lohn, Rente) muß eingesetzt werden.

Das bedeutet in den meisten Fällen, daß Patienten mit eigenem Arbeitseinkommen sich oft eine solche an sich wünschenswerte Betreuung nicht leisten können. Die Folge ist dann häufig ein längerer Krankenhausaufenthalt.

Probleme können manchmal auftreten, wenn der Betreuungsträger auch die Wohngemeinschaft stellt und ein Interesse an gleichmäßiger Beschäftigung der Mitarbeiter hat. Dann ist manchmal eine Entkoppelung mit Betreuung einerseits und Wohnen andererseits sinnvoll, wobei dann wiederum die Intensität und Regelmäßigkeit der Betreuung auch manchmal schwierig zu gewährleisten ist.

Fallbeispiel

Frau A. L. hatte nach stationärer Behandlung bei fraglos vorhandenem Betreuungsbedürfnis ein Zimmer in einer Wohngemeinschaft der selben Betreuungsorganisation angemietet. Sie war gleichzeitig in Behandlung der speziellen ärztlichen Nachsorgeambulanz, in der auch eine Sozialarbeiterin mitarbeitete und gemeinsam mit der Ärztin die Patientin beriet. Mit zunehmender Verselbständigung wünschte die Patientin mehr Eigenständigkeit in ihrer Wohnsituation und wollte sich eher in externen Diensten beraten lassen, wie ein zunehmend gesundender Mensch, der Arzt und Beratungsstelle selbständig nach Terminvereinbarung aufsucht.

Das führte zu Konflikten zwischen der Patientin und ihren Betreuerinnen einerseits und zwischen den Betreuerinnen und der Nachsorgeambulanz andererseits, wobei die Patientin in einen Loyalitätskonflikt geriet. Die Patientin wollte die Stundenzahl der Betreuung reduzieren, was bei den dortigen Mitarbeiterinnen aus verschiedenen Gründen nur zögernd akzeptiert werden konnte. Daraufhin nahm die Patientin vereinbarte Termine vereinzelt nicht wahr. Sie wurde mißtrauischer bei den monatlichen Abrechnungen, bei denen sie die Betreuungsstunden gegenzeichnen sollte, und meinte Abrechnungsdifferenzen festzustellen. Als die Patientin die Betreuung durch diese Institution daraufhin schließlich nicht mehr wünschte, mußte sie wegen der Koppelung zwischen Betreuung und Wohnen mittelfristig auch ihre Wohnung wechseln.

Betreutes Einzelwohnen

Hier handelt es sich ebenfalls um eine ambulante Hilfe für tagesstrukturierende Maßnahmen und zur Wiedereingliederung in gänzlich eigenständige Lebensformen oder zur Erhaltung derselben.

Die Betreuung wird stundenweise vereinbart und flexibel dem Bedarf angepaßt. Manchmal kann dadurch eine klinische Behandlung verkürzt oder ersetzt werden.

Diese Form passagerer Betreuung ist eher intendiert, wenn dem Patienten auch Kontakte außerhalb der Wohnung möglich sind oder diese gewünscht werden, z.B. in ambulanten Einrichtungen oder durch ambulante Angebote der Klinik (Teestube, Treffpunkt, ambulante Beratung und Behandlung usw.).

Eine solche Betreuung kann auch vereinbart werden, wenn z.B. Patienten noch bei den Eltern wohnen und es wünschenswert erscheint, daß außer den Eltern passager eine andere Betreuungsperson entlastend zur Verfügung steht.

Kosten und Kostenträger siehe unter Wohngemeinschaft.

Kosten-Beispiel

Der 30jährige Herr J. L. war nicht auf Sozialhilfe angewiesen, weil er von einer Tante, die seine längerfristige Sicherung fördern wollte, 60 000,– DM geerbt hatte. Er mußte deshalb in der betreuten Wohngemeinschaft die Kosten selber tragen:

Die Kosten für Einzel- und Gruppenbetreuung waren mit dem Sozialhilfeträger verbindlich für diese Institution vorgegeben und betrugen für Einzelbetreuung 85,– DM pro Stunde und für Gruppenbetreuung 28,– DM pro Stunde. Für 5 Einzelgespräche wöchentlich und 2 Gruppengespräche anfangs mußte er monatlich 1924,– DM bezahlen.

Die Miete seines Zimmers betrug monatlich 400,– DM.

Zu diesem Betrag von 2 324,– DM kamen noch Kosten für Verpflegung und private Wünsche.

Allerdings ist dieser Aufwand nur in den ersten Wochen erforderlich. Später werden sich die Kosten bei nur zwei Einzelgesprächsstunden wöchentlich auf monatlich 1 300,– DM verringern.

Gegenbeispiel: Hätte Herr L. die zwei Einzelgespräche extern im Rahmen einer Psychotherapie bei einem ärztlichen Psychotherapeuten in Anspruch genommen (etwa gleicher Stundensatz), so würden diese Kosten voll von der Krankenkasse getragen werden bis zu einem Umfang von 80 bis 100 Stunden, also über einen Zeitraum von rund einem Jahr. Dann würde Herr L. für zwei Gruppengespräche und Miete nur noch 624,– DM monatlich zahlen müssen.

8.5 Kontakte und Tagesstruktur

Viele schizophrene Patienten, die eigenständig wohnen, haben erhebliche Mühe mit ihrer Tagesstrukturierung und mit Kontakten außerhalb ihrer Wohnung. Ohne berufliche Tätigkeit vergehen die Tage oft sehr monoton und in großer Einsamkeit. Zwischen Aufstehen und Frühstück einerseits und Tagesende andererseits bleibt dann oft nur die Ablenkung durch das Fernsehen oder durch einsame Spaziergänge. Diese Situation ist für Schizophrene sehr belastend und unterstützt Negativ-Symptomatik und Resignation.

Das Leben bei berufstätigen Eltern oder in einer Wohngemeinschaft lindert diese Problematik nur unwesentlich.

Deshalb sind strukturelle und individuelle therapeutische Bemühungen zur Kontaktförderung und zum Durchbrechen des Einerlei des Alltags dringend notwendig. Hier muß noch viel getan werden, wobei kreative Lösungen, die den *Bedürfnissen* der Patienten entgegenkommen, besonders gefragt sind.

Fallbeispiel

Die 42jährige Frau A. A. war vor längerer Zeit für 2 Jahre durchgehend in stationärer psychiatrischer Behandlung. Seither bedurfte es keiner erneuten Hospitalisation. Sie wurde von der Nachsorgeambulanz betreut und lebte in einer Ein-Zimmer-Wohnung in einem sozial nicht sehr angesehenen Wohngebiet. Nach bald erledigter Hausarbeit und Nahrungsmitteleinkäufen verbrachte sie täglich mehrere Stunden in der ihr vertrauten Klinik. In den somatischen Abteilun-

gen saß sie auf Fluren oder in der Eingangshalle und betrachtete das Leben und Treiben der Klinik, das Kommen und Gehen von Patienten und Besuchern. Oft saß sie da ohne wesentliche Kontaktaufnahme. Manchmal aber sprach sie die ihr inzwischen vertrauteren Mitarbeiter an und erbat sich Zigaretten, da sie in der Zeit der Langeweile viel rauchte. Leider rauchte sie dann auch einmal in Klinikbereichen, in denen Rauchverbot bestand, so daß man ihr Hausverbot erteilte. Daraufhin mußte sie vom somatischen Klinikum wieder in die Psychiatrie „flüchten", wo ihre Bedürfnisse und Eigenarten leichter toleriert werden konnten.
Ihr therapeutischer Wochenplan sah 2 Einzelgespräche, eine Patientengruppe und 2 Besuche im Patienten-Club vor. Darüber hinaus blieb dennoch viel Langeweile. Glücklicherweise interessierte sich Frau A. für kunstgeschichtliche Lektüre, konnte aber die Bücher, die sie gern selbst bessesen hätte, nicht kaufen. So verbrachte sie auch manche Stunde in der Stadtbibliothek.

Fallbeispiel
Nicht immer geht es so einfach wie bei dem jetzt 60jährigen N. R., der allein in einem Badeort wohnte. Gelegentliche Gesprächskontakte beim sonntäglichen Kurkonzert reichten ihm nicht mehr. Eine Beziehung zu einer Frau traute er sich aber noch nicht zu. Schließlich entschloß er sich aber, an einem Tanzkurs teilzunehmen und hatte damit auch Erfolg. Anschließend war er ein begehrter Tänzer und kam so Frauen näher, ohne sich auf eine intensive Beziehung einlassen zu müssen. Eines Tages berichtete er darüber strahlend und setzte hinzu, daß das für das Selbstvertrauen ungemein wichtig sei und er auflebe.
Nach langjähriger niederfrequenter Therapie hatte Herr R. hier einen für sich gangbaren Kompromiß gefunden. Andere Patienten brauchen sehr viel mehr Unterstützung.

8.5.1 Tagesstätten

Tagesstätten bieten Hilfe bei der Tagesstrukturierung und bei der Einübung lebenspraktischer Tätigkeiten für chronisch psychisch Kranke. Angesprochen sind primär Menschen, die nicht oder noch nicht wieder arbeits- oder werkstattfähig sind.

Beschäftigungstherapie, Vorbereitung auf berufliche Rehabilitation, themenzentrierte Gesprächsgruppen, Kurse zum Backen, Kochen und Handarbeiten, Gesellschaftsspiele und anderes in der Art werden angeboten.

Tagesstätten sind unterschiedlich groß, häufig finden sich Teilnehmerzahlen um 15 bis 20 Plätze. Dann kochen z.B. Patienten und Mitarbeiter täglich für diese Personenzahl das Mittagessen, tätigen vorher Einkäufe, bereiten anschließend Kaffee und Kuchen vor und verkaufen zu Selbstkostenpreisen (s. 8.3.3).

Kosten: Der Monatspflegesatz liegt knapp unter 2 000,- DM.

Kostenträger ist das Sozialamt im Rahmen der Eingliederungshilfe, Selbstbeteiligung des Patienten bei einem Vermögen von über 4 500,- DM ist erforderlich.

8.5.2 Kontaktstelle und Patientenclub

Kontaktstellen bieten ein offenes, niederschwelliges und unverbindliches Angebot zur Begegnung und zum Kontakt, ebenso Möglichkeiten zu partieller Tagesstruktur und zusätzlicher bedarfsorientierter Beratungsangebote.

Häufig ist die Kontaktstelle als Café konzipiert und einer Tagesstätte angeschlossen. Patienten können es aufsuchen, auf Wunsch entweder nur einen Kaffee trinken oder für längere Zeit an partiellen tagesstrukturierenden Aktivitäten teilnehmen, mithelfen, gemeinsame Aktivitäten vorbereiten usw.

Bei Gelegenheit eines solchen Besuches können Patienten dann Alltagsprobleme erörtern oder eine erste Beratung erbitten:

„Ich habe einen Brief vom Arbeitsamt bekommen. Was wollen die wohl von mir, was muß ich mitbringen, was erwartet mich dort?"

„Mein Vermieter hat gekündigt. Was soll denn nun werden, geht das so schnell, wie finde ich eine neue Wohnung, wo kann ich mich genauer beraten lassen?"

Wenn auf solche Fragen „vor Ort" schon einmal beratend eingegangen werden kann, erübrigen sich oft aufwendige Besuche anderer Beratungsstellen oder diese können zumindest gezielt in Anspruch genommen werden.

Patientenclubs dienen in ähnlicher Weise dem informellen Treffen von Patienten. Sie sind manchmal nur an einigen Tagen der Woche einige Stunden geöffnet und sind Treffpunkt für stationäre und ambulante Patienten.

Kontaktsstellen und Patientenclubs sind wichtige sozialpsychiatrische Einrichtungen zur Förderung der Tagesstruktur und der Kommunikation. Beim gemeinsam zubereiteten und genossenen Essen ergeben sich oft zwanglose Kontakte, gegenseitige Hilfestellungen und Planungen für gemeinsame Unternehmungen wie Wanderungen, Kinobesuch usw.

Der Besuch von Kontaktstellen und Patientenclubs ist kostenfrei, für Nahrungsverzehr wird ein Kostenbeitrag erhoben.

Kontaktstellen sind zumeist Tagesstätten angegliedert, Patientenclubs sind oft der Klinik oder dem Sozialpsychiatrischen Dienst angegliedert.

8.6 Was fehlt?

Die zuvor genannten Angebote bilden die Grundelemente der sozialpsychiatrischen Versorgung unserer Patienten. Das regionale Angebot ist dabei äußerst unterschiedlich ausgeprägt. In manchen Landstrichen gibt es ein weit differenzierteres Angebot als das hier vorgestellte.

Im Rahmen der gemeindenahen psychiatrischen Versorgung und der flächendeckenden Einrichtung *Sozialpsychiatrischer Verbünde* wird eine – den *Bedürfnissen* der psychisch kranken Menschen angepaßte – Versorgung angestrebt.

Dahin ist es noch ein weiter Weg. Vor allem in kleinen Gemeinden großflächiger ländlicher Regionen fehlen noch niederschwellige tagesstrukturierende Einrichtungen und Beratungsmöglichkeiten.

Laien- und Bürgerhilfe, die psychisch Kranke einbezieht und hilft, sie am alltäglichen Leben wieder stärker teilnehmen zu lassen, sollten stärker gefördert werden.

Es gibt bereits eine große Anzahl von Menschen, die sich ehrenamtlich als *Laienhelfer* engagieren. In unserer täglichen Arbeit erleben wir immer wieder, daß psychisch kranke Menschen es nicht schaffen, ein Freizeitangebot außerhalb einer psychiatrischen Einrichtung anzunehmen, obwohl sie gerade das gerne möchten. Hier wäre es wünschenswert, Laienhilfe intensivieren zu können, um Begleitung – bzw. gemeinsames Tun – anbieten zu können, z.B. am angebotenen Singkreis der Kirchengemeinde teilzunehmen, einen Vortrag anzuhören, aktiv an einem Angebot des Sportvereins teilzunehmen.

Die vorhandenen oder noch einzurichtenden *Kontaktstellen* könnten dabei eine Vermittlungsrolle übernehmen.

Zudem wäre z.B. die Vermittlung passagerer Tätigkeiten für psychisch kranke Menschen im Rahmen der *Bürgerhilfe* denkbar.

Dies kann helfen, hilfreiche Kontakte zu knüpfen, die Eingliederung psychisch Kranker in das soziale Netz fördern und zumindest teilweise die Separation psychisch Kranker von der gesunden Bevölkerung vermindern. Darüber hinaus sind Zuverdienstmöglichkeiten je nach Belastbarkeit für manche Patienten hilfreicher als offizielle Arbeitsbeschaffungsmaßnahmen.

Fallbeispiel

Frau M. wohnt nicht weit entfernt, ist alleinstehend, hat eine fieberhafte Bronchitis. Wer geht jetzt täglich mit dem Hund spazieren ? Auch außerhalb ihrer Krankheit braucht Frau M. für einige Tage Hilfe im Haushalt und insbesondere für Einkäufe? Wer kann hier aushelfen? Das ist für alte Menschen manchmal ein Problem.

Hier anzusetzen, wäre eine Möglichkeit. Zum anderen könnten sich Kontaktstellen darauf einstellen, Werkstätten oder Arbeitsräume und Werkzeug zur Verfügung zu stellen. Hier könnten–unter Anleitung zu bestimmten Zeiten oder ohne eine solche–von den Nutzern Reparaturen am eigenen Fahrrad selbst ausgeführt werden, ein im Baumarkt falsch zugeschnittenes Regalbrett gekürzt oder eine Hose geflickt werden. Das ist in der eigenen, meist kleinen Wohnung, oft nicht möglich. Diese Angebote wären hilfreich, führten zusammen und würden helfen, Einsamkeit zu verringern. Vielleicht könnte daraus auch eine kleine Werkstatt entstehen, die von Gesunden in Anspruch genommen werden kann?

In vielen Orten ohne psychiatrische Einrichtungen fehlen außerhalb des offiziellen ärztlichen Notdienstes häufig

- Krisendienste zur Beratung und Vermittlung,
- Kontaktstellen und Patientencafés, die mit einem psychiatrischen Rufdienst zusammenarbeiten,

- psychiatrische Krisendienste mit Rufbereitschaft eines Psychiaters an Stelle des allgemeinen kassenärztlichen Notdienstes. In größeren Städten gibt es oft spezialisierte Notdienste, die aber nur für kurzzeitige Beratungen etwa bei der Frage einer Krankenhausbehandlungsbedürftigkeit in Anspruch genommen werden können.
- Psychotherapeutische Hilfen bei suizidalen Krisen oder Familienkonflikten fehlen ebenfalls noch oft, besonders in ländlichen Regionen.

Niederschwellige Zugangsmöglichkeiten mit Beratungskompetenz durch Psychiater oder Psychologen oder Sozialarbeiter usw. sind ebenfalls in vielen Regionen noch erforderlich. In Deutschland ist es üblich, größere Einrichtungen zu planen, oft mit größeren Bauvorhaben oder in Verbindung mit Krankenhäusern einerseits und üblicher fachärztlicher Versorgung andererseits. Letztere steht abends und am Wochenende in manchen Regionen praktisch nicht zur Verfügung, eine quasi konsiliarische Zusammenarbeit mit Kontaktstellen sollte weiter ausgebaut werden.

Trotz sozialpsychiatrischer Grundsatzprogramme und Absichtserklärungen fehlt in vielen Orten Deutschlands diese selbstverständliche Verknüpfung psychiatrischer Krisendienste mit Allgemeinkrankenhäusern einerseits und gemeindenahe leichte Erreichbarkeit der genannten Kontaktstellen.

Zur Verknüpfung von Psychiatrie und Allgemeinkrankenhaus:

Z.B. in Israel (ansatzweise ähnlich in manchen angelsächsischen oder skandinavischen Ländern) gab es schon vor gut zwei Jahrzehnten an jedem Allgemeinkrankenhaus eine psychiatrische „Abteilung" (K. Müller und P. Müller 1982). In kleinen Regionen bestand diese aus drei bis fünf Betten für Kriseninterventionen oder mit fakultativer Belegungsmöglichkeit in anderen Disziplinen. Zusätzlich ist die ambulante Inanspruchnahme selbstverständlich. In Deutschland scheitern solche Lösungen an festgeschriebenen Bettengrößen, „Bettenbedarfsplan", Grundsatzregelungen. Auch die lange frustrane Diskussion um Ambulanzen an psychiatrischen Abteilungen am Allgemeinkrankenhaus sei hier erwähnt. Mehr Flexibilität und Kreativität wären für die betroffenen psychisch Kranken hilfreich.

Einige Versorgungsregionen (wie z.B. die der Stadt Bremen) streben an, ihren Bürgern mittels eines *Versorgungsvertrages* gemeindenahe Versorgung sicherzustellen. Das Motto: Kein Bewohner muß die Gemeinde verlassen, um eine ihm angemessene Hilfe wahrnehmen zu können. Gibt es das benötigte Angebot nicht, so sollen die Anbieter von Hilfen dieser Region verpflichtet sein, entsprechendes zu schaffen. Hintergrund ist die Aufhebung und Vermeidung von Fehlplazierungen innerhalb und außerhalb der Gemeinde aus Mangel an gemeindenahen Angeboten in fachlich ungeeigneten Einrichtungen. Die Gestaltung komplementärer Versorgungsangebote innerhalb der Gemeinde hat das Ziel zu helfen, die Lebensumstände von psychsich kranken Menschen zu normalisieren.

Ratgeber zur ersten Information

Bock u. Weigand: Handwerks-Buch Psychiatrie. Psychiatrie-Verlag, Bonn 1996

Brill: Psychisch Kranke im Recht. Psychiatrie-Verlag, Bonn 1998

Clausen, Dresler, Eichenbrenner: Soziale Arbeit im Arbeitsfeld Psychiatrie. Lambertus, Freiburg 1996

Deger-Erlenmaier, Tietze, Walter: Jetzt will ichs wissen. Rat und Hilfe für Angehörige psychisch Kranker. Psychiatrie-Verlag, Bonn 1997

Eikelmann: Sozialpsychiatrisches Basiswissen, Enke, Stuttgart 1997

Rössler und Salize: Die psychiatrische Versorgung chronisch psychisch Kranker. Daten, Fakten, Analysen. Nomos, Baden-Baden 1996

Weber und Steier: Arbeit schaffen. Psychiatrie-Verlag, Bonn 1998

9 Einzelpsychotherapie

Die Psychosen-Psychotherapie hat eine lange Tradition seit Anfang des 20. Jahrhunderts. Hier sollen die heute sehr vielfältigen Methoden in 3 Kapiteln dargestellt werden: Das Kapitel 9 zur Einzeltherapie umfaßt bevorzugt verstehende Vorgehensweisen in Einzelgesprächen, die oft parallel zur medikamentösen Rezidivprophylaxe in der psychiatrisch-psychotherapeutischen Praxis oder Ambulanz durchgeführt werden können. Nach einem historischen Überblick und einem Exkurs zum gegenwärtigen psychodynamischen Verständnis folgen die Abschnitte dem Krankheitsverlauf, von akuter Psychose über Krankheitsverarbeitung zur prospektiven Hilfe weiterer Lebensmöglichkeit. Das Ziel ist eine Senkung der zugrunde liegenden Vulnerabilität und damit auch ein Beitrag zur Verlaufsbesserung.
Im nächsten Kapitel 10 stehen gruppentherapeutische Verfahren im Vordergrund, die überwiegend verhaltenstherapeutisch orientiert sind. Das Kapitel 11 beschäftigt sich dann mit der Angehörigenarbeit. Diese grobe Gliederung soll zur besseren Orientierung sehr heterogener Therapieansätze beitragen. Es wird zu zeigen sein, daß sich dabei psychodynamische und behaviorale Herangehensweisen überlappen.

9.1 Historische Entwicklung und analytische Psychotherapie

Im 19. Jahrhundert gab es einige Therapieansätze, die damaligen Vorstellungen entsprachen, aber auch Vorläufer heutiger Auffassung sein könnten. Gegen psychotische Erregung wurden beruhigende Bäder angewandt, bis hin zu Dauerbädern. Im Anschluß an die Aufklärung wurde, ausgehend von Frankreich, bei „traitement moral“ anstelle früherer Verteufelung eine gestörte Vernunft vermutet und an das Wohl der Kranken gedacht. Christian Müller (1997) zitiert in diesem Zusammenhang Esquirols Gedanken von 1838:

„Zuerst werden durch die Isolierung neue Empfindungen geweckt, der Kreis von Ideen, aus dem der Kranke nicht herauskommen konnte, wird gewechselt und gebrochen; unerwartete und neue Eindrücke frappieren und erregen die Aufmerksamkeit des Kranken und machen ihn für die Ratschläge, die ihn der Vernunft zurückgeben sollen, zugänglicher.“ Hierbei kann man Verbindungen zur heutigen Auffassung von der günstigen Wirkung einer Reizverminderung des vulnerablen Kranken sehen.

Damals folgte die Errichtung spezieller Krankenhäuser in ruhiger Lage, fern von der Stadt und getrennt von der Familie. Daran mag man sich erinnern, wenn man heute dem Konzept der „expressed-emotion-Familie“ mit Trennungsbestrebungen einiger Psychiater folgt.

Die damals auch fürsorglich gemeinte Errichtung psychiatrischer Krankenhäuser in ländlicher Umgebung wurde auf breiter Basis aufgenommen, diente aber dann wohl doch in erster Linie der Isolierung psychisch Kranker. Das hat noch bis heute Auswirkungen, indem erst jüngst noch separate psychiatrische Krankenhäuser renoviert wurden und fortgeführt werden, trotz der zwei Jahrzehnte alten Enquete-Forderung nach Gleichstellung psychisch und somatisch Kranker in gemeindenahen Allgemeinkrankenhäusern.

C. Müller (1997) zitiert Ideler, der ein gestörtes Gleichgewicht der Leidenschaften bei der Schizophrenie vermutet. – In der Gegenwart wurden ähnliche Gedanken aufgegriffen, z.B. von Ciompi in seiner „Affektlogik" (1982).

Schon im 19. Jahrhundert finden sich Ansätze zu psychologischen Therapieüberlegungen und zur therapeutischen Berücksichtigung der (vermuteten) Patientenbedürfnisse. Nachdem Beruhigung und Isolierung in „heilender" ländlicher Umgebung nicht ausreichten, entwickelte sich die Bemühung um strukturgebende Arbeitstherapie und normalere Kommunikation.

Auf der Verhaltensebene sah man, daß Bettruhe und Schlafkuren mit Opium und später Barbituraten wenig Änderung brachten, und bemühte sich nun um Arbeitstherapie. Diese wurde insbesondere bekannt durch Hermann Simon in Gütersloh und sollte Struktur und Anregung geben. Ähnliches findet sich heute mit Beschützenden Werkstätten, Arbeitstherapie, Beschäftigungstherapie oder, moderner, „Ergotherapie". Auch die heute aktuelle Bemühung um Schizophrenie-Psychotherapie in kleinen Gruppen mit klarer Struktur und festen stufenförmigen Programmen hat hier ihre Entsprechung.

Im nachhinein wirken diese frühen therapeutischen Bemühungen um die Vernunft, den Affekt, die Seele des Schizophrenen hilflos und zeitgeistgebunden. Kraepelin (1913, zitiert nach C. Müller 1997) nannte den Hintergrund klar: „Da wir die eigentliche Ursache der Dementia praecox nicht kennen, werden wir an deren Bekämpfung zur Zeit nicht denken können." Davon sind wir heute nicht ganz weit entfernt, nur haben sich inzwischen die Hypothesen konkretisiert und differenziert.

Eine neue Epoche begann mit der Psychoanalyse und deren Verständnis innerseelischer Zusammenhänge. Wenn sie auch erst für Hysterien und dann für alle Neurosen entwickelt wurde, so brachte sie doch für die Psychotherapie von Psychosen einen großen Aufschwung.

Oben in Kap. 1.6 wurde die historische Entwicklung psychologischer Ursachenannahmen skizziert. Hier sollen schwerpunktmäßig nur einige Ansätze zur analytischen Therapie herausgegriffen werden (sonst siehe P. Müller 1991, 1998).

Freud selbst hielt die Schizophrenie (psychoanalytisch) nicht für behandelbar (s.o.). Er hat selbst nie psychiatrisch gearbeitet und nur wenig von Schizophrenen selbst erfahren, allenfalls über die Behandlung durch Kollegen. Freuds Nachfolger aber wandten sich bald der Psychosen-Psychotherapie zu, wie überhaupt bis heute analytische Psychotherapeuten immer wieder von der Schizophrenie fasziniert sind und sich um deren Behandlung bemühen. Erst jüngst hat ein Psychotherapeutisches Fachkrankenhaus sein Indikationsspektrum erweitert und behandelt jetzt auch Schizophrene.

Zur Auffassung verschiedener Analytiker ist in entsprechenden Übersichten nachzulesen (z.B. Benedetti 1983,1987, Matussek 1976,1992, C. Müller 1959, Schwarz 1993, Stierlin et al. 1985).

Frieda Fromm-Reichmann und die „schizophrenogene Mutter"

Hier soll stellvertretend auf Frieda Fromm-Reichmann eingegangen werden, deren Arbeit aus verschiedenen Gründen auch spätere Psychotherapie-Ansätze beeinflußte.

Sie arbeitete als Analytikerin erst in ihrer Privatklinik in Heidelberg, emigrierte dann, weil sie Jüdin war, auf Umwegen in die USA und arbeitete dort im Sanatorium Chestnut Lodge bis zu ihrem Tod 1957.

Ihre Auffassung und Arbeit skizziert sie selbst folgendermaßen (1976): „Der Schizophrene ist anderen Leuten gegenüber äußerst mißtrauisch und empfindlich. Dies ist auf das starke, frühe Angezogen- und Zurückgestoßenwerden und Abgelehntwerden zurückzuführen, dem er im Kleinkind und Kindesalter seitens wichtiger Bezugspersonen ausgesetzt war, hauptsächlich bei einer schizophrenogenen Mutter ... Die Sensibilität und das nie befriedigte Bedürfnis des Schizophrenen nach wohlwollenden Kontakten läßt diese Schwelle nur allzu schnell erreichen. Die partielle emotionale Regression des Schizophrenen und sein Rückzug von der Außenwelt in eine autistische Privatwelt mit ihren spezifischen Gedankenprozessen, Gefühls- und Ausdrucksweisen sind motiviert durch seine Furcht, durch wiederholte Ablehnung, durch sein Mißtrauen anderen gegenüber und ebenso durch seine eigene vergeltungssüchtige Feindseligkeit (die er verabscheut), sowie durch die tief verwurzelte Angst, die dieser Haß verursacht ... Das Behandlungsziel ist dasselbe wie bei Neurotikern. Die Methode ist solange unterschiedlich, bis die manifeste psychotische Symptomatik verschwunden ist... Das Problem des Schizophrenen besteht nicht so sehr darin, daß Gedanken oder Gefühle dem Bewußtsein verschlossen sind, als vielmehr darin, daß er–vom Standpunkt des Beobachters aus–mit unbewußtem Material überschwemmt wird, daß die Schwelle zum Bewußtsein durchbricht... Was die eigentliche Deutungshilfe anbetrifft, so wird sie vom Schizophrenen benötigt, wenn sie das Verständnis für und die Einsicht in die Genese und Dynamik seiner Störung fördert... Ebenso kontraindiziert sind starr geplante Ein-Stunden-Interviews. Flexible Pläne mit der Möglichkeit, eine Sitzung abzusagen, Sitzungen von mehreren Stunden oder nicht geplante Extrainterviews sind in der psychoanalytischen Arbeit mit Schizophrenen unerläßlich. Entgegen ... empfehle ich ..., daß der Analytiker den Schizophrenen während länger andauernder akuter Schübe therapieren soll, und zwar unabhängig davon, ob eine aufweisbare und sofortige Einsicht aus den Interviews während dieser Perioden resultiert oder nicht."

Die Behandlung führte sie im Sitzen durch, statt freier Assoziationen stellte sie direkte Fragen, mit empathischer Einfühlung versuchte sie das Vertrauen des Kranken, das dieser früher im Kontakt mit seiner Mutter verloren hatte, zu kompensieren.

Ihre Patientin Hannah Green (1975) hat ihre Arbeitsweise sehr eindrücklich beschrieben.

Nach Matussek (1976) und Peters (1987) hat Frieda Fromm-Reichmann den stärksten Einfluß auf die Psychotherapie von Schizophrenen in den USA und auch in Europa ausgeübt. Die familienfeindliche und mutterfeindliche Einstellung wurde von Amerikanern um Laing mit dem Konzept des double bind übernommen (ausführlicher s. Bateson et al. 1970).

Später ist die einfühlsame Arbeit überprüft worden mit dem Ergebnis, daß die Verlaufsergebnisse eher ungünstiger als unter konventioneller Therapie waren, wobei allerdings die Selektion zu berücksichtigen ist (McGlashan 1984).

Benedetti in Europa und seine Arbeitsweise

Benedetti hat nach seiner Auseinandersetzung mit der Arbeit amerikanischer Autoren in Europa die analytische Psychotherapie mit intensivem empathischen Einfühlen in das Leid des Patienten fortgeführt. Seine Behandlungsweise soll stellvertretend durch ein von ihm und Alfonso (1983) dargestelltes und kommentiertes Behandlungsprotokoll skizziert werden:

Fallbeispiel

„Unsere Begegnung war so: Er stand in dem schmalen Eingang still, die Hände in den Taschen des durch die steifgehaltenen Arme verzerrten Jacketts, die weit aufgerissenen Augen blickten ins Leere, der Mund war halb offen, so daß man die Zunge sah, die Füße quer zum Körper gestellt, à la Charlie Chaplin. Das ganze drückte Blödheit (Kopf), Weichheit (Beine) und wütende Kraft (Arme) zu gleicher Zeit aus. Er erschien mir häßlich, mit einem animalischen Zug. Ich dachte mit Trauer an seine Mutter, die so schön und vital ist.

Ich stellte mich ihm vor, indem ich ihm die Hand entgegenstreckte. Er nahm sie nicht. Er sprach nicht, er bewegte sich nicht. Dann begann er zu lachen, mechanisch, unheilvoll. Ein trockenes Lachen, dann ein dumpf zusammenfallendes Gesicht, wieder Lachen, wieder das dumme Gesicht, als ob er im Rhythmus zwei Masken ausprobierte. Dann nahm er den Kopf zwischen die Hände, auf schmerzhafte Weise, als ob er ihn vom Körper abschrauben wollte. Will er den Kopf wegwerfen? Wer ist L. ohne Kopf, ohne Augen. Ich ging langsam auf ihn zu – ich wußte ja nicht, wie er reagieren würde - und sagte, ein Junge ohne Kopf, ohne Augen, so wie man zu Kindern spricht, um sie zu beruhigen. Ich nahm ihm langsam die Hände vom Kopf und drehte ihn richtig, indem ich kaum sein Gesicht berührte. (Während sich in der Neurose Widerstand allmählich entwickelt, wenn das Unbewußte analysiert wird, ist er bei der Psychose von Anfang an an der Oberfläche... Dem psychotischen Patienten den Widerstand aufzeigen, wie man das beim Neurotiker macht, ist leider nutzlos. Das wird nur als Angriff aufgefaßt und verstärkt den Widerstand.)

Endlich begegneten sich unsere Augen – seine blauen Augen mit der weiten Pupille hinter den Brillengläsern, meine Augen, die er anschaute und dann langsam berührte. Mit den Augen hatten wir den ersten Kontakt hergestellt. Dann habe ich ihn nicht mehr häßlich gesehen, im Gegenteil, ich empfinde ihn als schön, eine verwundete Schönheit, verformt, zergehend, die ein geduldiger und geschickter Handwerker vielleicht restaurieren könnte.

Während der ersten fünf Sitzungen habe ich der Verwandlung einer Maske in ein menschliches Gesicht beigewohnt, wobei die Äußerungen sich dem affektiven Ton anpaßten. Wir sitzen in meinem Studio, an einem Tisch einander gegenüber. Er mißt mit der ausgespannten Hand die Distanz ab, die zwischen uns sein muß, und wenn die Rechnung nicht stimmt, heißt er mich zurückweichen bis zur Wand hin. Dann sagt er mit sadistischer Wut: Du mußt an der Wand stehen, die Macht an die Wand. Nach fünf Sitzungen ist das mechanische Lachen verschwunden, und ein Lächeln ist aufgekommen. Er lächelt mit dem Mund und mit den Augen, mit leuchtender Ironie (so scheint es mir).

Viel später hat er mir einen Schlüssel zu seiner Art der Kommunikation mittels Gestik gegeben. Er sagte, daß er monatelang nicht anders mit der Welt habe kommunizieren können als durch Gesten, es aber von niemandem verstanden worden sei... Sich mit Daumen und Zeigefinder die Augen reiben, indem die Brille hochgeschoben wird: Stört mich nicht, ich schaue in mich hinein. Sich die Nase an der Seite reibend: Ich möchte, aber ich kann nicht; es tut mir leid, aber es gelingt einfach nicht ..."

Daß eine solche Behandlung viel Zeit braucht, ist selbstverständlich. Die zugrundeliegende Beziehungsstörung des Schizophrenen betonen mehrere Autoren.

Weiterentwicklung

Nach dem Zweiten Weltkrieg wirkten die Bemühungen insbesondere der nach Amerika emigrierten europäischen Analytiker auch in Europa fort, wobei nach dem Sistieren der Einzeltherapie Gruppenverfahren zunehmenden Einfluß gewannen. Die amerikanischen Analytiker hatten quasi mit der Fortsetzung der „schizophrenogenen Mutter" auf der Familienebene begonnen, später in Mitteleuropa wurden die Auffassungen z.B. von Stierlin mit dem Terminus der „schizopräsenten Familie" fortgesetzt. In Österreich entwikkelte als erster R. Schindler Gruppentherapien mit Patienten einerseits und Angehörigen andererseits. Schließlich wurde das in England entwickelte Konzept der „expressed emotion" weltweit rezipiert, was zunächst zu einer intensiven Angehörigentherapie und später zur Angehörigenarbeit in Gruppenform führte. Dieser Ansatz soll im Kap. 11 weiterverfolgt werden.

Faßt man die Entwicklungslinien zusammen, so zeigte sich im Laufe der historischen Entwicklung, daß sehr unterschiedliche psychodynamische Hypothesen zu ebenso vielfältigen psychotherapeutischen Vorgehensweisen führten. Es finden sich insbesondere folgende psychodynamische Hypothesen:

- Psychoanalyse / Borderline-Konzept,
- Ich-Psychologie,
- Familiendynamik („double bind"),
- Einfluß von „life events" (England),
- expressed-emotion-Familie,
- heute: Multikausalität entsprechend der Vulnerabilitäts-Streß-Bewältigungs-Hypothese.

Entsprechend finden sich mehrere Psychotherapie-Verfahren:

- modifizierte analytische Psychotherapie,
- analytisch orientierte Psychotherapie (heute analog zum Borderline-Konzept),
- stützend-kompensierend („Urvertrauen"),
- Krankheitsverarbeitung, Ich-Stärkung,
- Verhaltenstherapie (Gruppe: soziale Kompetenz),
- Familientherapie und Angehörigenarbeit.

> Von der Psychoanalyse wurde eine neue Entwicklung angestoßen, die erstmals zur intensiven Bemühung um psychodynamisches Verständnis schizophrener Psychosen führte.
> Die von Frieda Fromm-Reichmann beschriebene Hypothese der „schizophrenogenen Mutter" ist jedoch nicht belegt und führte später zu leidvoller und unberechtigter einseitiger Schuldzuschreibung.
> Gegenwärtige Psychotherapie-Richtungen müssen monokausale Ursachenannahmen vermeiden: „Es gibt kein gesichertes Modell zur Psychodynamik der Psychose" (Mentzos 1996).
> Die ursachenneutrale beschreibende „Vulnerabilitäts-Streß-Bewältigungs-Hypothese" nach Zubin ist am ehesten sachgerecht.

9.2 Gegenwärtige Annahmen zur Psychodynamik und Psychotherapie

Nach den großen Erfolgen der medikamentösen Behandlung seit den 60er Jahren einerseits und den fehlenden Effizienznachweisen analytisch orientierter Psychotherapie andererseits sistierte vorübergehend das Interesse an der Psychosen-Psychotherapie. Zu einer Wiederbelebung und erneuter Beschäftigung mit der Psychotherapie kam es aus drei Gründen:

Erstens sah man, daß Neuroleptika allein oft nicht ausreichen zur langfristigen befriedigenden Lebensmöglichkeit der Kranken.

Zweitens beobachtete man in der postremissiven Nachsorge, daß Rezidive sich oft gerade in belastenden Situationen, unter besonderem Streß, der meistens zwischenmenschliche Beziehungen betrifft, manifestieren. In diesem Zusammenhang erschien das Vulnerabilitäts-Streß-Bewältigungsmodell von Zubin (Kap. 1) für die Psychotherapie besonders hilfreich und plausibel. Es hatte auch den Vorteil – nachdem einzelne Kausalannahmen sich als brüchig erwiesen hatten – hypothesenübergreifend lediglich die erhöhte Vulnerabilität des Schizophrenen zu beschreiben. Alle denkbaren Ursachen erhöhter Vulnerabilität ließen sich in dieses Modell integrieren.

Drittens hatten die Objektbeziehungstheorie und die Narzißmustheorie bessere Verständnismöglichkeiten eröffnet als das (analytische) Neurosen-Konflikt-Modell. Kurz zusammengefaßt (Kap. 1.7): In der frühen symbiotischen Phase des kleinen Kindes sind Selbst und Objekt noch nicht getrennt. Bei einer Störung der (dann unvollständigen) Selbst-Stabilisierung bleiben Schwierigkeiten des Selbsterlebens auch später bestehen, mit einer Ambivalenz zwischen symbiotischen Verschmelzungswünschen und trennenden Individuationsbemühungen. Das Selbstwertgefühl ist so brüchig, daß Entwicklungsschritte zu mehr Eigenständigkeit gefährdet sind und hierbei besonders die erwachsene Partnerschaft.

Diese Grundannahmen des dritten Punktes schienen mit dem Vulnerabilitäts-Modell gut vereinbar und plausibel. Sie sind von den mit Schizophrenen arbeitenden Therapeuten oft wiederzufinden, z.B. bei Ablösungsschritten vom Elternhaus oder beginnenden Liebesbeziehungen. In beiden Konstellationen beobachtet man häufiger als sonst Rezidive der Psychose, quasi als Folge der Überforderung bei erhöhter Vulnerabilität.

Mentzos: Ich-Störung und Psychodynamik

Mentzos hat sich gegenwärtig am meisten mit der Psychodynamik und der Psychotherapie von Psychosen beschäftigt und seine Überlegungen so anschaulich dargestellt, daß sie deswegen hier kurz zusammengefaßt werden sollen (ausführlicher siehe Mentzos 1991, 1997a, 1997b, 1997c).

Nach Publikation seiner ersten Bücher hat Mentzos 1996 auf dem ersten Weltkongreß für Psychotherapie in Wien unser Wissen zur Psychodynamik der Psychosen in dem Satz zusammengefaßt: „Es gibt kein funktionierendes Modell zur Psychodynamik der Psychose". Dennoch hat er sich bemüht, biologisch-strukturelle Aspekte der Vulnerabilität mit der psychodynamischen Hypothese zu verbinden und nennt die Psychosen „Psychosomatosen des Gehirns": Eine angeborene bzw. erbliche Störung (Vulnerabilität) „führe unter den Bedingungen eines bestimmten Milieus, einer bestimmten psychosozialen Konstellation und insbesondere unter den Bedingungen einer in bestimmter Weise gestörten Beziehung zu den Primärbezugspersonen zur Entwicklung einer psychischen Struktur und einer Persönlichkeit, die unausweichlich mit der Entstehung intrapsychischer Konflikte und Spannungen einhergeht...". Strukturelle Gegebenheiten des Ichs wirken vor dem Hintergrund biologischer Faktoren zusammen, mit daraus sich ergebenden Konflikten und ihrer Verarbeitung. „Kurz zusammengefaßt: Die sogenannten endogenen Psychosen sind vermutlich nicht somatopsychische, sie sind nicht psychogene und nicht einfach psychosomatische, sondern eben somatopsychisch-psychosomatische Erkrankungen."

Wegen der frühen Störung der Objektbeziehungen bestehe keine generell erhöhte Vulnerabilität gegenüber irgendwelchen Belastungen, sondern speziell gegenüber emotionalen Beziehungen, zwischenmenschlichen Trennungen und Verlusten einerseits und intensiven Annäherungen und Liebesbeziehungen andererseits.

An anderer Stelle betont Mentzos, daß es kein geeignetes Modell für das Zusammenwirken biologisch fundierter Vulnerabilität mit der nicht zu leugnenden Psychogenität gebe. Sicher sei aber, daß im Gegensatz zur Neurose mit im Vordergrund stehendem Konflikt bei der Psychose die „Ich-Erkrankung" bedeutsam sei, mit gestörten Grenzen des Selbst.

Wegen dieser Grenzenstörung behalte der Schizophrene gleichzeitig seine Sehnsucht nach Nähe und seine Angst vor Verschmelzung, auf der anderen Seite fürchte er auch eine zu große Distanz.

Zu sehen ist, daß bei Mentzos trotz der Betonung eines fehlenden Modells die Psychogenese nach der Objektbeziehungstheorie früher Störung Bedeutung hat und damit wieder, wie früher, die gestörte Beziehung mit den primären Objekten, in unserer Gesellschaft also meistens der Mutter. Eine wirklich ursachenneutrale Verständnisebene erhöhter Vulnerabilität ist offenbar schwer beizubehalten, besonders da psychodynamische Hypothesen verlockend sind und plausibel erscheinen. Möglicherweise hängt diese Entwicklung bei Mentzos auch damit zusammen, daß er die Befunde der expressed-emotion-Forschung als gegeben übernimmt. Wir werden weiter unten noch sehen, daß diese aber heute zunehmend in Frage gestellt werden.

Ähnlich wie bei der „schizophrenogenen Mutter" lassen sich solche Konstellationen nicht beweisen, auch spätere Beobachtungen, die zu der Hypothese passen könnten, sind immer sekundäre Effekte bei schon erkranktem Patienten und damit genausogut Folge der Erkrankung statt deren Ursache.

> Die Annahme einer ursachenneutralen erhöhten Vulnerabilität ist die am ehesten sachgerechte Basis zum Verständnis psychotischer Störungen.
> Die Psychotherapie läßt sich vor diesem Hintergrund verstehen.

Hinsichtlich der Psychotherapie gibt Mentzos (1993) klare Hinweise und benennt drei nicht empfehlenswerte Vorgehensweisen und drei geeignete therapeutische Settings:

Die folgenden drei therapeutischen Verfahren sind nicht empfehlenswert:

1. Eine zudeckend-stützende Psychotherapie alten Typs. Sie bestehe nur aus rationaler Beruhigung und Beschwichtigung und wende sich an die Vernunft mit dem Ziel, den Kranken von der Unrichtigkeit seiner Wahnideen zu überzeugen. Das sei nicht hilfreich, die Ich-Schwäche werde noch verstärkt, zumal der Kranke sich wie ein kleines unmündiges Kind fühlen muß, das mit guten Ratschlägen abgespeist wird.
2. Die unmodifizierte psychoanalytische Standardtechnik. Durch ungenügende Berücksichtigung der Ich-Störung führe sie unter Umständen zur Verschlechterung, zur psychotischen Dekompensation des bisher noch nicht manifest Erkrankten.
3. Unbeschränkte Gratifikation infantiler Wünsche und Verzicht auf ein relativ festes und abstinentes therapeutisches Setting. „Wir sind heute davon überzeugt, daß Patienten nicht mit Liebe allein behandelt werden können, und auch nicht dadurch, daß man ihnen alle infantilen Wünsche befriedigt."

Drei geeignete therapeutische Settings:

1. Seltene und kurze Gespräche über viele Jahre, alle 2 bis 4 Wochen 20 bis 30 Minuten. Die Interventionen des Therapeuten sind dabei klärend, bei Konstanz des Objektes besteht eine positiv gefärbte Übertragung.
2. Eine Stunde wöchentlich für 3 bis 4 Jahre. Thematischer Schwerpunkt: aktuelle Probleme und Konflikte, Verstehen psychosozialer Arrangements sowie typischer Wiederholungen, die zur Krise oder zur psychotischen Dekompensation führen könnten.
3. Intensivere Behandlung mit 2 bis 3 Stunden wöchentlich über mehrere Jahre. Hierbei muß die psychotische Übertragung, etwa in Form der projektiven Identifikation, im Hier und Jetzt benannt und gedeutet und damit entwirrt werden. (Hierbei finden sich deutliche Parallelen zur Borderline-Therapie nach Kernberg).

Weitere Ansätze

Zur Einzeltherapie gibt es in den letzten Jahren, nach bisherigem Vorherrschen verhaltenstherapeutischer Gruppen, wieder einige Ansätze, von denen exemplarisch die folgenden erwähnt werden sollen:

Süllwold und Herrlich (1998) führen Einzeltherapie bevorzugt mit bewältigungsorientierter Thematik im Anschluß an die Berner Programme durch. Deshalb soll diese Arbeit im Abschnitt zur Krankheitsverarbeitung dargestellt werden.

Tabelle 9.**1** Elemente der Personalen Therapie von Hogarty et al.

Ansatzpunkte und Grundsätze:

1. neuropsychologische Vulnerabilität: kognitive Störung, Informationsverarbeitung, soziale Wahrnehmung
2. Abstufung: anfangs behutsam, später zunehmend anspruchsvollere Techniken je nach Genesungsniveau
3. Beachtung affektiver Dysregulationen als potentielle Prodromi eines drohenden o. beginnenden Rezidivs
4. Ziel: Prävention späterer Rezidive, Verbesserung des psychischen u. sozialen Funktionsniveaus

Gestuftes Vorgehen:

1. Grundstufe (3-6 Mon.):

Inhalte: therap. Beziehung, Behandlungsvertrag, Medikamentencompliance, Bewältigung, Krisenplan, Versorgung im Alltag, Sozialkontakte?

Form: Einzeltherapie 30-45 Min. wöchentlich + 1 Workshop Kleingruppe (Erkrankung u. Behandlung) + mind. 1 Angehörigenkontakt einzeln

Vorgehen: Personelle Trennung von Personaler Ther. u. Medikation – Supportiv (aktives Zuhören, Akzeptanz, Empathie, Verstärkung)

2. Mittelstufe (6-18 Mon.):

Inhalte: Selbstwahrnehmung bezügl. Affekt, Kognition, Verhalten, Selbstregulation

Form: Einzeltherapie + 1 Workshop Kleingruppe (Prodromi, Coping mit Streß, Entspannung, soziale Wahrnehmung, Berufsvorbereitung?, Umgang mit Konflikten)

Vorgehen: psychoedukativ u. kognitiv, bewältigungsorientiert, Rollenspiele

3. Fortgeschrittenenstufe (2. u. 3. Jahr):

Inhalte: Dosierung von Kontakten u. berufl. Rehabilitation entspr. subjekt. Belastbarkeit, Umgang mit Konflikten u. Kritik

Form: Einzeltherapie alle 2 Wo. (bei Krisen häufiger), Entspannung, Training im simulierten o. beschützenden Arbeitsfeld, sozialpsychiatr. Hilfen

Vorgehen: psychoedukativ, Rückmeldung aus Verhaltenstraining und soz. Wahrnehmung

Hogarty et al. (1995, 1997, deutsch 1996) wandten sich nach längerer Zeit der Familientherapie neuerdings wieder verstärkt der Einzeltherapie zu. In ihrer „Personalen Therapie“ verbinden sie eine „einsichtsorientierte“ Einzeltherapie mit Gruppenverfahren zur Krankheitsverarbeitung und zum psycho-edukativen Streßmanagement usw. Kurzzeitig werden Angehörige einbezogen.

Auf den ersten Blick handelt es sich um eine amerikanisch-pragmatische Zusammenstellung sehr unterschiedlicher Therapieansätze. Auf den zweiten Blick werden bewährte störungsspezifische Bausteine etwa des Berner IPT (Kap. 10) mit Einzeltherapie verbunden.

Die einzelnen Bausteine von Hogarty sind an der genannten Stelle nachlesbar. Hier soll vorläufig eine tabellarische Auflistung eine erste Orientierung geben (Tab. 9.**1**).

Göttinger Stufenmodell: In unserem 1991 erstmals beschriebenen psychotherapeutischen Vorgehen (Müller 1991, 1998) steht die Einzelpsychotherapie im Vordergrund und wird ebenfalls verbunden mit Medikation, sozialpsychiatrischen Hilfen, Gruppentherapie und Angehörigenarbeit. Das gesamte Konzept (Ambulante integrierte Therapie AiT) wird in Kap. 12 zusammenfassend dargestellt.

Das einzeltherapeutische Vorgehen verbindet (ähnlich wie bei Mentzos, aber mit geringerem analytisch orientiertem Anteil) Ich-psychologische und tiefenpsychologische Ansätze. Die Frequenz ist variabel, in der Regel beginnen wir mit einer Sitzung wöchentlich und reduzieren nach einem halben bis einem Jahr auf zweiwöchentliche Termine oder später seltener. Die Dauer der Sitzungen liegt meistens bei einer Dreiviertelstunde.

In den nachfolgenden Kapitelteilen wird das Vorgehen genauer beschrieben, deshalb soll hier die tabellarische Auflistung der einzelnen Stufen bzw. Themenbereiche genügen. Sie stellen nur eine ungefähre zeitliche Abfolge dar und überlappen sich inhaltlich.

Inhalte der Göttinger Einzeltherapie:

1. Krankheitsverarbeitung (Coping-Hilfe)
2. Identifikation von Streßfaktoren und Frühwarnzeichen
3. Bewältigung psychosozialer Krisen
4. Realitätsprüfung fördern (Verbesserung von Ich-Funktionen)
5. Identitätskonturierung fördern, tiefenpsychologische Selbst-Stabilisierung

Ziel: Reduktion der Vulnerabilität.

An dieser Stelle ist anzufügen, daß bei allen Autoren und allen gegenwärtigen Konzepten selbstverständlich psychotherapeutisches Vorgehen mit medikamentöser Rezidivprophylaxe verbunden wird.

Psychotherapie und medikamentöse Rezidivprophylaxe sollen parallel erfolgen, es gibt kein „Entweder – Oder“.

9.3 Praxis der Einzelpsychotherapie

Bisherige Veröffentlichungen zur Einzelpsychotherapie bei Psychosen beschreiben in aller Regel Konzepte aufgrund hypothetischer Vor-Annahmen, geben aber selten (Ausnahme s.o. Benedetti) einen konkreten Einblick in das therapeutische Vorgehen selbst. Mentzos‘ subtile psychodynamische Erörterung liest sich faszinierend, Hogartys Therapie-Liste ist überzeugend. Aber wie kann man das umsetzen, wie kann die Sprache sein? Hier soll deshalb beides versucht werden: Wir wollen möglichst anschaulich unsere Praxis einzeltherapeutischen Vorgehens darstellen und dabei dem Leser (unterstützt durch erläuternde Skizzen unseres therapeutischen Hintergrundes) ermöglichen, den therapeutischen Ansatz nachzuvollziehen. Es ist klar, daß jeder Therapeut dabei seiner Person entsprechend unterschiedlich kontaktiert, formuliert, leitet – dennoch kann vielleicht der Leser beim Vergleich seines Vorgehens mit unserem die gemeinten Leitlinien nachvollziehen.

Einzelpsychotherapie ist übrigens nicht speziellen Institutionen vorbehalten, sondern kann auch von niedergelassenen Psychotherapeuten ausgeführt werden.

Sie ist in den Indikationskatalog der Verträge der Kassenärztlichen Bundesvereinigung aufgenommen, es besteht somit eine Leistungspflicht der Krankenkassen, wenn eine Indikation nachgewiesen wird. Psychotherapie bei Psychosen wird genauso von Kassen honoriert wie Psychotherapie von Neurosen, analog zu tiefenpsychologischem Vorgehen, also für 50 bis 100 Stunden oder 100 bis 200 halbe Stunden. Damit sind Behandlungen über rund 3 Jahre finanzierbar.

9.3.1 Das Gespräch bei beginnendem Rezidiv

Einführung

Der schizophrene Kranke hat in der akuten Phase der Psychose meistens diffuse oder konkrete Angst, in seinem Erleben hat sich bisher sicher Erschienenes aufgelöst. Wahnwahrnehmungen und evtl. Halluzinationen versuchen diese Angst zu binden, allerdings oft nur unzureichend. Unsere Aufgabe im Erstkontakt ist es, dem Kranken in Ruhe zuzuhören, uns in seine Empfindungen einzufühlen, ihn ernst zu nehmen und seine Angst zu akzeptieren.

Dann empfiehlt sich zunehmend gezieltes Nachfragen zu den speziellen Befürchtungen und Angstinhalten. Dadurch gelingt es oft im weiteren Gesprächsverlauf, die Angst des Patienten stärker zu konkretisieren und zu fokussieren. Ein Teil der diffusen Angst läßt sich dann in zielgerichtete umwandeln, mit der erfahrungsgemäß leichter umzugehen ist, so daß es dann bald zu einer Angstreduktion und Beruhigung des Kranken kommt. Zu der uns geläufigen psychiatrischen Exploration tritt also das systematische Element der gezielten Konkretisierung von Angstinhalten hinzu.

Neben der emotional-empathischen Einfühlung besonders zu Anfang des Gesprächs sollte der Arzt auf der kognitiv-interpretativen Ebene dann schon im Erstgespräch dem Kranken mitteilen, daß er selbst die Wahrnehmungen des Patienten als Krankheit ansieht. Das kann mit unterschiedlicher Erklärung erfolgen, etwa als Überreizung des Nervensystems, krankhafte Verknüpfung realer Wahrnehmungen, nervöse Erschöpfung oder direkt als Psychose, insbesondere dann, wenn der Kranke vorher über diese Möglichkeit informiert wurde. Der Arzt bietet damit eine verläßliche und authentische und für ihn selbst vertretbare Erklärung an. Das ist wichtig, weil damit auch eine Grundhaltung der Offenheit und Sicherheit gemeint ist, die den Umgang mit schizophrenen Kranken generell bestimmen sollte. Scheinbare Identifikation mit zustimmender Übernahme psychotischer Symptome und Pseudo-Verständnis würden den Kranken nur weiter irritieren, weil er den falschen Zungenschlag sensibel spüren würde.

Anschließend an die Feststellung einer fehlerhaften Funktion oder Krankheit ist der Patient kurz (und in weiteren Gesprächen ausführlicher) zu informieren über die Möglichkeit, mit Medikamenten Linderung zu verschaffen. Das Gespräch über das weitere therapeutische Vorgehen kann so eingeleitet werden.

Bei akuter Erkrankung bzw. beginnendem Rezidiv:
Angstreduktion – Information – Arbeitsbündnis.
Patienten ernst nehmen, in Ruhe zuhören, Angstinhalte explorieren und konkretisierend nachfragen, Angst fokussieren und damit reduzieren. Affekte rational benennen, nicht erweiternd explorieren. Offenheit und Klarheit. Information über Behandlungsnotwendigkeit, Mitarbeit des Patienten anstreben.

Fallbeispiel

Der uns bisher nicht bekannte 26jährige Patient H.-E. M. wurde von zwei Freunden als „Notfall" in die Poliklinik gebracht. Im ersten Gesprächsabschnitt wurde mit ihm und den beiden Freunden gemeinsam darüber gesprochen, was der Anlaß für diesen Besuch war, welche Veränderungen den Freunden auffielen. Diese berichteten, daß Herr M. sich seit einigen Tagen im gleichen Haus zurückgezogen habe, daß er ängstlich wirkte, eventuell murmelnde Selbstgespräche führe, den Briefträger heute ausgesperrt und ihn grundlos beschimpft habe. Tagsüber habe er seit zwei Tagen das Fenster mit dem Rollo verdunkelt. Mit Mühe sei er überredet worden, jetzt mitzugehen. Dadurch weiß der Patient, was über ihn berichtet wird, es wird nicht zu Beginn „hinter seinem Rükken" über ihn geredet.

Anschließend bittet der Arzt „Ich möchte jetzt mit Herrn M. allein sprechen. Sie (Freunde) bitte ich solange draußen zu warten. Danach wollen wir gemeinsam besprechen, welche Hilfe möglich oder nötig ist".

Dem Patienten wird damit die Möglichkeit angekündigt, allein mit dem Arzt zu sprechen. Eventuell möchte er von inneren Empfindungen oder Erlebnissen sprechen, die aber nicht vor den Freunden ausgesprochen werden sollen. Der Patient wird nicht gefragt, ob er das eventuell möchte, weil er dann zusätzlich nachdenken müßte und eventuell durch Loyalitätskonflikte weiter irritiert werden könnte. Der Arzt vermeidet das mit klaren Äußerungen, benennt das Gespräch zu zweit als seinen Wunsch und entlastet damit den Patienten von eigener Entscheidung. Sollte dieser das nicht wollen, den Wunsch äußern, daß die Freunde beschützend im Raum bleiben, so würde das natürlich akzeptiert werden.

Arzt: „Was beschäftigt Sie?"

Nach der bisherigen Mitteilung der Freunde folgt jetzt eine relativ neutrale Frage. Diese läßt vorläufig offen, ob den Patienten innerseelisch etwas beschäftigt oder mehr in der Außenwelt. In einer psychotherapeutischen Situation mit neurotischen Patienten würde man fragen „Was geht in Ihnen vor?" Im Gespräch mit dem Schizophrenen wäre das eine noch nicht gerechtfertigte Einengung auf innerseelische Vorgänge.

Patient: „Es ist so unheimlich ...", nach einer Pause, in der der Arzt aufmerksam zuhört: „Da braut sich was zusammen, ich weiß auch nicht, draußen ist es so verändert ..."

Arzt: „Was ist besonders verändert draußen?"

Von der Mitteilung des Patienten wird die Veränderung aufgegriffen und konkretisierend nachgefragt. Obwohl wahrscheinlich mehrere innere und äußere Wahrnehmungen auf Veränderungen und ein unheimliches Gefühl hinweisen, wird erst der Hinweis auf äußere Veränderung aufgegriffen, weil der dem Arzt bisher unbekannte Patient eventuell darüber leichter sprechen kann als über innere Vorgänge. Außerdem wies das Herunterlassen des Fensterrollos darauf hin, daß ihm die Ausgrenzung der Außenwelt wichtig war.

Patient: „Alles, die Bäume, die Menschen, die Autos, die fuhren immer wieder ums Haus ..."

Arzt: „Bitte kommen Sie mit mir ans Fenster, damit wir uns das ansehen können."

Der Arzt nimmt die Wahrnehmung des Patienten ernst, teilt mit seinem Vorschlag mit, daß er interessiert ist an genauerer Klärung und daß ihn selbst ein gemeinsamer Blick nach draußen jetzt nicht ängstigt. Er fragt nicht, ob das der Patient jetzt möchte oder sich zutraut, um derzeit nicht eine Beobachtung des inneren Wollens zu verstärken mit eventuell einer Zunahme der Ambivalenz. Die Mitteilung als Bitte des Arztes entlastet von eigener Entscheidung, läßt gleichzeitig die Möglichkeit offen, diese Bitte eventuell auch abzulehnen.

Der Patient steht auf, geht mit dem Arzt ans Fenster des Untersuchungszimmers. Der Arzt stellt sich daneben, ohne den Patienten zu berühren, beide schauen heraus.

Arzt: „Was fällt Ihnen hier vor dem Haus auf?"

Die Frage unterstellt, daß nicht nur vor dem Haus des Patienten Veränderungen bemerkbar sind, weil der Patient ausweitend vorher gesagt hatte „Die Bäume, die Menschen, die Autos". Ansonsten könnte man natürlich auch fragen „Fällt Ihnen hier auch etwas auf?" Daraus könnte der Patient aber eventuell ableiten, daß der Arzt meint, hier könne die sonstige Wahrheit des Patienten nicht zutreffen.

Patient: „Die Bäume wirken so dunkel, die Äste sind schwarz, das sieht wie tot aus." Nach einer Pause: „Die Autos biegen ab und kommen zurück, besonders rote Autos fahren ums Haus, immer wieder ..."

Der Patient greift aus der Außenwelt zwei Beobachtungen heraus, der Arzt geht darauf ein. Da Winter ist, haben die Bäume tatsächlich kein Laub und wirken dunkel. Aus dieser Mitteilung wird das Bedrohliche für den Patienten registriert, der Affekt kurz benannt, aber nicht vertieft. Dann wird zur gemeinsamen Überprüfung und Verstärkung der Ich-Funktion Realitätsprüfung das Auto-Thema herausgegriffen, weil der Patient hier besondere Wiederholungen benannte. Gleichzeitig wird dabei die bedrohliche Empfindung auf ein Thema fokussiert.

Arzt: „Das macht Ihnen offenbar Angst. Die Bäume sind im Winter ohne Laub tatsächlich besonders dunkel. Lassen Sie uns jetzt die Autos überprüfen, wir wollen die Autofarben ansehen."

Beide betrachten die Abfolge der Autofarben, der Patient wird ermuntert, Farben zu benennen und auf Wiederholungen zu achten. Dabei wird deutlich, daß offenbar eine zufällige Abfolge diverser Autofarben zu beobachten ist, dem Patienten aber jeweils die Farbe rot besonders merkwürdig oder intensiv vorkommt.

Arzt: „Die roten Autos sind hier nicht in der eindeutigen Überzahl, aber die Farbe macht Ihnen auch jetzt Angst. Rote Feuerwehrwagen sind ja auch bei Gefahr häufiger auf der Straße."

Die gemeinsame Wahrnehmung wird benannt, die Realitätsprüfung ergab keine Häufung roter Autos, was der Patient bemerken kann. Das intensivere und ängstigendere Erleben der Farbe Rot wird mit dem Beispiel der Feuerwehrwagen benannt und damit jetzt das Bedeutungserleben des Patienten angesprochen.

Patient: „Ja, das Rot ist aber so komisch, so bedrohlich."

Arzt: „Die macht Ihnen Angst, und die Nerven sind schon ganz empfindlich."

Patient: „Ich finde keinen Schlaf, muß immer daran denken."

Arzt: „Ihre Nerven sind schon ganz überreizt, so daß Sie kaum noch Ruhe finden. Ich glaube Ihnen das und daß das Angst macht. So etwas gibt es bei mehreren Menschen, wenn das Nervensystem überreizt ist. Bei manchen Menschen spielt das Nervensystem ihnen auch einen Streich, gibt falsche Meldungen, z.B. über Menschenstimmen, obwohl niemand in der Nähe ist. Geht Ihnen das auch so?"

Nachdem im Anschluß an die gemeinsame Realitätsprüfung der Aspekt inneren Erlebens thematisiert werden konnte, wird die Angst noch einmal fokussierend und auf die Autos bezogen benannt. Eine solche Fokussierung der Angst ist oft entlastend. Gleichzeitig wird das Erleben des Patienten als wahr und belastend benannt. Der Arzt akzeptiert ausdrücklich die Angst des Patienten und benennt sie. Es hätte wenig Sinn, dem Patienten das auszureden, etwa mit dem Hinweis, daß rote Autos gar nicht in der Überzahl sind. Der Patient erlebt ja seine Angst wirklich und ist oft erleichtert, wenn der Arzt nicht wie andere Personen ihm dies auszureden versucht. Deshalb kann mit eigener Überzeugung bestätigt werden, daß der Arzt ihm die Angst glaubt.

Gleichzeitig wird angeboten, daß hier eine Überreizung des Nervensystems vorliegt, auf die der Patient reagiert. Damit wird eine Trennung angeboten, die als Funktionsstörung eines Teils des Organismus vom Patienten oft besser akzeptiert werden kann als wenn er „als Ganzer nicht richtig" sei. Die Reaktion der Person auf eine Funktionsstörung wird als plausibel stehengelassen.

Die direkte Mitteilung, daß es andere Menschen gibt, die so etwas erleben, entlastet weiterhin. Im Anschluß daran werden weitere Symptome exploriert, nach akustischen Halluzinationen gefragt, ob er das „auch" habe.

Der Patient verneint akustische Halluzinationen. Er kann damit zwischen sich und anderen Patienten differenzieren.

Arzt: „So etwas, was Sie jetzt erleben, kann der Beginn einer krankhaften Veränderung des Nervensystems sein. Wir nennen das Psychose. Die kann man behandeln, erst einmal mit Medikamenten gegen die Angst, die wirken schnell."

Nach Übereinkunft über das Krankhafte im überschießenden Erleben des Patienten wird die Krankheit als „Psychose" benannt und ein Arbeitsbündnis angeboten, eine Behandlung, um diese Angst zu lindern.

Wenn der Patient sich – oft erleichtert – darauf einlassen kann, wird der sofortige Beginn dieser Behandlung vorgeschlagen. Dazu können und sollen die Freunde wieder ins Zimmer gerufen werden. Anschließend wird ihnen mit Einverständnis des Patienten kurz die Erkrankung „Psychose" benannt, ihr Gang mit dem Patienten zur Poliklinik heute als hilfreich und notwendig bestätigt und die Behandlung kurz erläutert.
In diesem Fall wurde ein Neuroleptikum langsam i.v. injiziert und dabei und kurz danach der Patient gebeten, über seine (ängstlichen oder sonstigen) Empfindungen zu berichten.
Der Patient wird um Mitarbeit und Rückmeldung gebeten, ist damit dem ärztlichen Handeln weniger passiv ausgeliefert, was sonst ängstigen könnte.
Nach halbstündiger Warte- und Ruhezeit im Zimmer mit den Freunden sind alle Beteiligten erfreut über die Hilfsmöglichkeit und die tatsächliche Verminderung der Angst. Dann wird das weitere Vorgehen besprochen und erörtert, ob die notwendige Weiterbehandlung in der Klinik oder ambulant erfolgen soll. In diesem Fall wünschte der Patient ambulante Behandlung. Gemeinsam mit den Freunden wurde daraufhin die Bedingung ambulanter Behandlung besprochen, daß wegen neuer Angst und eventueller Nebenwirkungen der Patient in der Nacht nicht allein sein sollte. Ein Freund erklärt sich bereit, bei ihm zu übernachten. Für den nächsten Tag wurde die Nachuntersuchung und Weiterbehandlung vereinbart und für die Nacht eine Reservemedikation mitgegeben.

Was tun wir mit einer solchen Gesprächsstrategie?

- Wir nehmen den Patienten ernst, fühlen uns in seine Not ein und akzeptieren seine Angst. Er erlebt diese ja tatsächlich. Eine Diskussion darüber, ob die Angst begründet sei oder nicht, ist nicht hilfreich. Gleichzeitig signalisieren wir, daß durch seine Erlebnisse der Arzt nicht geängstigt wird und ein Gespräch darüber nicht vermieden werden muß.
- Gezielte Nachfragen konkretisieren und reduzieren diese Angst. Der Arzt versucht damit, den Patienten zu verstehen, übernimmt anfangs auch Hilfs-Ich-Funktionen.
- Die frühe und authentische Erklärung als Erkrankung des Zentralnervensystems fördert die Abgrenzung der gesunden Ich-Anteile beim Patienten und die Ausgrenzung der krankhaften und bedrohlichen Erlebnisse. Im Gegensatz zu eigenen Ausgrenzungsversuchen auf die Umwelt zu (als Schutz und Orientierung gegen Bedrohung) wird aber durch die Lokalisation auf sein Zentralnervensystem Verständnis für seine Behandlungsnotwendigkeit vorbereitet.
- Wir bieten dem Kranken Hilfe durch eine Behandlung an und machen ihm damit Hoffnung auf einen Ausweg.
- Der Kranke soll nicht entmachtet oder sogar überrumpelt werden. Wir fordern den Kranken vielmehr zur Mitarbeit auf, er ist Partner des Arztes bei der Behandlung seiner Krankheit.

Diese fünf Schritte sollen schon im Erstgespräch angestrebt und bei weiteren Kontakten wiederholt und durchgearbeitet werden.

Fallbeispiel

Der 28jährige Patient J.O. ist Finanzbeamter in Ausbildung. Er wurde schon eineinhalb Jahre in unserer Ambulanz behandelt, die Krankheitsverarbeitung ist mehrfach thematisiert worden. Die Dosierung der neuroleptischen Rezidivprophylaxe wurde seit vielen Monaten vorsichtig gesenkt, weil der Patient sich bei der Arbeit beeinträchtigt fühlte.
Eines Tages rief er selbst an, zögerte etwas am Telefon und sagte dann vorsichtig „Ich bin so unruhig, ich glaube es geht wieder los."
Ärztin: „Dann kommen Sie am besten gleich her."
Patient: „Wollen Sie auch noch mit meinem Vater sprechen?"
Ärztin: „Ja."
Da der Patient selbst anrief, aber zögerte und nicht direkt nach der Dosierung seiner zu Hause vorbereiteten Reservemedikation fragte, wurde ihm klar und eindeutig ein sofortiger Besuch in der Ambulanz vorgeschlagen. Es wurde nicht länger gefragt, ob er selber meine, ob ein Besuch notwendig ist oder ob es mit der Reservemedikation gehe, um ihm nicht die Entscheidung schwerer zu machen.

Der Patient fragt klar, ob die Ärztin noch mit dem Vater sprechen möchte und bietet das damit an. Im Gegensatz zu psychotherapeutischen Gesprächen mit neurotischen Patienten wird jetzt nicht hinterfragt, ob er es selbst möchte oder ob der Vater vorher den Wunsch geäußert habe und was er selbst denn dazu meine, sondern es wird klar und eindeutig nur mit „Ja" geantwortet.
Vater: „Soll ich ihn selber fahren lassen oder lieber bringen?"
Ärztin: „Bringen Sie ihn lieber."
Auch hier folgt wieder eine klare Antwort, keine Diskussion am Telefon, die eventuell Ambivalenzen verstärken könnte.
Patient und Vater treffen gemeinsam in der Klinik ein, begegnen der Ärztin auf dem Flur, werden beide von ihr ins Untersuchungszimmer gebeten. Da beide Personen gemeinsam eintreffen, kann aus ihrem Verhalten geschlossen werden, daß der Patient mit der Begleitung durch den Vater einverstanden ist. So werden ohne weitere Diskussion beide Personen ins Untersuchungszimmer gebeten. Bei Neurosepatienten würde die Begleitung durch den Vater benannt werden und der Patient gefragt werden, ob er erst allein mit der Ärztin sprechen möchte oder erst der Vater, warum der Vater mitkam usw.
Ähnlich wurde der Telefonkontakt gehandhabt. Ungünstig wären längere Diskussionen über die Wünsche des Patienten. Ein ungünstiges Beispiel dafür ist: Die Ehefrau eines Patienten rief seinen behandelnden Arzt an und wollte mit ihm am Telefon über den Patienten sprechen. Der Arzt ließ sich darauf nicht ein, sondern verwies darauf, daß er erst das Einverständnis seines Patienten einholen müsse. Die Ehefrau drängte, ein Gespräch sei eilig. Der Arzt lehnte das ab und forderte, daß der Patient erst selbst anrufen solle und beendete dann das Gespräch von sich aus. Später wurde bekannt, daß die Ehefrau Anzeichen eines psychotischen Rezidivs wahrgenommen hatte, den Patienten zum Arztbesuch nicht motivieren konnte und in ihrer Not um Rat fragen wollte. Das hatte der Arzt aus falsch verstandener Loyalität nicht zugelassen.
Bei schizophrenen Patienten wird zu Beginn der ambulanten Nachsorge mit Patient und Angehörigen gemeinsam besprochen, daß es einmal notwendig sein kann, daß auch Angehörige telefonischen Kontakt zum Arzt suchen. Angehörigen wird empfohlen, wenn möglich, darüber Einverständnis mit dem Patienten herbeizuführen. Wenn das nicht gelinge, werde man zuhören, aber in der Regel beim späteren Kontakt mit dem Patienten diesem vom Gespräch zusammenfassend berichten.
In diesem Fall kamen beide Personen in die Klinik und wurden beide ins Untersuchungszimmer gebeten. Der Patient hätte sagen können, daß er die Ärztin alleine sprechen möchte, das war jedoch nicht der Fall.
Dem Patienten wird in der für zwei Personen im Gegenübersitzen eingerichteten Sitzgruppe ein Platz angeboten, für den Vater wird ein Sessel dazugestellt. Patient: „Ich fühle mich innerlich so unruhig ... Ich mache schon am Tag und in der Nacht das Radio an zur Ablenkung, das hilft aber nicht."
Ärztin: „Haben Sie über die Unruhe hinaus auch selbst das Gefühl, daß mit Ihnen oder der Umwelt etwas verändert ist?"
Patient: „Ja, wenn ich die Straße entlangehe, sprechen die über mich oder tuscheln so ..., keiner spricht mich an ... Ich gehe dann immer weg, aus einer Gaststätte bin ich dann plötzlich rausgegangen."
Ärztin: „Woran merken Sie, daß andere Menschen über Sie reden?"

Bei Schizophrenen wird die Wahrnehmung auf der Ebene der Ich-Funktionen überprüft. Bei Neurosepatienten würde man nach dem Affekt fragen, etwa mit der Formulierung „Was fürchten Sie?" Eine solche Verstärkung der Affekte ist bei schizophrenen Patienten nicht günstig. Dieser Patient hatte schon eingangs auf eine affektive Dysregulation hingewiesen, das muß dann nicht verstärkt, sondern eher begrenzt werden.

Patient: „Die gucken immer rüber und reden so leise, da weiß ich dann, daß die über mich tuscheln."
Ärztin: „Sonst sind Sie nicht so schüchtern, gehen nicht weg, nehmen eher am Gespräch teil, stellen sich dazu. Das ist jetzt anders."
Patient: „Ja, das ist anders."
Gemeinsam mit dem Patienten wird seine Verhaltensänderung in Beziehung gesetzt zu seiner Veränderung im Erleben der Umwelt, der anderen Menschen. Das wird jetzt nicht vertieft, weil das Erlebnis an sich klar ist und eine Vertiefung eventuell den Affekt verstärken könnte. Statt dessen wird verbreiternd nach anderen Situationen mit ähnlichem Erleben gefragt, quasi als Vergleich.

Ärztin: „In welchen Situationen hat sich noch etwas verändert?"
Patient: „Beim Waldlauf kommen mir die Bäume und das Laub irgendwie bedrohlich und anders vor, bedrängend."
Ärztin: „Gibt es noch andere Irritationen, z.B. auch wenn keine Menschen da sind, wenn Sie z.B. zu Hause sind?"
Patient: „Ja, beim Einschlafen, wenn ich zur Ruhe kommen möchte, gehen mir wirre Gedanken durch den Kopf, alles mögliche, dann kann ich gar nicht einschlafen."
Auch bei der Mitteilung über den Waldlauf ist die Äußerung des Patienten klar, sein Affekt ebenso, es muß nicht vertiefend nachgefragt werden, eher wird weiter nach ähnlichen Situationen gefragt, um das Einzelerlebnis damit zu relativieren und um reflektierend Parallelsituationen zu erkunden, mit der dann nachfolgenden Schlußfolgerung:
Ärztin: „In verschiedenen Situationen sind Sie irritiert und verängstigt und bedroht. Das belastet Sie zunehmend. Ist das so ähnlich wie bei der früheren Erkrankung vor eineinhalb Jahren?"
Nach der Benennung von Irritationen in verschiedenen Situationen wird der Patient rational darauf angesprochen, daß hier möglicherweise eine Krankheit vorliegt, daß er das schon aus früherer Psychose kennt. Darüber wurde zwischenzeitlich bei der Krankheitsverarbeitung und bei der Vorbereitung auf prinzipiell mögliche Rezidive schon gesprochen. Es wird mit dem Patienten versucht, von der gegenwärtigen aktuellen Situation etwas Abstand zu gewinnen durch Vergleich mit einer früheren Situation, die dann auch überwindbar war.
Im weiteren Gespräch wurde erörtert, was jetzt ähnlich ist wie früher, was jetzt eventuell anders ist. Es wird die diffuse Angst noch weiter konkretisiert und als bekanntes Anzeichen eines beginnenden Rezidivs benannt.
Ärztin: „Sie wissen, daß wir das durch eine Medikamentenerhöhung behandeln können. So wollen wir das jetzt auch machen. Was meinen Sie, reicht eine Erhöhung der Medikamente zu Hause aus oder sollten Sie in der Klinik bleiben?"
Patient: „Ich weiß nicht recht ..."
Ärztin: „Dann sollten Sie lieber erst einmal in der Klinik bleiben. Ich habe zwischen Telefonat und Ihrem Eintreffen erkundet, ob wir ein Bett haben. Das geht auf der Station 1. Am besten gehen Sie gleich mit und Vater kommt auch mit, dann sieht er Ihr Zimmer."
Da der Patient selbst zögert, wird nicht weiter mit ihm diskutiert, sondern ihm die Entscheidung abgenommen, da es für den Patienten offensichtlich nicht ganz klar ist, ob er alleine zu Hause damit fertig wird. Es werden sehr klare Anweisungen gegeben, was jetzt zu tun ist.
Auf der Station wird das Gespräch mit dem Patienten fortgesetzt mit der Frage, seit wann konkret diese Veränderungen bestehen, womit es begonnen habe. Beginn und Dauer des Rezidivs werden damit erörtert und anschließend daran erinnert, daß das so ähnlich wie bei früherer Erkrankung ist und daß damals die Dosierung ... zu einer Remission innerhalb von 10 Tagen führte. Der Patient wird um sein Einverständnis gebeten, mit der damaligen Dosierung auch heute zu behandeln.
Der bis auf die Station begleitende Vater wird gebeten, Nachtzeug von zu Hause zu holen und dann noch einmal zu Besuch zu kommen, für heute aber nur kurz. Die Ärztin kündigt einen weiteren Besuch in zwei bis drei Stunden an, bis dahin wird die erste, orale, Medikation etwas gewirkt haben. Dem Patienten wird damit die Sorge vor eventuellen Nebenwirkungen genommen, jeder Therapieschritt wird ihm erläutert.
Wenn in dieser Situation in der eigenen Klinik, die dem Patienten bekannt ist, kein Bett zur Verfügung stünde, sollte das klar benannt werden als äußeres Hindernis, damit der Patient nicht etwa vermutet, man wolle ihn jetzt in dieser Klinik nicht haben, man habe etwas gegen ihn. Dann müßte klar erörtert werden, ob der Patient in das nahegelegene Landeskrankenhaus gehen möchte oder ob unter dieser Situation zumindest bis morgen ein ambulanter Behandlungsversuch unternommen werden und am anderen Vormittag in dieser Klinik nach einem freien Bett gesucht werden soll.

9.3.2 Krankheitsverarbeitung

Einführung

„Was man in der schizophrenen Erkrankung erleidet, ist etwas Unerhörtes: Man erlebt die Hölle und den Himmel, man erlebt, wie man verloren geht, im geistigen Sinne stirbt, wie man ein Anderer, Fremder in alter Gestalt wird. Man wird in seiner sozialen Stellung erschüttert. Man wird in seinem Anse-

hen, seiner Ehre, in seiner Stellung in Beruf und in der Familie bedroht. Wie konnten die Psychiater unter diesen Umständen erwarten, man wäre nach der Heilung der Psychose genau derselbe Mensch wie vorher?

Viele haben ihre berufliche Stellung verloren oder sehen sie gefährdet, und ihre Arbeitskameraden sind zu höheren Stellungen aufgerückt und haben sie überflügelt. Manchmal sind ihnen die Kinder entfremdet oder über den Kopf gewachsen; Liebe und Treue der Ehegatten sind auf eine harte Probe gestellt worden; das eigene Ansehen unter Freunden und Bekannten hat gelitten oder die Geheilten fürchten wenigstens, daß es gelitten habe. Diese Entwurzelung weckt nicht bei jedem Menschen die Kräfte zur tätigen Selbstbehauptung.“

Bleuler, von dem dieses Zitat stammt (1972, S. 53 f.), hat schon vor fast drei Jahrzehnten die schwere Belastung des Patienten durch seine Erkrankung und deren Folgen gesehen. Aus seinen Beobachtungen zur Reaktion des Patienten kann man Negativ-Symptome und ein „postremissives depressives Erschöpfungssyndrom“ ableiten.

In der heutigen Nachsorge stellt sich die Aufgabe, Schizophrenen bei der Verarbeitung ihrer Erkrankung zu helfen, damit sie erträglich leben und Hoffnung haben können. Über psychologisches Verständnis hinaus ist die Art der Krankheitsverarbeitung auch pragmatisch wichtig für Nachsorge und Rezidivprophylaxe. Man kann ja als Patient nur dann an ärztlichen Maßnahmen mitwirken, wenn man seine Erkrankung sachgerecht verarbeitet hat und nicht nur verleugnet.

- Schizophrenie ist eine sehr belastende Erkrankung.
- Hilfe zur Krankheitsverarbeitung ist dringend notwendig.
- Angemessene Krankheitsverarbeitung und zumindest partielle Akzeptanz sind nötig für langfristige Arztbesuche und Mitwirkung an medikamentöser Behandlung und Prophylaxe.
- Effiziente Krankheitsverarbeitung ist erst nach der Remission produktiver Symptome möglich.

Wie kann man die Erkrankung Schizophrenie verarbeiten, wie kann man mit überdauernden Beeinträchtigungen einerseits und der Gefahr wiederholter schwerer Erkrankungen andererseits weiterleben? Sind – bei der Annahme erhöhter Vulnerabilität – Rückzug und Krankheitsverleugnung ganz andere Mechanismen der Krankheitsverarbeitung als bei schweren körperlichen Erkrankungen seelisch gesunder Menschen, sind Verleugnungstendenzen nicht naheliegend?

Es gibt seit der wichtigen Arbeit von Mayer-Gross (1920) verschiedentlich kasuistische Berichte und explorative Studien zu diesem Thema (z.B. Bender 1988, Böker und Brenner 1983, Müller und Günther 1984, Thurm-Mussgay und Häfner 1990).

In den letzten Jahren gewann bei schweren und chronischen körperlichen Erkrankungen die Krankheitsverarbeitung zunehmende Bedeutung und wurde standardisiert untersucht, z.B. bei Karzinom, Herzinfarkt, Niereninsuffizienz, multipler Sklerose, Myasthenia gravis, Hirntumor und bei vielen anderen Erkrankungen.

Entsprechend wurde in neuerer Zeit auch mit systematischen und standardisierten Untersuchungen zum Erleben und zur Verarbeitung bei schizophrenen Kranken begonnen (z.B. Bellack et al. 1992, McEvoy et al. 1993, Pössl et al. 1990, Takai et al. 1990, Übersicht s. Böker u. Schaub 1997).

Es ist zu fragen, ob es geeignete und weniger gut geeignete Coping-Strategien gibt. Plausibel ist, daß z.B. Verleugnung aufgrund irrationaler Ängste und eigenartiger Krankheitshypothesen nicht hilfreich ist für einen sachgerechten Umgang mit der Erkrankung und ihrer Behandlung. Die Compliance mit ärztlichen Maßnahmen wird dann geringer sein, wenn man sich als Patient z.B. diffuser Bedrohung ausgeliefert fühlt, gegen die man ohnehin nichts machen zu können meint.

In einer eigenen älteren Untersuchung (Müller und Günther 1984) war z.B. zu finden, daß Patienten wohl in die Poliklinik zur medikamentösen Rezidivprophylaxe kamen, den Namen ihrer Krankheit verleugneten sie aber zum Teil. Auch wenn, wie in dieser Studie, der Arzt im Gespräch die Bezeichnung der Erkrankung genannt hatte, konnte sich bei späterer Befragung am gleichen Tag nur ein Teil der Patienten daran erinnern.

In der ANI-Studie (Müller et al. 1992) zeigte sich an größerer Probandenzahl, daß die Art der Krankheitsverarbeitung nicht abhing von der
- Art der Medikation,
- dem Alter,
- der Dauer der Erkrankung,
- dem Ersterkrankungsalter,
- der Zahl stationärer Aufnahmen.

Einflüsse fanden sich hingegen

- beim Geschlecht (Frauen denken häufiger an Zufall),
- beim Familienstand (Ledige halten die Erkrankung seltener für einen Zufall),
- bei der Schulbildung (bei höherer Ausbildung finden sich mehr kritische Auseinandersetzungen mit ärztlicher Tätigkeit, und die Erkrankung wird seltener als Zufall angesehen).

Das heißt auch: Krankheitsfaktoren scheinen das Copingverhalten wenig zu beeinflussen, es hängt eher von persönlichkeitsspezifischen Verarbeitungsmustern ab. Im Laufe der zweijährigen Nachbehandlung in dieser Studie ging die Krankheitsverleugnung signifikant zurück; das weist auf Einflußmöglichkeiten ärztlicher Verarbeitungshilfe hin.

> Die Krankheitsverarbeitung hängt mehr von persönlichkeitsspezifischen Verarbeitungsstilen ab als von Krankheitsvariablen. Sie ist therapeutischen Einflußnahmen zugänglich und versachlicht sich dadurch.

Hingegen fanden sich bei Thurm-Mussgay und Häfner (1990) an kleiner und wohl stärker selektierter Probandenzahl eine höhere Zahl von Präventivstrategien bei längerer Erkrankungsdauer, aber auch eine geringere bei schwereren Erkrankungen. Je mehr die Patienten aber der Überzeugung waren, selbst ihre Krankheit beeinflussen zu können, um so mehr konnten sie Strategien zur Vorbeugung eines Rückfalls benennen.

Bemerkenswert ist, daß entgegen häufiger Vermutung Schizophrene nicht generell häufiger ihre Erkrankung verleugnen als Patienten mit belastenden körperlichen Erkrankungen! Sie gehen dann nur eventuell nicht konstruktiv damit um.

Therapeutisch wäre demnach von einer versachlichten Kenntnis von Erkrankung und Behandlung ein positiver Einfluß auf die Krankheitsverarbeitung zu erwarten. Das betonen Süllwold und Herrlich (1992 und 1998) und weisen darauf hin, daß eigene irrationale Erklärungsversuche nicht selten unrealistische Ängste und Befürchtungen unterhalten, mit der Folge unzureichender Compliance. Die Autorinnen bemühen sich deshalb um eine angemessene Verarbeitung, um ein *„funktionales Krankheitskonzept"* mit den Bausteinen

- Vermittlung der zentralen Hypothese erhöhter Vulnerabilität mit gestörter zentral-nervöser Erregungbalance,
- Wahrnehmung individueller und subjektiver Beeinträchtigung,
- Selbstbeobachtung von Zusammenhängen: in welchen Situationen treten Störungen auf?
- Förderung der Unterscheidung zwischen Symptomen und Persönlichkeitsmerkmalen,
- Entwicklung effektiver Bewältigungsstrategien zur Erhaltung eigener psychischer Stabilität,
- Erklärung der Funktion neuroleptischer Medikation.

Die genannten Autorinnen bevorzugen einzeltherapeutisches Vorgehen und fanden bei ihrer Nachuntersuchung zu 86% volle Krankheitseinsicht und ein funktionales Krankheitskonzept.

Beim Göttinger Stufenmodell stellt die Hilfe zur angemessenen Krankheitsverarbeitung die Basis weiterer Einzeltherapie dar. Sie steht deshalb am Anfang der ambulanten integrierten Therapie, wird aber auch in späteren Behandlungsabschnitten immer wieder aufgegriffen und verstärkt. Sie behält über Jahre einen hohen Stellenwert und kann auch später noch modifiziert werden.

Fallbeispiel

Der 26jährige Jurastudent L. R. war vor der jetzigen stationären Erstbehandlung, wie erst später zu erfahren war, schon drei Jahre lang mit langhingezogenem Beginn und diskreter paranoid-sensitiver Symptomatik erkrankt, hatte sich längere Zeit zurückgezogen und seine Symptome den Eltern gegenüber verborgen. Ihnen war nur ein psychosozialer Rückzug mit depressiv erscheinenden Verstimmungen aufgefallen.

Zur klinischen Behandlung kam es nach auffälligem Verhalten in der Stadt, Passanten fanden ihn versunken vor einem Haus stehen und informierten die Polizei.

Nach neurologischem Ausschluß des anfänglichen Verdachtes auf ein Anfallsleiden mit Umdämmerung kam er in die Psychiatrische Klinik und wurde dort recht lange über drei Monate behandelt. Bei der Entlassung war die produktive Symptomatik abgeklungen, im Vordergrund stand ein erhebliches psychomotorisches postremissives depressives Antriebsmangelsyndrom, so daß eine spätere Wiederaufnahme des Studiums mehreren Ärzten sehr fraglich erschien.

Ambulant erfolgten mehrere Gespräche allein und gemeinsam mit den Eltern, in denen über die derzeitige Befindlichkeit und Belastbarkeit fragend gesprochen wurde. Denn die differenzierten und einfühlsamen Eltern wollten helfen und fragten, ob durch einige Kurzreisen, die der Patient früher immer gern mitgemacht hatte, die Rückkehr zu „normalen" Lebensumständen gebahnt werden könnte, oder ob dies eventuell eine Überforderung sein könnte.

Der Patient hielt sich erst eine Zeitlang im hilfreichen Elternhaus auf und fuhr wöchentlich zu Gesprächen über 140 km in unsere Ambulanz. Auf der Station waren die Kontakte zwischen Eltern und Patient skeptisch betrachtet worden, bis hin zu Empfehlungen zu verstärkter Separation. Wir erlebten die Eltern einfühlsam und hilfreich, fragten den Patienten nach seiner Einschätzung, die mit unserer übereinstimmte, und ließen ihn die selbstgewünschte Versicherung der familiären Beziehung erfahren.

Monate später, nach Rückkehr an den Studienort, berichtete der Patient, daß er sich in der Psychose von den Eltern separiert hatte und nach dem Krankenhausaufenthalt den erneuten und eher vertrauensvollen Kontakt zu den Eltern dankbar aufgreifen und vertiefen konnte.

Er sah Gesprächsmöglichkeiten mit beiden Eltern als Anzeichen zunehmender Gesundung.

In den ersten therapeutischen Gesprächen wartete die Ärztin ab, ob vom Patienten das Thema der Diagnose angeschnitten wurde. Als das nicht der Fall war, fragte die Ärztin im vierten Gespräch: „Wurde auf der Station über die Diagnose ihrer Erkrankung gesprochen?" (In anderen Situationen könnte man auch direkt fragen: „Was meinen Sie, was Sie für eine Erkrankung haben oder hatten?")

Damit kann die Ärztin erfragen, wie weit sich der Patient (und evtl. seine Familie, unter Umständen unterstützt durch die vorbehandelnden Krankenhausärzte) mit der Erkrankung und deren Namen („Psychose" oder „Schizophrenie") beschäftigt hat. Dann ist nämlich in nachfolgenden Gesprächen die Einstellung der Ärztin auf die Vorinformation des Patienten und auf seine bisherigen Gedanken besser möglich, einschließlich eventueller Ängste.

Fallbeispiel

In einem anderen Fall hatte ein Arzt große Bedenken, das Wort „Schizophrenie" selbst zu benutzen. Er verwendete selbst immer Umschreibungen, sprach höchstens von „einer Psychose", bis der Patient nebst Eltern ihn schließlich unterbrach und sagte: „Herr Doktor, Sie müssen nicht so darumherum reden, es handelt sich doch wohl um eine Schizophrenie. Wir haben nämlich schon mehrfach zu Hause in unserem Gesundheitslexikon darüber gelesen." Darauf konnte der Arzt dann erleichtert eingehen und das Gespräch klarer fortsetzen.

In diesem Fall konnte der Patient L. R. erst dann zu diesem Thema etwas sagen: „Die Ärztin auf Station hat einmal kurz von einer ‚Psychose' gesprochen, ansonsten haben wir mehrfach die Symptome als ‚psychotische Symptome' erörtert". Nachfolgend berichtete der Patient von mehreren identifizierten psychotischen Symptomen.

Ärztin: „Diese Symptome ... sind typische Anzeichen für diese Art akuter Psychose. Wir müssen darüber später noch öfter sprechen."

Meistens wird erst einmal die Diagnose „Psychose" oder „endogene Psychose" verwendet und abgewartet, ob der Patient es genauer wissen möchte. Wenn der Patient genauer nachfragt, wird der Begriff präzisiert: „Diese Art von Psychose nennen wir Ärzte ‚schizophrene Psychose'." Es folgt dann eine Erklärung der charakteristischen Symptome anhand der speziellen Symptomatik des Patienten einerseits und möglicher weiterer Symptome andererseits.

Erreicht werden soll, daß der Patient mit der Ärztin zusammen das Vorhandensein weiterer positiver oder negativer Symptome zusammenstellen kann. Anfängliche Bagatellisierungstendenzen können auf diese Weise langsam sachzentriert aufgelöst werden mit gemeinsamer Klärung der Symptome. Es soll damit von der plakativen Bezeichnung „Schizophrenie" abgerückt werden und stattdessen gleich differenziert die Escheinungsweise dieser Psychose erörtert werden.

Eingefügt wird an dieser Stelle bei Herrn R. (und regelhaft auch sonst): „Diese Erkrankung ist nicht selten, insgesamt kommt sie bei ein Prozent aller Menschen auf der ganzen Welt vor. Das heißt ja auch, daß unter hundert Menschen einer diese Erkrankung hat oder noch bekommt."

Das führt oft zu einer spürbaren Erleichterung beim Patienten, weil er sich dann nicht als benachteiligter Einzelfall sehen muß und realisieren kann, daß es sich um eine weit verbreitete und behandelbare Erkrankung handelt.

Bei diesem Patienten war die Diagnose schwer zu akzeptieren, weil eine massive Selbstwertproblematik damit verknüpft war und ist und schon Vorinformationen über ungünstige Verläufe bestanden. Das ist Anlaß, über verschiedene Verlaufsformen zu sprechen. Wir nehmen dazu öfter das Schema der Abb. 2.**4** aus Kap. 2 auf einem separaten Blatt mit bildhafter Vorlage zur Hand. Dabei sind ja dann auch positive Verlaufstypen zu erörtern.

Anhand der Abb. 6.2 aus Kap. 6 zur Rezidivprophylaxe sprachen wir mit diesem Patienten wie auch mit anderen, die dieses Schema verstehen können, über die hohe Effizienz längerer Rezidivprophylaxe.

Das geschah in diesem Fall, wie auch sonst, mit folgender Zusammenfassung: „Wenn Sie gar nichts tun, besteht eine statistische Wahrscheinlichkeit, daß Sie innerhalb von ein bis zwei Jahren mit 70% Wahrscheinlichkeit wieder erkranken. Bei angemessener medikamentöser Vorbeugung läßt sich dieses Risiko erheblich auf etwa 15% senken."

Vorläufig wurde in diesem Fall die Kränkung durch diese Erkrankung weiter erörtert. Ärztin: „Ich kann verstehen, daß es Ihnen schwerfällt, diese Diagnose zu akzeptieren, anzunehmen, daß Sie diese Erkrankung haben."

Damit wird angeboten, daß eventuelle Verleugnungstendenzen sinnvoll sind zur Rettung des Selbstwertgefühls, daß das nicht nur eine negative Reaktion uneinsichtiger Patienten darstellt.

Ärztin: „Aber wir kommen nicht darum herum, dieser Krankheit ins Auge zu blicken. Um so besser können wir alles tun, um Wiedererkrankungen möglichst zu vermeiden."

Damit wird („wir") das Arbeitsbündnis und unser Angebot zum Mit-Leiden und zur Bemühung um Verlaufsbesserung betont.

Fallbeispiel

Herr R. mochte dazu vorsichtig zustimmen, ließ aber erkennen, daß ein längeres Gespräch ihn heute überfordern würde, nicht gewünscht wurde. Das wurde in diesem Fall akzeptiert und das Thema verändert, aber erst nach dem Hinweis der Ärztin „Wir können auch jederzeit bei späteren Besuchen noch einmal darüber reden."

Mehrere Monate später, als der Patient regelmäßig in Göttingen wohnte und sein Studium wieder aufgenommen hatte, konnte die Ausprägung der damaligen psychotischen Symptomatik kritischer gesehen werden mit dem Wunsch, Wiedererkrankungen zu vermeiden.

Ärztin: „Woran würden Sie denn erkennen, wenn wieder eine Psychose droht oder kommt?"

Es schloß sich dann ein Gespräch über Streßsituationen und Frühwarnzeichen an, das im nächsten Abschnitt wieder aufgegriffen wird.

9.3.3 Identifikation von Streßfaktoren und Frühwarnzeichen

Einführung

Nach zumindest teilweiser Förderung funktionaler Krankheitsverarbeitung, nachdem mit dem Patienten über Psychose-Rezidive und erhöhte Vulnerabilität gesprochen werden kann, sind die Voraussetzungen von Rückfällen zu erörtern.

Individuelle Streßfaktoren müssen im Einzelfall identifiziert werden: Welche gingen früher einer Psychose voraus und können damit auch später eventuell Rezidive auslösen, wenn Stressoren stärker wirken als neuroleptischer Schutz (oder bei der Intervallbehandlung ohne diesen) und dann die individuelle Vulnerabilität überfordern?

Frühwarnzeichen zeigen zeitlich nach der Überforderung durch Stressoren das drohende oder schon beginnende Rezidiv an. In dieser Situation entscheidet sich, ob die Frühsymptome nur auf das drohende Rezidiv hinweisen, das noch abgewendet werden kann, oder ob ein Rezidiv schon beginnt und möglichst früh behandelt werden muß, mit der häufigen Folge schneller Kompensation.

„Streß" ist interindividuell sehr unterschiedlich. (Was die eine Person überfordert, kann die andere unter Umständen ohne Dekompensation ertragen.)
Das gilt für Gesunde und ebenso für Schizophrene.
Potentielle Stressoren sind deshalb im Einzelfall zu erarbeiten und betreffen am häufigsten emotionale und kognitive Überforderung bei
- interpersonalen Konflikten und
- komplexen sozialen Überforderungen.

Deshalb können und müssen die individuellen Stressoren im Einzelfall in wiederholten Gesprächen mit dem Patienten erarbeitet werden. Die geläufige umgangssprachliche Formulierung „Ich habe Streß" kann dabei als Aufhänger gewählt werden für die Fragen: „Was macht Ihnen Streß?" „Was irritiert Sie längerfristig?" „Womit können Sie nicht leicht umgehen?"

Gibt es generelle Stressoren?

In der älteren Literatur wurden „life events", also belastende äußere schwerwiegende Lebensereignisse untersucht (Übersicht s. Katschnig 1980). Später kam man davon ab, weil sich zeigte, daß klar identifizierbare einschneidende Lebensereignisse nicht sehr häufig mit nachfolgenden Rezidiven korrelieren – möglicherweise weil Situation und Handlungsbedarf relativ klar und eindeutig sind (s. auch Pallanti et al. 1997).

Subtilere Belastungen erscheinen wegen ihrer längerdauernden Unklarheit und ihrer damit gerade die kognitiven Funktionen überfordernden Qualität bedeutsamer. Auch Situationen, die zwischenmenschliche Beziehungen negativ belasten, spielen hier eine Rolle. Thurm-Mussgay und Häfner (1990) und Süllwold und Herrlich (1998) fanden übereinstimmend im Vorfeld von Rezidiven:
- interpersonale Konflikte und intensive Beziehungen (schwelende Konflikte mit Angehörigen oder anderen wichtigen Bezugspersonen sowie enge emotionale Konflikte, z.B. bei beginnenden Liebesbeziehungen) sowie
- komplexe soziale Überforderungssituationen (Mehrfach-Beanspruchung mit Zeitdruck am Arbeitsplatz, Überstimulation, mehrdeutige Anforderungen, Betriebsamkeit usw.).

Aber auch innere Stressoren können eine Rolle spielen: Längerdauernde Diskrepanz zwischen eigener Erwartung und realer Möglichkeit: „Über-Ich-Druck", Wunsch nach mehr Nähe einerseits und Unfähigkeit zur Kontaktaufnahme andererseits usw.

Unspezifische Frühwarnzeichen (Prodromi)

Mehr Aussagen sind zu den Prodromalsymptomen möglich, weil sie oft explorierbar und beobachtbar sind.

Die bisherigen Studien dazu zeigen aber übereinstimmend, daß in aller Regel nur unspezifische Frühwarnzeichen einem drohenden Rezidiv vorausgehen. Meint man schizophreniespezifische Frühwarnzeichen zu finden, so handelt es sich meistens schon um Frühsymptome des beginnenden Rezidivs und nicht mehr der drohenden Dekompensation.

Herz und Lamberti (1995) fanden nach retrospektiven Patienten- und Angehörigenbefragungen Schlafstörungen, Nervosität und Unruhe, zum Teil auch depressive Verstimmungen (ähnlich Hirsch und Jolley 1989 und Norman und Malla 1995). Thurm-Mussgay und Häfner (1990) sahen ebenfalls uncharakteristische Störungen des Wohlbefindens mit innerer Unruhe, Schlafstörungen und Anspannung mit dem Gefühl, nicht mehr abschalten zu können. Hogarty et al. (1996) faßten ihre Beobachtungen zusammen als „affektive Dysregulation".

Auch in der ANI-Studie wurde dieser Frage nachgegangen und unter 364 Patienten mit Mehrfachnennungen folgende Häufigkeiten gefunden (Gaebel et al. 1993):
- Schlafstörungen 83%,
- Unruhe 81%,
- Konzentrationsstörungen 77%,
- Gespanntheit und Nervosität 76%,
- Interessenverlust 59%,
- depressive Verstimmung 51%.

Am häufigsten finden sich unspezifische Frühwarnzeichen eines drohenden Rezidivs:
- Schlafstörungen,
- Unruhe und Nervosität,
- „affektive Dysregulation".

Darauf müssen die Patienten vorbereitet werden.
Rückzug in reizarme Umgebung ist oft ein „Selbstheilungsversuch" der Patienten bei befürchteter Überforderung und nur dann ein scheinbares Frühsymptom des Rezidivs, wenn die Selbstheilung nicht gelingt.

Fallbeispiel

Der im vorigen Absatz zur Krankheitsverarbeitung beschriebene Herr L. R. ist gut behütet in einem harmonischen, liberalen Elternhaus aufgewachsen, in dem eine gelassene freundliche Atmosphäre herrschte und in dem jedes Familienmitglied ein eigenes ruhiges Zimmer hatte. Nach Schilderung der Eltern sei unser Patient schon immer ruhebedürftiger und häufiger allein gewesen als z.B. der Bruder. Auch der Patient sieht sich eher als Einzelgänger.

Ärztin: „Was hat Sie direkt vor dem Ausbruch der Erkrankung belastet?"

Patient: „Ich hatte mich reinzwingen lassen durch meine Bekannte in eine Zweier-Wohngemeinschaft, in der ich keinen Freiraum hatte. Ich konnte mich nicht zurückziehen, habe jeden Telefonanruf und die Gespräche meiner Bekannten mit ihrer Mutter mitbekommen, weil das Telefon auf dem Flur stand und die Türen nicht schalldicht waren. Da wurde ich in die Klagelieder meiner Bekannten über den Prüfungsstreß einbezogen. Eigentlich ist die ja sehr gut und besser als ich – und wenn die dann schon Ängste hat ... Zu Hause bei meinen Eltern und in meiner Wohnung vor der ‚WG' hatte ich mehr Ruhe. Die Mutter meiner Bekannten wollte mich gern in ihrer Familie sehen, da hatte ich so ein Gefühl, daß ich da ‚eingefangen' werden soll und mich von meinen lockereren Eltern distanzieren sollte."

Kommentar

Hier findet sich einerseits mangelhafte Abgrenzungsmöglichkeit, auch äußere Unruhe, die dann zu innerer Unruhe wird. Außerdem geriet der Patient in einen Loyalitätskonflikt und „sollte" mehr Nähe erleben als ihm guttat. Er sollte einbezogen werden, mehr im Sinne einer Einbindung, nicht durch tolerante Sympathie oder Wärme. Damit kamen mehrere Belastungen zusammen: Examens-Streß, eine neue „Bekannte", deren Mutter, seine Eltern.

Fallbeispiel

Der Patient J. O. wurde oben im Abschnitt 9.3.1 bei seinem beginnenden Rezidiv vorgestellt. Sein Vater ist untergeordneter Finanzbeamter, der Bruder ist mittlerer Finanzbeamter, er sollte nach dem Abitur und bei guter Begabung die Inspektorenlaufbahn als Finanzbeamter erreichen. Das war die Erwartung der ganzen Familie an ihn.

Ärztin: „Was war vor der ersten Psychose los?"

Patient: „In der Bundeswehrzeit war der Schlaf so unregelmäßig und zu wenig, wir haben abends noch lange gesoffen und geredet. Vorher zu Hause hatte ich immer ein geregeltes Leben, bei uns ging es ganz ruhig und geordnet zu, da habe ich niemals mit so vielen Leuten zusammengelebt."

Ärztin: „Wie ging es dann weiter? Was passierte in Ihnen kurz bevor Sie krank wurden?"

Patient: „Ich konnte nicht mehr schlafen, tausend Gedanken gingen mir durch den Kopf, ich war so unruhig..."

Ärztin: „Was ging Ihnen besonders oft durch den Kopf?"

Patient: „Ich habe dann abends, wenn ich nicht schlafen konnte, an den auch länger zurückliegenden Bundeswehr-Unterricht denken müssen, an Feinde, an möglichen Krieg, da konnte ich mich dann gar nicht mehr abgrenzen, habe Angst bekommen im Bett, daß ich mit meiner Waffe in der Hand antreten muß. Das ist ja klar, aber ich hatte doch Angst und habe dann auch an die politischen Blöcke Ost und West gedacht und konnte auch schon gar nicht mehr unbefangen Tagesnachrichten hören ohne zu grübeln, was daraus werden könnte."

Ärztin: „Kam so eine Stimmung auch unabhängig von politischen Themen vor?"

Patient: „Ja, wenn ich im Wald spazierenging, fühlte ich die Bäume so drohend um mich herum stehen."

Kommentar

Hier findet sich ebenfalls eine mangelhafte Abgrenzbarkeit, eine Überforderung durch zu viele Menschen, Beginn mit Schlafstörungen und Grübeln. Der fehlende innere Abstand von Tagesnachrichten führte dann nach dem Streß schon zu Prodromalsymptomen, die bald darauf langsam übergingen in politische paranoide Gedanken und ein Bedrohungsgefühl als Frühsymptom der beginnenden Psychose. Mit dem Patienten wurde erarbeitet, daß der Kontakt mit zu vielen Menschen über zu lange Zeit für ihn nicht günstig ist, daß er Ruhepausen braucht. Und wenn es zu Schlafstörungen kommt, drohe eine neue Psychose, so daß dann die Intervallbehandlung wieder aufgenommen werden muß. Später, nach Entlastung von Lernverpflichtungen, nach gelassener Berufstätigkeit, entschloß er sich zu einer sehr niedrigen Rezidivprophylaxe mit 2 mg Haloperidol täglich.

Fallbeispiel

Die Patientin A. G. wurde schon im Abschnitt zur Intervallbehandlung und zur Depressivität erwähnt. In ihren Psychosen spielte ein religiöser Wahn ganz eindeutig eine große Rolle, ihre Äußerungen wurden von ihr als fremdgesteuert erlebt, durch ihren Mund spreche Gott, so wähnte sie in der Psychose. Mit ihr konnte keine streßvolle Situation vor den Psychosen erarbeitet werden. Es war aber sehr deutlich zu erinnern, daß vor zwei Psychosen jeweils intensivere Beschäftigung mit religiösen Themen eine Rolle spielte. Sie ging dann häufiger als sonst in die Kirche, las zu Hause vermehrt in der Bibel. Ohne Intervention war es dann zu coenästhetischen Empfindungen in der Kaumuskulatur gekommen, bevor die Psychose manifest wurde. Vermehrte Beschäftigung mit religiösen Themen, häufigerer Kirchgang und vermehrtes Lesen in der Bibel wurden als Prodromalsymptome erarbeitet, mit der Folge dann zu erhöhender neuroleptischer Dosierung.

Fallbeispiel

Frau L. A. hatte eine schauderhafte Erfahrung bezüglich ihrer Ehe machen müssen zu der Zeit, als sie erstmals psychotisch erkrankte. Während ihres Aufenthaltes im Krankenhaus hatte ihr Mann eine außereheliche Beziehung, nahm seine Freundin auch im Beisein der drei Kinder mit in die gemeinsame Familienwohnung, die Patientin konnte am Wochenende nicht aus der Klinik beurlaubt werden, weil der Mann die Freundin mit in die Wohnung genommen hatte und die Kinder ihr das rechtzeitig mitteilten. In der Folge kam es zu unerfreulichen ehelichen Auseinandersetzungen, die schließlich zur Trennung des Ehepaares führten. Der älteste Sohn zog mit ihr in eine separate Wohnung. Die beiden kleineren Töchter blieben beim Vater und dessen neuer Frau. In der ersten Zeit nach der Trennung hatte Frau A. große Schwierigkeiten mit ihrem Sohn, der die Trennung der Familie nicht gut überwunden hatte und vermehrt Geld ausgab, wobei sie beide von Sozialhilfe leben mußten, weil der Mann vorläufig Unterhaltszahlungen verweigerte. Es war eine streßvolle Situation mit wiederholten Briefen vom Sozialamt usw. In dieser Zeit kam es zu einem leichten Rezidiv, was ambulant behandelt werden konnte. Im Anschluß daran wurden die Frühsymptome zusammen erörtert.

Ärztin: „Wie hat es bei der kürzlich überstandenen zweiten Psychose eigentlich angefangen, was haben Sie kurz vorher gemerkt?"

Patientin: „Ich konnte plötzlich die Farbe Schwarz nicht mehr sehen. Immer wenn ich einen schwarzen Gegenstand sah, ein schwarzes Auto, unseren schwarzen Fernseher oder die schwarze Hose meiner Freundin, dann hat mich das irritiert, ich konnte den Blick gar nicht abwenden, wurde innerlich so unruhig und konnte über einige Tage gar nicht einschlafen, mußte im Bett noch mehr an ‚schwarz' denken und hatte schließlich ganz schwarze trübe Gedanken, wie wenn da ein Unheil droht. Da habe ich dann auf den Briefen des Sozialamtes die schwarz geschriebene Adresse so komisch erlebt und mußte immer grübeln."

Kommentar

Nach sehr streßreicher Zeit belastender ehelicher und familiärer Spannungen hat die Patientin im wahrsten Sinne des Wortes „schwarzgesehen", hat diese Farbe intensiver erlebt, an verschiedenen Gegenständen und auf belastenden Briefadressen. Hier fand sich ein Frühsymptom unmittelbar vor der sich dann relativ schnell entwikkelnden Psychose. Innerhalb von wenigen Tagen kam es zum Rezidiv, so daß eine Bearbeitung bei üblichen Konsultationsabständen für die Zukunft als nicht ausreichend betrachtet wurde. Die Patientin erarbeitete für sich das intensive Farberleben der Farbe schwarz als ein so unmittelbares Frühsymptom, daß sie bei ähnlichen Wahrnehmungen sofort selbst die Dosis des Neuroleptikums erhöhen müsse.

Das folgende Schema (nach Buchkremer, 1984, Abb. 9.1) ist manchmal hilfreich. Es kann Patienten vorgelegt und gemeinsam mit ihnen erörtert werden, bei welchem Streß sich ein ansteigendes Erregungsniveau wie bemerkbar macht. Dann kann man anhand des Schemas auch erarbeiten, welche Reaktion (Rückzug) und Frühintervention (Medikamentenerhöhung) hilfreich ist.

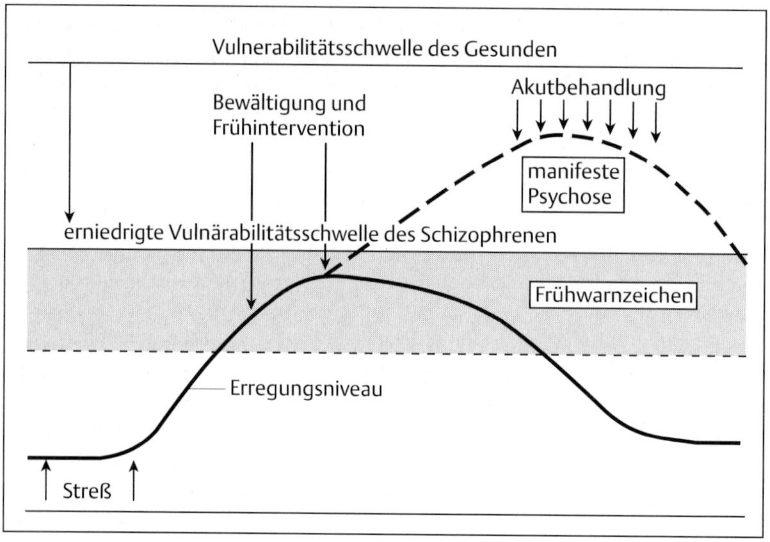

Abb. 9.1 Schema zur Veranschaulichung von Streßfaktoren und Frühwarnzeichen (modifiziert nach Buchkremer 1984)

9.3.4 Langfristige strukturierende Psychotherapie

Einführung

Die beiden vorhergehenden Stufen Krankheitsverarbeitungshilfe und Identifikation von Streßfaktoren und Frühwarnzeichen gehören zu jeder Nachsorge, auch wenn sie nur befristet zeitaufwendige Gespräche vorsieht und ansonsten eine langfristige medikamentöse Rezidivprophylaxe im Vordergrund stehen soll.

Hat man die Möglichkeit zur Fortsetzung einzelpsychotherapeutischer Kontakte und ist der Patient introspektionsfähig und kooperativ, so können mit langfristiger strukturierender Psychotherapie die nächsten beiden Stufen bearbeitet werden:

- Förderung der Realitätsprüfung als wichtigster Ich-Funktion,
- Vorbereitung zur besseren Bewältigung zukünftiger psychosozialer Stressoren und Krisen.

Natürlich sind dafür die vorhergehenden Schritte Krankheitsbewältigung und Streßidentifikation wichtig und hilfreich. Auf ihnen kann man aufbauen und muß bei dieser langfristigen Psychotherapie die Grundstörung des Schizophrenen berücksichtigen.

Zu erinnern ist in diesem Zusammenhang insbesondere daran, daß viele schizophrene Patienten sich zurückziehen und psychosozialen Kontakten und Auseinandersetzungen aus dem Wege gehen. Eine Folge dieses an sich sinnvollen und vorläufig hilfreichen „Selbstheilungsversuches" ist dann längerfristig aber, daß die Fähigkeiten zur Realitätsprüfung und zur Bewältigung psychosozialer Belastungen noch mehr eingeschränkt sind. Das hat als zirkuläres Geschehen auch wieder Rückwirkungen auf das Selbstvertrauen: Weil der Schizophrene sich lange Zeit schützte und zurückzog, hat er zusätzlich weniger psychosoziale Kompetenz, traut sich wenig zu und kann dann noch weniger, weil er sich nicht traut und deshalb keine positiven Erfahrungen macht, usw.

In diesem Problemkreis sind auch psychoedukative und verhaltenstherapeutische Verfahren in kleinen Gruppen hilfreich. Sie werden im nächsten Kapitel beschrieben.

Die einzeltherapeutische Bearbeitung dieses Bereiches ist wichtig, weil der Patient Mut und Zuversicht, die relativ plötzlich in Gruppenverfahren gefordert sind, oft erst behutsam erwerben muß. Das geht einzeltherapeutisch besser, weil in der Einzeltherapie individuell leichter die Belastbarkeit des Einzelnen berücksichtigt werden kann und weil der einzelne Therapeut als Hilfs-Ich eine wichtige Funktion hat, nicht die (Gruppen-)Übung allein.

- Die hilfreiche therapeutische Zweier-Beziehung kann dem Patienten Mut machen, an die antizipatorische Bewältigung zukünftiger Belastungen heranzugehen.
- Die therapeutische Beziehung muß dazu längerfristig bestehen, verläßlich und geduldig sein und zwischen Nähe und Distanz ausgewogen sein.
- Über längere Zeit muß der Therapeut passager Hilfs-Ich sein und Ich-Funktionen des Patienten konturieren und stabilisieren.

Dazu ist langfristige Geduld des Therapeuten erforderlich, bei der grundlegenden Verunsicherung des Patienten ist durch kurze befristete Therapie-Programme keine hinreichende Korrektur zu erwarten:

Christian Müller schreibt: „Der Schizophrene fürchtet mehr als alles andere die frustrierende Wiederholung einer scheiternden Beziehung ... Diesem Zwiespalt sind öfters jüngere Kollegen nicht gewachsen oder skotomisieren ihn. Als Therapeuten sollten sie lediglich hoffen, daß eine zeitliche Limitierung eintreten kann, zugleich jedoch auf eine unbeschränkte Dauer vorbereitet sein." (1976, S. 293 f.).

Bei dieser Form der Psychotherapie geht es nicht lediglich um Stützung, sondern auch um „Hilfe zur Selbsthilfe" oder um „Entwicklungs-Hilfe", die mit dieser therapeutischen Beziehung geleistet werden soll.

Der Therapeut muß eine längerfristige verläßliche therapeutische Beziehung anbieten mit
- geduldiger Akzeptanz des Entwicklungstempos des Patienten anstelle eigener Therapeuten-Vorstellungen,
- einfühlsamer Zuwendung und Anteilnahme
- bei gleichzeitiger respektvoller Distanz und Neutralität gegenüber der unabhängigen Person des Patienten,
- also sowohl Sicherheit einer langfristigen therapeutischen Beziehung und gleichzeitige Autonomie
- sowie passagere Übernahme von Hilfs-Ich-Funktionen insbesondere bei der Realitätsprüfung.

Der Patient muß nicht die Erwartungen und Normen des Therapeuten übernehmen, er darf sich aber bei der Realitätsprüfung helfen lassen.

Thematisch kann und sollte mit den bisher erarbeiteten Stressoren und möglichen Bewältigungsformen antizipatorisch gearbeitet werden.

Die sich in jeder therapeutischen Beziehung immer einstellende *Übertragung*, etwa von Wünschen nach mütterlicher Akzeptanz oder auch Hilfe und Dominanz, wird im Gegensatz zur Behandlung neurotischer Störungen nicht gefördert und vertieft durch Minimalstrukturierung, Nachfragen oder Deutung, sondern lediglich registriert und gelegentlich im Hier und Jetzt kurz benannt. Anschließend ist wieder überzugehen z.B. zum Thema, wie eine mögliche Krise vorsichtig und vom Patienten selbst anzugehen ist.

Zur respektvollen *Distanz* gehört es, daß die Patienten grundsätzlich immer mit „Sie" angesprochen werden. Das in jüngeren Altersgruppen unabhängig vom Bekanntheitsgrad oft übliche „Du" oder das väterliche „Du" manches älteren Landarztes ist hier kontraindiziert, weil es die im nächsten Abschnitt zu besprechende Abgrenzung, Identitätskonturierung und Selbst-Stabilisierung nicht fördert. Der Patient soll in der Beziehung zum Therapeuten ja gerade nicht freundschaftlich vereinnahmt werden.

Zur respektvollen Distanz gehört ferner, daß keine private Beziehung intendiert oder gefördert wird. Wohl kann man dem Patienten seine private Telefonnummer für Krisenkontakte geben. Schizophrene mißbrauchen sie niemals, die Telefonnummer gibt dem Patienten aber Sicherheit. Gleichzeitig soll sich der Therapeut nicht als Privatperson einbringen. Wie es sonst auch in der Psychotherapie allgemein erforderlich ist, muß er eigene Wünsche und Bedürfnisse nach privater Nähe kontrollieren.

Die *Neutralität* meint nicht Gleichgültigkeit, sondern wertungsfreie, wohlwollende Akzeptanz der Möglichkeiten und Begrenzungen des Patienten, bedeutet Verzicht auf Verfolgung eigener Ziele und Wertvorstellungen. Das gilt zwar für jede Form der Psychotherapie, soll aber hier besonders hervorgehoben werden aus folgendem Grund: Die bei manchen Therapeuten immer noch vorhandenen Gedanken an eine „schizophrenogene Mutter" oder eine negative „expressed-emotion-Familie" führen häufig zur Gegenübertragung eigener, inzwischen wohl überwundener Abhängigkeitsphantasien einerseits und zu forcierten Trennungsempfehlungen andererseits. Letztere mögen gut sein für junge Ärzte nach langer, auch realer Abhängigkeit von den Eltern, für Schizophrene sind sie ungünstig. Darauf wird im Kapitel Angehörigenarbeit noch weiter eingegangen werden.

Die Förderung der *Realitätsprüfung* gelingt am besten, wenn man wiederholt sach- und situationsbezogen nachfragt und wenn der Patient ermuntert wird, seine Sicht oder Befürchtung zu überprüfen.

Auch für diese Stufe der Einzelpsychotherapie ist eine Sitzung von etwa 45 Minuten Dauer *wöchentlich* hilfreich. Bei kürzerer Dauer gelingt es meist seltener, ein anstehendes Problem hinreichend genau zu erörtern. Die wöchentliche Frequenz (entsprechend Typ B bei Mentzos 1991) kann nach unserer Erfahrung später auf zweiwöchentliche Termine reduziert werden. Häufigere Sitzungen mit mehreren Terminen wöchentlich (entsprechend Typ C bei Mentzos) sind aus unserer Sicht nicht günstig, weil sie die personale Beziehung oft übermäßig verdichten und gerade dem Schutz- und Abgrenzungsbedürfnis vieler Schizophrener entgegenstehen. Häufigere Kontakte sind nur dann sinnvoll, wenn es um Krisenintervention oder um die Regelung aktueller sozialer Probleme, die nicht aufgeschoben werden darf, geht. Dann sind aber kürzere Kontakte empfehlenswert.

Fallbeispiel

Herr D. S. ist jetzt 44 Jahre alt. Vor 5 und 4 Jahren war er jeweils akut erkrankt und in stationärer Behandlung. Seitdem ist er in unserer Nachsorgeambulanz und mußte nicht mehr hospitalisiert werden.

Er ist (auch wegen später Ersterkrankung) verheirateter Zahntechniker und recht genau und ehrgeizig. Nach hinreichender Krankheitsverarbeitung standen im Laufe der Zeit Belastungen am Arbeitsplatz zur Diskussion. Passager hatte er das Gefühl, Arbeitskollegen und Chef seien gegen ihn eingestellt und wollten ihn zur Kündigung drängen, was nicht als schon eventuell präpsychotischer Zustand zu werten war.

Die Ärztin fragte nach konkreten Erlebnissen am unmittelbaren Arbeitsplatz.

Patient: „Der Chef hat mir neulich eine Prothese zurückgegeben und gesagt, ich hätte da schlechte Arbeit geleistet."

Ärztin: „Sind Sie auch der Meinung, haben Sie vielleicht wegen Müdigkeit nicht so konzentriert gearbeitet wie sonst?"

Patient: „Nein, ich brauchte zwar länger für diese Arbeit, aber das Ergebnis war so gut wie sonst."

Ärztin: „Konnten Sie das dem Chef auch so sagen?"

Patient: „Nein, das ging nicht, ich war wie geschockt über diesen Vorwurf, da kann ich gar nicht reden. Dann denke ich lange darüber nach und wache auch nachts auf von diesen Gedanken."

Ärztin: „Haben Sie denn mal geprüft, wie Ihre Kollegen arbeiten und ob die auch Arbeiten zurückbekommen?"

Patient: „Ja, die sind nicht besser und nicht schlechter dran als ich. Richtig, da hat mir auch schon mal ein Kollege gesagt, daß ihm eine Arbeit zurückgegeben wurde."

Anschließend wurde erörtert, daß der Patient sich nach der Häufigkeit von Reklamationen im Kollegenkreis erkundigen könne. Außerdem könnte er, nach einer Denkpause, zum Chef gehen und ihn genauer nach der Beanstandung fragen. Drittens ist zu prüfen, ob andere Kollegen seine Arbeit auch fehlerhaft fanden und den Vorwurf des Chefs als gerechtfertigt ansahen, was es ja manchmal gebe. Viertens könnte er sich auch erkundigen, ob der Chef an dem Tag besonders kritisch war, auch in anderen Situationen, die mit dem Patienten nichts zu tun haben.

Nach dieser Realitätsprüfung konnte der Patient auf frühere Spaltungsmechanismen, die aus solchen nicht geklärten Situationen resultierten und früher zu präpsychotischen paranoiden ausgeweiteten Interpretationen geführt hatten, verzichten, und brauchte sich diesmal keine zwei Lager mißgünstiger Arbeitskollegen vorstellen.

Herauszuarbeiten war nachfolgend eine Trennung zwischen subjektiver Interpretation aufgrund fortbestehender Affektreaktion einerseits und realer Überprüfung des Chef-Verhaltens und des Betriebsklimas andererseits.

Kommentar

Diese Trennung zwischen subjektivem Erleben und realem Verhalten anderer Personen betraf in diesem Fall eine noch nicht präpsychotische Befindlichkeit. Bei Persistenz affektiver Beeinträchtigung führen solche Situationen bei diesem und bei anderen Patienten aber möglicherweise doch zu einem langsam beginnenden Rezidiv. Die frühzeitige Trennung, die Realitätsprüfung und damit die Affektreduktion sind häufig hilfreiche Mechanismen und sollten im Einzelgespräch wiederholt geübt werden, so daß der Patient in anderen Situationen diese Trennung auch selbst ohne ärztliche Hilfe vornehmen kann. Wichtig ist dabei auch die Erweiterung der Realitätsprüfung beim Verhalten mehrerer Personen.

Fallbeispiel
Der Patient J. O. beschäftigte uns schon beim beginnenden Rezidiv und bei der Identifikation von Stressoren und Frühsymptomen. Im Anschluß an die Erkrankung mußte ebenfalls die Realitätsprüfung am Arbeitsplatz erörtert werden, zumal der Patient nach amtsärztlicher Beurteilung kein Beamter auf Lebenszeit werden konnte und das Finanzamt verlassen mußte. Er fand dann eine Stelle im Steuerberaterbüro.
Es ergaben sich ähnliche Situationen wie beim vorhergehenden Patienten, er erlebte Kritik übermäßig stark und generalisierend. Schließlich befürchtete er, daß andere Personen über seine früheren Psychiatrie-Aufenthalte Bescheid wüßten und ihn deshalb nicht für voll nähmen, was zum Teil eine depressive Verarbeitungsweise war und noch nicht sicher ein beginnendes Rezidiv.
Ärztin: „Woraus schließen Sie, daß Andere denken, Sie seien dauerhaft psychisch krank?"
Patientn: „Der Chef teilt mir nur Arbeiten zu, die die Anderen nicht machen wollen, kritisiert aber später, daß ich nicht genug Geld heranschaffe."
Ärztin: „Sie könnten das prüfen, indem Sie Kollegen genau fragen, was denen der Chef zuteilt."
Patient in späterer Sitzung: „Ich habe gefragt, und ich kriege wirklich gehäuft die unergiebigen Fälle zugeteilt."
In weiteren Gesprächen konnte herausgearbeitet werden, daß er als Berufsanfänger im Büro nicht die komplizierten Großaufträge zugeteilt bekam, daß das bei Anfängern aber immer so gehandhabt wurde und keine persönliche Diskriminierung darstellt. Diese Entlastung führte dazu, daß der Patient in der Lage war, weiter zur Arbeit zu gehen. Er dekompensierte jetzt nicht psychotisch.

Kommentar
An solchen Schnittstellen entwickeln sich oft psychotische Dekompensationen. Hier war es noch nicht so weit. Solche und ähnliche Situationen müssen mit verschiedenen Patienten wiederholt besprochen werden, dann gelingt es oft, daß die Patienten im Alltag solche Prüfung selbst vornehmen und damit eine affektive Belastung im Ansatz reduzieren.

Fallbeispiel
Die 22 Jahre alte Patientin Sabine A. (s. im Kap. 8 „Geld zum Leben") kam zu uns anläßlich noch nicht vollständiger Remission der ersten und nicht hinreichend ambulant behandelten Psychose, die inzwischen subakut über eineinhalb Jahre bestand. Wir haben die Medikation verändert und konnten über Monate die vollständige Remission erreichen. Die initiale Symptomatik bestand in paranoider Beziehungssetzung und Depersonalisationsempfindung: Beim Fernsehen empfand sie sich als „mittendrin", die Sprecher redeten ihretwegen, versuchten sie zu beeinflussen. Sie konnte sich auch auf der Straße nicht abgrenzen, erlebte sich als fremde Person und hatte das Gefühl, daß fremde Personen sie dann beeinflussen wollten, sich ihnen anzuschließen.
Wegen dieser initial wichtigen Thematik wurde bei ihr später nach der Remission besonderer Wert gelegt auf Realitätsprüfung und grenzziehende Wahrnehmung der eigenen Person.
Ärztin: „Bitte erzählen Sie mir genau, wie es gestern in der Stadt beim Einkaufen mit Ihrer Mutter war, wie begegneten Ihnen da die Menschen?"
Die Patientin schilderte ausführlich den gestrigen Einkauf und konnte „vom Kopf her" die Personen als fremde Personen wahrnehmen, die mit ihr keine „geheimen Kontakte" anknüpfen wollten. Einmal bat eine Frau um Wechselgeld für die Parkuhr, dahinter stand keine weitere Absicht, im Gegensatz zu früheren Empfindungen. Wenn Männer sie ansahen, konnte sie jetzt akzeptieren, daß das normale flüchtige Blicke waren.
Ärztin: „Sie sind ja auch eine hübsche junge Frau, da passiert das ja öfter, ohne daß immer gleich geheime Absichten signalisiert werden."
Patientin: „Früher hatte ich keine Struktur, da habe ich einen Sog gespürt und mußte dann länger grübeln und damit kämpfen, nicht hinzugehen."
Ärztin: „Heute können Sie manchmal sicherheitshalber auch mit dem Kopf ‚stop' sagen und aus dem Felde gehen."
Patientin: „Sie haben das schon öfter gesagt, das war mehrmals recht hilfreich. Jetzt brauche ich das nicht mehr, jetzt weiß ich, was ich will, und kann andere auch direkt fragen, was sie meinen oder wollen."
In einer späteren Sitzung berichtete die Patientin z.B. von wiederholten Besuchen einer Freundin ihrer Mutter, deren Fragen nach Befinden und Arbeitsstellensuche sie schon öfter störten. Da wurde erarbeitet, wie oft und wie lange sie selbst

an solchen Besuchen teilnehmen möchte. Es wurde klar, daß die Patientin einerseits die Freundin der Mutter und die Mutter selbst nicht verärgern wollte, andererseits hatte sie an den Gesprächen kein Interesse. Erarbeitet wurde die „Lösung“, daß sie etwa eine halbe Stunde zu Beginn dabei ist und den guten Kuchen genießt. Und wenn die Freundin weiter nach Arbeitsstellensuche fragt, kann man auch einfach sagen „Bei der heutigen Arbeitsmarktsituation wollen wir darüber besser nicht genauer sprechen“. Alternativ kann man auch eine stärkere Abgrenzung vollziehen mit der Antwort „Darüber möchte ich heute nicht sprechen“.

Kommentar
Hier wurde besonderer Wert gelegt auf die Abgrenzung zwischen Ich und anderen Personen. Daß es erlaubt ist, auch einmal „Nein“ zu sagen, müssen Patienten öfter erleichternd erfahren. Diese und ähnliche Verhaltensweisen können in der Zweier-Situation der Sprechstunde auch in Form eines Rollenspiels antizipatorisch erprobt werden. Ähnliche Therapieschritte werden in der Gruppentherapie (Kap. 10) betont geübt. Bei dieser Patientin leitete die Abgrenzung der eigenen Person über zur Identitätskonturierung, worauf im nächsten Abschnitt eingegangen werden wird.

9.3.5 Identitätskonturierung und Selbst-Stabilisierung

Einführung

Nach den bisherigen Stufen der Einzel-Psychotherapie kann bei motivierten und introspektionsfähigen Patienten schließlich eine weitere Verbindung Ich-psychologischen und tiefenpsychologischen Vorgehens angeschlossen werden:
- Verminderung der Identitätsdiffusion und Verbesserung der Selbst- Stabilisierung,
- Identifizierung realistischer Wünsche,
- Entwicklung neuer Lebensperspektiven,
- Emanzipation zu eigenständigen Lebens- und Beziehungsformen.

Das gelingt ebenfalls im Rahmen einer Einzel-Psychotherapie viel besser als in kurz befristeten Gruppen-Angeboten, kann durch Gruppenprogramme zur Förderung sozialer Kompetenz allerdings gut unterstützt werden (siehe unten Kapitel Gruppentherapie).

> Der Weg ist die positive Erfahrung einer tragfähigen therapeutischen Beziehung, einer längerfristigen persönlichen Bindung, die aber nicht begrenzt und erdrückt, sondern Autonomie ermöglicht.
> Das Ziel ist die Entwicklung persönlichkeitsspezifischer Eigenständigkeit (Individualität) mit befriedigenden Lebens-, Arbeits- und Beziehungsmöglichkeiten.

Die *therapeutische Technik* dabei ist nicht so schwer wie das anspruchsvoll klingende Ziel befürchten läßt:
1. Differenzierung zwischen Innen und Außen,
2. positive Verstärkung bisher schon gelungener Schritte zwischen Selbstschutz und Entwicklung,
3. Empfindungen und Meinungen des Patienten als seine eigenen herausarbeiten,
4. Wünsche und Expansivität grundsätzlich als legitim akzeptieren und gemeinsam auf Realisierbarkeit überprüfen,
5. Vulnerabilität, Einschränkungen der Belastbarkeit und individuelle Persönlichkeitszüge als langfristig bestehendes Resultat aus biographischen Entwicklungsbedingungen einerseits und Krankheitsverarbeitung andererseits wertneutral akzeptieren.

Die Differenzierung zwischen Innen und Außen stellt eine Wiederholung und eine Fortsetzung der Realitätsprüfung auf erweiterter Ebene dar. Zu fragen ist z.B. „Ist diese Äußerung Ihres Freundes, wenn Sie sich bitte genau erinnern, eine klare Absage Ihres Wunsches nach Kinobesuch? Oder ist es mehr Ihr Gefühl, daß er innerlich ‚jein‘ sagte und eigentlich nicht wollte?“

Die positive Verstärkung schon gelungener Schritte ist wichtig und hilfreich. Auch wenn nach Einschätzung des Therapeuten noch nicht genug erreicht wurde, kann es für die Möglichkeiten des Patienten viel sein. Das kann nur klar werden, wenn wir genau hinhören, was der Patient sagt, und wenn wir die große Mühe bedenken, die der Patient mit schützendem Rückzug einerseits und Vorwagen andererseits hat. Dann können wir besser auch schon kleine Entwicklungsschritte positiv verstärken.

Genau hinhören, nachfragen und verstärken bei versteckten, vorsichtigen, zögernden Andeutungen eigener Wünsche oder kritisch-abgrenzenden Meinungen! Denn Schizophrene haben damit oft Mühe und trauen sich wenig zu. An dieser Stelle bestehen besondere Entwicklungsmöglichkeiten.

Das Herausarbeiten von eigenen Empfindungen und Meinungen des Patienten kann überall in kleinen Schritten gelingen, in der Klinik, Ambulanz, im Patientenclub, beim Bericht aus der Familie usw., wenn man genau hinhört.

Fallbeispiel
Im Club wollten alle Patienten und Mitarbeiter für die Weihnachtsfeier viel backen. Der Patient empfand das als hektisch und äußerte vorsichtige Kritik. Diese wurde aufgegriffen. Herausgearbeitet werden konnte, daß nach Meinung des Patienten zuviel des Guten (Essens) geschah, daß das nicht seinem Verständnis von Weihnachten entsprach: „Weihnachten, das Fest der vollen Bäuche?“ Verstärkt werden konnte: „Sie meinen, Christi Geburt könnte man auch weniger hektisch feiern. Das ist Ihre Meinung, für die ja auch einiges spricht.“

Äußerungen von Wünschen und Expansivitätsansätzen finden sich bei Schizophrenen relativ selten, sie halten sich lieber zurück, trauen sich eher wenig zu. Um so wichtiger ist es, auch hierbei aufmerksam auf versteckte Andeutungen zu hören, diese aufzugreifen und nachzufragen, wenn der Patient z.B. sagt: „Wenn ich könnte...“, „Ich weiß nicht ob das geht“, „Ich würde ja gern...“ usw.

Fallbeispiel
So hat der oben schon erwähnte Jurastudent L. R. eine gutwillige Familie, die Eltern wollen ihm durch gemeinsame Kurzreisen den Wiedereinstieg in die Familie nach der Psychose erleichtern. Wohl ist der Patient dankbar dafür und versucht ansonsten, den Anschluß im Studium zu finden und das verlorene Semester auszugleichen. Neulich sagte er „Ich würde auch gern ... Ach nein, jetzt ist erst mal das Studium dran.“
Ärztin: „Was würden Sie gern?“ – Nach einer Zeit des Zögerns war nach geduldiger Nachfrage zu erfahren, daß der Patient neulich einen Bildband von Griechenland in der Hand hatte und den Wunsch spürte, dort einmal mit dem Zelt und Rucksack hinzufahren, am liebsten mit einem Freund, nicht mit den Eltern per kurzer Flugreise ins Hotel. Die Ärztin konnte diese Wünsche mit ihrem Ansatz zu Eigenständigkeit, Entdeckerfreude und trotzdem Gelassenheit gut verstehen, aufgreifen und ausdrücklich als legitim verstärken und dann gemeinsam mit dem Patienten eine Realisierungsmöglichkeit andenken und später fortsetzen. Er fuhr, und es tat ihm gut.

Schließlich sind Vulnerabilität, Einschränkungen der Belastbarkeit, aber auch Möglichkeiten als Züge dieser Person zu erarbeiten – sowohl als lange schon bestehende Eigenart wie auch als Resultat vorsichtiger Krankheitsverarbeitung.

Fallbeispiel
Bei unserem Patienten L. R. war daran zu erinnern, daß er schon seit der Kindheit ruhiger war, sich eher zurückzog als der Bruder, Pausen brauchte, einige Züge von der Mutter hatte und damit anders als der Vater war, auch lange vor der Erkrankung. Trotzdem hatte er seinen Weg gemacht, bis die Erkrankung einen Einbruch brachte. Nach Remission und Erholung nach langer Krankheit konnten Befinden und Eigenart differenziert als Persönlichkeitszug und nicht nur als Residualsyndrom nach der Psychose gesehen und damit besser akzeptiert werden.

Fallbeispiel
Mit der im Abschnitt 9.3.4 erörterten Patientin Sabine A. konnte die „Abgrenzung“ später fortgesetzt werden in Richtung auf ein besseres Verständnis ihrer jetzigen Person mit ihrer eigenen Entwicklungsgeschichte. Dazu wurde auch zurückgegriffen auf die Tatsache, daß ihr Vater Grieche war, lange dialysepflichtig erkrankt war und starb, als sie 5 Jahre alt war. Erarbeitet wurde, daß sie in der Kleinstadt schon durch den griechischen Vater einen anderen psychosozialen Reaktionshintergrund erlebt hatte und daß wegen seiner Erkrankung die Mutter, ihr jüngerer Bruder und sie eigene Bedürfnisse öfter als andere Menschen zurückstellen mußten, so daß sich wiederholt eine Ambivalenz bezüglich der Berechtigung eigener Wünsche entwickelt hatte.
Ärztin: „Heute ist Vater nicht mehr da, heute leben Mutter und Bruder und Sie ohne die Notwendigkeit der Rücksicht auf Vaters Krankheit.“
Patientin: „Das fällt manchmal schwer, das sitzt so drinnen...“

Ärztin: „Wir könnten ja mal überlegen, wann und wo sie gern etwas anderes tun würden als sie es jetzt mit weiterer Rücksicht auf Ihre Mutter tun."
Patientin: „Naja, ich bin ja früher geritten, das konnte ich auch gut, auch gut mit Pferden umgehen..."
Dabei strahlt die Patientin auffallend. Dann konnte mit ihr besprochen werden, daß sich die frühere positive Erfahrung im heutigen Wunsch zeigt und wie dieser Wunsch vielleicht realisierbar sein könne. Da die Mutter zwar eine feste, aber nur halbtägige Anstellung hat und die Patientin derzeit keinen Beruf hat, stand nicht viel Geld zur Verfügung. Erinnert und verstärkt werden konnte, daß sie so gut reiten konnte, daß sie früher neben ihrer Reitbeteiligung zusätzlich gern fremde Pferde reiten durfte. Es wurde ein Weg überlegt, hier wieder anzuknüpfen. Der Ärztin fiel eine Zeitungsanzeige ein zur Suche nach einer erneuten Reitbeteiligung, was die Patientin freudestrahlend aufnahm.
Patientin zwei Sitzungen später: „Übrigens, Frau Doktor, ich hab mir die Anzeige gespart, ich bin einfach im alten Reitstall vorbeigegangen und habe gefragt. Ich kann von der nächsten Woche ab ohne Kosten wieder reiten."
Ärztin: „Prima haben Sie das gemacht, tolle Leistung!"

Kommentar

Hier sollte mit Rückgriff auf die frühe Entwicklungsgeschichte ein tiefenpsychologisches Verständnis für Persönlichkeitszüge auch unabhängig von der Erkrankung gefördert werden. Und für die Zeit nach der Erkrankung soll zurückgegriffen werden auf frühere Kompetenz und jetzige Wünsche, denn ***„Wünschen ist erlaubt"***. Wünsche und Bedürfnisse dürfen sachlich überprüft werden hinsichtlich möglicher Realisierung. Nach der Konturierung ihrer persönlichen Identität ist auch die expansive Erweiterung sozialer Kontakte hilfreich für kommunikative Kompetenz einerseits und die Selbstwertstabilisierung andererseits.

Fallbeispiel

Die jetzt 44jährige Frau A. R. lebt mit ihrer siebenjährigen Tochter allein und ohne Tätigkeit mit Hilfe der Sozialhilfe in einer Mietwohnung im sozial angesehenen Vorort. Sie war erstmals unklar kurz mit 18 Jahren erkrankt und dann wieder mit 26 Jahren und nachfolgend alle zwei Jahre mit zum Teil längeren stationären Aufenthalten. Seit 8 Jahren ist sie in unserer Nachsorgeambulanz in Behandlung. Die gelernte Bürokauffrau verwahrloste früher in den Psychosen, verlor ihren Beruf, heiratete vor 15 Jahren einen sehr viel älteren Mann, wurde nach 5 Jahren geschieden. Die relativ alten Eltern waren früh gestorben.
Die Tochter entstammt einer vorübergehenden Beziehung mit einem Mitpatienten einer Psychiatrischen Klinik, der selbst spielsüchtig und eine instabile Persönlichkeit war.
Als sie in unsere Ambulanz kam, war sie schwanger. Es stand die von anderen Ärzten angeratene Unterbrechung an, auch weil unklar war, ob sie das Kind werde aufziehen können. In mehreren Gesprächen wurde aber deutlich, daß die Patientin das Kind gerne haben wollte, selbst aber auch sehr unsicher war, ob ihr das gelingen könnte. Passager dachte sie deshalb auch über eine Adoption nach. Über längere Zeit und über die Geburt hinaus dominierte dieses Thema, sie entschloß sich dann aber, ihr Kind selbst aufzuziehen.
In den nachfolgenden Jahren mit neuroleptischer Prophylaxe stabilisierte sich die Psychose bis auf zwei relativ kurze Klinikaufenthalte. Es kam im Gegensatz zu früher nicht zur Verwahrlosung, eher zur räumlichen Stabilität, die Patientin versorgt liebevoll ihre Tochter.
Immer wieder kamen Zweifel, was sie sich zutrauen oder wünschen könnte. So lebte sie anfangs in einer sozial verachteten Umgebung, zusammen mit dem Kindesvater, aus Sorge, nicht allein sein zu können. In regelmäßigen wöchentlichen Gesprächen wurde ihr Wunsch erarbeitet, sich von ihm zu trennen und erträglich zu wohnen. Beides konnte sie sich schließlich zutrauen und es realisieren.
Die Trennung vom Freund nahm viel Raum ein, auch die Abgrenzung gegenüber seinen Übergriffen, Gelddiebstählen, Schlägen, aber auch Anklammerungstendenzen. Das Selbstvertrauen der Patientin mußte gestärkt werden, um sich hier abgrenzen zu können. Nach der Trennung kam der Freund immer wieder, auch nachts unter Alkohol, nahm Geld weg, was für die Kinderversorgung dann fehlte. Ganz konkret wurde hier besprochen, wie sie sich abgrenzen kann, bis zur Wegnahme seines Schlüssels, was sie selber möchte, wo Schuldgefühle sind wegen emotionaler Bindung.

Später stand ein Wohnungswechsel an, die Patientin traute sich aber eine größere Wohnung kaum zu. Nach Sozialberatung ging das finanziell aber doch, und es konnte auch eine Wohnung gefunden werden.
In dieser besseren sozialen Umgebung gab es dann neue Konflikte im Haus, in dem sie als Sozialhilfeempfängerin nicht gut angesehen war. Ebenso war es schwer, Elternabende im Kindergarten zu besuchen.
Patientin: „Ich komme immer allein, und die anderen Mütter schauen sehr genau hin, wie ich mich kleide und verhalte."
Ärztin: „Was könnten die an Ihnen aussetzen?"
Patientin: „Ich habe keine schicke Kleidung, und in den Gesprächen kann ich mich nicht zu Wort melden, auch wenn ich weiß, was ich meine. Ich kann mich auch nicht beklagen, daß meine Tochter beim Spielen ausgeschlossen wird."
Ärztin: „Jetzt wollen wir mal zusammen überlegen, wie man das meistern kann. Vielleicht können Sie sich vorher zu Hause überlegen, was Sie sagen wollen und es öfter vor sich hinsprechen."
In anderen Situationen wurde ein kurzes Rollenspiel in der Sprechstunde eingeschoben mit Üben von Blickkontakt, gefestigter Stimme und gut überlegten Formulierungen. Weitere Überlegungen und zum Teil Rollenspiele betrafen Situationen, in denen sie andere selbstbewußt wirkende Mütter an der Bushaltestelle traf. Konkret: Wer grüßt wen zuerst, kann sie von sich aus auch einmal freundlich auf andere Mütter direkt zugehen?
Später kam einmal eine Klage über Lärm des Kindes in der Wohnung.
Patientin: „Da hat mich eine Nachbarin angerufen und beim Vermieter angeschwärzt, daß meine Tochter abends zu laut durch die Wohnung springt."
Ärztin: „Stimmt das, finden Sie das auch?"
Patientin: „Ja, Tina war abends noch wach und wir haben ganz fröhlich gespielt."
Ärztin: „Schön, da hatten Sie einen lustigen Abend. Andere machen doch auch mal Lärm oder schalten den Fernseher im Sommer zu laut. Das muß man im Mietshaus schon tolerieren. Das könnten Sie doch bei der nächsten Gelegenheit antworten und die anderen Mieter direkt auf die kursierenden Gerüchte und mit einer Erklärung ansprechen, nicht nur mit gesenktem Kopf vorbeigehen."
Die Patientin traute sich noch nicht gleich, konnte aber durch Beobachtung des Verhaltens anderer Mieter ihr schlechtes Gewissen relativieren. Im Laufe der Zeit konnte sie dann auch besser mit Nachbarn umgehen, erlebte sich sicherer und ist inzwischen gut integriert, hat auch soziale Kontakte außerhalb des Hauses.
Zwischenzeitlich war ihr geschiedener Mann in eine nahegelegene Stadt gezogen und suchte wieder Kontakt, was die Patientin ambivalent erlebte.
Patientin: „Einerseits ist es ja ganz schön, daß Tina jetzt ihren Vater öfter sieht, aber der will dann immer das ganze Wochenende bei uns bleiben, ich weiß nicht recht..."
Ärztin: „Was möchten Sie, was wünschen Sie sich, unabhängig von Tina?"
Patientin: „Naja, daß er manchmal kommt, ist mir inzwischen auch ganz recht, manchmal verstehen wir uns auch wieder. Aber ein ganzes Wochenende oder noch länger, das ist mir doch zuviel. Dann fängt er auch wieder an, im Haushalt und in die Erziehung einzugreifen und zu reglementieren."
Ärztin: „Vielleicht kann man ja einen Kompromiß versuchen."
Patientin nach einiger Überlegung: „Ich könnte ihn bitten, nur jedes zweite Wochenende und dann höchstens eineinhalb Tage zu kommen, das ist ganz schön, und das kann ich auch aushalten."
Ärztin: „Prima, vielleicht muß er auch nicht immer zu Ihnen kommen, sondern Sie können sich bei schönem Wetter zu einem Ausflug treffen, was meinen Sie?"
Patientin: „O ja, das würde Tina besonders freuen, die unternimmt so gern etwas."
Als nächster Schritt wurden reale Möglichkeiten einer Tätigkeit besprochen. Dabei mußte auch von der Patientin akzeptiert werden, daß Mütter nicht immer allein rund um die Uhr für ihr Kind da sein müssen, daß Mütter auch für sich etwas tun können, dürfen, müssen. Das wurde anfangs ambivalent erlebt, konnte dann aber zugelassen werden. Die Patientin regelte eine wechselseitige Betreuung der Kinder zusammen mit einer anderen Mutter und begann eine halbtägige berufliche Rehabilitations-Maßnahme.

- Das Konzept der Einzel-Psychotherapie basiert mit seinen verschiedenen Stufen verstehbar auf der Grundannahme erhöhter Vulnerabilität.

- Ziel muß deshalb sein, die erhöhte Irritierbarkeit zu akzeptieren, zu differenzieren und mit kleinen Therapieschritten zu reduzieren.
- Maßstab für Tempo und Intensität sind die Möglichkeiten des Patienten, nicht die Wünsche des Therapeuten.
- Je stabiler das Selbst werden kann, desto geringer ist die Vulnerabilität, und umgekehrt.
- Zu hoffen ist, daß dann Rezidive und somit stationäre Behandlungsbedürftigkeit seltener und weniger schwer bzw. lang sind.
- Das gelingt vor dem Hintergrund langfristiger Einzelpsychotherapie besser als mit kurz befristeten Interventionen allein.
- Eine Verlaufsbesserung ist nach etwa zwei- bis dreijähriger Therapie zu erwarten.

Unterschiede zwischen Psychosen-Psychotherapie und Neurosen-Psychotherapie sind u.a. :

- Bei Psychosen ist oft zu viel affektive Irritation und zu wenig rationaler Überblick vorhanden. → Therapeutisch ist deshalb ein relativ rationales strukturierendes Vorgehen gegen das „Affekt-Chaos“ notwendig.
- Bei Neurosen halten Widerstand, Abwehr, „Vernunft“ den Affekt weitgehend verborgen. → Therapeutisch ist die Förderung von gegenwärtigem Affekt und die Erinnerung mit dem dazugehörenden Affekt sinnvoll.

10 Gruppentherapie

Im letzten Jahrzehnt und besonders in den letzten Jahren wurden mehrere gruppentherapeutische Ansätze für Patienten entwickelt. Sie gehen verhaltenstherapeutisch vor und umfassen psychoedukative Verfahren zur Information und Verbesserung der Compliance, kognitive Differenzierungsübungen und Training sozial-kommunikativer Kompetenz. Die meisten Gruppenverfahren haben einen Schwerpunkt, manche umfassen mehrere Bereiche und überlappende Übungen, einige werden parallel mit Angehörigengruppen durchgeführt. In diesem Kapitel sollen stellvertretend jeweils einige Verfahren mit ihrem Schwerpunkt in Patientengruppen dargestellt und die praktische Anwendung skizziert werden. Einige vorliegende Evaluationsergebnisse werden dabei genannt, vergleichend aber später im Kap. 12 gegenübergestellt.

10.1 Psychoedukative Gruppentherapie

10.1.1 Grundlagen und Vorgehen

Grundlage aller psychoedukativer Verfahren ist die Vulnerabilitäts-Streß-Bewältigungs-Hypothese nach Zubin und Spring (1977) und Nüchterlein (1987).

Ausgangspunkt dieser Gruppentherapie ist die Annahme, daß eine mangelhafte Compliance mit ärztlichen Maßnahmen, insbesondere mit rezidivprophylaktischer Medikation, die Hauptursache häufiger Rezidive und Rehospitalisierungen ist. Wenn es durch Psychoedukation gelingen könnte, die Compliance mit ärztlichen Maßnahmen zu erhöhen, eventuell auch die Sensibilität gegenüber drohenden Dekompensationen zu verbessern, könnte der Behandlungserfolg besser als derzeit in der Realität sein.

Ziel psychoedukativer Gruppen ist deshalb:
- leichte und ökonomische Anwendbarkeit in der Praxis,
- Verbesserung der Behandlungs-Compliance,
- Förderung eines funktionalen Krankheitskonzeptes.

Alle psychoedukativen Gruppen werden deshalb zeitlich relativ kurz befristet durchgeführt, manchmal mit nur 8 Sitzungen, damit die Gruppentherapie leicht im Anschluß an die Akutbehandlung noch im Krankenhaus begonnen und dann ambulant fortgesetzt werden kann. Es soll die Compliance mit der als wesentlich angesehenen medikamentösen Behandlung und Prophylaxe verbessert werden. Manche Gruppen begnügen sich damit, manche bemühen sich zusätzlich um Vermittlung eines funktionalen Krankheitskonzeptes beim Patienten (z.B. Schaub et al. 1996). Das schließt an an die wichtigen Grundlagen, die Süllwold und Herrlich (1990, 1992) für ihr einzeltherapeutisches Vorgehen entwickelt haben. Denn ein sachliches Konzept ermöglicht es dem Patienten, die medikamentöse Weiterbehandlung zu akzeptieren.

Dem Vorteil kurzer zeitlicher Befristung stehen Nachteile gegenüber, worauf später noch genauer eingegangen wird: Wenige Sitzungen können auch irritieren und dann nicht genug Hilfe zur grundlegenden Verarbeitung der angeschnittenen Themen bieten.

Wege zu diesem Ziel sind:
- didaktische Aufklärung über die Erkrankung und ihre medikamentösen Behandlungsmöglichkeiten,

- Förderung des Bewußtseins erhöhter Vulnerabilität,
- Umgang mit Symptomen, insbesondere Frühwarnzeichen,
- Umgang mit Belastungen, Identifikation von Streßsituationen.

Konkret heißt das, zu Beginn psychoedukativer Gruppen Wissen über die Erkrankung und ihre Behandlung und Prognose zu vermitteln. Im zweiten Schritt müssen die Patienten produktive Symptome identifizieren können, um die Fortsetzung der Behandlung bis zur Remission akzeptieren zu können. Schließlich müssen nach vollständiger Remission Frühsymptome und entsprechende Krisen identifizierbar sein, um dann z.B. rechtzeitig eine Dosiserhöhung des Neuroleptikums veranlassen bzw. akzeptieren zu können.

Die Grundzüge dieses Vorgehens sind im vorhergehenden Kap. 9 im Rahmen der Einzeltherapie ausführlich erläutert worden. Bei befristeten psychoedukativen Gruppen geht es darum, in kleinen Patientengruppen dieses Vorgehen zu raffen und zu strukturieren.

Gruppentherapien, die sich zusätzlich um bewältigungsorientierten Umgang mit belastenden Situationen und Stressoren bemühen, müssen oft länger sein und z.B. Entspannungsverfahren und Verhaltensmodifikationen bei Belastungen einschließen. Die einzelnen Schritte der bewältigungsorientierten Gruppentherapie sind nach Schaub et al. 1996 in der Tab. 10.**1** zusammengestellt.

Im amerikanischen Sprachraum wurden entsprechende Programme z.B. im Zusammenhang mit der Intervallbehandlung (Herz et al. 1989) entwickelt. Strukturierte ausführliche Therapiemodule wurden zum Umgang mit Symptomen (Liberman 1988a) und mit der Medikation (Liberman 1988b) vorgestellt, mit guten Erfolgen (Eckman et al. 1992). Beide Ansätze wurden von der Arbeitsgruppe um Brenner übersetzt und angepaßt (Brenner 1989, 1990).

10.1.2 Beispiele

Unter den in Deutschland entwickelten Programmen sollen nachfolgend die aus München, Münster und Bielefeld skizziert werden. Ein Kurzprogramm von Stark (1992) umfaßt nur 4 Therapiestunden mit Vermittlung eines pragmatischen Erkrankungs- und Behandlungskonzepts.

Die Münchner Gruppe Bäuml et al.

Die Münchner Gruppe Bäuml et al. führt ein kurzzeitiges psychoedukatives Gruppenprogramm durch mit Informationen zur Erkrankung und Behandlung, unterstützt durch eine relativ ausführliche Broschüre (Bäuml 1994, Bäuml et al. 1997).

Mit Patienten und parallel ihren Angehörigen werden jeweils
- 8 geschlossene Gruppensitzungen durchgeführt
- mit 8 bis 10 Patienten bzw. 10 bis 15 Angehörigen,
- für Patienten anfangs 4 Sitzungen im Wochenabstand, dann 4 Sitzungen im Monatsabstand,
- für Angehörige 14tägig.

Tabelle 10.**1** Schritte bewältigungsorientierter Gruppentherapie (nach Schaub et al. 1996)

Aufklärung über Krankheit und Behandlung auf der Grundlage des Vulnerabilität-Streß-Bewältigungs-Modells
Informationen zur schizophrenen Erkrankung
Informationen zur Behandlung
Identifikation, Monitoring und Umgang mit Früh- und Warnsymptomen
Bewältigung von Belastungen in verschiedenen Lebensbereichen
Identifikation von Streßsituationen in verschiedenen Lebensbereichen (Krankheit, soziales Umfeld, Individuum) und Erarbeiten einer Hierarchie der Belastungen
Analyse belastender Situationen im Hinblick auf physiologische, kognitive, emotionale und verhaltensbezogene Parameter
Streßmanagement: Problemlösung, Training der sozialen Kompetenz und Entspannungstraining
Gesundheitsverhalten
Identifikation von angenehmen Situationen
Positive Lebensgestaltung (z.B. Freizeitgestaltung)

Begonnen wird bald nach stationärer Aufnahme in der Klinik, sobald die produktive Symptomatik das zuläßt. In den Patientengruppen dominiert die Informationsvermittlung, in den Angehörigengruppen steht daneben die emotionale Entlastung. Die Tab. 10.**2** gibt Auskunft über die behandelten Informationsinhalte und über emotionale Themen.

Tabelle 10.**2** Münchner Psychoedukation: Informationsinhalte und emotionale Themen (Bäuml et al. 1997)

Sachthemen	**Patienten**	**Angehörige**
Symptomatik	55%	67%
Neurotransmitterstörung	60%	56%
V/S-Modell	71%	61%
Somatische Ursachen	53%	36%
Psychologische Ursachen	29%	46%
Rezidivprophylaxe mit NL	53%	39%
NW allgemein	50%	36%
Spätdyskinesien	16%	28%
Therapie von NW	47%	23%
Rezidivrisiko mit u. ohne NL	53%	49%
Frühwarnzeichen/Krisenpl.	45%	44%
Psychohygiene/Psych.th.	60%	72%
Soziotherap. Maßnahmen	13%	20%
Emotionale Themen	**Patienten**	**Angehörige**
„mad/bad"-Konflikt	16%	44%
Schuldgefühle	3%	41%
Hader mit dem Schicksal	38%	61%
Enttäuschung, Resignation	19%	46%
Spontanes Weinen	8%	26%
Schuldzuweis. an Angehörige	3%	8%

Die Zahlen geben an, in wieviel Prozent der Gruppentreffen die aufgeführten Themen „ausführlich bzw. sehr ausführlich" behandelt wurden. Die Angaben beziehen sich ausschließlich auf die im Studienzentrum der TUM durchgeführten Gruppen.

Die Münsteraner Gruppe Hornung et al.

Die Münsteraner Gruppe hat eine lange Tradition (Buchkremer und Fiedler 1987) und mehrere Bausteine. Hier soll der psychoedukative Ansatz dargestellt werden, im nächsten Abschnitt die Kombination mit kognitiver Therapie.

Hornung et al. (1995) bzw. Buchkremer et al. (1997) führten an größerer Patientenzahl eine kontrollierte Studie mit mehreren Therapiegruppen durch. Bei der Gruppe mit psychoedukativem Medikamententraining (PMT) erhielten die Patienten in 10 Gruppensitzungen ausführliche und sich an individuellen Erfahrungen orientierende Informationen über die schizophrene Psychose und deren Behandlungsmöglichkeiten. Mit verhaltenstherapeutischer Methodik sollte darüber hinaus die Befähigung zur Medikamentenmitbestimmung gefördert werden, um die Compliance zu verbessern.

Dieser Baustein umfaßte ursprünglich 10 Sitzungen (anfangs wöchentlich, dann zweiwöchentllich) und ist jetzt von Kieserg und Hornung (1996) sehr strukturiert mit 13 Tabellen und Abbildungen für 15 wöchentliche Sitzungen separat dargestellt worden. Es finden sich detaillierte Informationen und Arbeitsmaterialien zum Krankheitskonzept, zur Behandlung, Medikation und zum Krisenplan bei der Rezidivprophylaxe. Daraus sollen einige Beispiele dargestellt werden: Abb. 10.**1** mit dem Waagemodell erläutert das Vulnerabilitäts-Streß-Bewältigungsmodell und die Wirkung verminderter Belastbarkeit bzw. erhöhter Belastung bei normaler Belastbarkeit.

Abb. 10.**1** Verdeutlichung des Vulnerabilitäts-Streß-Bewältigungs-Modells in psychoedukativen Patienten-Gruppen (aus Kieserg u. Hornung 1996: Psychoedukatives Training für schizophrene Patienten. 2A. Dtsch Ges Verhaltenstherapie, Tübingen)

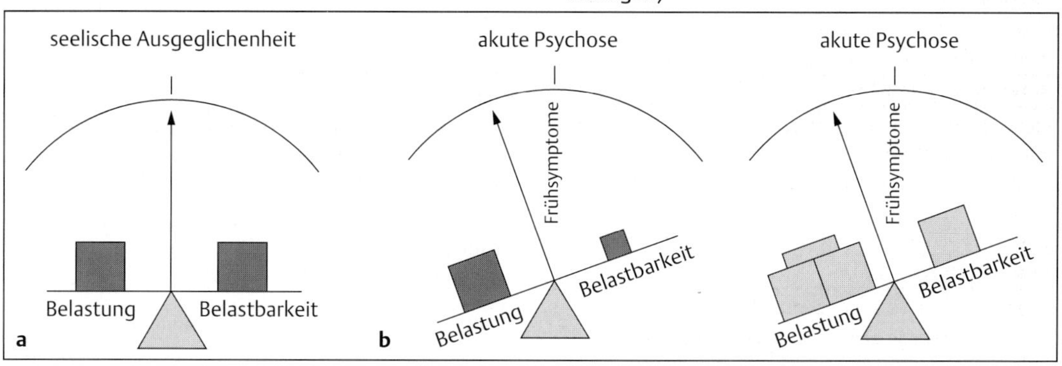

Tabelle 10.**3** Psychoedukative Patienten-Gruppe, Identifikation von Frühsymptomen (aus Kieserg u. Hornung 1996: Psychoedukatives Training für schizophrene Patienten. 2A. Dtsch Ges Verhaltenstherapie, Tübingen)

1. Liste möglicher Frühsymptome
Gespanntheit und Nervosität
Schlafstörungen
Unruhe
Appetitverlust
Veränderung der Eß- und Trinkgewohnheiten
Konzentrationsstörungen
Sozialer Rückzug
Vernachlässigung der äußeren Erscheinung
Veränderungen im Tagesablauf
Schwierigkeiten im beruflichen Bereich (Leistungsabfall)
Depressive Verstimmungen
Interessenverlust/ Einengung der Interessen
Verlust an Freude/ Verstimmung
Gefühl der Schwäche, Schlappheit
Körperliche Veränderungen (Magendruck, Kopfdruck, Zittern)
Medikamenteneinnahme plötzlich abgesetzt (abnehmende Krankheitseinsicht)
Mißtrauen
Reizbarkeit/ Aggression
Geräuschempfindlichkeit
Schlechte Träume
Grundloses Unwohlsein
Zunehmende Religiosität
Gefühl, ausgelacht oder beobachtet zu werden / Gefühl, alles auf sich zu beziehen
Zwangsgedanken
Akustische oder andere Halluzinationen von kurzer Dauer
Gefühl kontrolliert zu werden
Angst verrückt zu werden

2. Folgende Beschwerden / Störungen sind meine persönlichen Frühsymptome
1. ....
2. ....
3. ....
4. ....
5. ....
6. ....

Tab. 10.**3** zeigt eine Liste möglicher Frühsymptome, aus denen die Patienten in der Gruppensitzung mit Erfahrungsaustausch ihre individuell erlebten Frühsymptome identifizieren und aufschreiben sollen, um so drohende Rezidive besser bzw. früher erkennen zu können.

Die Bielefelder Gruppe Wienberg et al.

Die Bielefelder Gruppe hat ein Buch zu Grundlagen und Praxis und dazu ein Manual und ein Materialienheft vorgelegt (Wienberg et al. 1995). Das Programm hat den schönen Namen PEGASUS (Psychoedukative Gruppenarbeit mit schizophren und schizoaffektiv erkrankten Menschen) und sieht ebenfalls 14 Sitzungen in wöchentlichem Abstand vor. Es ist etwas differenzierter als das sehr einfache Manual von Kieserg und Hornung. Das klar gegliederte Manual gibt Hilfen auch für weniger geübte Gruppenleiter. Im Materialienheft sind herausnehmbare Vorlagen für

Tabelle 10.**4** Inhalte der psychoedukativen Gruppenarbeit (nach Wienberg et al. 1995)

1. Kennenlernen, Einführung
Teil I: 2.-6. Stunde
Krankheitskonzept
2. Das Verletzlichkeits-Streß-Modell und biologische Bedingungsfaktoren der schizophrenen Verletzlichkeit
3. Psychosoziale Bedingungsfaktoren der schizophrenen Verletzlichkeit
4. Die Entwicklung der akuten Psychose
5. Das Erleben der akuten Psychose
6. Streß, Belastbarkeit, Überforderung
7. Verlauf und Ausgang schizophrener Psychosen
Teil II: 8.-10. Stunde
Medikamenten-Behandlung
8. Neuroleptika und ihre Wirkungen
9. Nebenwirkungen und Umgang damit; Risiko von Spätschäden
10. Patienten-Mitverantwortung, Zusammenarbeit mit dem Arzt
Teil III: 11.-14. Stunde
Rückfallvorbeugung und Krisenbewältigung
11. Individuelle Handlungsmöglichkeiten, Bedeutung von Frühwarnzeichen
12. Individuelle Frühwarnzeichen und Bewältigungsstrategien
13. Stufenplan zur Krisenbewältigung
14. Erstellung eines individuellen Krisenplans

Overhead-Folien und zusätzlich Informations-, Merk- und Arbeitsblätter für die Gruppenteilnehmer enthalten.

Anstelle weiterer Erläuterung sollen der Überblick über die Inhalte zur Gruppenarbeit und das Arbeitsblatt zum persönlichen Krisenplan in den beiden Tab. 10.**4** und 10.**5** dargestellt werden.

Tabelle 10.**5** Arbeitsblatt für Patienten in der psychoedukativen Gruppe: Persönlicher Krisenplan (nach Wienberg et al. 1995)

1. Frühwarnzeichen beachten!	
Meine wichtigsten Frühwarnzeichen:	1. ....
	2. ....
	3. ....
	4. ....
	5. ....
2. Kontakt aufnehmen zu jemandem, der mich ernstnimmt, aber selbst nicht nervös wird.	
Name:	Telefon:....................
3. Für Entlastung sorgen:	
....	
4. Schutzmaßnahmen ergreifen:	
....	
5. Dem Umfeld Signale geben, daß es mir im Moment nicht so gut geht.	
	An → Name: ....

10.1.3 Effizienz psychoedukativer Gruppentherapie

Hier sollen einige Ergebnisse aufgeführt und in Kap. 12 übersichtlicher mit anderen Studienergebnissen vergleichend erörtert werden.

Das *Münchner* Programm ist mit einer Kontrollgruppe evaluiert worden und zeigte: Die stationäre Wiederaufnahmerate innerhalb eines Jahres betrug in der Kontrollgruppe 38%, in der Studiengruppe insgesamt 21% und dann 14%, wenn Patienten und Angehörige ganz regelmäßig an den Gruppensitzungen teilgenommen haben (Bäuml et al. 1997). Nach zwei Jahren lag das Ergebnis bei 41% versus 58%. Gegenüber der Kontrollgruppe zeigte sich damit ein Effekt, das Ergebnis ist aber nicht besser (über zwei Jahre sogar schlechter) als unter Medikation im Rahmen üblicher psychiatrischer Nachsorge bei der ANI-Studie (erstes Jahr 16%, zwei Jahre 24% Rehospitalisierungen Abb. 6.**5** / Pietzcker et al. 1993).

Das *Münsteraner* Ergebnis zeigt in der Gruppe mit psychoedukativem Medikamententraining über 10 Stunden mit 31% Rehospitalisierungsrate im ersten Jahr und 44% über zwei Jahre kein besseres Ergebnis als in der eigenen Kontrollgruppe (23% bzw. 50%) und ein deutlich schlechteres Ergebnis als in der medikamentösen ANI-Studie. Hingegen haben sich Krankheitseinstellung, Medikamentenzufriedenheit und Informationszufriedenheit auch noch zwei Jahre später positiv entwickelt (Hornung et al. 1998).

Die *Bielefelder* Gruppe hat bisher ihre Arbeit nicht kontrolliert evaluiert.

Eine kleine Studie aus Norwegen zeigte eine hohe rezidivprophylaktische Wirksamkeit der einfachen psychoedukativen Programme (Rund et al. 1994b).

Wenn Psychoedukation um bewältigungsorientierte Therapie erweitert wird, so in der *Berner* Gruppe (Schaub et al. 1996), dann zeigte sich in einer Pilotstudie eine Besserung auf mehreren Ebenen: signifikante Besserungen in der Psychopathologie nach BPRS, im psychosozialen Funktionsniveau mit GAS, bei der Selbstsicherheit und bezüglich geringeren sozialen Rückzugs.

Zum Vergleich: Das einzeltherapeutische Vorgehen mit dem Krankheitskonzept-Ansatz von Süllwold und Herrlich (1992, 1998) führte in einem Jahr zu 7% Wiederaufnahmen, in zwei Jahren zu 28%.

10.2 Kognitives Training und Differenzierung

10.2.1 Grundlagen und Vorgehen

Die Annahmen zu kognitiven Grundstörungen der Schizophrenie sind oben im Kap. 2 zusammengefaßt. Darauf ist zu verweisen. Sie zeigen, daß an der Symptomentwicklung auch (gestörte) Informationsverarbeitungsprozesse mitbeteiligt sind. Als Bindeglied ist anzunehmen, daß Störungen der Informationsverarbeitung zu sozialen Wahrnehmungs- und Kommunikationsdefiziten führen und zu erhöhter Empfindlichkeit gegenüber sozialen Stressoren. Infolgedessen ist es naheliegend zu versuchen, mit Übungsprogrammen zur Beeinflussung kognitiver Störungen möglicherweise grundlegende Störungen so zu verbessern, daß Streßreaktionen seltener bzw. geringer werden und psychotische Dekompensationen dann seltener auftreten (Übersicht Hodel u. Brenner 1997).

Verwendet werden direkte und indirekte Interventionen. In direkter Weise kann z.B. wiederholendes Training kognitiver Aufgaben mit dem Ziel eingesetzt werden, Aufmerksamkeits- und Frischgedächtnisleistungen zu verbessern (ein gebräuchlicher Begriff dafür ist die „kognitive Remediation"). Ein dafür typisches Beispiel ist der Wisconsin-Card-Sorting-Test (siehe rechts).

Indirekte und kombinierte Interventionen begnügen sich nicht mit dem isolierten Training kognitiver Funktionen, sondern sie stellen Verbindungen zu krankheitsrelevanten oder sozialen Wahrnehmungen her. Kognition und sozial-kommunikative Kompetenz sollen beide verbessert werden unter der oben erwähnten Prämisse einer Bindegliedfunktion auch für psychotische (Fehl-) Verknüpfungen bzw. Interpretationen.

Gelegentlich sind kognitive Therapiemethoden auch im Sinne verhaltenstherapeutischen Vorgehens zur operanten Löschung psychotischer Symptome verwendet worden. Durch kognitive Methoden sollen etwa Wahnvorstellungen modifiziert werden, z.B. durch Überprüfen und Hinterfragen der angenommenen Beweise dieser Wahnvorstellungen (Literatur z.B. bei Schaub und Böker 1997). Diese insbesondere amerikanische Literatur moderiert damit die Wahrnehmung produktiver Symptome. Wir betrachten dieses Vorgehen eher als verhaltenstherapeutisches Symptombewältigungstraining und wollen darauf an dieser Stelle nicht eingehen.

Skizziert werden sollen vielmehr verhaltenstherapeutische Trainingsprogramme in Gruppen zur generellen und nicht symptomspezifischen Verbesserung und Differenzierung von Wahrnehmungsprozessen. Dahinter steht die Erwartung, daß bei realitätsbezogenerer Wahrnehmung das Risiko psychotischer Dekompensation geringer ist.

Setting

In unserer Ambulanz hat es sich bewährt, Patienten anzuschreiben mit einer Einladung zur Gruppenteilnahme und Bitte um eigene Anmeldung.

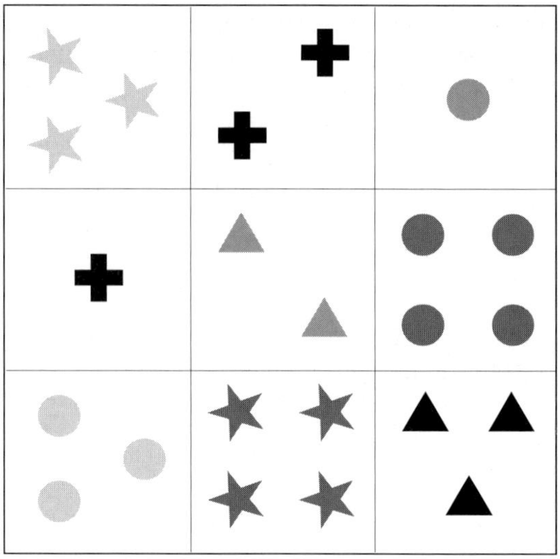

Abb. 10.**2** Auswahl aus dem Wisconsin-Card-Sorting-Test (nach Heaton et al. 1993: Wisconsin Card Sorting Test. Manual Psychol Assessment Resources, Odessa/Florida) mit den Farben rot, gelb, grün, blau

Die Gruppe wird dann durchgeführt
- als geschlossene Gruppe
- mit etwa 6 Teilnehmern
- über 20 Sitzungen à 60 bis 90 Minuten
- einmal wöchentlich
- mit Therapeut und Cotherapeut.

10.2.2 Beispiele

Insbesondere von psychologischer Seite sind zahlreiche kognitive Trainingsprogramme entwickelt worden, zum Teil wurden sie als diagnostische Verfahren entwickelt und zur therapeutischen Anwendung modifiziert. Viele Verfahren können sowohl einzeln angewendet werden als auch in kleinen Gruppen. Ein Überblick einschließlich Evaluation findet sich z.B. bei Hodel und Brenner (1997) und bei Theilemann und Peter (1994).

Der *Wisconsin-Card-Sorting-Test* ist ein bekannt gewordener Test aus der Gruppe der „Kärtchenübungen" (Heaton et al 1993). Es gibt aber auch eine Computer-Version, die von jüngeren Patienten als attraktiver eingeschätzt wird. Der Test enthält einen Satz kleiner quadratischer Karten (Abb. 10.**2**) mit

- verschiedenen Mustern (Dreick, Punkt, Kreuz, Stern)
- in verschiedenen Farben (rot, gelb, grün, blau)
- in verschiedener Anzahl (1 – 4).

Diese sind nun in Gruppen nach vorgegebenen Zielen (nach Zahl oder Form oder Farbe) zu ordnen. Dabei kann ein schwer gestörter Patient mit Konzentrationsstörungen allein arbeiten, es können aber auch zwei oder drei Patienten in einer Kleingruppe tätig sein und sich gegenseitig beraten. Dabei zeigt sich dann schon die Verknüpfung mit sozial-kommunikativem Training.

Der *Labyrinth-Test* kann sowohl mit Bleistift und Papier als auch am Computer durchgeführt werden, oft einzeln, zum Teil in kleinen Gruppen.

Auch der bei Kindern beliebte Klein-Computer „Game-boy" mit dem Programm „Tetris" könnte allein oder zu zweit eingesetzt werden.

Die *Münsteraner Gruppentherapie* ist im Abschnitt kognitive Therapie ursprünglich für 10 Wochen mit wöchentlichen Sitzungen in kleinen Gruppen (4 bis 6 Patienten) konzipiert (Buchkremer und Fiedler 1987). Später wurden anfangs 7 wöchentliche und danach 8 zweiwöchentliche Sitzungen durchgeführt, insgesamt also 15 (Hornung 1995).

Inhaltlich stehen, im Anschluß an den vorhergehenden Baustein psychoedukativen Medikamententrainings, gedankliche disputative Auseinandersetzungen mit erkrankungsbezogenen Problemen im Vordergrund. Den Definitionen von Problem- und Zielbereichen folgen Bemühungen, für diese Probleme und krisenhaften Situationen gemeinsam bessere Lösungsstrategien zu erarbeiten. Handlungserprobungen im Rollenspiel finden nicht statt.

Im *Berner „Integrierten Psychologischen Therapieprogramm (IPT)"* (Roder et al. 1997) stellt die kognitive Differenzierung die erste Basisstufe eines gut erprobten Verfahrens dar. Daraus kann man z.B. auch in der Gruppe begriffliche Synonyme definieren und differenzieren, z.B.:

- Blatt: Planze, Buch, Zeitung ...,
- Birne: Obst, Glüh-Birne, Kopf ...,
- Feder: Schreib-, Spiral-, Vogel-Feder ...,
- begriffliche Assoziationen sammeln wie z.B.

Sommer		
Ernährung	**Bekleidung**	**Aktivitäten**
Eis	kurze Hosen	schwimmen
kalte Getränke	Sandalen	tauchen
Salat	Badeanzug	Ferien machen
Grillfleisch		grillen

Wetter	**Badeutensilien**
heiß	Taucherbrille
feucht	Bikini
warmer Regen	Flossen
viel Sonne	Handtuch
	Krimi

Bei allen diesen kognitiven Differenzierungen ist Phantasie gefragt. Oft machen diese Übungen in kleiner Gruppe Spaß und fördern ebenfalls mit positiver Konnotation die Kommunikation unter den Gruppenmitgliedern, leiten also schon zum sozial-kommunikativen Training über bzw. bereiten dieses vor.

Gesicht und Affekt

Die Wahrnehmung von Affekten in Gesichtern (Abb. 10.**3** / Ekman 1976, s.a. Gaebel u. Wolwer 1992) und die Gruppendiskussion darüber ist ebenfalls primär ein kognitiver Schritt, hat aber auch sozial-kommunikative Funktion. Gleichzeitig mit der Wahrnehmung des Photos wird ja die Aufmerksamkeit auf eigene Affekte und die des Gesprächspartners gerichtet. Das kann man in Rollenspielen intensivieren.

10.2.3 Effizienz kognitiven Trainings

Eine Übersichtsarbeit zu 19 Evaluationsstudien (Theilemann und Peter 1994) kommt zu dem Schluß, daß durch kognitive Therapie mehrheitlich positive Veränderungen zu erreichen sind auf folgenden Ebenen:

- Kognitive Leistungen verbessern sich auch nach befristeter Therapie und weisen auf Lerneffekte mit verbesserter Informationsverarbeitung hin, allerdings sinken die Effekte nach Beendigung der Therapie auch langsam wieder ab.

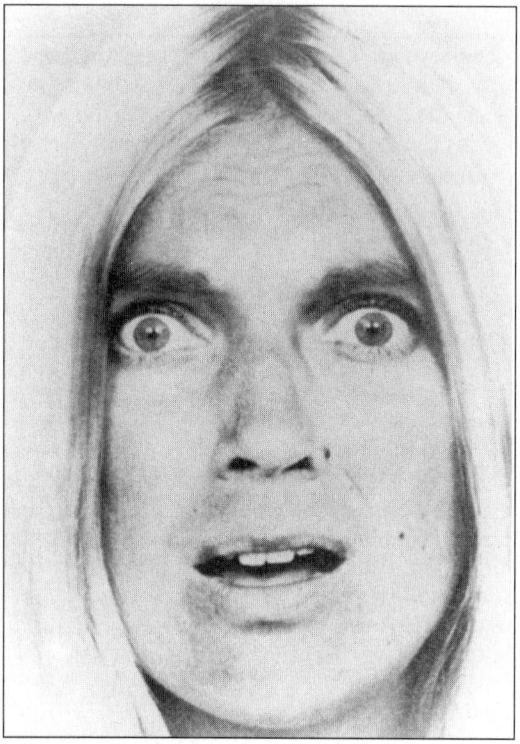

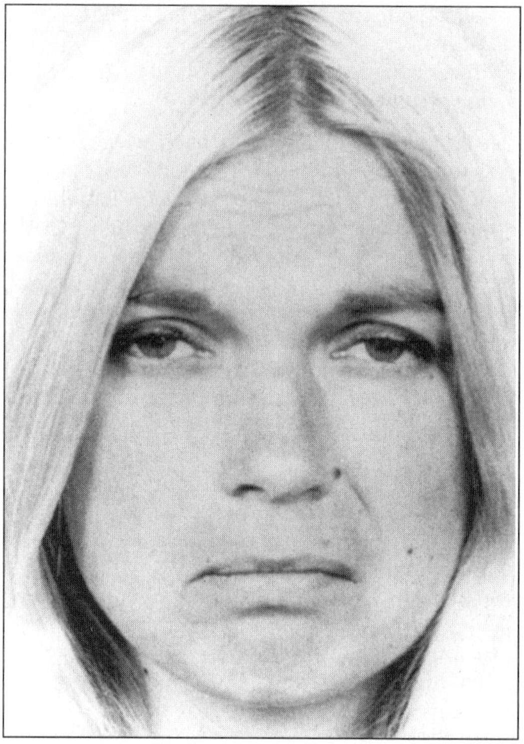

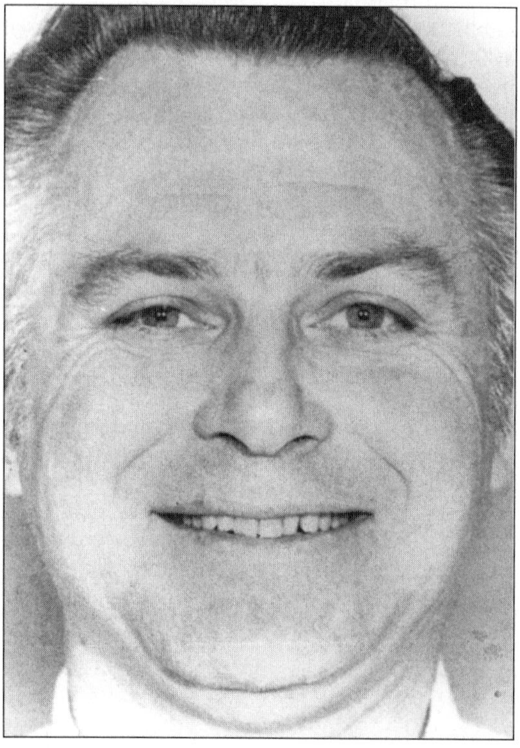

Abb. 10.**3** 3 Fotos zur Affektidentifikation

- Subjektives Erleben der kognitiven Leistung beim Patienten verbessert sich ebenso wie die Psychopathologie (ähnlich Kingdon et al. 1996, Kraemer et al. 1990, 1997). Diese Verknüpfung ist schwer zu erklären und weist eventuell auf Verbesserungen von Ich-Funktionen hin, die z.B. das Ausmaß von Basisstörungen einerseits und von wahnhaften Überzeugungen andererseits reduzieren können.
- Das Sozialverhalten der Patienten bessert sich ebenso, wenn auch nicht im gleichen Ausmaß. Erklärungmodelle sind nicht einfach, möglicherweise führt auch ohne spezielle soziale Übungen Verbesserung der Wahrnehmung und Informationsverarbeitung in Verbindung mit subjektiver Besserung zu mehr Zutrauen, Sozialkontakte aufzunehmen.

Zu den o.g. Verfahren:

Repetitives Training mit dem *Wisconsin-Test* erbrachte dann gute und zum Teil überdauernde Übungseffekte, wenn zusätzlich positive Verstärkung erfolgte (Green et al. 1992). Zu fragen ist dabei natürlich, ob insbesondere auch die positive Verstärkung unabhängig vom Trainingsmedium die Aufmerksamkeit und Motivation verbessern und damit (nur) sekundär die Leistung.

Die *Berner* Arbeitsgruppe äußert sich vorsichtig, fand aber ebenfalls Verbesserungen im Bereich der Psychopathologie, bei direkten kognitiven Leistungen und auch bei der sozialen Wahrnehmung. Dennoch interpretieren Brenner et al. (z.B. 1987, 1996) die positiven Ergebnisse behutsam. Eine endgültige Beurteilung sei auch deshalb noch nicht möglich, weil noch unklar sei, welche spezifischen Informationsverarbeitungsstörungen mit diesem Verfahren erreichbar seien. Auch der überdauernde Effekt und der Transfer kognitiver Verbesserungen in den Verhaltensbereich sei noch nicht sicher geklärt (Roder et al. 1996b).

Die *Münsteraner* Gruppe nahm als outcome-Kriterium die Rehospitalisierungsrate über ein und zwei Jahre. Sie verband psychoedukatives Medikamententraining mit kognitiver Psychotherapie und fand durch letztere keine Verbesserung, auch nicht gegenüber der medikamentös behandelten Kontrollgruppe: Die Rehospitalisierungsrate betrug im ersten Jahr 27%, über zwei Jahre 39% (Kontrollgruppe 23% bzw. 50%) (Buchkremer et al. 1997). Die Ergebnisse sind auch in dieser Kombination schlechter als in der medikamentösen ANI-Studie (16% bzw. 24%).

In diesem Zusammenhang ist auch eine ältere Vergleichsstudie bei remittierten ambulanten Patienten mit und ohne Neuroleptika zu erwähnen, die unter Medikation deutlich bessere kognitive Leistungen fand, zudem vergleichbar den gesunden Kontrollpersonen (Hess et al. 1989, Schu et al. 1992).

10.3 Sozial-kommunikatives Training und integrative Verfahren

10.3.1 Grundlagen und Vorgehen

Im vorhergehenden Abschnitt bei den kognitiven Therapieansätzen wurde schon deutlich, daß über ein unspezifisches Training hinaus die Anwendung im kommunikativen und damit sozialen Bereich sinnvoll ist und in zwei Bereichen gerade für Schizophrene therapeutisch hilfreich sein kann:

- Gestörte Kognition ist am Entstehen oder Aufrechterhalten psychotischer Wahrnehmung, die thematisch meistens im zwischenmenschlichen Bereich angesiedelt ist (Verfolgungswahn, Liebeswahn, wahnhafte Beziehungssetzung), mitbeteiligt. Wenn es gelingt, Wahrnehmung im Umfeld des Patienten und insbesondere in seinem Umgang mit Mitmenschen zu verbessern, müßte das positive Auswirkungen auch auf die Psychose haben.
- Unter der Annahme erhöhter Vulnerabilitäts-Streß-Reaktion sind kommunikative Anforderungen und Fehlinterpretationen im Umgang mit anderen Menschen für Schizophrene häufig intensive Stressoren.

Wenn es therapeutisch gelingt, einerseits die Wahrnehmung und andererseits die soziale Kommunikationsmöglichkeit zu verbessern, müßten sich Stressoren vermindern. Denn eine Verbesserung und Erweiterung persönlicher Ressourcen und eine Erhöhung sozialer Kompetenz stabilisieren einerseits die Selbstsicherheit und vermindern andererseits das Risiko negativer und damit streßreicher sozialer Interaktionen. Beide Effekte reduzieren die Vulnerabilität und wirken deshalb mittelbar auch günstig auf den Verlauf der Psychose bzw. deren Rezidivgefahr ein.

Dementsprechend wurden anfangs insbesondere in den USA von Liberman et al. (z.B. 1986, 1990) verhaltenstherapeutische Strategien zur gezielten Verbesserung sozialer Fertigkeiten entwickelt. Sie fanden dort weite Verbreitung und bezogen auch kognitives Training mit ein (Übersicht: Roder, Zorn, Brenner 1997, Brenner et al. 1993, Kraemer u. Möller 1994).

> Soziale Kommunikation besteht aus drei Schritten (und deren Rückkoppelung untereinander):
> - Wahrnehmung (eigener Bedürfnisse, eigenen Verhaltens, der Signale anderer Personen untereinander und zu mir, des psychosozialen Kontextes einer Situation etc.),
> - Verarbeitung (Bedeutung zahlreicher Signale und deren Affektresonanz),
> - Verhalten und Reaktion (und steuernde Fortführung oder Veränderung einzelner Kommunikations- und Verhaltensschritte nach erneuter Wahrnehmung und Verarbeitung der feedback-Informationen).

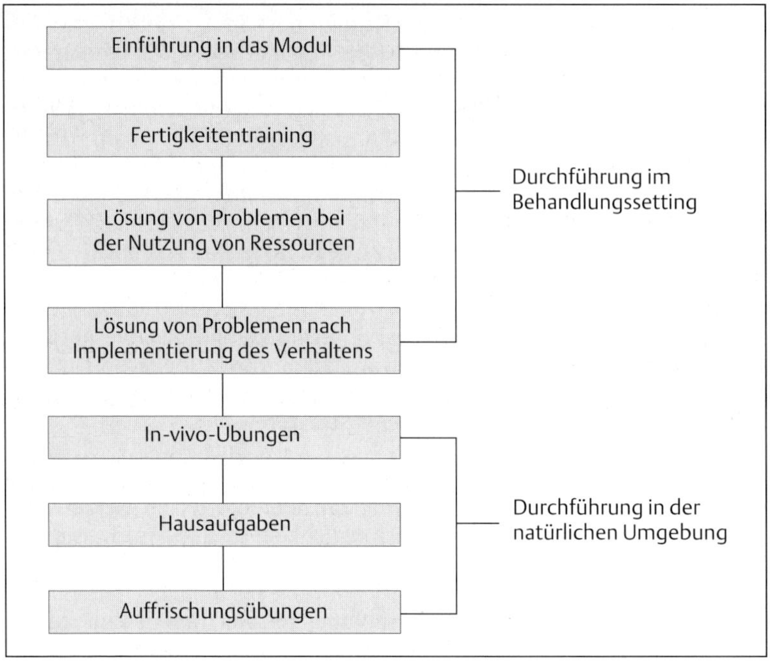

Abb. 10.**4** Trainingskomponenten eines Moduls (nach Liberman)

Entsprechende verhaltenstherapeutische sozial-kommunikative Verfahren sollten alle drei Ebenen berücksichtigen und positiv verknüpfen.

10.3.2 Beispiele

Aus zahlreichen Ansätzen sollen die nachfolgenden und im deutschen Sprachraum vorliegenden Verfahren zur Verdeutlichung des Vorgehens skizziert werden.

Das Soziale-Fertigkeiten-Training

Das *Soziale-Fertigkeiten-Training* der Arbeitsgruppe um Liberman ist strikt verhaltenstherapeutisch orientiert und operationalisiert. Es umfaßt in der neueren Version die drei Bereiche Wahrnehmung, Übersetzung, Durchführung bzw. Umsetzung. Es werden folgende Module angeboten:

- Konversationsfertigkeiten,
- berufliche Rehabilitation (Arbeitssuche, Bewerbung um eine Stelle, Kontinuität der Arbeit),
- Benutzung öffentlicher Verkehrsmittel,
- Wohnungssuche und Haushaltsführung,
- Umgang mit Medikamenten (Medikamentenwirkungen, Nebenwirkungen, Selbstbeobachtung),
- Freizeitaktivitäten und Erholung,
- Selbstversorgung und persönliche Hygiene,
- Zubereitung von Mahlzeiten,
- Umgang mit Geld,
- Umgang mit Behörden, Nutzung von Gemeindeeinrichtungen.

Abb. 10.**4** gibt eine Übersicht über die Trainingskomponenten eines Moduls, eine genauere Anleitung wird z.B. deutsch bei Liberman und Wallace (1990) gegeben. Empfohlen werden realitätsbezogene lebensnahe Übungen, die meistens in kleinen Patientengruppen durchgeführt werden, aber auch einzeln möglich sind. Rollenspiele mit anderen Patienten, Therapeut und Cotherapeut werden einbezogen, zum Teil auch mit realen Bezugspersonen des Patienten. Das Programm kann in stationären und teilstationären Rehabilitationseinrichtungen und ebenso ambulant durchgeführt werden.

Die Dauer kann individuell variiert werden und beträgt zum Teil 9 Wochen, meistens etwa ein halbes Jahr.

Münsteraner Gruppe

Im Rahmen des mehrdimensionalen Vorgehens sind auch im Baustein kognitive Psychotherapie (s.o.) ansatzweise schon soziale Trainingselemente enthalten. Dabei soll mit Problemen und krisenhaften Situationen besser umzugehen gelernt und die Umsetzung von Lösungsschritten vorbereitet werden.

Die Arbeitsgruppe hatte vorher aber auch eine separate handlungsbezogene Therapie (HT) entworfen mit:
- 10 Sitzungen von 1½ Stunden Dauer im wöchentlichen Abstand,
- Kleingruppen mit 4–6 Patienten und 2 Therapeuten,
- „social-skill-Training" mit Rollenspielen und Einübung alternativer Verhaltensweisen in rückfallrelevanten Lebenssituationen (Familie, Freunde, Beruf, eigene Bedürfnisse).

„Integriertes Psychologisches Therapieprogramm" Bern

Dieses Instrument ist seit Jahren erprobt und verbindet zwei Vorzüge:

Differenzierte Therapieschritte bauen langsam auf kognitiver Differenzierung und sozialer Wahrnehmung auf und leiten dann erst über zu komplexeren sozialen Trainingsschritten. Der Gefahr einer Überforderung durch zu plötzliche Kommunikationsanforderungen wird damit und durch anfänglich stärkere Strukturierung und erst später wenig direktive Gruppeninteraktion begegnet.

Außerdem ist das Programm länger, umfaßt bei schwer gestörten Patienten 100 bis 200 Stunden in 1 bis 2 Jahren, kann aber bei entsprechenden Patienten auch verkürzt werden auf eine Dauer von 3 bis 4 Monaten (z.B. Brenner et al. 1987, Roder et al. 1996, Roder et al. 1995, 1997, Roder, Zorn, Brenner 1997).

Setting:
- Stationär zweimal wöchentlich, ambulant auch wöchentlich,
- Dauer einer Sitzung zwischen anfangs 30 und später 90 Minuten,
- Dauer insgesamt 100 bis 200 Stunden über 1 bis 2 Jahre oder verkürzt über 3 bis 4 Monate,
- 5 bis 8 Patienten pro Gruppe,
- 1 Therapeut mit 1 oder 2 Kotherapeuten.

Programmstufen (Abb. 10.**5**):

1. Kognitive Differenzierung durch :
- Karten-Sortier-Übungen analog zum Wisconsin-Karten-Test (s.o.),
- verbale Assoziationen zu vorgegebenen Begriffen (s.o.),
- Suchstrategien: Ein Patient und ein Cotherapeut wählen verdeckt einen Gegenstand im Raum aus, den die anderen Patienten mit gezielten Fragen herausfinden sollen.

2. Soziale Wahrnehmung:

Beschreibung von Details auf Dias, auf denen Personen in Interaktionen dargestellt sind, anschließende Interpretation, Diskussion, Titelfindung.

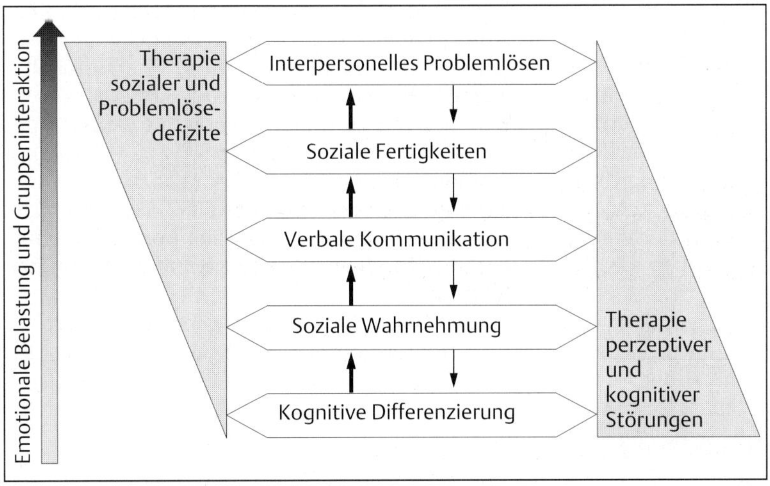

Abb. 10.**5** Integriertes Psychologisches Therapieprogramm (IPT) Bern (Roder et al. 1996: Integriertes Psychologisches Therapieprogramm [IPT]: für schizophren Erkrankte. Psychotherapeut 41)

Diese und die nächste Programmstufe stellen die Verbindung zwischen kognitiver Differenzierung und sozial-kommunikativen Schritten dar. Bei uns hat sich eine Variante bewährt, die weiter unten dargestellt wird.

Die Berner Autoren haben im übrigen neuerdings eine Ergänzung (Training zur „Bewältigung von maladaptiven Emotionen") entwickelt und verwenden dazu u.a. ähnliche Bilder wie Ekman, Hodel und Brenner 1996 und 1997.

3. Verbale Kommunikation:
Wiedergabe vorgegebener oder selbst formulierter Sätze, Fragen zu Informationen oder über Themen (z.B. Zeitungsartikel) untereinander, freie Kommunikation.

4. Soziale Fertigkeiten:
Es sollen soziale Fertigkeiten (z.B. Auskunft einholen, Kritik üben, sich behaupten, Kontakt aufnehmen usw.) entwickelt oder verbessert werden, mit Rückmeldungen und Verbesserungsvorschlägen in der Gruppe. Das kann auch so geschehen, daß ein Gruppenteilnehmer zum Beobachter wird und anschließend seine Beobachtungen beschreibt, die dann von anderen Gruppenteilnehmern kommentiert werden.

5. Interpersonelles Problemlösen:
Identifikation von Problemen, rationale Einstellung zu Problemen und effizienter Problemlösung, Abwägung konstruktiver Lösungsmöglichkeiten, Umsetzung im Rollenspiel in der Gruppe und später vorgegebene Übung im Alltag zur Rückmeldung in der nächsten Gruppensitzung. Das therapeutische Vorgehen kann, anders als in den vorhergehenden Stufen, individuell auf die zu ermittelnden Problembereiche der einzelnen Patienten abgestimmt werden.

Das IPT ist ursprünglich für Krankenhauspatienten mit längerer Hospitalisierungsdauer entwickelt worden und enthält im Manual dementsprechend mehrere Vorschläge aus deren Umfeld. Für ambulante Patienten sind entsprechend veränderte Situationen zu suchen (z.B. analog Ulrich und Ulrich 1976). Zwei variierte Beispiele aus unserem Göttinger Gruppenprogramm der Ambulanten integrierten Therapie (s.u.) sollen das verdeutlichen:

Bildergeschichten als *Variante* zu den Programmstufen kognitive Differenzierung, soziale Wahrnehmung, verbale Kommunikation:

Es werden verschiedene Karten-Sätze mit Bildergeschichten ausgegeben (z.B. Abb. 10.**6** „Der Archäologe"). Jeweils möglichst 3 (evtl. 2) Patienten sortieren dann die vorher gemischten Karten in gemeinsamer Arbeit in der sinnvollen Reihenfolge der Bilder und identifizieren und benennen den Inhalt.

Die Übung dauert etwa 15 Minuten. Dabei sind nacheinander erforderlich
- genaue Wahrnehmung des Kartenbildes,
- Entwicklung einer daraus zusammensetzbaren Bildabfolge,
- Analyse der Verhaltensreihenfolge,
- Wahrnehmung des sozialen Hintergrundes und
- Erarbeitung eines übergreifenden Themas.

Die Kleingruppe arbeitet unter sich, muß
- über das Medium Bildergeschichte miteinander kognitive Schritte prüfen, die soziale Situation wahrnehmen und so
- ergänzend oder korrigierend kommunizieren.
- Bei drei Teilnehmern ist eine Kontaktflexibilität möglich,
- die verbale Kommunikation ist unproblematisch und zwanglos möglich (weil nicht direkt die Patienten, sondern die Bildgeschichte im Vordergrund steht),
- die Aufgabe macht Spaß und fördert mit positiver Verstärkung Motivation und Kommunikation.

Zum letzten Punkt: Es ist immer wieder recht eindrucksvoll, wie die vorher gehemmt und mit wenig spontanem Sprechantrieb erwartungsvoll dasitzenden Patienten zunehmend lebhaft und freudig miteinander arbeiten und ins Gespräch kommen. Innerhalb von Minuten entsteht eine entspannte und freundliche Atmosphäre. Auch der teilnehmende Therapeut erlebt unproblematische und andere partnerschaftliche Kommunikationsmöglichkeiten als in der üblichen Arzt-Patienten-Sprechstundensituation. Wiederholt haben wir die gleiche Übung bei Ärzte-Weiterbildung-Seminaren durchgeführt, mit gleichen positiv überraschenden Effekten.

Rollenspiel „Beschwerde im Café" (Abb. 10.**7**) zu den Programmstufen verbale Kommunikation, soziale Fertigkeiten und interpersonelles Problemlösen:

Zwei Patienten werden gebeten, weiblichen oder männlichen Gast und (andersgeschlechtliche) Serviererin oder Kellner darzustellen. Tisch und Stühle werden gerichtet, die übrigen Patienten schauen zu.

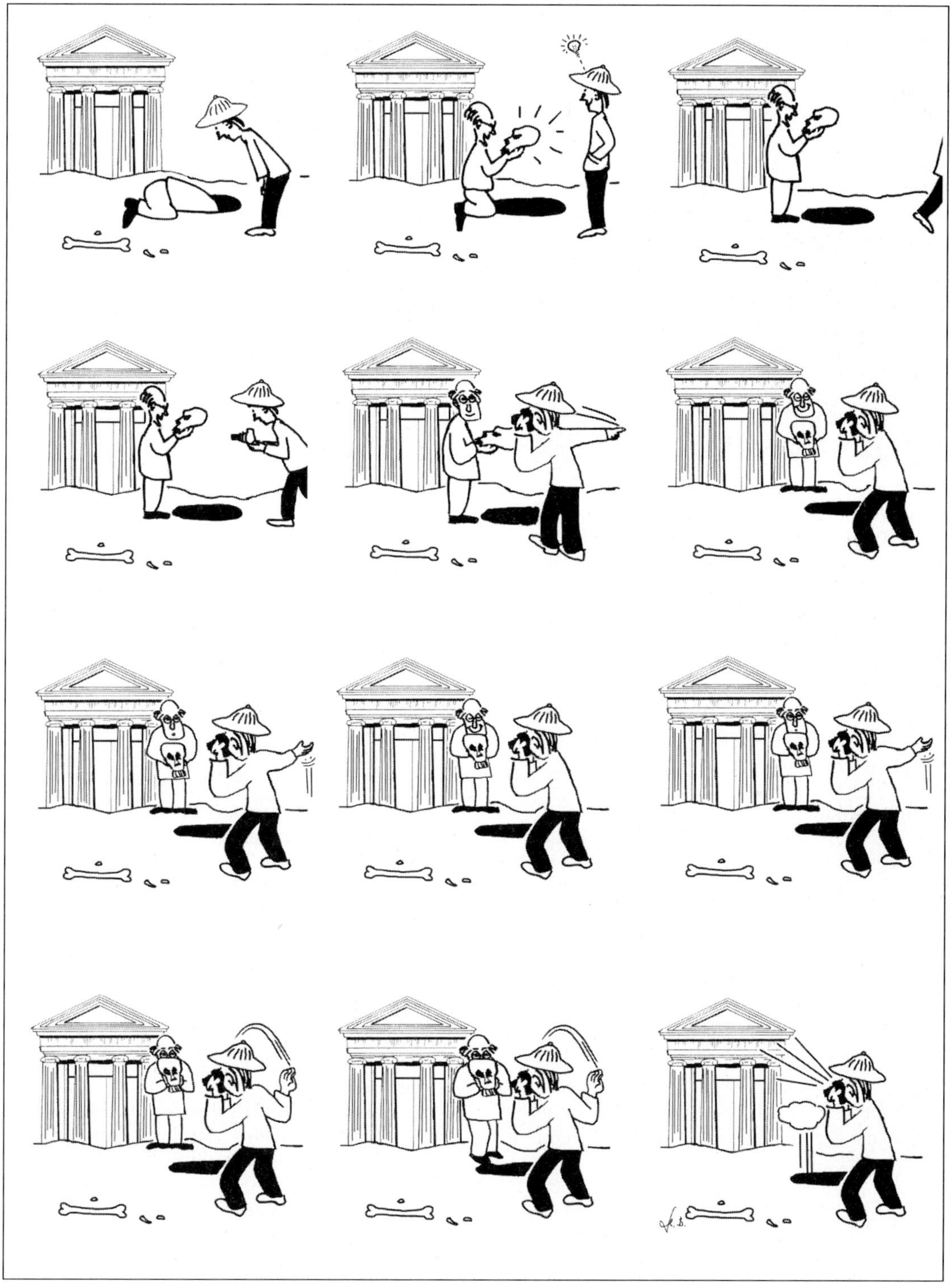

Abb. 10.**6** Der Archäologe (Zeichnung von: Thomas Braun, Hemer)

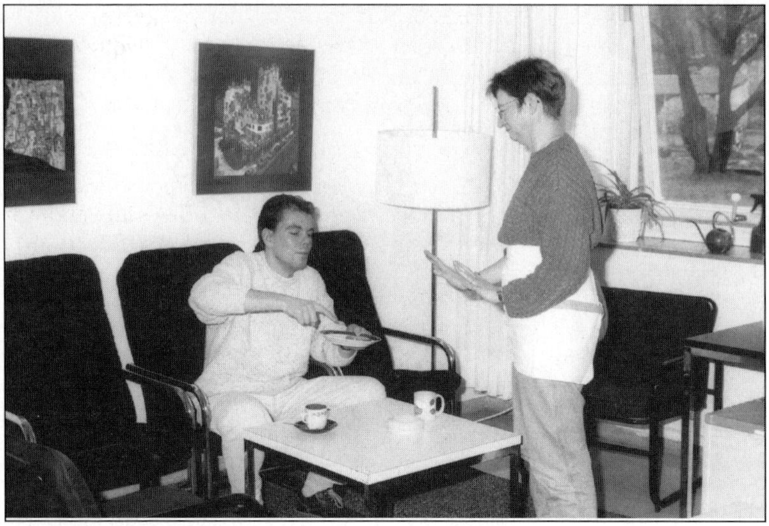

Abb. 10.**7** Beschwerde im Café, Rollenspiel

In der Regel nehmen wir diese und andere Rollenspiele mit der im Raum befindlichen Video-Kamera auf (schüchterne Patienten können als Kameraleute handelnd mitwirken). Anfängliche Befürchtungen störender Hemmung verflüchtigen sich bald. Nach Übung und Diskussion schaut sich die Gruppe gemeinsam das Band auf dem Monitor an. Ermöglicht wird auch für die Darsteller eine feedback-Wahrnehmungskontrolle zwischen eigenem Erleben, Videoband und Gruppenäußerungen.

Instruktion

„Sie haben als Gast in einem Café ein Getränk und Kuchen bestellt. Der Kuchen stellt Sie überhaupt nicht zufrieden, ist zu trocken, nicht schmackhaft o. ä. Sie rufen den Kellner und machen ihn sachlich auf den Fehler aufmerksam. Dann bitten Sie ihn, den Kuchen umzutauschen. Der Kellner läßt sich jedoch nicht auf Ihren Wunsch ein und verhält sich unfreundlich. Er bestreitet jeden Fehler und behauptet, die Qualität sei in Ordnung, Sie müßten sich irren. Sie gehen auf die Vorwürfe und Behauptungen nicht ein und fordern erneut den Umtausch des Kuchens, was der Kellner dann unter Murren auch macht."

1. Durchgang:

Gast: „Fräulein, kommen Sie doch mal bitte!"

Kellnerin: kommt um den Tisch. „Ja, mein Herr?"

G. freundlich: „Fräulein, die Erdbeertorte ist sehr gut, aber die Sahne ist sauer!"

K. entrüstet: „Das kann überhaupt nicht sein! Seit 20 Jahren bin ich hier Kellnerin und nie wurde die Sahne schlecht."

Gelächter aus der Gruppe.

G. freundlich und ruhig: „Das mag sein, aber diese hier ist schlecht."

K. argumentiert dagegen. Verweist auf die anderen Gäste, die sich auch nicht beschweren und versucht, den Gast davon zu überzeugen, daß er sich täuscht.

G. weiterhin freundlich: „Meine Sahne ist aber sauer", schiebt ihr den Teller hin: „Probieren Sie selbst."

Die Kellnerin gibt sich geschlagen, nimmt unter Protest den Teller: „Das hat es noch nie gegeben", und geht, kommt kurz darauf wieder, entschuldigt sich, die Sahne sei wirklich schlecht gewesen.

Pause. Befragung der beiden Darsteller:

G.: „Naja, ich bin nicht so zufrieden, obwohl sie mir ja nun ein neues Stück Torte gebracht hat."

K.: „Das habe ich aber nur gemacht, weil ich die Instruktion so verstanden habe. Ich hätte auch noch weiter argumentieren können und fühlte mich völlig im Recht. Keiner der anderen Gäste hat sich an diesem Tage bisher über diesen Kuchen beschwert."

Rückmeldung aus der Gruppe: Mimik, Gestik, Tonfall, Blickkontakte, alles sei angemessen gewesen. Gelobt wird die ruhige Art und vor allem sein gelassener Humor. Die Aufgabenstellung habe er jedoch nicht vollständig gelöst.

Herr T.: „Da warst du aber zu schüchtern."

Frau B.: „Die Kellnerin mußte erraten, was du wolltest. Du hast sie nicht direkt aufgefordert, dir ein neues Stück Kuchen zu bringen."

Herr R.: „Und dadurch konnte sie solange rumlamentieren."
Gast.: „Ich fand das gar nicht mehr notwendig, noch deutlicher zu werden, wenn die Sahne sauer ist. Das weiß doch jeder. Im übrigen heißt es ja, der Kunde sei König."
Therapeutin: „Erinnern Sie sich an die Aufgabenstellung?" und weist zur Tafel.
Herr T.: „Du mußt ihr direkt sagen, daß sie Dir ein neues Stück mit frischer Sahne bringen soll."
Therapeutin: „Herr T., was konkret würden Sie der Kellnerin sagen?"
Herr T.: „Ganz einfach, bitte bringen Sie mir ein neues Stück!"
Therapeutin: „Ja, das ist eine klare und direkte Aufforderung an die Kellnerin. Könnten Sie als Gast sich vorstellen, diese klare Aufforderung der Kellnerin gegenüber auch so auszusprechen?"
G.: „Ja, das will ich mal probieren."
2. Durchgang:
G. bittet die Kellnerin an den Tisch, sie kommt und fragt nach seinen Wünschen. „Fräulein, die Erbeertorte ist lecker, aber die Sahne ist sauer."
K.: „Was? Das kann doch gar nicht sein! Sehen Sie mal (zeigt in die Runde), alle anderen Gäste essen diese Sahne auch und beschweren sich nicht!"
G.: „Das kann ja sein. Aber meine Sahne ist schlecht. Sie können ja selbst probieren (schiebt ihr den Teller hin), aber bringen Sie mir bitte ein neues Stück!"
K.: „Na gut." Nimmt den Teller und geht. Rückmeldung von ihr: „Dagegen konnte ich nun wirklich nichts mehr sagen."
Beifall aus der Gruppe.

Kommentar
Je nach beteiligten Patienten kann natürlich auch behutsamer und weniger direktiv ausprobiert werden, mit ausführlicherer Rückmeldung, was die beteiligten Personen dabei erleben, wo sie Hemmungen haben usw.

10.3.3 Effizienz sozial-kommunikativen Trainings

Die Module von *Liberman* et al. sind in mehreren empirischen Studien überprüft worden (z.B. Eckman et al. 1992) mit dem Ergebnis einer Zunahme sozialer Fertigkeiten, auch über das Training hinaus. Außerdem ließen sich die Rehospitalisierungszeiten vermindern, die Rezidivquoten nur geringfügig.

Hogarty et al. (1991) fanden positive Ergebnisse bezüglich der Rezidivraten unter social-skill-Training mit Medikation (20% im ersten und 50% im zweiten Jahr) im Vergleich zu ausschließlicher Medikation (38%, 62%). Im Vergleich zu anderen Medikations-Studien (s.o.) fehlt aber ein differenter Effekt.

Die *Münsteraner Gruppe* fand über 1 bzw. 2 Jahre unter handlungsorientierter Therapie 53%/53% Rezidive und 37%/42% Rehospitalisierungen. Unter kognitiver Therapie waren es rund 22%/33% Rezidive und 6%/17% Rehospitalisierungen. Fast alle Ergebnisse sind schlechter als unter sorgfältiger Medikation allein. In einer späteren Arbeit (Lewandowski et al. 1994) interpretieren die Forscher ihr ungünstiges Ergebnis damit, daß handlungsorientierte Therapie, wenn sie so kurz durchgeführt wird, Patienten (evtl. auch Therapeuten) zu stark irritiere und affektiv involviere, was ungünstig für die längerfristige Erkrankungsbewältigung sei.

Eine *Metaanalyse* anderer Studien (Benton und Schroeder 1990) fand hingegen eine generalisierte Verbesserung sozialer Kompetenz und auch signifikant positive Effekte auf Rückfälle. Günstige Effekte korrelieren mit längerer Therapie (3 bis 12 Monate).

Auch hier findet sich wieder der Hinweis darauf, daß Schizophrene durch kurze Interventionen ohne längere Begleitung überfordert werden.

Mit dem längerdauernden *Berner IPT* ließen sich Verbesserungen auf mehreren Ebenen nachweisen: Psychopathologie, sozial kommunikati ves Verhalten, Lebensqualität, maladaptive Emotionen, Rezidive. Dennoch ist z.B. Brenner (1996) behutsam in der Interpretation und hält noch weitere Aufklärung zu den Zusammenhängen zwischen Symptomatik, Chronifizierung und Besserung für notwendig, auch für die Differentialindikation.

11 Angehörigenarbeit

Zuerst soll das Konzept der „expressed emotion" in der Familie des Schizophrenen vorgestellt werden, seine Entwicklung, seine Folgerungen für das Therapieverständnis und die heutige Kritik an Kausalvorstellungen. Danach ist die oft erhebliche Belastung der Angehörigen zu skizzieren und ihre häufige Ausgrenzung in Institutionen bzw. durch Therapeuten. Es folgen zwei Abschnitte zur konkreten Einzelarbeit und zur Arbeit in Gruppen. Abschließend sind Einflußebenen und Wirksamkeit dieser Interventionen zu betrachten.

11.1 Konzept der „expressed emotion"

In Kap. 1 wurde schon kurz die Entwicklung in Richtung auf Familienkonzepte skizziert: Anfangs wurde angenommen, daß pathologische Beziehungen und verwirrende Interaktionen zwischen Mutter und Kind ursächlich beteiligt seien an der Entstehung und am ungünstigen Verlauf der Schizophrenie. Nach der „schizophrenogenen Mutter" von Frieda Fromm-Reichmann beschrieben dann im Zuge sich ausbreitender systemischer familientherapeutischer Sichtweisen amerikanische Therapeuten verwirrende Kommunikationsmuster in der Familie eines schizophrenen Kranken – mit „double-bind"-Charakter. Bei dieser verwirrenden, ver-rückten Kommunikation sei es quasi zwangsläufig, daß das sich entwickelnde Kind später psychotisch werde.

Oben in Kap. 1 wurde ebenfalls schon erwähnt, daß wissenschaftliche Belege für beide Konzepte fehlen, daß dennoch vielen Psychiatern diese Zusammenhänge plausibel erschienen.

In Europa wurde diese Entwicklung im Zuge des sich ausbreitenden sozial- und psychotherapeutischen Interesses der 60er Jahre und nachfolgend bereitwillig aufgegriffen und dann modifiziert:

In England trat an die Stelle verwirrender Kommunikation die „expressed emotion" in der Familie, insbesondere emotionale Spannung, Kritik und Feindseligkeit und deren Äußerung gegenüber dem schizophrenen Kranken.

Expressed emotion = kritische und feindselige Äußerungen in der Familie über den Patienten. EE-Konzept: durch die so hervorgerufene emotionale Spannung kommt es beim Patienten zu gehäuften Rezidiven der Psychose.

Zusammenfassend meint die „EE-Hypothese": Eine hohe emotionale Spannung unter den Familienangehörigen, eine gefühlsmäßige Einstellung insbesondere der Eltern zu ihren kranken Kindern, verbunden mit kritischen, feindseligen und überprotektiven Äußerungen und Haltungen, führen zu einer Belastung und Überforderung der vulnerablen Kranken und dann zu erhöhter Rezidivrate. Plausibel ist, daß Schizophrene emotionale Spannung und Distanzverminderung besonders schwer ertragen können, sich gern zurückziehen, was sie bei engem Zusammenleben nicht können. Auch deshalb erscheint es nachvollziehbar, daß bei geringerem Kontakt in der Familie (etwa durch Tätigkeit des Kranken außer Haus) die Rezidivraten niedriger sind, trotz fortbestehender hoher EE.

„Schizophrenogene Mutter" → „Double-bind-Kommunikation" → „Expressed-emotion-Familie" → ungünstiger Verlauf der Schizophrenie mit häufigen Rezidiven.
Das ist scheinbar ein folgerichtiger Weg zu einer einleuchtend erscheinenden Hypothese.

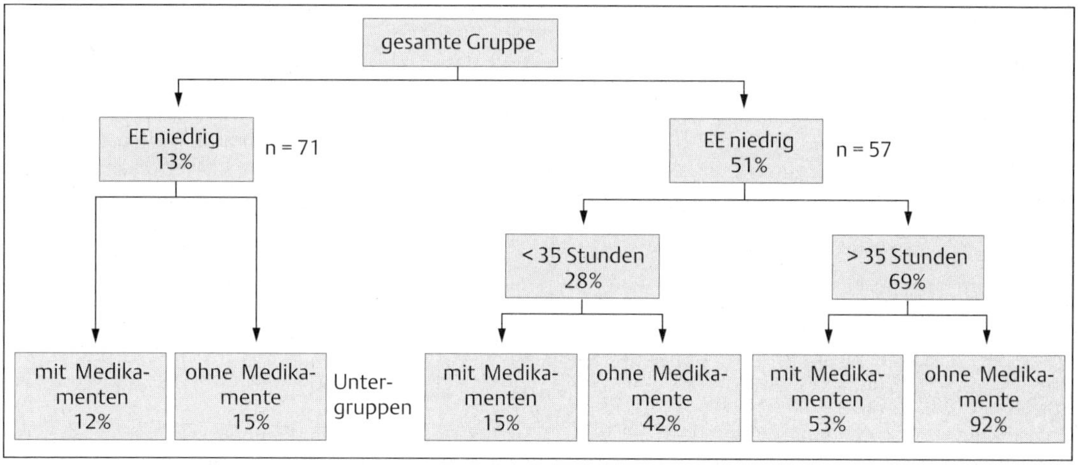

Abb. 11.**1** Expressed emotion: 9-Monats-Rezidivraten bei Vaughn und Leff (1976) (nach Olbrich 1983)

Die Kausalitätsrichtung ist aber unklar, eine ungünstige Wirkung familiärer Muster auf den Krankheitsverlauf ist wissenschaftlich nicht bewiesen. Schuld- und Ursachenzuschreibungen an Angehörige haben keine wissenschaftliche Grundlage. Deshalb muß die frühere „Familien-Therapie“ ersetzt werden durch „Hilfe“ für oder Arbeit mit belasteten Angehörigen.

Im Abschnitt 11.2 wird erläutert werden, daß ein wissenschaftlicher Beleg für einseitige Kausalannahmen fehlt und damit eine „Therapie“ pathologischer Familien ersetzt werden sollte durch Unterstützung der Familie.

Das Konzept der expressed emotion wurde von den Engländern Brown, Leff und Vaughn (z.B. Brown et al. 1972, Vaughn und Leff 1976, Übersicht z.B. Olbrich 1983) begründet. Danach korreliert eine hohe emotionale Spannung mit kritischen und feindseligen Äußerungen der Angehörigen mit hohen Rezidivraten beim Patienten. Auch wenn die englischen Väter der „EE“ mit kausalen Interpretationen sehr zurückhaltend waren, wurde das Konzept weltweit rezipiert und in vielen Studien repliziert mit monokausaler Interpretation, wonach hohe „EE“-Werte in der Familie häufige Rezidive beim Patienten bedingen.

Grundlage der Diskussion ist das Ergebnis der englischen Autoren über erhöhte Rezidivraten nach 9 Monaten, wenn der „EE“-Index hoch ist (Abb. 11.**1**). Danach finden sich teilweise über 50% Rezidive. Die Ergebnisse der gleichen Autoren über zwei Jahre sind weniger eindeutig bis nicht signifikant (s. Abschnitt 11.2), diese Mitteilung fand in der Literatur aber weniger Beachtung als die spektakulären Neun-Monats-Ergebnisse. Auf der anderen Seite wurden die Zusammenhänge zwischen EE und Rezidivzahlen durch eine Metaanalyse mit größerer Fallzahl von Bebbington und Kuipers (1994) bestätigt.

Bis heute findet das EE-Konzept weltweit Beachtung und ist immer wieder Thema wissenschaftlicher Untersuchungen. Auch die American Psychiatric Association (1997) übernimmt in ihren Empfehlungen die verbreitete Meinung, verstärkte Kritik und überprotektives Verhalten der Familienangehörigen könnten die Wahrscheinlichkeit nachfolgender Rezidive beim Patienten erhöhen.

Wiedemann und Buchkremer (1996) haben einige Studien zu Zwei-Jahres-Katamnesen zusammengefaßt (Abb. 11.**2**) und übereinstimmend signifikante Differenzen gefunden: Bei hoher EE finden sich 61% Rezidive, bei niedriger EE nur 27%. Und: der genannte Zusammenhang gelte auch für Beziehungen zwischen Therapeuten und Patienten und für den Einfluß von Einstellungen beim Personal von Institutionen der psychosozialen Versorgung.

EE-Diagnostik

Ausgangspunkt vieler Studien ist das häufig angewandte Camberwell-Familien-Interview (Vaughn und Leff 1976b). Es handelt sich um ein halbstandardisiertes Interview von ursprünglich

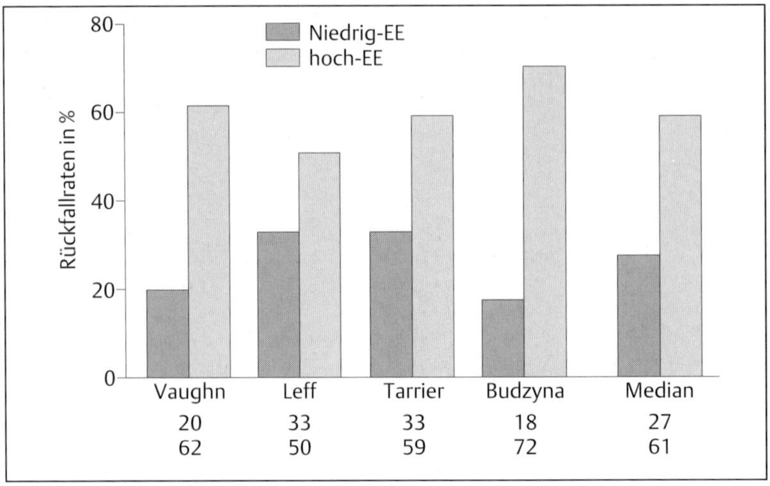

Abb. 11.2 Rückfallraten prospektiver Ergebnisstudien über den Einfluß des Familienklimas („expressed emotion", 2-Jahres-Daten) (nach Wiedemann u. Buchkremer 1996)

vier bis fünf Stunden Dauer und später meist einer Stunde Dauer, das mit den Bezugspersonen des Patienten in seiner Abwesenheit durchgeführt und auf Tonband aufgenommen wird.

Brown et al. führten ihr Interview 2 Wochen nach Klinikentlassung zu Hause durch, Vaughn und Leff schon während der stationären Behandlung des Patienten. Analysiert wurden früher Inhalte, Tonfall, Gestik, Gesichtsausdruck usw., bei der verkürzten Fassung nur noch kritische und feindselige Äußerungen.

Goldstein et al. (1989a) führten in der Klinik das einstündige Interview durch. Etwa 5 Wochen nach der Entlassung wurde mit jedem Teilnehmer einer Familiensitzung einzeln ein Gespräch geführt mit der Anweisung, fünf Minuten frei über den Patienten zu sprechen (Five-Minute-Speechs-Sample, FMSS). Die Auswertung war ähnlich und zeigte eine hohe Übereinstimmung mit der längeren Fassung.

In einer eigenen Studie (Müller et al. 1988) führten wir ein einstündiges semistrukturiertes Tonband-Interview in der Familie ohne Anwesenheit des Patienten durch und ließen davon aus der ersten Hälfte 15 Minuten durch unabhängige Rater beurteilen, mit ebenfalls hoher Reliabilität.

Therapeutische Konsequenz

Nach den weit überwiegenden Ergebnissen zum Zusammenhang zwischen hoher EE und häufigen Rezidiven lag es nahe, durch Familieninterventionen das EE-Niveau zu senken in der Hoffnung auf dann auch geringere Rezidivraten beim Patienten.

Prinzipiell könnte man, wäre man bezüglich der Kausalitätsrichtung wirklich offen geblieben und wissenschaftlich neugierig, auch durch z.B. medikamentöse Behandlungsverbesserung die Rezidivrate beim Patienten senken und dann untersuchen, ob sich nachfolgend das EE-Niveau entwickelt. Dieser Weg ist u.W. aber nicht beschritten worden, mit einer Ausnahme von Goldstein et al. (1989b, s.u.).

Prinzipiell sind einzel- und gruppentherapeutische Verfahren geeignet. Durchgeführt und untersucht wurden in der Regel

- verhaltenstherapeutische und psychoedukative Gruppentherapie mit Angehörigen (z.B. Falloon et al 1985),
- psychoanalytische Gruppentherapie über mehrere Jahre (z.B. Schwarz 1983),
- systemische Familientherapie (z.B. Selvini-Palazzoli et al. 1978, Heidelberger Gruppe um Stierlin 1985),
- bifokale Gruppentherapie (zwei getrennte Gruppen für Patienten und Angehörige, z.B. Schindler und Arnold 1952).

Bezüglich der EE-Veränderung dominieren psychoedukative und verhaltenstherapeutische Gruppen für Angehörige mit oft eindrucksvoll erscheinenden Effekten zur Verminderung von Rezidivraten. Darauf wird weiter unten eingegangen werden.

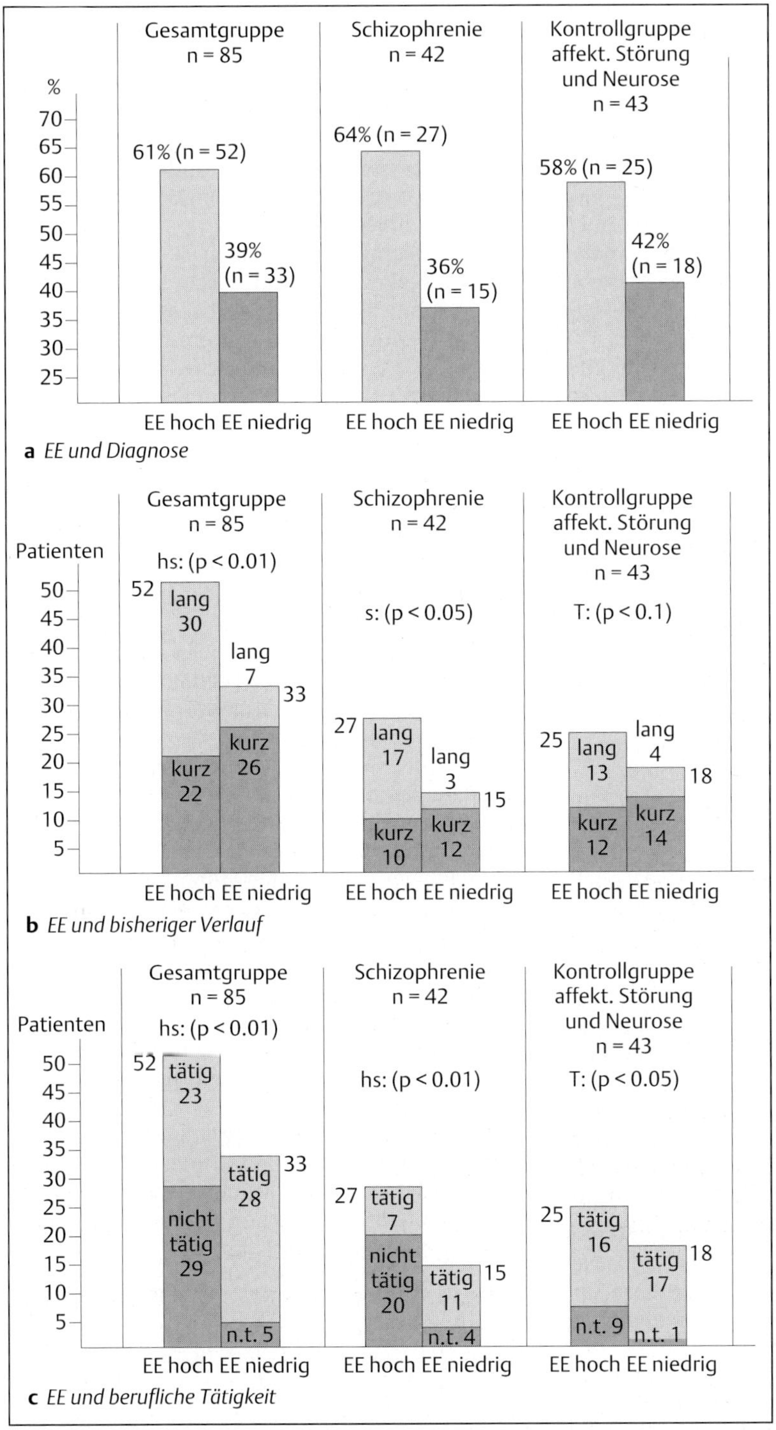

Abb. 11.**3 a** – **c** EE-Korrelationen mit Diagnose (**a**), Verlauf (**b**), Berufstätigkeit (**c**) (nach Müller et al. 1988)

11.2 Kritik am EE-Konzept

In den letzten Jahren werden die bisherigen Ergebnisse und ihre Interpretation in Frage gestellt, hauptsächlich aus folgenden Gründen:

Alle Studien wurden nach Erkrankungsbeginn durchgeführt, so daß es sich bei den EE-Ergebnissen auch um Reaktionen der Angehörigen (meistens der Eltern) auf die Erkrankung handeln könnte. Es wäre ja auch bemerkenswert, wenn Eltern durch eine so belastende und prognostisch unsichere Erkrankung gleichmütig blieben, wie wenn nichts wäre. *Diese* Eltern wären dann eher „auffällig" und müßten Anlaß für Untersuchungen sein.

Die rezidivfördernde Wirkung von hoher EE ist nicht belegt, weil
- alle Studien nach Erkrankungsbeginn durchgeführt wurden,
- deshalb die Kausalitätsrichtung genausogut auch umgekehrt sein kann,
- das EE-Niveau der Angehörigen sich zum Teil ändert, wenn die Erkrankung des Patienten erfolgreich behandelt wurde,
- EE unspezifisch ist und auch bei anderen psychischen Erkrankungen vorkommt.

Sicher ist nur: emotionale Spannung tut keinem Menschen gut, auch Schizophrenen nicht, und sollte deshalb möglichst (therapeutisch) vermindert werden.

- Vereinzelt wurden keine Zusammenhänge zwischen EE und Rezidivraten gefunden, nur wurden diese Untersuchungsergebnisse nicht so aufgenommen wie die EE-Rezidiv-Korrelationen: Parker et al. (1988), Hogarty et al. (1988), Cohen (1995) fanden keine Unterschiede der Rezidivraten bei hoher oder niedriger EE. Auch Leff et al. (1990) haben selbst darauf hingewiesen, daß im Gegensatz zu den kurzfristigen Ergebnissen später über zwei Jahre keine prädiktiven Zusammenhänge zwischen EE und Rezidiven zu finden sind, was aber bei der angenommenen Hypothese und nach den kurzfristigen Ergebnissen eigentlich erwartet werden müßte.
- Wenn man den vorhergehenden Krankheitsverlauf mit berücksichtigt, relativiert sich die EE-Bedeutung. Dieses Ergebnis zeigt sich auch in einer eigenen Untersuchung (Müller et al. 1988, Abb. 11.**3**): Hohe EE-Werte fanden sich häufiger bei langhingezogenem Vorverlauf. Dieser verunsichert Eltern besonders und verhindert eine Differenzierung zwischen „mad" und „bad", zwischen krankheitsbedingten Störungen und „Unarten", die eher ärgerlich machen. Und EE-Werte sind eher niedrig, wenn die Patienten eine Arbeit außer Haus haben, was auf späteren Erkrankungsbeginn und besseren Vorverlauf hinweist.

  In ähnlicher Weise haben Goldschein et al. (1989b) gefunden, daß kritische Äußerungen der Familienangehörigen mit kritischen Äußerungen der (oft anwesenden) Patienten korrelierten. Wenn die Patienten autonomer waren, fanden sich eher niedrige EE-Werte in der Familie.
- EE ist unspezifisch und findet sich auch bei anderen psychischen Erkrankungen in ähnlicher Häufigkeit, z.B. bei Depressionen (Vaughn und Leff 1976), in unserer Studie bei Neurosen und affektiven Psychosen. Wir fanden auch dort ähnliche Verlaufskorrelationen, die offenbar diagnoseunspezifisch generell Einfluß haben (Abb. 11.**3**).
- Die Korrelation zwischen EE und Rezidiven und die Effizienz von Familientherapie muß unter Einfluß der neuroleptischen Medikation relativiert werden:

  Die von der englischen Arbeitsgruppe beschriebenen häufigen Rezidive waren zum Teil gar keine echten Rezidive, sondern Exacerbationen chronisch-produktiver und medikamentös unzulänglich behandelter Erkrankungen. Das erklärt auch die hohen Rezidivraten bei Vaughn und Leff (1976) in kurzer Zeit trotz neuroleptischer Medikation, die stark abweichen von den Zahlen eindeutiger Rezidive unter Neuroleptika nach vorhergehender Remission. Dann könnten hohe EE-Werte genausogut Folge mangelhafter psychiatrischer Therapie und deshalb chronischen Verlaufes sein.

  Die unter Familienintervention reduzierten Rezidiv- und Rehospitalisierungsraten erscheinen nur dann günstig, wenn sie mit hohen Rezidivraten um 50% verglichen werden. Wenn Hahlweg et al. (1995, Abb. 11.**8**) nach verschiedenen Studien Rezidivraten von 70% in zwei Jahren mitteilen und hinzufügen, daß alle Patienten Neuroleptika erhielten, so muß das mit erheblichen Behandlungsfehlern verbunden gewesen sein.
- EE ist keine feste Größe, sondern reduziert sich bei gut der Hälfte der Angehörigen parallel zur Besserung der Erkrankung durch klinische Behandlung (Goldstein et al. 1989a).

- Neuere, methodisch sorgfältiger kontrollierte Interventionsstudien zeigen keinen Effekt der Angehörigen-Therapie auf Rezidive oder Rehospitalisierungsraten (s.u. Schooler et al., Münsteraner Arbeitsgruppe, Kap. 11.7 und in Kap. 12).

Fazit

Nach allen diesen Einwänden kann man heute bei kritischer Sichtweise nicht mehr behaupten, daß hohe emotionale Spannung und kritische Äußerungen der Angehörigen die Ursache für gehäufte Rezidive beim Patienten sind. Das läßt sich durch wissenschaftliche Studien nicht belegen. Der Zusammenhang kann auch umgekehrt sein, ein ungünstiger Krankheitsverlauf beim Patienten kann Angehörige belasten und zu den genannten Verhaltensweisen beitragen. Aber auch das läßt sich wissenschaftlich nicht sicher belegen.

So bleibt vorläufig höchstens eine zirkuläre Betrachtungsweise übrig (s. Müller et al. 1988, ähnlich Brenner und Schaub 1997): Bei ungünstigem Krankheitsverlauf sind Angehörige erheblich belastet und reagieren bei längerer Anspannung manchmal mit kritischen und emotional negativen Äußerungen. Eine längeranhaltende emotionale Spannung in der Familie ist wiederum gerade für schizophrene Patienten (aber auch für andere Menschen) nicht gut zu ertragen und kann zu streßreicher Belastung führen und somit auch zu mehr Rezidiven als bei spannungsärmerer Familienatmosphäre.

Therapeutisch eingreifen kann man dabei prinzipiell an beiden Stellen: Man kann durch Optimierung der Behandlung des Patienten den Krankheitsverlauf bessern, dann reduziert sich die EE bei der Familie, wie zu zeigen war. Oder man kann die Familienatmosphäre zu entspannen versuchen, dann hat es auch der Patient leichter. Der letztgenannte Weg wurde oft bevorzugt und scheint belegt zu sein, was aber bei kritischer Betrachtung heute in Frage gestellt wird.

11.3 Belastung der Angehörigen

Eine Klinikärztin im zweiten Jahr ihrer Facharztweiterbildung sagte im Kollegenkreis nach ihrer ersten Teilnahme an einer Angehörigengruppe sichtlich betroffen: „Ich wußte bisher nicht so deutlich, wie furchtbar belastend diese Krankheit für Eltern ist. Gibt es da nicht eine Selbsthilfegruppe?“

Das zeigt mehrere Ebenen: Ärzte in Kliniken nehmen Angehörige nur selten und dann reduziert wahr. Warum das so ist, wird im nächsten Abschnitt diskutiert. Das Leiden insbesondere der Eltern ist erheblich und für Ärzte auch bei kurzen Kontakten schwer auszuhalten. Aber wie sollen Angehörige das dauerhaft aushalten? Wenn wir Ärzte es wahrnehmen, ist der Verweis auf Selbsthilfegruppe für uns ein guter Kompromiß: wir zeigen Hilfe auf und halten gleichzeitig die Angehörigen auf Distanz.

- Angehörige betreuen den Patienten in erster Linie und die meiste Zeit.
- Ärzte sind immer nur kurz mit dem Patienten in Kontakt.
- Angehörige klagen oft wenig, nehmen Leid in der Familie still auf sich und suchen oft die „Schuld“ für eine chronische Krankheit ohnehin eher bei sich und versäumten Beziehungschancen.
- Wenn dann noch Ärzte den Eltern eines Patienten die Schuld an dessen Erkrankung zuschreiben, ist das schlimm!

Belastung, Selbstzweifel, Schuldgefühle der Angehörigen und belastende Erfahrungen bei Kontakten mit medizinischen Einrichtungen sollen an einem kasuistischen Bericht verdeutlicht werden (Dörner, Egetmeyer, Koenning 1982).

Fallbeispiel

Einsamkeit und Schuldgefühle: Eine Mutter berichtet.

„Mit der Psychiatrie kam ich in meinem Leben das erste Mal im Dezember ... in Berührung. Damals brach bei unserem vierundzwanzigjährigen Sohn ein schrecklicher Angstanfall aus. Er hatte am Fenster gestanden und meinte plötzlich, die Sonne würde gleich explodieren. Die Worte meines Sohnes ‚bitte, hol keinen Arzt, der sagt, ich bin krank und schickt mich zum Psychiater‘ hielten mich zurück, sofort einen Arzt zu rufen.

In der darauffolgenden furchtbaren Woche mußten mein Mann und ich erfahren, wie ungeheuer schwer es ist, einem von Angst und Wahn überfallenen Menschen fachärztliche Hilfe zukommen zu lassen.

Im ärztlichen Notdienst – bei uns passierte es an einem Samstag – steht kein Nervenarzt zur Verfügung. Beim ...-Institut, wo unser Sohn 4 Jahre vorher einmal ambulant kurz gesehen worden war, mußte ich hören, daß er nach meiner Schilderung stationär in einer Nervenklinik behandelt werden sollte (dort aber am Wochenende kein Platz frei sei). Ein von mir am Montag herbeigerufener Allgemeinarzt wurde von unserem Sohn sofort und mit einer für mich verblüffenden plötzlichen Klarheit abgelehnt. Dieser Arzt stellte es aber sich und uns Eltern zur Aufgabe, ihn freiwillig in eine Nervenkliniksabteilung zu bringen, was uns leider die ganze Woche über nicht gelang. Es kamen Vorwürfe von Verwandten, denen sich H. in seiner Verstörtheit gezeigt hatte, ‚wie wir das mitansehen könnten, sie würden einen Psychiater ins Haus bestellen, koste es was es wolle'. Wieviele Nervenärzte hatte ich zu dieser Zeit schon um einen privaten Hausbesuch gebeten, noch dazu wo Herr Dr. X meinem Mann wiederholt sagte, er könne H. gegen seinen Willen nur mit einem Attest von zwei Nervenärzten einweisen. Die Antwort war immer die gleiche: ‚Ihr Sohn muß in meine Sprechstunde kommen!'

Als H. schließlich doch eine ihm aus früherer Behandlung bekannte Internistin aufsuchte, bekam ich folgendes zu hören: ‚Freiwillig bringen Sie den nirgends hin. Da hilft nur Zwangseinweisung nach ...' Aus der Not, ihm anders nicht helfen zu können, verwandte mein Mann etwas, das zwischen H. und mir vorgefallen war und zu einer Zwangseinweisung ausreichte.

Und dann mußten wir erfahren, wie man mit Eltern, die ihr Kind zwangseinweisen, zu Gericht geht. Nicht nur, daß ich selbst mit mir in einem ungeheuren Konflikt stand, H. ging es gerade an dem Tag, als die Einweisung zustande kam, besser, so daß ich, als die Polizisten in unserem Wohnzimmer standen und den fernsehenden H. aufforderten mitzukommen, nahe daran war ‚Nein!' zu schreien, mich aber der nächste Gedanke ‚kannst du das verantworten?' daran hinderte. Von den Verwandten mußten wir jetzt hören: ‚Das hätten wir nicht gemacht!' Freunde von H., mit denen er in einem politwissenschaftlichen Arbeitskreis zusammenarbeitete, standen Kopf. Es fehlte nicht mehr viel, daß sie sagten, mein Mann und ich gehörten in eine Nervenklinik. H. sagte das sowieso. Freunde von ihm, die ihm unbedingt helfen wollten, beeinflußten ihn, ja die Pharmaka nicht zu nehmen. Sie besorgten ihm einen Anwalt, der ihn aus der Klinik herauspauken sollte. Damals war der politische Trend, der Psychiater mache den psychisch Kranken erst kaputt. Von einem mußte ich mir sagen lassen, H. würde gar nichts fehlen, der Konflikt wäre in der Familie zu suchen, H. müßte schnellstens aus der Klinik raus und mit uns in eine Familientherapie. Ein großes Vertrauensverhältnis zwischen H. und mir war zerbrochen. Er lud vom Einweisungstag an einen ungeheuren Haß auf mich ab. Die Polizisten gewährten ihm, wie er mir später erzählte, Einblick in das Einweisungsattest, und demnach konnte ja nur ich an der Einweisung Schuld sein. Ärztlicherseits hingen wir völlig in der Luft. Worte wie ‚Ich darf Ihnen nichts sagen, ihr Sohn ist volljährig', oder ‚Ich darf mit Ihnen nicht in Verbindung treten, wenn Ihr Sohn nicht einverstanden ist', versetzten mich in eine Mutlosigkeit.

Schwer war es auch, als er nach vier Wochen aus der Klinik entlassen wurde: Man bekommt keine Anleitung, keine Verhaltensregeln, die es sonst für alle Erkrankungen gibt. Bei einer psychischen Erkrankung wird einfach von einem erwartet, daß man mit dem Betroffenen zurecht kommt. Man kann sich nur auf sein Gefühl verlassen, es einigermaßen richtig zu machen, und gerät dadurch oft in einen Zwiespalt. Auch möchte man mehr wissen über diese ‚Störung', was das eigentlich ist, woher sie kommt. Selbstverständlich hofft man auf vollständige Gesundung und lebt auf, wenn es dem Betroffenen besser geht, sieht aber plötzlich doch wieder dieses schleichende ‚Andere', das einen fast erdrückt. Mit Niemandem kann man über seine Bedrückung sprechen, oft nicht einmal mit seiner nächsten Umgebung, weil diese vielleicht auf den Kranken zu ängstlich reagiert oder an einem selbst nur Kritik ausüben würde. Man wacht, daß ja nichts aus den ‚vier Wänden' hinauskommt. Auch finanzielle Schwierigkeiten gibt es. Unser Sohn nahm nicht einmal das ihm zustehende Krankengeld in Anspruch. Die Aufforderung, zum Vertrauensarzt zu gehen, ließ er in seinen Papierkorb wandern. Er verwandte ja seine ganze Kraft, um sich und uns seine Erkrankung zu verleugnen.

Wir begannen auf unsere Kosten Familientherapie mit zwei Therapeuten, die H. von seinen Freunden vermittelt wurden und die er angenommen hatte.

Ein ungeheures Schuldgefühl lud sich auf mich. – Dieses ständige Suchen, ‚was ist in dieser Familie nicht intakt?', das Wort ‚Überbehütung', das in den Raum gestellt wurde ... - Weil ich von uns dreien die Therapie am ernstesten nahm, mußte ich aber auch am meisten verkraften.

Mein eigenes Suchen, wann die ‚Störung' von H. entstanden sein könnte, die maßlose Auflehnung gegen diese und die in mir wachsende Gewißheit, daß ich diese annehmen muß, und die größte Sorge, was mit ihm wird, wenn mein Mann und ich nicht mehr leben, ließen mich nicht mehr schlafen. Ich nahm Beruhigungstabletten ein.

Genau nach einem Jahr bekam H. einen neuen Schub. Diesmal nicht so aggressiv, aber er kam auch nicht mehr so richtig raus. ‚Ich bin traurig, ich kann nicht mehr denken', brach es einmal aus ihm heraus.

Leider suchte er nur zweimal seine ihn ambulant betreuende Nervenärztin in der ...-Klinik auf. Er wandte sich wieder an die ihm bekannte Therapeutin. Eine medikamentöse Behandlung erhielt er nicht.

Nach 2 Monaten nahm H. sich mit 25 Jahren auf grausamste Weise das Leben."

Nach unserer Erfahrung mit Angehörigengruppen (ähnlich Katschnig und Konieczna 1984) sind besonders die folgenden drei Bereiche für Angehörige sehr belastend:

Mit eindeutig belastenden psychotischen Symptomen wie Wahnideen und Halluzinationen können Angehörige oft besser umgehen als mit Verhaltensweisen, die zwischen normal und krank liegen. Erstere sind als Krankheitssymptome erkennbar und einzuordnen. Sie verunsichern Angehörige nicht so sehr. Aber Rückzug, Initiativemangel, Negativ-Symptome mit reduzierter sprachlicher Kommunikation, Depressivität usw. machen Angehörige hilflos und dann manchmal wütend, sie schwanken zwischen Mitleid und Ärger, können diese Verhaltensweisen nicht so sicher einordnen. Hier mag der Grund liegen für die auch von uns gefundenen Korrelationen zwischen EE und langhingezogenen symptomarmen Verläufen.

Angst vor Ablehnung und Stigmatisierung durch Nachbarn, Freunde, Verwandte führt zum Rückzug der Angehörigen selbst. Viele verbergen die Erkrankung, antworten ausweichend bei Fragen nach dem Befinden, gehen an fremden Orten spazieren usw.

Fallbeispiel

Eine Großmutter sagt: „Am besten gar nichts sagen, nichts nach außen dringen lassen. Sonst wechseln auch die Bekannten in der Kleinstadt die Straßenseite, wenn sie uns von weitem sehen, und sagen sich ‚in der Familie gibt es einen Geisteskranken, was da wohl los ist'. Das ist furchtbar schwer zu ertragen. Und wenn doch jemand freundlich ist, denkt man sich schon selber, daß der nur heuchelt. Man wird diese Gedanken nie mehr los."

Das überträgt sich dann manchmal auf die Patienten. Eine Familie, die in dörflicher Randgemeinde lebte, baute für den kranken Sohn an der Rückseite des Grundstückes eine Pforte in den Zaun, damit er und sie mit ihm dort gleich zum Spaziergang den hinten angrenzenden Wald erreichen können, um auf der Dorfstraße den Nachbarn nicht zu begegnen!

„Was ist, wenn wir einmal nicht mehr sind?" ist eine Frage, die sich die Angehörigen sehr häufig selbst stellen. Angst und Schuldgefühle stehen dahinter, die Sorge, daß das kranke Kind später finanziell, sozial und zwischenmenschlich verelendet, ungewisser öffentlicher Fürsorge anheim fällt. Oft wurde berichtet, daß diese Gedanken den Eltern häufig den Schlaf rauben, sie einsam weinen läßt.

Angehörige fühlen sich von professionellen Helfern oft alleingelassen und erhalten zu wenig Unterstützung.

In noch einem anderen Bereich sind Angehörige belastet: Sie erfahren zu wenig Unterstützung von professionellen Helfern. Nach einer Befragung von Hell (1996) in der Schweiz erleben Angehörige zu wenig Interesse für ihre Sichtweise, nur selten (18%) begegnete ihnen großes Interesse, mit zusammen 55% wenig oder kein Interesse. Sie wünschen sich auch mehr Informationen, mehr Gespräche, Einfühlungsvermögen, Alltagsunterstützung und Einbezug in die Therapie. Nur 12% der Angehörigen hatten das Empfinden, von professionellen Helfern genügend unterstützt zu werden (Abb. 11.**4**). Diese Wünsche kann man in der Angehörigenarbeit aufgreifen (s.u.).

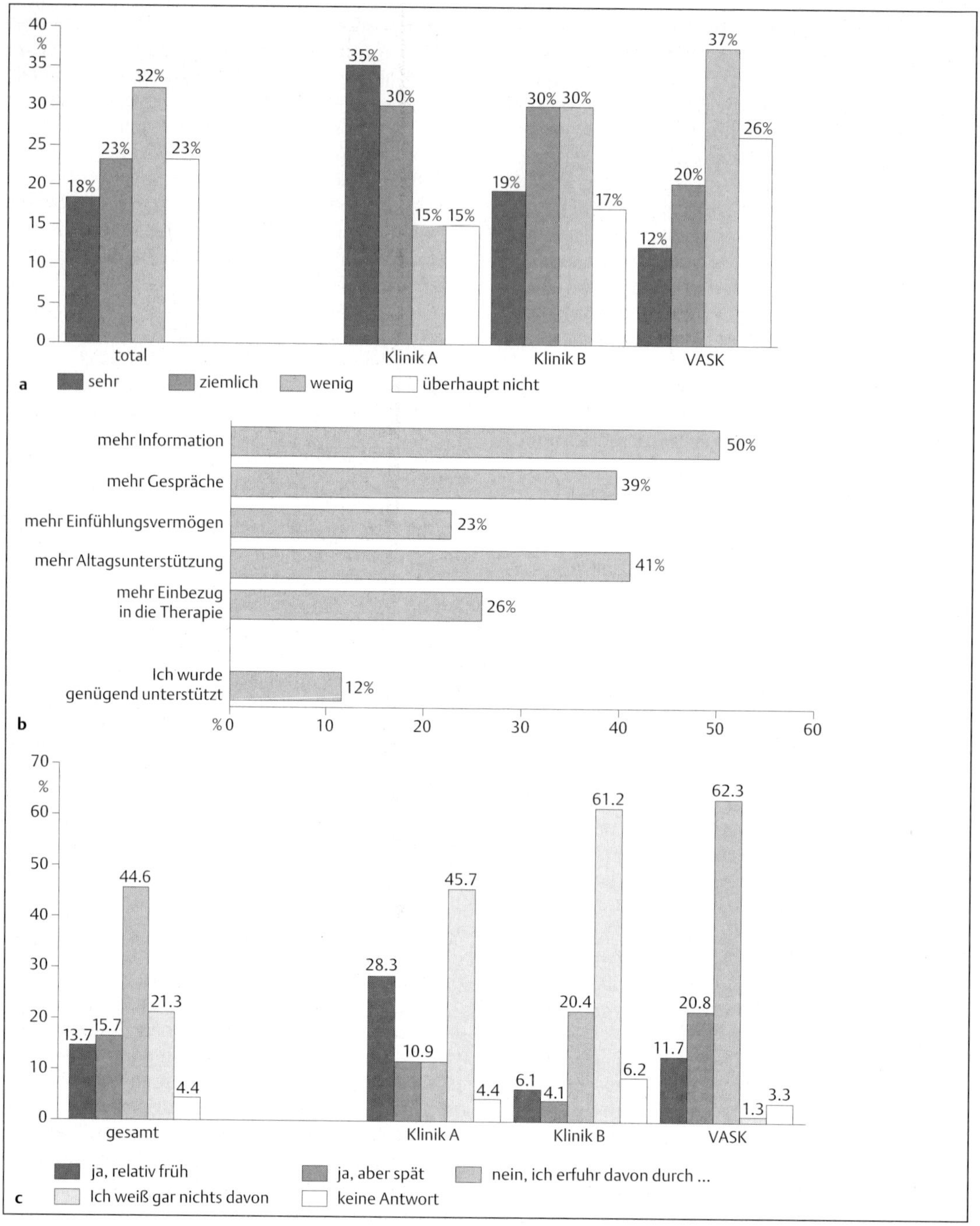

Abb. 11.**4 a** – **c** Bedürfnisse der Angehörigen (nach einer Befragung von Hell, 1996)
a: Antworten auf die Frage „Interessieren sich professionelle Helfer für Ihre Probleme?"
b: Antworten auf die Frage „Was erwarten Sie von professionellen Helfern?"
c: Antworten auf die Frage „Wurden Sie von professionellen Helfern auf eine Angehörigengruppe hingewiesen?"

11.4 Widerstände gegen die Einbeziehung der Angehörigen

Warum erleben Angehörige zu wenig Unterstützung, welche Widerstände bestehen bei professionellen Helfern? Ist das überhaupt so oder verschieben Angehörige lediglich eigene Insuffizienzgefühle per Schuldzuweisung an die Therapeuten?

Es gibt einige Hinweise darauf, daß tatsächlich Therapeuten die Angehörigen benachteiligen, nicht wahrnehmen, ausgrenzen, nicht genug einbeziehen. Das ist deshalb verwunderlich, weil Ärzte im stationären Bereich ja nur sehr kurze Zeit mit den Patienten Kontakt haben, Angehörige aber sehr lange Zeit, über Jahre und Jahrzehnte. Und auch ambulante Therapeuten sehen die Patienten jeweils nur für kurze Zeit. Die hauptsächlichen Bezugspersonen sind und bleiben die Angehörigen.

„Klinikangehörige fühlen sich oft wie hilfreiche Engel, die durch den Akt der Aufnahme ihre Patienten aus einer schrecklichen Familie befreit haben" (Leyer und Riedell 1980).

Diese ältere Zitat klingt böse–mit grandioser Überschätzung eigener Hilfe, die jedoch nur bis zur Entlassung hält. Kann das wirklich Selbstüberschätzung sein, oder steht dahinter „die Angst des Psychiaters vor der Familie seines Patienten", wie Buddeberg (1984) einen Aufsatz überschrieb?

Wenn letzteres der Fall ist, müßte man eigentlich erwarten, daß professionelle Helfer die Angehörigen an andere Institutionen verweisen. Tatsächlich fand aber Hell (1996, s.o.), daß Angehörige nur in ganz geringem Prozentsatz früh auf Angehörigengruppen hingewiesen wurden, mit erheblichen institutionellen Schwankungen.

Unsere eigenen kasuistischen Beobachtungen sprechen eher für fehlende Wahrnehmung der Angehörigen und Abweisung statt Verweis an andere helfende Institutionen (Müller 1988):

Fallbeispiel
In der Psychiatrischen Poliklinik waren Angehörige nur zu 14% mit im Sprechzimmer, begleiteten aber eindrucksmäßig viel häufiger die Patienten bis in die Wartezone. – Bei einer Zweitsicht empfiehlt der Leiter der Poliklinik, das geplante therapeutische Vorgehen auch mit den Angehörigen zu besprechen. Arzt zögernd: „Na, ja, dann muß man mal versuchen, ob die Ehefrau beim nächsten Mal vielleicht mitkommen kann ...". Darauf sagt der Patient: „Meine Frau wartet draußen, sie war das letzte Mal schon mit".

Fallbeispiel
Nach Exploration eines herzphobischen Patienten in der Klinik, wobei schwer lösbare aktuelle familiäre Konflikte deutlich werden, schlägt die Oberärztin gemeinsame Besprechung mit der Ehefrau vor. Therapeut: „Ich konnte mit der Ehefrau erst einmal kurz bei der Aufnahme vor 3 Wochen sprechen, sie ist durch die beiden kleinen Kinder verhindert und kann nicht kommen". Anwesender Patient: „Meine Frau war ja schon öfter zu Besuch da und hat gefragt, ob sie Sie sprechen kann, aber die Pfleger haben gesagt, Sie seien nicht zu sprechen". Alternativzeiten wurden nicht genannt, die einfache Frau aus dörflicher Umgebung gab weitere Versuche dann auf.

Kasuistische Beobachtungen sind immer selektiv. Deshalb hat Buse (1991) in einer systematischen Untersuchung an einer psychiatrischen Klinik Therapeuten nach ihren Kontakten mit Angehörigen befragt und Krankengeschichten ausgewertet zu der Frage, ob Kontakte mit Angehörigen im Verlaufsbericht erwähnt wurden (als Hinweis auf eine gewisse therapeutische Wertigkeit). Tab. 11.**1** zeigt, daß mehr als die Hälfte der behandelnden Ärzte trotz mehrwöchiger Behandlung der Patienten therapeutisch konzipierte Gesprächskontakte mit Angehörigen verneinen.

Tabelle 11.**1** Häufigkeit therapeutischer und informeller Kontakte mit Angehörigen während des stationären Aufenthaltes des Patienten (nach Buse 1991)

	Interview (n=92)	**Krankengeschichte (n=274)**
therapeutische Kontakte:		
keine therap. Kontakte	51 = 55%	216 = 79%
mind. 1 Kontakt	41 = 45%	58 = 21%
mind. 3 Kontakte	21 = 23%	10 = 4%
5 und mehr Kontakte	9 = 10%	1 = 0%
informelle Kontakte:		
kein Kontakt	30 = 33%	196 = 72%
nur informelle K.	21 = 23%	20 = 7%
nur therap. K.	27 = 29%	53 = 19%
informelle u. therap. K.	14 = 15%	5 = 2%

Offensichtlich liegt eine Fehleinschätzung vor, denn in Krankengeschichten wurden sogar zu 79% therapeutische Kontakte nicht erwähnt. Informelle Kontakte (z.B. zufälliger kurzer Kontakt auf dem Gang mit einigen Sätzen über den bevorstehenden Wochenendurlaub) sind ebenfalls nicht häufig im Interview genannt worden und selten in der Krankengeschichte.

- Ärzte nehmen Angehörige wenig wahr.
- Auch während mehrwöchiger stationärer Behandlung finden ausführliche Kontakte selten statt, auch wenn Patient und Angehörige im gemeinsamen Haushalt leben.
- Bei Schizophrenen sind Angehörigenkontakte besonders selten.

Da eventuell eingewendet werden könnte, daß bei Patienten, die allein und von ihren Angehörigen getrennt leben, therapeutische Kontakte nicht nötig seien, wurde gesondert die Gruppe der Patienten ausgewertet, die mit Angehörigen im gemeinsamen Haushalt zusammenleben und weniger als 50 km von der Klinik entfernt. Abb. 11.**5** zeigt ein etwas günstigeres Bild, aber dennoch wurden per Interview bei 44% der Patienten keine oder nur informelle Kontakte angegeben, in den Krankengeschichten war das bei 70% der Fall.

Und Abb. 11.**6** zeigt mit der Diagnosenaufschlüsselung, daß Fremdanamnese und therapeutische Kontakte bei Schizophrenien seltener als bei den anderen Diagnosen erfolgen. Offenbar gehen die Ärzte besonders den Angehörigen schizophrener Patienten aus dem Weg, obwohl die Literatur bei dieser Diagnosegruppe von besonders hohen Belastungen gerade dieser Angehörigen ausgeht.

11.5 Einzelberatung

Prinzipiell sind die meisten therapeutischen Interventionsformen, die bei der Angehörigenarbeit als wichtig betrachtet werden und die im nächsten Abschnitt skizziert werden, auch in Einzelgesprächen möglich.

Psychodynamisch orientierte Hilfestellungen (die am ehesten „Therapie" zu nennen wären) für einzelne Angehörige oder für ein Elternpaar können einzeln bzw. zu Dritt gut durchgeführt werden – bis hin zu tiefenpsychologischer Bearbeitung der Erwartungen an stabile Gesundheit z.B. der eigenen Kinder und der mit der Erkrankung verbundenen Kränkungen, Enttäuschungen, Brüche im Mehrgenerationenverständnis der Familienentwicklung. Eine Fokaltherapie über 10 bis 20 Stunden könnte der Therapeut des schizophrenen Patienten durchaus selbst durchführen, bei einer längeren tiefenpsychologischen Psychotherapie über 50 bis 80 Stunden würde sich eher ein separater Therapeut empfehlen.

Zur inzwischen wenig praktizierten psychoanalytischen Familientherapie siehe z.B. Schwarz (1993).

Auch eine modifizierte *Paartherapie* z.B. des Patienten und seiner (eventuell überprotektiven) Mutter könnte mit dem Therapeuten des Patienten gut möglich sein, wird auch sonst von Psychotherapeuten bei psychogenen Erkrankungen praktiziert.

Einzelberatung und Einzeltherapie von Angehörigen schizophren erkrankter Patienten sollten öfter als bisher üblich durchgeführt werden.
Es dominiert oft die „Psychoedukation" in Gruppenform.

Psychoedukation im weiteren Sinne ist ebenfalls einzeln gut zu leisten, mit eingehender Erörterung des Krankheitsverlaufs beim individuellen Patienten, der Risikofaktoren, Frühwarnzeichen und Therapiemöglichkeiten und -effekte. Hierbei könnten Angehörige eventuell sogar leichter ihre Ängste, Befürchtungen und Erfahrungen äußern als in größerer Gruppe.

Systemische Familientherapie gelingt mit einer Familie besser als mit mehreren Familien gleichzeitig und bezieht den Patienten mit ein (Sperling et al. 1982). Die einzelne, möglichst komplette Familie mit meist drei Generationen stellt hierbei die Kleingruppe dar. Die grundlegende Theorie bezieht sich auf pathologische Interaktionen im System Familie, die Therapie arbeitet auch mit paradoxen Interventionen und Symptomverschreibungen usw. Diese lange Zeit favorisierte Familientherapie hat in den letzten Jahren aber erheblich an Bedeutung verloren. Mentzos (1997) berichtet, daß auch bekannte Vertreter der systemischen Familientherapie diese Technik wieder aufgegeben haben und zunehmend in der Familie die Mitglieder als Individuen betrachten, die miteinander kommunizieren. Sowohl die Heidelberger Gruppe um Stierlin als auch amerikanische Autoren sehen heute einen veränderten Zugang, eine „Individuation". Nach bevorzugter

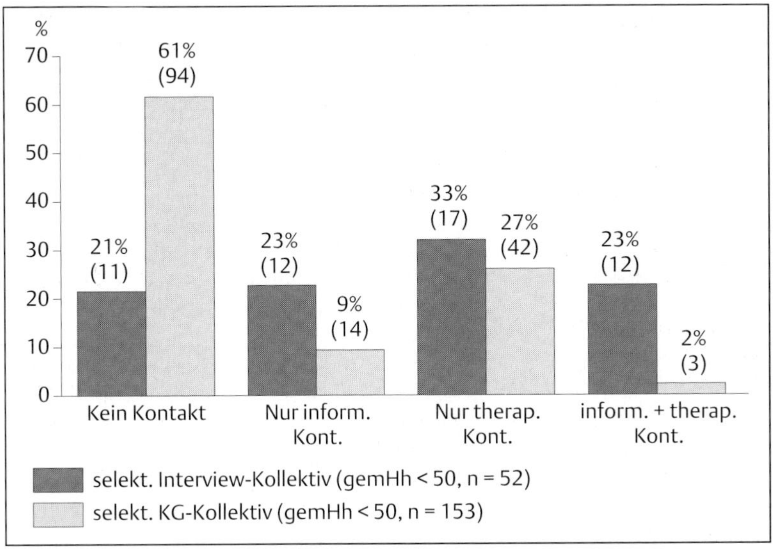

Abb. 11.**5** Häufigkeit informeller und therapeutischer Kontakte der Ärzte mit Angehörigen, die im gemeinsamen Haushalt mit den Patienten leben (nach Buse 1991)

Betrachtung pathologischer Kommunikationsaspekte in der Familie in früheren Jahren hätte man konstruktive Anteile vernachlässigt. Scheinbar pathologische Muster im Sinne „schizophrenogener“ Familien verlören sich bei gut strukturierter Beratung und Unterstützung der Familie.

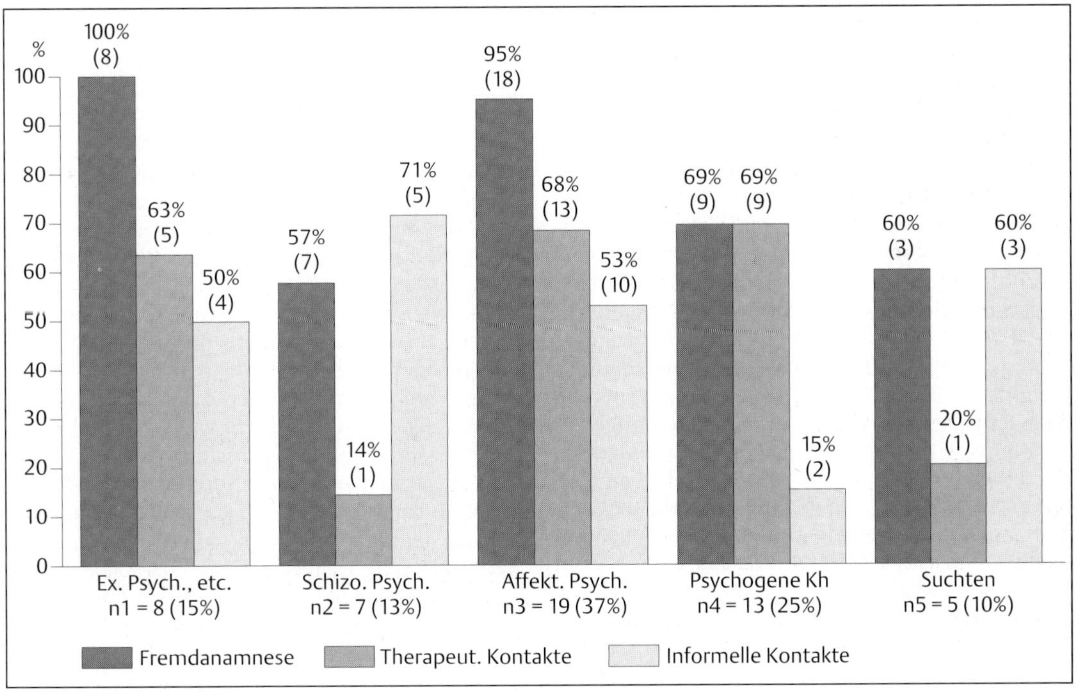

Abb. 11.**6** Häufigkeit von Arzt-Angehörigen-Kontakten während stationärer Behandlung bei verschiedenen Diagnosen (nach Buse 1991)

Das könnte auch eine Entwicklung von der einzelnen Familie zur Einzeltherapie der Familienmitglieder fördern.

Tatsächlich finden sich in der Praxis oft nur recht kurze sporadische Beratungen der Angehörigen einzeln, wenn sie nicht mit der oben schon genannten (nicht hilfreichen) Begründung, das Vertrauensverhältnis zum Patienten lasse diese Kontakte nicht zu, vermieden werden.

In der wissenschaftlichen Literatur finden sich praktisch keine Arbeiten zu diesem Thema. Warum das so ist, muß offenbleiben. Ist es die oben geschilderte Ausgrenzung der Angehörigen? Das klingt zu einfach.

Ein häufig genanntes Argument ist, ökonomische Zwänge und mangelhafte Ressourcen sprächen für die geläufige Gruppenarbeit mit Angehörigen anstelle von Einzelberatung und Einzeltherapie. Das klingt plausibel, ist es aber nicht. Denn der Einbezug von Angehörigen reduziert nicht das ärztliche Honorar, ist in der Gebührenordnung vorgesehen. Und für reguläre Einzelpsychotherapie gibt es in manchen Regionen genug Therapeuten. Das Honorar für Psychotherapie ist eher höher als für psychiatrische Gespräche, wenn diese länger dauern. Ressourcenknappheit ist ebenfalls zu hinterfragen, wenn mehrfach berichtet wurde (s.u.), daß durch Einbezug von Angehörigen Rezidive und Rehospitailsierungen der Patienten (mit hohem personellen Aufwand) vermieden werden können.

Allerdings ist die Einbeziehung von Angehörigen in Einzelberatungen schwer, insbesondere aus zwei Gründen: Wenn man als Therapeut meint, mit einigen Beratungen der Angehörigen auskommen zu können, wird oft bald die große Belastung und innerseelische Not der Angehörigen deutlich, so daß wenige kurze Beratungen dann nicht mehr reichen. Zweitens führt die therapeutische Beziehung eines Therapeuten sowohl zum Patienten als auch zu seinen wichtigsten Angehörigen nicht selten zu Loyalitätsproblemen des Therapeuten, die ihn oft belasten, wenn er nicht die Bemühung um „Allparteilichkeit" aus der Paar- und Familientherapie hinreichend kennt.

Daß Einzelberatungen hilfreich sind, soll am folgenden Fallbeispiel verdeutlicht werden.

Fallbeispiel

Die aus früheren Kapiteln schon bekannte Sabine A. wurde anfangs von der Mutter „an der Hand" zu uns in die Ambulanz gebracht. Anfangs sprach die Mutter fast allein. Die Ärztin mußte darauf achten, nicht nur zur Mutter gewendet über die erkrankte Tochter zu sprechen. Die Mutter wirkt selbstbewußt, energisch, kontaktfreudig, leistungsbezogen, nahm die Erkrankung und Behandlung der Tochter in die Hand, suchte eine andere als die bisherige ärztliche Behandlungsmöglichkeit, auch wenn dazu längere Fahrten in eine andere Stadt erforderlich wurden. Diese Züge der Mutter waren auch hilfreich für die anfänglichen Fahrten zur Behandlung, sie war hier eine verläßliche Begleiterin.

Das sah die Tochter auch als Verläßlichkeit an, konnte dabei aber wenig Eigeninitiative entwikkeln.

Schon bald in den ersten Gesprächen wurde die Diagnose und eine eventuelle Therapieveränderung erörtert, die Mutter hatte an einen stationären Aufenthalt gedacht, Patientin und Ärztin hielten ambulante Behandlung für möglich. Die Mutter hatte auch früh nach Literatur gefragt und sich danach belesen.

Einige Gespräche hatte die Ärztin erst mit der Patientin allein geführt und sie dann am Ende gefragt, ob sie möchte oder einverstanden sei, daß die Mutter jetzt noch dazukomme, falls diese Fragen habe. Dem konnte die Patientin zustimmen, so daß dann häufig noch Gespräche zu dritt erfolgten. Einige Gespräche führte die Mutter mit Zustimmung der Patientin auch mit der Ärztin allein. Dabei stellten sich drei Themenbereiche als besonders wichtig heraus:

Mutter: „Wie soll ich mich verhalten, wenn beim Fernsehen Sabine so traurig guckt und mit feuchten Augen aus dem Zimmer geht? Ich spreche sie dann wohl an, merke aber, daß ich dabei gereizt oder genervt bin und nicht wirklich mitfühlend."

Im Gespräch wurde erarbeitet, daß die Mutter wohl ab und zu erkennen lassen sollte, daß sie die Befindlichkeit der Tochter bemerkt, aber nicht jedesmal nachfragt, sondern gelegentlich in Ruhe das Gespräch anbietet, falls die Patientin erzählen möchte. Teilweise sollte die Mutter Rückzug zulassen, teilweise Anteilnahme zeigen, anstelle genervter regelmäßiger Nachfragen. Manchmal reicht es auch, einen Arm um die Schulter zu legen.

Ein weiterer Themenkreis für mehrere Gespräche betraf die Arbeit. Die Mutter war unsicher, wie sie sich dazu verhalten solle, daß die Tochter nicht arbeitet. Sabine war langjährig krank zu Hause, hatte keine Beschäftigung, wohingegen die Mutter täglich zur Arbeit ging, sich dabei auch oft überforderte. Das führte zu manchmal gereizten Reaktionen.
Ärztin: „Ihre Tochter ist jetzt immer noch krank, sie ist krankgeschrieben, sie kann wirklich nicht beruflich tätig sein." Das wurde wiederholt betont und mit der Symptomatik erläutert.
Erkrankung zuzulassen ist oft schwer für Angehörige. Einmal sagte die Mutter dazu: „Sie will wohl auch nicht", ebenso äußerte sich der Bruder herablassend, wenn die Patientin auf dem Sofa lag. Das führte zu weiterem Rückzug der Patientin Sabine, die sich in dieser Familie schlecht und faul fühlte.
Die Ärztin mußte mehrfach darauf hinweisen, daß man sich bei dieser Erkrankung Zeit lassen muß zur Gesundung. Es wurde erläutert, daß das unter Umständen auch noch ein Jahr dauern könnte; schon diese Mitteilung war recht entlastend. In der Realität konnte von Mutter und Bruder die Untätigkeit von Sabine besser akzeptiert werden, nachdem durch sozialarbeiterische Hilfe (Kap. 8) der Bezug von Arbeitslosengeld ermöglicht wurde.
In den Beratungen wurde verabredet, die Initiative für Besuche beim Arbeitsamt ganz der Tochter und der Sozialarbeiterin zu überlassen.
Ein dritter Problembereich war der soziale Rückzug der Patientin. Diese Thematik wurde in der Regel zu dritt besprochen mit dem anfänglichen Schwerpunkt, daß verschiedene Menschen unterschiedliche Bedürfnisse haben, wie auch hier.
Dann wurde erarbeitet, daß z.B. kleine Einkäufe der Tochter allein hilfreicher sind als solche gemeinsam mit Mutter. „Was mag Sabine gerne tun und was kann sie tun?" So wurden ihr eigene Aufgaben selbständig überlassen, etwa die Bedienung der Waschmaschine. Nach einiger Zeit kochte die Tochter auch mittags gern allein, so daß die Mutter, wenn sie von der Arbeit kam, hiervon entlastet war und sich darüber freuen konnte.
Einzelne Aufgaben allein sind besser als gemeinsame familiäre Aktivitäten.
Anfangs muß auch Verständnis geweckt werden für die verminderte Leistungsfähigkeit, um den Leistungsdruck herabzusetzen. Wichtig war weiterhin, daß die Mutter eigene Bereiche für sich allein nutzen durfte und konnte, Kontakte mit ihrer Freundin allein, ebenso wie für die Patientin Eigenständigkeit und Rückzug passager zugelassen werden mußten.

Es ist hilfreich, in Gesprächen mit Angehörigen immer nur einen Aspekt in einem Gespräch zu bearbeiten und das Gespräch nicht thematisch zu überfrachten.

Manchmal sind Einzelgespräche besser als Gespräche in Angehörigen-Gruppen, aus folgenden Gründen:

Probleme können sofort besprochen werden, wenn sie auftauchen. In der Gruppe kommt der einzelne manchmal nicht gleich zu Wort, manchmal beherrscht eine Person oder ein Elternteil die Gruppe thematisch zu sehr.

Offenheit gelingt einzeln besser. Die Mutter von Sabine war recht leistungsorientiert, würde sich längere Zeit in der Gruppe schämen, ihre Schwierigkeiten anzusprechen.

Im Einzelgespräch kommt man schneller auf den wichtigen Punkt, als wenn man von den Gruppenteilnehmern deren Meinungen sammelt. Andere Teilnehmer in einer Gruppe stellen sich nicht immer auf den Sprecher ein, sondern assoziieren eigene Erlebnisse und wollen diese dann schon mitteilen, wenn die Problematik des derzeitigen Sprechers noch nicht hinreichend erörtert wurde.

Vorzüge von Einzelgesprächen mit Angehörigen gegenüber Angehörigen-Gruppen:
- Einzeln können Probleme sofort besprochen werden, wenn sie auftauchen, in der Gruppe kommt der einzelne manchmal nicht so zu Wort.
- Schambesetzte Themen werden leichter einzeln als in der Gruppe angesprochen.
- Einzelgespräche sind oft intensiver als in der Gruppe, in der andere Teilnehmer eigene Erlebnisse assoziieren und dann mitteilen möchten. Letzteres ist entlastend, aber nicht immer für andere hilfreich.

11.6 Gruppenarbeit mit Angehörigen

Hiermit ist die unterschiedlich konzipierte therapeutische oder informatorische Arbeit in größeren Gruppen gemeint, in denen Mitglieder verschiedener Familien zusammentreffen. Der Ausdruck „Familientherapie“ oder „Gruppentherapie“ soll hierbei vermieden werden, weil eben nicht eine „Therapie“ der implizit kranken Familie gemeint ist, sondern eine Unterstützung im Sinne von Beratung und gemeinsamer Arbeit in Gruppenform.

> Gruppenarbeit mit Angehörigen findet in der Regel ohne Anwesenheit des Patienten statt. Sie ist weit verbreitet, es liegen umfangreiche Erfahrungen vor.

Es geht *nicht* darum, pathologische Angehörige (im Sinne einer „schizophrenogenen Familie“) zu therapieren. Es geht auch *nicht* darum, Angehörige und Patient zu trennen, woran man nach den Leff-Befunden mit günstigeren Verläufen bei geringerem Kontakt (s.o.) denken könnte.

Vielmehr gilt: „Schizophrene brechen nie ganz mit ihrer Familie.“ (C. Müller 1985) „Alles in allem bleiben die Familienangehörigen für manchen Schizophrenen die einzigen Menschen auf dieser Welt, zu denen sie in engen und warmherzigen Beziehungen stehen.“ (May und Simpson 1984).

Schizophrene sind auf den Rückhalt in der Familie oft angewiesen, anstelle von Trennungsversuchen müssen Angehörige beraten und unterstützt werden, damit die Lebensmöglichkeiten von Familie und Patient miteinander verbessert werden.

Ziele

Die Ziele der Gruppenarbeit mit Angehörigen sind:

1. Information über die Erkrankung und Behandlung (Therapie von Restsymptomen, Rezidivprophylaxe, Frühintervention),
2. Identifikation von Frühsymptomen eines drohenden Rezidivs,
3. Vorbereitung zum Krisenmanagement, z.B. bei beginnendem Rezidiv,
4. Umgang mit Negativ-Symptomatik,
5. Entlastung von Schuldgefühlen,
6. Versachlichung im Umgang zwischen Patient und Familie,
7. Reduktion sozialer Isolierung,
8. schließlich: Reduktion von „EE“.

Information

Wenn Angehörige sachlich mithelfen und Patienten unterstützen sollen, müssen sie hinreichend informiert werden. Daß hier großer Bedarf besteht, ist häufig zu hören und geht auch aus der Befragung von Hell (1996) hervor. Der Wunsch nach mehr Information steht an der Spitze der Erwartungen (s.o. Abb. 11.**4**).

Dazu gehört auch der schwierige Punkt der Diagnosemitteilung. Ärzte haben oft Scheu, von Schizophrenie zu sprechen und versuchen manchmal Umschreibungen („Psychose“). Darauf wurde schon im Kapitel Einzeltherapie eingegangen. Die Befragung von Hell (1996) hat ergeben, daß Angehörige es mit überwältigender Mehrheit gut finden, die Diagnose zu erfahren, das Wissen belaste sie weniger als die Verunsicherung durch Auskunftsverweigerung oder unklare Information durch die behandelnden Ärzte.

Die Diagnose sollte dann ausführlich erörtert werden, mit der unterschiedlichen Symptomatik und auch mit Prognoseinformationen. Wir demonstrieren dazu auch in Angehörigengruppen mit dem Overhead-Projektor entsprechendes eigenes Informationsmaterial (sonst siehe Folien in der Mappe von Luderer 1991).

Die Angehörigen können dann unterschiedliche Verläufe identifizieren und die unterschiedlich intensive Notwendigkeit von Nachsorge und Rezidivprophylaxe erarbeiten, auch im gegenseitigen Gespräch. Sehr hilfreich sind dann andere Angehörige, die z.B. auf Besserungen bei ihren Angehörigen hinweisen. Schwierig ist es allerdings, wenn Angehörige von ersterkrankten Patienten in einer Gruppe auf Angehörige von Patienten mit langjährigen ungünstigen Verläufen treffen. Deshalb empfehlen manche Autoren, die Gruppenzusammensetzung homogen nach dem Krankheitsverlauf einzurichten.

> – Angehörige müssen offen, ausführlich und wiederholt informiert werden über Erkrankung, Diagnose, Symptomatik, Verlauf, Behandlungsmöglichkeiten.
> – Geheimnistuerei schadet nur.
> – Offenheit und Ausführlichkeit fördern Sachlichkeit, Kooperation und Kompetenz und reduzieren Verunsicherung und EE.

Gleiches gilt für die *Identifikation von Frühsymptomen*, um ein drohendes Rezidiv rechtzeitig erkennen zu können. Auch hierzu kann das didaktische Material aus den psychoedukativen Patientengruppen verwendet werden. Je klarer Frühsymptome identifizierbar sind, desto weniger sind Angehörige verunsichert, desto eher können sie mithelfen, entsprechende Behandlung einzuleiten.

Auch Möglichkeiten des *Krisenmanagements* müssen antizipatorisch ausführlich besprochen werden: Wie kann man den Patienten beim beginnenden Rezidiv zur ambulanten oder stationären Behandlung überreden? Was ist zu tun, wenn der Patient das ablehnt? Wann ist eine „Zwangseinweisung“ notwendig? Auch dabei sind die Erfahrungen anderer Angehöriger oft hilfreich, jedoch muß auch der Arzt sachliche Informationen beisteuern.

Negativ-Symptome belasten Angehörige auch deshalb oft besonders, weil sie schwer von „Unarten“ und mangelhafter Hilfsbereitschaft im Familienkontakt zu trennen sind. Was ist notwendige Reizabschirmung, die man tolerieren sollte, was hingegen regressiver und resignativer Rückzug, bei dem Anregung und behutsame Stimulation sinnvoll sind? Das bringt für Angehörige im Zusammenleben oft große Schwierigkeiten und Verunsicherung mit sich. Hier hilft ebenfalls Experten-Information und die Diskussion der Angehörigen untereinander.

Schuldgefühle sind bei Eltern erkrankter Patienten häufig zu finden. „Was haben wir in der Erziehung falsch gemacht, daß dieses Kind sich anders entwickelte als unser anderes Kind und krank wurde?“ ist eine häufig fruchtlos-grüblerisch einsam wiederholte Frage. Darüber in der Gruppe sprechen zu können, bringt Entlastung und empathisches Mitgefühl der anderen Angehörigen. Experten-Informationen über die Erkrankungsursachen müssen dann natürlich hinzutreten.

Die *Versachlichung* im Umgang zwischen Patient und Familie stellt sich nach den bisher beschriebenen Schritten oft schon von selbst ein. Wenn bange Fragen einerseits und verunsicherte und verunsichernde Beobachtung des Kranken in der Familie andererseits durch offenere Gesprächsmöglichkeiten ersetzt werden, ist der Umgang miteinander viel einfacher und klarer. Dann können sich Eltern auch anstelle unsicherer Beobachtung trauen, direkt zu fragen: „Hörst du wieder Stimmen, die dich ablenken, oder hast du heute einfach keine Lust, und wir sollen dich in Ruhe lassen?“ Das klingt einfach, ist für Angehörige, insbesondere Eltern, aber ein schwieriger Weg. Für Lebenspartner als nächste Angehörige ist der Umgang oft etwas leichter.

Soziale Isolierung ist oft eine große Belastung und neben realer sozialer Ausgrenzung Kranker auch die Folge von Schuldgefühlen und unzureichender Übung im sachlichen Umgang mit den Fragen zur Erkrankung. Das ist weiter oben genauer dargestellt worden. Die Angehörigengruppe hat hier zwei Funktionen: Die Angehörigen können zumindest in der Gruppe, in der sie Verständnis erwarten dürfen, oft erstmals von ihren Ängsten, Befürchtungen, Belastungen erleichternd sprechen, und über die Versachlichung im Umgang mit der Erkrankung, über genauere Kenntnisse wird der Weg gebahnt, auch mit anderen Personen des Bekanntenkreises leichter zu sprechen. Die Bedeutung der Krankheit Schizophrenie kann dann vielleicht etwas relativiert werden. Dann wird wahrgenommen, daß eine eventuell relativ günstig verlaufende Schizophrenie nicht unbedingt schlimmer und stigmatisierender ist als andere belastende chronische körperliche Erkrankungen in anderen Familien.

Mit Hilfe der Gruppe wird dabei auch verhaltenstherapeutisch der Weg dafür gebahnt, daß die Eltern auch einmal etwas allein unternehmen können, ohne daß das zur Verschlechterung der Krankheit des Kindes führt.

In einer unserer Angehörigengruppen wurde so stufenweise den Eltern „verschrieben“, erst abends allein ins Kino zu gehen, dann sich Tagesreisen zu gestatten und über weitere Zwischenschritte schließlich kurze Reisen zu machen, ohne täglich zu Hause anzurufen. Mit Hilfe der anderen Gruppenmitglieder konnten die Ängste, Befürchtungen und Schuldgefühle relativiert werden. Schließlich berichteten die Eltern eines Tages schmunzelnd, daß der „Bann gebrochen“ sei, der Sohn sei tatsächlich über das Wochenende nicht verhungert und nur im Bett geblieben, habe selbst gekocht, die Zeit in der Wohnung für sich genossen und sogar telefonisch und dann durch einen selbst organisierten Kinobesuch mit einem Bekannten wieder Außenkontakte aufgenommen.

Die *EE-Reduktion* stellt sich in der Regel nach den vorhergehenden Stufen von selbst ein, parallel zur Versachlichung des persönlichen Umgangs der Familienangehörigen untereinander und zur verbesserten Kompetenz bezüglich der Krankheitssymptome und zunehmender Eigenständigkeit aller Beteiligten.

Empfehlungen zur praktischen Durchführung von Angehörigengruppen können auch entnommen werden aus Deger-Erlenmaier et al. 1997.

Angehörigenarbeit in der Gruppe ist eine wichtige Hilfestellung für die belasteten Angehörigen, wirkt sich auf das Zusammenleben von Patient und Familie günstig aus und verbessert die Lebensmöglichkeiten sowohl der Patienten als auch der Angehörigen.

Methodik

Die genannten Ziele können auf unterschiedliche Weise erreicht werden.

Trotz einiger Unterschiede in der Dauer der Gruppen und im konkreten didaktischen Vorgehen gibt es viele Gemeinsamkeiten: Fast alle Gruppen beginnen mit einem psychoedukativen Teil und schließen dann entlastende und streßreduzierende Sequenzen an, bis hin zu Kommunikations- und Problembewältigungstraining. Einige Beispiele sollen nachfolgend skizziert werden (ausführlicher z.B. Brenner und Schaub 1997).

Als einer der ersten in Europa führte *Raoul Schindler* (Schindler und Arnold 1952) in Wien sogenannte bifokale Gruppentherapie ein, für Patienten während und dann nach stationärer Behandlung und zeitlich parallel dazu für ihre Angehörigen. Bäuml et al. (1991, 1994, 1997) bieten 8 bis 10 Gruppensitzungen an, teilweise in ähnlicher Weise wie Schindler parallel für Patienten und Angehörige getrennt. Es dominiert jedoch die Informationsvermittlung.

Zwei Beispiele für kurze und mittellange Beratungen in Gruppenform bietet die Arbeitsgruppe *Münster*. In der „Bezugspersonenberatung“ finden 10 Sitzungen betont informatorischen Charakters im Sinne der Psychoedukation statt (Hornung et al. 1995, Buchkremer et al. 1997). In den älteren Arbeiten (z.B. Buchkremer und Lewandowski 1984, 1987) wurde eine Dauer über mindestens 6 Monate vorgeschlagen, mit 1- bis 2-wöchentlichen Sitzungen zu 90 Minuten Dauer und mit 2 Gruppenleitern.

Die Arbeitsgruppe um *Leff* (Leff et al. 1982) begann mit einem psychoedukativen Teil bei der Familie zu Hause, während der Patient im Krankenhaus war. Daran schlossen sich Angehörigengruppen alle 2 Wochen in einer psychiatrischen Institution an, am Ende wurden Familiensitzungen mit dem erkrankten Mitglied durchgeführt.

Falloon et al. (1982, 1985) führten 40 Sitzungen von einer Stunde Dauer durch, anfangs wöchentlich, dann zweiwöchentlich und schließlich monatlich, insgesamt über 2 Jahre. Am anfänglichen psychoedukativen Teil nehmen die Patienten teil.

Bei *Hahlweg* et al. (1995) betreut in Anlehnung an Falloon ein Therapeut eine Familie einschließlich des Patienten anfangs wöchentlich, dann monatlich über zwei Jahre.

Tarrier et al. (1988, 1989, 1990) bieten dreizehn Sitzungen über neun Monate an, anfangs mit Information über Erkrankung und Behandlung, dann zur Streßverminderung im innerfamiliären Umgang. Schließlich werden Bedürfnisse und Veränderungsziele erarbeitet und geübt, entweder rein verbal oder mit Rollenspielen und instruierten Übungen.

Hogarty et al. (1991) bieten längere Gruppen an, 14-tägig über 2 Jahre. Anfängliche Informationen über die Erkrankung und Bemühungen um Reduktion von Schuldgefühlen werden zunehmend abgelöst von rehabilitativen Schritten, die über erhöhte Toleranz mehr Eigenständigkeit beim Patienten zulassen sollen. In der neueren „Personalen Therapie“ (1995, 1996) wird ein mehrdimensionales patientenzentriertes Therapieprogramm (Kap. 9.2) in den Vordergrund gestellt, Angehörige werden nur noch passager einzeln einbezogen.

Die neuere Studie von *Schooler* et al. (1995) verknüpfte verschiedene medikamentöse Strategien zur Rezidivprophylaxe über 2 Jahre mit entweder unterstützender fallweiser monatlicher Familienberatung (supportiv) oder mit systematischer strukturierter Familientherapie, über ein viertel Jahr wöchentlich, dann ein halbes Jahr lang zweiwöchentlich, dann monatlich. Die Gesamtdauer betrug mindestens ein Jahr und wurde im zweiten Jahr zur freiwilligen Teilnahme angeboten.

Wir haben in *Göttingen* früher Angehörigengruppen anfangs zweiwöchentlich und dann monatlich über 1 bis 2 Jahre angeboten, unter Leitung von 2 Therapeuten. Mit zunehmender Einzelberatung der Angehörigen in der Schizophrenieambulanz einerseits und Etablierung von Angehörigen-Selbsthilfegruppen andererseits sind wir jetzt zu folgendem Vorgehen übergegangen:

Im Rahmen unserer Ambulanten integrierten Therapie bieten wir bedarfsorientiert und einzeln Angehörigen- oder Familienberatungen an, teilweise gemeinsam mit dem Patienten. Daneben haben sich befristete geschlossene Angehörigengruppen über jeweils 6 Monate und im zweiwöchentlichen Abstand über 90 Minuten bewährt. Sie werden von 2 Therapeuten geleitet, von denen einer mehr den gruppendynamischen Prozeß im Blickfeld hat und die Sitzungen strukturiert (oft eine Sozialpädagogin) und der andere (in aller Regel ein Arzt) bei Bedarf Informationen zur Erkrankung und Behandlung einfügt.

Anfangs dominieren sachliche Informationen zu Erkrankung und Behandlung, im mittleren Teil sollen Angehörige von Schuldgefühlen und daraus resultierenden Einschränkungen entlastet werden, in der dritten Phase stehen Bemühungen um zunehmende Autonomie aller Beteiligten im Vordergrund. So sollte es jedenfalls sein, tatsächlich muß man sich zumindest zeitweise stärker auf die Bedürfnisse der Angehörigen einstellen, wie das nachfolgende Beispiel zeigt.

Nach 6 Monaten wird den Angehörigen, die das wünschen, zur Überleitung in eine *Selbsthilfegruppe* geholfen. Diese erhält von uns das Angebot, bedarfszentriert den Arzt zur Information über bestimmte Themen mit einer Woche Voranmeldung einladen zu können. Wir empfehlen nicht allen Teilnehmern die Fortsetzung in einer Selbsthilfegruppe, weil dort oft emotionale Prozesse der Familienmitglieder im Stil einer Selbsterfahrungsgruppe in den Vordergrund rücken und dieses nicht von allen Familienangehörigen gewünscht oder toleriert wird (ähnlich s. Pott 1996). Alle Angehörigen erhalten selbstverständlich das weitergehende Angebot zu Einzelberatungen auf Wunsch.

Angehörigengruppen haben sich bewährt und sind hilfreich, besonders als geschlossene Gruppe alle 2 Wochen über mindestens 6 Monate und von jeweils 90 Minuten Dauer mit den Schwerpunkten
- ausführliche Information über Erkrankung und Behandlung,
- Entlastung von Schuldgefühlen, rationalerer Umgang mit der Erkrankung, Entwicklung von mehr Autonomie bei Patient und Angehörigen.

Angehörigengruppen sollten zum Angebot jeder psychiatrischen Institution gehören.

Fallbeispiel

In der ersten Sitzung einer neuen Angehörigengruppe sollte relativ rational betont mit Informationen über die Erkrankung und Behandlung begonnen werden.

Vorstellungsrunde der Angehörigen: 9 Teilnehmer (ein Elternpaar, vier einzelne Mütter, ein Sohn einer Patientin sowie deren Schwester und der Ehemann der Schwester). Geplant war, anfangs nur den Namen zu nennen und welcher Angehörige krank sei und was die Teilnehmer bewogen hat, der Einladung zur Gruppe zu folgen.

Der erste Teilnehmer, der sich vorstellte, berichtete aber schon ausführlich von seiner erkrankten Mutter: „Mir ist sie unheimlich ..."

Therapeutin: „Was ist Ihnen unheimlich?"

Sohn: „Die Krankheit und dadurch auch die Mutter in ihrem Verhalten. Ich kann das nicht einordnen, was sie erzählt. Das stimmt so in der Wirklichkeit nicht, aber was soll ich denn dazu sagen? Soll ich ihr sagen, das stimmt so nicht, du spinnst, oder soll ich ihr Recht geben, sie in dem Glauben lassen und immer nur jaja sagen? Das ist mir alles schwer, ich habe so ein Gefühl, daß ich dann nicht ehrlich mit ihr bin, ich glaube das ja nicht. Aber jetzt ist unsere Beziehung insgesamt so unehrlich. Ich will mich um Mutter kümmern, die ist jetzt 70, ich bin Ende 40, aber sie macht es mir damit auch schwer."

Th.: „Sie haben jetzt schon einiges von sich und ihrer Mutter erzählt. Können wir das jetzt erst einmal so stehen lassen und die anderen hören?"

Es folgt die Vorstellung der anderen Teilnehmer.

Frau S. berichtete als vierte von ihrem kranken Sohn, der 24 Jahre alt ist, ein jüngerer gesunder Sohn ist zwanzig Jahre alt. Die Entwicklung des Patienten sei bis kurz vor dem Abitur gut gewesen, erfreulich sogar. Dann habe er sich aber zurückgezogen, sei in der Schule nicht recht mitgekommen, habe das Abitur nur mit Ach und Krach gemacht.

Mutter: „Mein Mann und ich haben ihn so gar nicht gekannt, er war uns so fremd geworden. Früher war er strebsam und ein guter Schüler, hat uns nie Kummer gemacht. Und dann das. Wir haben das gar nicht verstanden, er war dann ganz anders, verschlossen, hat wenig gesagt. Wir wußten dann nicht, ob wir in ihn dringen oder ihn in Ruhe lassen sollten. Das waren quälende Monate für uns. Und dann kamen bei unserem Sohn noch Zwänge hinzu, ständiges Händewaschen, ich mußte immerzu die Handtücher waschen.

Da kam schon mal Ärger auf, aber ich ahnte schon, daß das vielleicht krankhaft ist, war dann unsicher und meistens besorgt. Erst ein Jahr später mußten wir ihn in eine Klinik bringen, die Diagnose wurde uns nicht klar gesagt, mal war von Zwangsneurose, mal von manisch-depressiv die Rede, da haben wir uns auch nicht ausgekannt. Erst beim zweiten Aufenthalt in der Klinik sprach ein Arzt von Verdacht auf Schizophrenie. Da haben wir uns ein Buch gekauft, heimlich drin gelesen, damit der Sohn es nicht sieht. Später haben wir uns ein Herz gefaßt und mit dem Arzt offen und länger gesprochen. Der hatte auch Zeit, hat uns mehrfach in Ruhe alles erklärt. Da war für uns wenigstens die Unsicherheit weg."

In der zweiten Sitzung sprach wieder der Sohn der älteren Patientin über den Besuch in der Zwischenzeit: „Sie begrüßte mich gleich zu Anfang des Besuchs am letzten Sonntag mit der Frage ‚Warst du denn gar nicht in der Klinik? Ich habe einen Anruf bekommen, daß du dort seiest, daß du einen Unfall hattest. Da habe ich ein paar Sachen gepackt, wollte dich besuchen, habe dich aber nicht gefunden.' – Da war ich wieder ganz unsicher, was ich Mutter sagen sollte, denn ich war ja gar nicht in der Klinik. Da habe ich überlegt, ob es ein irrtümlicher Anruf war oder ob Mutter wieder Stimmen hörte. Ich mochte sie aber nicht darauf ansprechen. Haben Sie auch schon einmal so etwas erlebt?"

Darauf kam gleich ein lebhaftes Gespräch der Angehörigen untereinander zustande.

Mutter: „Meine Tochter hat einen Liebeswahn und denkt immer, ein Mann warte auf sie, sie hat ihn auch benannt, wir kennen ihn, der ist verheiratet, wir wußten dann nicht, was wir davon halten sollten ..."

Kommentar

Intendiert war eine strukturierte Vorgehensweise, relativ sachlich und mit Information. Dazu kam es nicht. Es brach aus den Angehörigen heraus. Der erstmals anwesende Arzt war ganz betroffen, besonders über die Ängste der Angehörigen, wie es später wohl weitergehe: „Was ist, wenn wir nicht mehr sind ...".

In einer solchen Situation hat die Therapeutin sich um Struktur bemüht, um die Belastung des ersten Sprechers zu begrenzen. Aber auch der Verweis auf andere Teilnehmer führte zu ähnlicher Betroffenheit. Deutlich wird, wie sehr Angehörige belastet sind, und daß dann erst einmal darauf eingegangen werden muß, bevor später Struktur und geplanter Themeninhalt Raum bekommen können.

11.7 Wirksamkeit von Angehörigengruppen

Hier wird die „Familientherapie" früherer Ansätze mit einbezogen.

Die ersten Effizienzstudien der damals dominierenden Familientherapie klangen äußerst positiv und beflügelten entsprechende Gruppenaktivitäten. Nach Goldstein et al. (1978), Falloon et al. (1982) und Leff et al. (1982) finden sich unter Einzelbetreuung und Neurolepsie fast 50% Rezidive nach 6 bis 9 Monaten, unter Familientherapie aber mit unter 10% erheblich weniger (Abb. 11.**7**). Hogarty et al. (1991) sahen in den früheren Studien ebenfalls unter Familientherapie und Medikation (ähnlich wie unter Social-skill-Training) weniger Rezidive als unter Medikation allein. Alle Verfahren kombiniert hatten den besten Effekt.

Die Münsteraner Arbeitsgruppe fand durch Hinzunahme der Bezugspersonenberatung keine signifikant geringeren Rehospitalisierungsraten als in der Kontrollgruppe. Es ergab sich ebenfalls erst dann ein Effekt, wenn alle einzelnen Bausteine zusammengefaßt wurden (Tab. 11.**2** und Abb. 12.**4**).

Hahlweg et al. (1989, 1995) haben weitere Untersuchungen einbezogen und die Ergebnisse noch einmal zusammengefaßt wie in den frühen familientherapeutischen Studien (Abb. 11.**8**). Danach sei ohne Familienbetreuung im ersten Jahr mit fast 40% und über zwei Jahre mit über 70% Rückfällen zu rechnen, mit Familienbetreuung aber nur mit knapp 20%. Bei einer Rezidivrate von 70% muß aber die Medikation sehr unzulänglich gewesen sein, so daß hier unterschiedlich behandelte Gruppen verglichen wurden – oder compliante mit ablehnenden.

Auch Wiedemann und Buchkremer (1996) berichten zusammenfassend über verhaltenstherapeutisch orientierte Familieninterventionen, daß über zwei Jahre mit 33% versus 72% signifikant

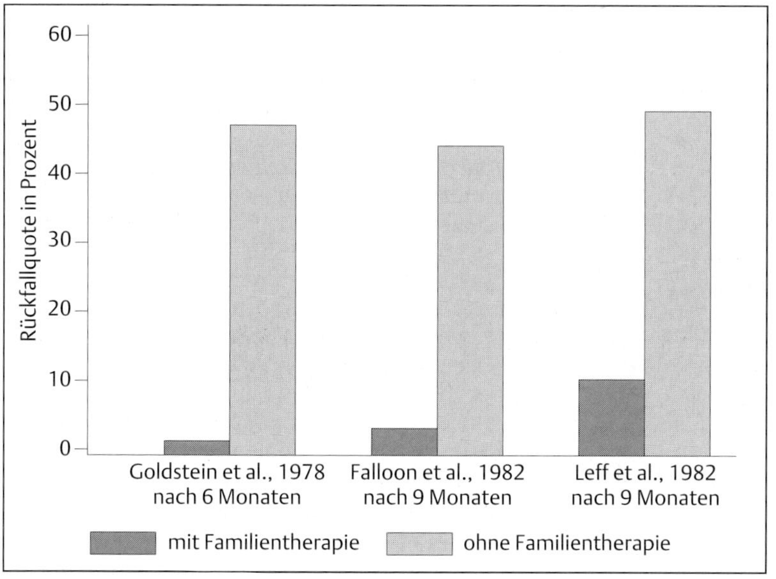

Abb. 11.**7** Rückfallquoten aus drei älteren Studien mit und ohne Familienprogramm (alle Patienten wurden medikamentös behandelt)

geringere Rückfallraten erreicht wurden, was wohl ebenfalls auf Unterschiede der Compliance hinweist, evtl. auf Complianceförderung durch Angehörigenarbeit.

In der Tab. 11.**2** sind einige familientherapeutische Ergebnisse zusammengestellt. Einzelne (Schooler et al. 1995, 1997, Buchkremer et al. 1997) werden im nächsten Kapitel aufgegriffen und graphisch verdeutlicht. Bei kritischer Betrachtung zeigt sich zwar bei fast allen Studien eine Verbesserung der Rezidiv- bzw. Rehospitalisierungsraten im Vergleich zu Kontrollgruppen unter nur medikamentöser oder „Standard-Behandlung". Aber die Effekte sind teilweise über zwei Jahre nicht mehr signifikant (z.B. Leff et al. 1990).

Zu ähnlichem Schluß kommt die sorgfältige Metaanalyse von de Jesus Mari und Streicher (1994), worauf auch Wiedemann und Buchkremer (1996) hinweisen. Ebenso berichten Dixon u. Lehmann (1995) in ihrer Literaturübersicht von zum Teil fehlenden Effekten.

Tabelle 11.**2** Rückfallraten bei Familientherapie und Angehörigenberatung

Autoren	**Familientherapie und Angehörigenberatung**		**Kontrollgruppe**	
	1. Jahr	2. Jahr	1. Jahr	2. Jahr
Leff et al. (1982/85)	9%	20% + 20% SV	50%	78%
Falloon et al. (1985)	6%	17%	44%	83%
Goldstein u. Strachan (1986)	7%		47%	
Tarrier et al. (1988/89)	12%	33%	53%	60%
Hogarty et al. (1991)	19%	29%	38%	62%
Schooler et al. (1995, 1997)	28%	34%	26%	35%
Bäuml et al. (1997)	21%		38%	
Buchkremer et al. (1997) (Rehospitalis.)	32%	44%	23%	50%
Vergleich: Müller et al. (1982) (Depot-Medikation)			7%	
Vergleich: ANI-Studie (Pietzcker et al. 1993): (Standardbehandlung und Medikation)			15%	23%

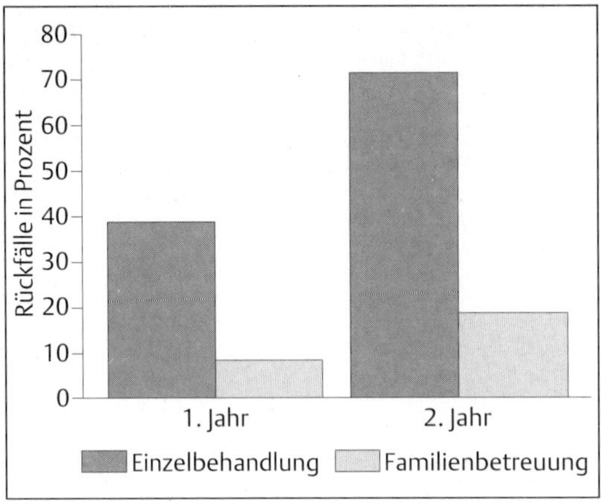

Abb. 11.**8** Rückfallraten bei Familienbetreuung (nach Hahlweg et al. 1995)

Und alle gefundenen Effekte bezüglich der Rezidivquoten sind nur dann sichtbar, wenn Angehörigenarbeit mit „Standardbehandlungen" mit überdurchschnittlich häufigen Rezidiven verglichen wird. Insofern kann man lediglich schließen, daß durch Angehörigenarbeit die Compliance verbessert wird. Das ist viel, aber unspezifisch.

Bei guter Kooperation verbessert der Einbezug der Angehörigen den neuroleptischen Effekt aber bezüglich der Rezidivquote nicht weiter!

Vergleicht man die Effekte der Angehörigenarbeit nämlich mit sorgfältigen anderen Medikationsstudien (Tab. 11.**2**), so findet sich kein Unterschied mehr. Schooler et al. (1995, 1997) haben mit vergleichbarer sorgfältiger Methode behandelt und zwischen strukturierter Familientherapie und gelegentlichen supportiven Angehörigengesprächen *keinen* Unterschied in den Rezidivraten über 1 und 2 Jahre gefunden.

In den letzten Jahren hat sich deshalb eine bescheidenere Erwartung an Angehörigenarbeit eingestellt. Nur teilweise wird der positive Effekt durchgehend gesehen (z.B. Pitschel-Walz und Engel 1997), teilweise werden Begrenzungen gesehen, besonders beim rezidivprophylaktischen Effekt. Und insbesondere der kurzzeitige Einbezug von Angehörigen in begrenzten psychoedukativen Gruppen kann auch negative Effekte haben. Wenn z.B. die Erkennung von Frühwarnzeichen drohender Rezidive eingeübt wird, können manche Angehörige auch unsicher und depressiv werden, was die Familienatmosphäre nicht fördert (siehe auch Klimitz 1997). Hier gilt ähnliches wie bei Patienten: Wenn schon Aufklärung und Psychoedukation, dann müssen auch längere Beratung und Unterstützung der dadurch angestoßenen Prozesse und Überlegungen angeboten werden. Ähnlich vorsichtig äußern sich Brenner und Pfammatter (1996) nach langjährigen Erfahrungen: „Insgesamt zeigen die Ergebnisse der Studien zu den Wirkungen rein psychoedukativer Verfahren jedoch, daß ... Rezidive aber weder aufgeschoben noch verhindert werden. Daher scheint Psychoedukation zwar ein wichtiger Bestandteil familientherapeutischer Behandlungsansätze, für sich allein aber keineswegs eine hinreichende Therapiemaßnahme zu sein. Langfristige Therapieeffekte resultieren erst aus streßreduzierenden Interventionen, wie sie etwa Kommunikations- und Problembewältigungstraining darstellen. Erfolgreiche Familientherapie ist darum mehr als ein kurzzeitiges didaktisches Ereignis und beinhaltet u.a. auch die Schaffung einer kontinuierlichen therapeutischen Arbeitsbeziehung". Dem ist auch nach unseren Erfahrungen zuzustimmen.

Ohne Frage kann bei einem (wahrscheinlich großen) Teil der Angehörigen deren Einbezug einzeln oder in der Gruppe sehr entlastend, versachlichend und hilfreich sein. Nur soll man davon nicht gleich kurzfristige Effekte auf die Rezidivquote bei den Patienten erwarten.

Angehörigenarbeit
- entlastet Angehörige und verbessert oft die familiäre Atmosphäre,
- senkt Rezidivraten beim Patienten über eine Verbesserung bisher unzureichender Compliance,
- aber nicht über Effekte sorgfältiger Medikation hinaus.

Ausgewählte Literatur für Angehörige und Patienten:

Angermeyer u. Zaumseil: Verrückte Entwürfe. Kulturelle und individuelle Verarbeitung. Psychiatrie-Verlag, Bonn 1997

Bäuml: Psychosen aus dem schizophrenen Formenkreis. Ein Ratgeber für Patienten und Angehörige. Springer, Berlin 1994

Dachverband Psychosozialer Hilfsvereinigungen: Familien helfen sich selbst – Ein Leitfaden für Angehörige psychisch Kranker. Bonn 1991, Thomas-Mann-Str. 49a, 53111 Bonn

Deger-Erlenmaier: Wenn nichts mehr ist, wie es war: Angehörige psychisch Kranker bewältigen ihr Leben. Psychiatrie-Verlag, Bonn 1992

Dörner, Egetmeyer, Koenning: Freispruch der Familie. Psychiatrie-Verlag, Bonn 1982

Finzen: Schizophrenie – Die Krankheit verstehen. Psychiatrie-Verlag, Bonn 1993

Hell und Fischer-Gestefeld: Schizophrenien. Verständnis, Grundlagen und Orientierungshilfen. Springer, Berlin 1993

Katschnig: Die andere Seite der Schizophrenie. Patienten zu Hause. Urban und Schwarzenberg, München 1984

Luderer: Schizophrenien. Ratgeber für Patienten und Angehörige. Thieme, Stuttgart 1989

Zeitschrift: Psychosoziale Umschau. Aktuelle Informationen aus Gemeinde und Psychiatrie. Psychiatrie-Verlag, Bonn

Bundesverband der Angehörigen psychisch Kranker e.V.: Thomas-Mann-Str. 49a, 53111 Bonn

12 Effizienzebenen und Schlußfolgerungen zur Therapie und Prophylaxe

Bisher sind die einzelnen Therapiebereiche dargestellt worden: Medikation, Soziotherapie, Einzel- und Gruppenpsychotherapie, Angehörigenarbeit. Dabei sind schon Untersuchungsergebnisse zu deren Wirksamkeit erörtert worden.
In diesem Kapitel soll nun von den einzelnen Effizienzebenen ausgegangen und betrachtet werden, durch welche Therapieverfahren Verbesserungen auf diesen Ebenen in erster Linie oder am wirksamsten erreicht werden können. Anstelle detaillierter Darstellung – die in früheren Kapiteln vereinzelt schon verwirrend gewesen sein könnte - sollen jetzt, zur Verdeutlichung von richtungsweisenden Linien (nicht „Richtlinien" im üblichen Sinn), exemplarisch nur einzelne Untersuchungsergebnisse einbezogen werden.
Daraus lassen sich dann am ehesten Schwerpunkte für die Therapie und Prophylaxe ableiten. Denn *die* Therapie für *die* Schizophrenie gibt es nicht. Anstelle einer vom Arzt generell bevorzugten Therapiemethode ist zu fragen, welche Beeinträchtigungsebene beim Patienten zuerst oder besonders intensiv günstig beeinflußt werden soll. Danach ergeben sich eventuell unterschiedlich gewichtete Therapieansätze. Für solche Überlegungen soll dieses Kapitel sensibilisieren.
Im letzten Teil wird unsere – durch die eigene Arbeit und damit natürlich auch durch einen subjektiven Erfahrungshintergrund geprägte – Schlußfolgerung aus den bisher vorliegenden Erkenntnissen dargestellt, in Form eines Therapieensembles, das heute für Menschen mit einer schizophrenen Erkrankung zur Verfügung stehen sollte. Wissenschaftliche Ergebnisse werden auch zukünftig zur weiteren Entwicklung beitragen.

12.1 Akutbehandlung und Rezidivprophylaxe

Beide Bereiche sind gut untersucht und belegt (Zusammenfassung z. B. Am. Psychiat. Assoc. 1997).

Bei *akuten* psychotischen Erkrankungen ist die Gabe von *Neuroleptika* die Behandlungsmethode der Wahl. Bei den meisten Kranken kommt es innerhalb von einigen Wochen zur deutlichen Rückbildung und meist auch zur vollständigen Remission produktiver psychotischer Symptome.

Das am häufigsten auftretende Behandlungsproblem besteht im Finden der richtigen wirksamen Dosis. Bei Therapieschwierigkeiten stellt sich meistens heraus, daß die individuell erforderliche therapeutische Dosis relativ hoch liegt und bisher nicht erreicht wurde.

Am besten belegt ist die gute Wirksamkeit konventioneller Neuroleptika (Dixon et al. 1995). Diese wirken in den meisten Fällen sicher und relativ schnell. Leider gibt es dabei eine Reihe belastender Nebenwirkungen, die aber individuell dosisabhängig und somit auch beeinflußbar sind.

Große Hoffnungen werden neuerdings und zukünftig auf atypische Neuroleptika gesetzt. Dabei sind gute Wirksamkeit und die Nebenwirkungsbereiche von Clozapin bisher ebenfalls schon gut untersucht und belegt (Buchanan 1995). Neue atypische Neuroleptika versprechen eine erheblich bessere Verträglichkeit als konventionelle Neuroleptika. Ihre Wirksamkeit bei akuten Erkrankungen ist weitgehend belegt, es bedarf aber wohl noch langjähriger Erfahrungen zur Differentialindikation. Da es sich um neue Substanzen handelt, ist naturgemäß ihre langfristige Wirksamkeit zur Rezidivprophylaxe noch nicht hinrei-

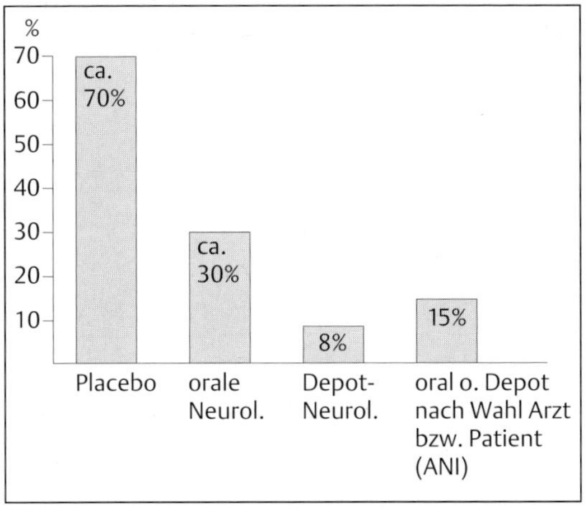

Abb. 12.**1** Medikationsstudien zur Rezidivprophylaxe (aus Kap. 6): Rezidivraten über 1 Jahr nach vorhergehend meist vollständiger Remission

chend gesichert, zumal die Einnahmeunsicherheit wegen fehlender Depot-Formen den Effekt limitiert.

Andere Therapiemaßnahmen (stationäres therapeutisches *Setting* mit Reizabschirmung, *Psychotherapie* zur Stärkung von Ich-Funktionen) können wohl den medikamentösen Effekt verbessern bzw. beschleunigen, vor allem auch die Compliance des Patienten erhöhen, nicht aber prinzipiell und wesentlich die Remissionsquote im Vergleich zur Medikation verbessern.

Auch die *Rezidivprophylaxe* gelingt mit neuroleptischer Medikation am besten. Abb. 12.**1** faßt die in Kap. 6 ausführlicher dargestellte Effizienz der Medikationsstudien zur Rezidivprophylaxe zusammen. Zu sehen ist auch, daß die Senkung der spontanen Rezidivquote von der Verläßlichkeit der Medikamentenapplikation abhängt: Während orale Neuroleptika die Quote nur von ca. 70% auf ca. 30% senken, läßt sich eine weitergehende Reduktion bis auf ca. 8% nur mit Depot-Neuroleptika erreichen. Die deutsche multizentrische Studie zur ambulanten neuroleptischen Intervallbehandlung (ANI, Pietzcker et al. 1993, Müller et al. 1992) nimmt bei gemischter oraler und parenteraler Langzeitmedikation mit 15% Rezidiven über ein Jahr und 23% über zwei Jahre dementsprechend eine Mittelstellung ein.

In Abb. 12.**2** zeigt sich bei relativ großer Probandenzahl der ANI-Studie weiterhin, daß die Rezidivquote von der kontinuierlichen prophylaktischen Medikation abhängt. Bei der medikamentösen Intervallbehandlung mit Frühintervention kommt es zu 35% bzw. 49% Rezidiven. Diese Quote ist höher als bei Langzeitprophylaxe, aber niedriger als bei Placebogabe oder bei längerem Zuwarten („Krisenintervention", Kap. 6). Das heißt auch, daß die Intervallbehandlung wohl verträglicher ist und mit insgesamt geringerer Medikamentendosis als bei Langzeitmedikation auskommt (s.o.), aber auch nur etwa knapp die Hälfte der spontan ohne Medikation zu erwartenden Rezidive abfangen kann.

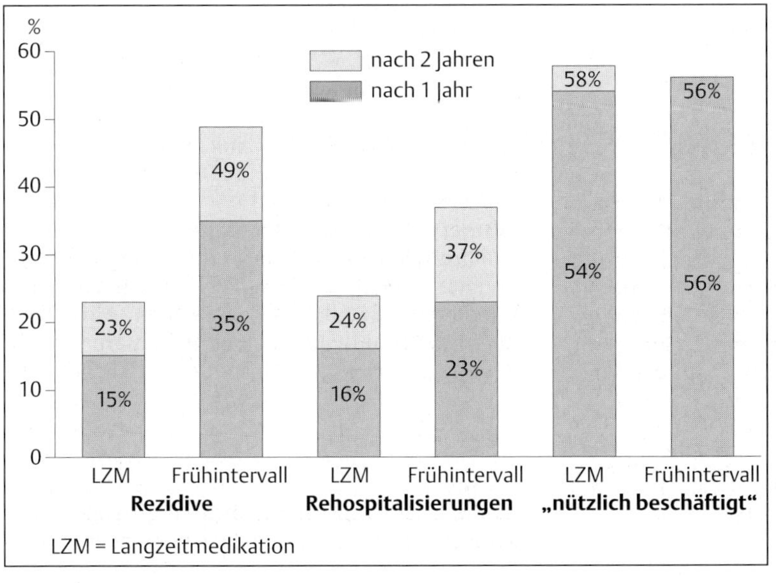

Abb. 12.**2** ANI-Studie Langzeitmedikation versus Frühintervention (nach Pietzcker et al. 1993)

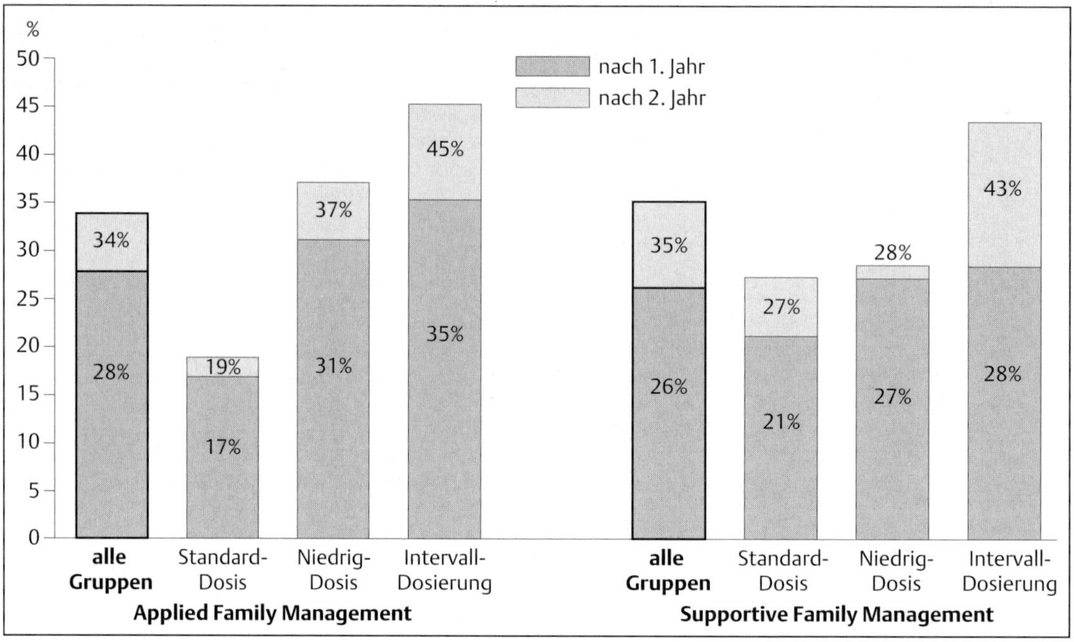

Abb. 12.**3** Rezidivraten unter Medikation und Familientherapie (nach Schooler et al. 1995, 1997)

Auf die anderen dargestellten Bereiche Rehospitalisation und Beschäftigung wird weiter unten eingegangen.

Die andere Studie mit großer Probandenzahl von Schooler et al. (1995, 1997, Abb. 12.**3**) weist ebenfalls auf den Dosiseinfluß rezidivprophylaktischer Wirkung hin: Bei der „Standarddosis" amerikanischer Gepflogenheit (die in Einzelfällen zu hoch oder zu niedrig sein kann) finden sich die geringsten Rezidivraten, die in etwa auch mit der deutschen ANI-Studie vergleichbar sind. Niedrigdosierung oder Intervallbehandlung ließen auch in der amerikanischen Studie die Rezidivraten auf ähnliche Werte wie in der deutschen Studie ansteigen.

Familientherapie führt, im Gegensatz zu früheren Mitteilungen, bei sorgfältiger Methodik nicht zu einer weiteren Senkung der Rezidivraten, die Ergebnisse sind in etwa gleich.

Früher anders mitgeteilte Ergebnisse mit erheblicher Senkung von Rezidivraten durch Familientherapie basieren auf unzureichender Medikation und unzureichender Compliance in den Gruppen ohne Familientherapie. Anders sind jedenfalls deren hohe Rezidivraten nicht zu erklären. Der Effekt der Familientherapie besteht dann wahrscheinlich in erster Linie in einer Verbesserung der Medikamenten-Compliance. Das ist in der Praxis natürlich sehr bedeutsam und wichtig, aber nicht spezifisch für Familientherapie bzw. Angehörigenarbeit. Auch eine angemessene Beratung und Betreuung der Patienten selbst kann zur wesentlichen Senkung der Rezidivraten in der Praxis genauso gut beitragen.

Akutbehandlung und Rezidivprophylaxe gelingen am wirksamsten mit neuroleptischer Medikation.
Psychotherapie-Verfahren senken Rezidive über eine Complianceförderung hinaus kurzfristig nicht stärker als Neuroleptika allein, erst langfristig ist über eine Senkung der Vulnerabilität eine Minderung der Rezidivgefahr zu erwarten.
Wirksame Medikamente haben zum Teil belastende Nebenwirkungen, so daß sorgfältige Auswahl und Dosierung wichtig sind. Diese und eine gute Kooperation mit dem Patienten können Nebenwirkungen geringhalten.

12.2 Rehospitalisierung

Die Rehospitalisierungshäufigkeit und -dauer ist eng verbunden mit der Rezidivrate und damit mit dem *medikamentösen* Effekt.

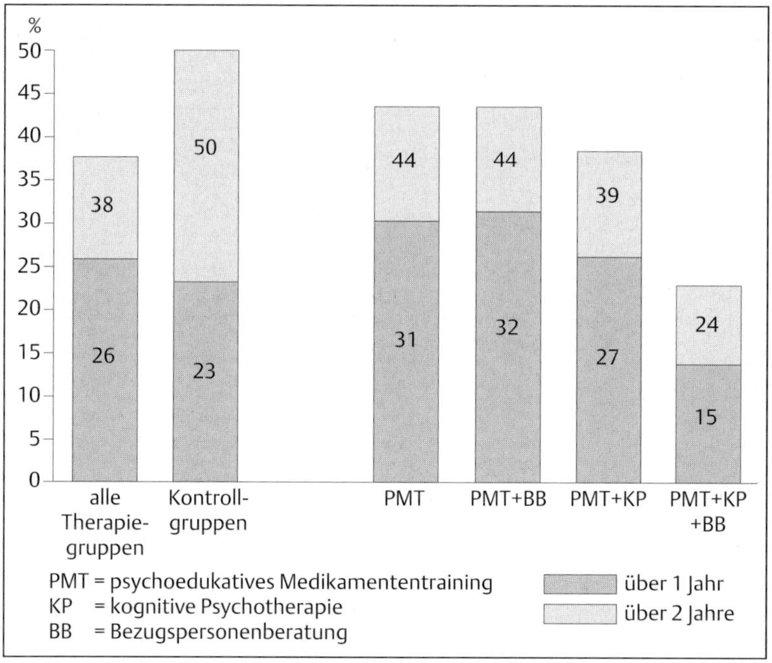

Abb. 12.**4** Münsteraner Studie: Rehospitalisierungsraten nach Gruppentherapie und Angehörigenberatung (nach Hornung et al. 1995 und Buchkremer et al. 1997)

Ein wesentlicher Grund der Verknüpfung von Rehospitalisierung und Rezidiv liegt darin, daß schwere Rezidive in der Regel zur stationären Wiederaufnahme veranlassen, jedenfalls in Mitteleuropa. Deshalb sind in der deutschen ANI-Studie unter medikamentöser Langzeitprophylaxe die Häufigkeit von Rezidiven und Rehospitalisierungen fast identisch. Denn wenn es trotz Langzeitmedikation zum Rezidiv kommt, ist dieses häufig schwer und führt zur Krankenhauseinweisung.

Leichtere Rezidive, insbesondere, wenn diese unter Intervallmedikation und bei regelmäßiger Betreuung früh erfaßt werden, können teilweise ambulant behandelt werden. Deshalb ist in der ANI-Studie (und ähnlich in den analogen Studien) unter Intervallbehandlung mit Frühintervention die Rehospitalisierungsrate über 1 und 2 Jahre geringer als die Rezidivrate (Abb. 12.**2**). Das ist auch auf eine sorgfältige psychiatrische Nachsorge mit psychoedukativer Vorbereitung auf mögliche Rezidive zurückzuführen.

Psychotherapie und Angehörigenberatung

In der Münsteraner Studie (Buchkremer et al. 1997) war die Rehospitalisierungsrate das Zielkriterium. Abb. 12.**4** zeigt den dortigen Effekt durch psychoedukatives Medikamententraining, kognitive Psychotherapie und Bezugspersonenberatung. Die Rezidivraten unter ein oder zwei Therapieverfahren (neben Neurolepsie) waren nicht signifikant verschieden von der dortigen Kontrollgruppe, lagen jedoch höher als bei der primär medikamentösen ANI-Studie. Lediglich wenn alle Münsteraner Therapieschritte verbunden wurden, war die Rehospitalisierungsrate mit 15% bzw. 24% ebenso niedrig wie in der ANI-Medikationsstudie unter Langzeitmedikation.

Zu erinnern ist daran, daß es sich bei den psychotherapeutischen Verfahren in Münster und bei der Bezugspersonenberatung um recht kurzzeitige Interventionen handelte. Ob eine längere Therapie größere Effekte zeigt, bliebe abzuwarten, auch wenn das nach der Schooler-Studie fraglich ist. Auch die Metaanalyse von Wyatt (1991) zeigte beim Vergleich von Psychotherapie, „Milieu-Therapie" (in etwa Soziotherapie) und Neuroleptika die niedrigste Rehospitalisierungsdauer unter Medikation, jedenfalls kurzfristig.

Psychotherapie führte im ersten Jahr zu geringfügig mehr Krankenhaustagen, erst über zwei und drei Jahre zu etwas niedrigeren Werten als unter Medikation allein.

Betrachtet man anstelle eines Gruppenvergleichs im intraindividuellen Verlauf die Beeinflussung der Rehospitalisierungsdauer statt der

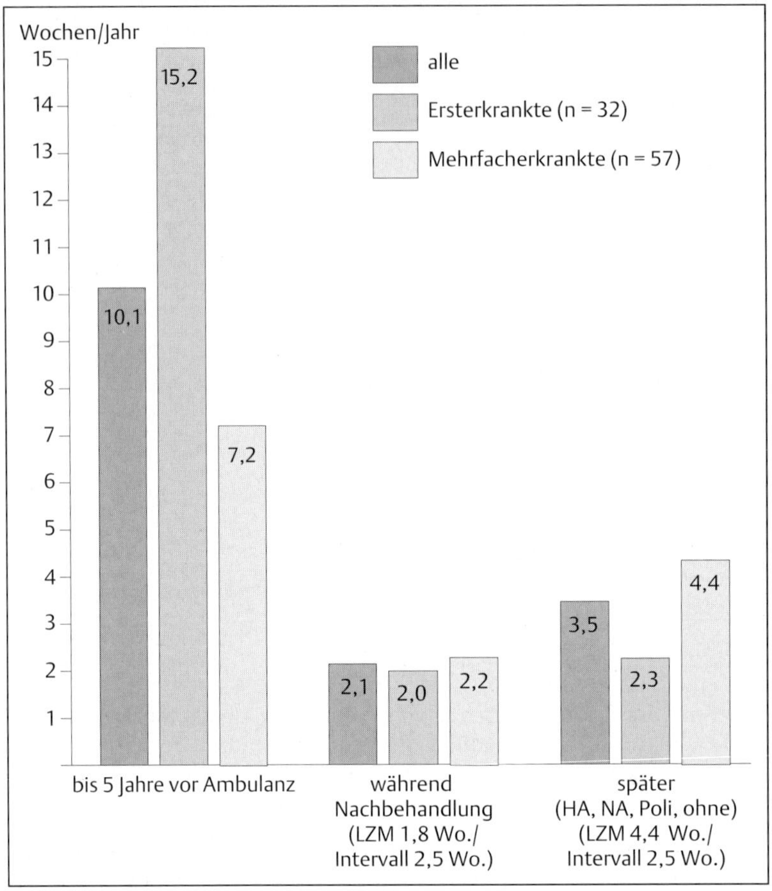

Abb. 12.**5** Schizophrenie-Spezialambulanz: Einfluß auf Rehospitalisierungszeiten im intraindividuellen Vergleich (nach Müller u. Schöneich 1992)

Rehospitalisierungshäufigkeit, ergeben sich bei psycho- und soziotherapeutischer längerfristiger Nachsorge günstigere Ergebnisse:

Müller und Schöneich (1992) untersuchten bei den Patienten der Göttinger Schizophrenie-Nachsorge-Ambulanz die stationären Aufenthaltszeiten unter langjähriger Ambulanter integrierter Therapie (AiT) und verglichen sie mit den Krankenhauszeiten der gleichen Patienten vorher unter „üblicher" ärztlicher Behandlung (Abb. 12.**5**). Die stationären Aufenthaltsdauern sanken dabei von durchschnittlich 10,1 Wochen jährlich auf 2,1 Wochen. Die Einsparung betrug damit 79%. Es handelt sich um einen teilweise überdauernden Effekt, denn wenn die Patienten später zu üblichen anderen Behandlungsbedingungen zurückkehrten, stiegen die Rehospitalisierungszeiten nicht auf das frühere Niveau an, sondern erhöhten sich nur auf 3,5 Wochen jährlich und somit auf gut ein Drittel des Ausgangswertes. Ähnliche Ergebnisse fanden Kaiser et al. (1991) in einer sozialpsychiatrischen Schizophrenie-Spezialambulanz in Berlin: Der Gewinn bei stationären Aufnahmeraten betrug 61%, der der Aufnahmedauer durch kürzere Aufenthalte mit 82% war noch größer. Zumindest teilweise spielt dabei die Förderung der Compliance ebenfalls eine wichtige Rolle, jedoch scheint der langfristige Effekt in der Praxis größer zu sein als unter Medikation allein.

Vereinzelt wurde darauf aufmerksam gemacht (z.B. Holloway und Carson 1998, Rössler et al. 1992), daß eine intensivere Therapie gleiche oder schlechtere Effekte als eine Standardversorgung hat, wenn sie den Patienten irritiert und überfordert (ähnlich Kap. 10).

Eine neuere Untersuchung in der Göttinger Ambulanz (Abb. 12.**6**) zeigte, daß unter kontinuierlicher integrierter Therapie vorherige Hospitalisierungszeiten von 6,1 Wochen jährlich (ohne Ersterkrankungen 6,34 Wochen) auf 1,68 Wochen (ohne Ersterkrankungen 1,15 Wochen) sanken. Der erreichte Effekt von 82 bzw. 72% blieb jahre-

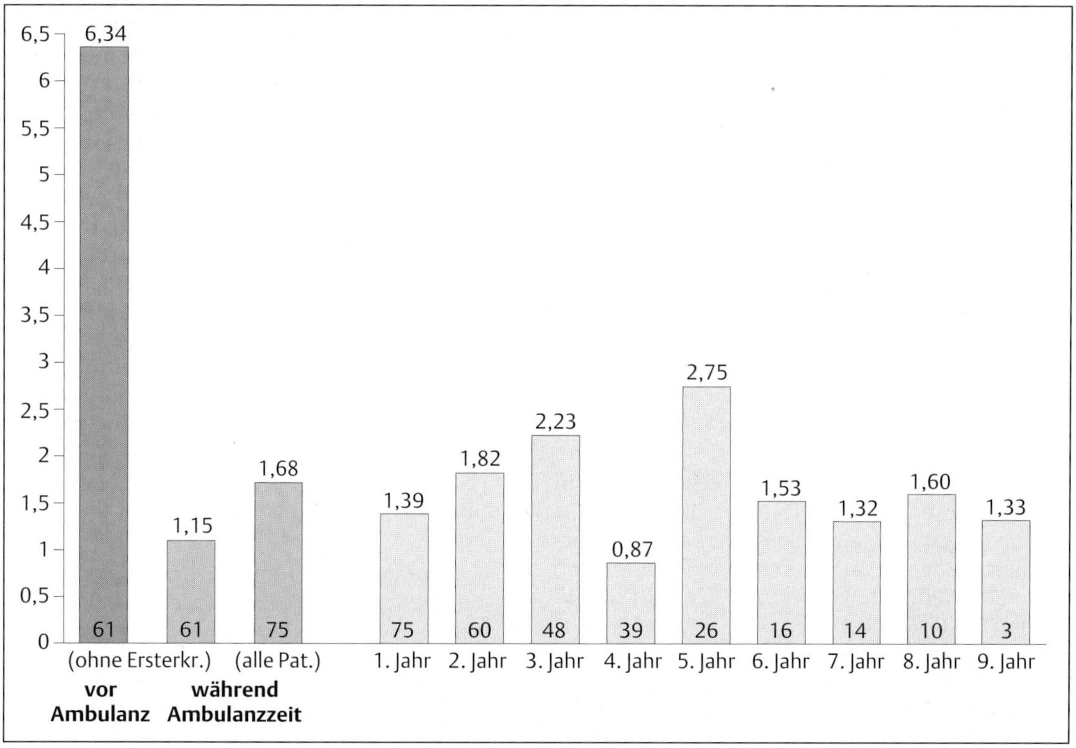

Abb. 12.**6** Einfluß Ambulanter integrierter Therapie auf die Hospitalisierungsdauer

lang konstant, Rehospitalisierungszeiten wurden also nicht nur hinausgeschoben. Bisherige Studien zur Familientherapie ließen nach anfänglichen Effekten später eine Verschlechterung erkennen, so daß nur eine zeitliche Verschiebung diskutiert wird (Brenner u. Schaub 1997).

Rehospitalisierungsraten hängen oft von Rezidiven und damit auch von neuroleptischer Medikation ab. Kurze Psychotherapie und Angehörigenberatung senkt sie nicht über Compliance-Förderung hinaus weiter ab.
Therapiemaßnahmen auf mehreren Ebenen sind günstiger als einzelne Interventionsformen.
Die Dauer von Rehospitalisierungen wird durch langfristige sozialpsychiatrische und psychotherapeutische Nachsorge spürbar gesenkt, teilweise ebenfalls auf dem Wege langfristiger Complianceverbesserung, evtl. durch zusätzliche überdauernde Reduktion der Vulnerabilität.

Einzelne Studien zu *Prädiktoren* seltener Wiederaufnahmen weisen einerseits auf die hohe Bedeutung neuroleptischer Medikation und andererseits auf Einflüsse der Compliance hin: Die Prädiktorenisolierung der ANI-Studie (Doering et al. 1998) fand die höchste Korrelation zwischen geringer Rehospitalisierung und neuroleptischer Langzeitmedikation, erst danach folgten die Zahl früherer Hospitalisierungen, weibliches Geschlecht (Frauen befolgen ärztliche Empfehlungen häufig besser als Männer), höheres Alter usw.

Dixon et al. (1995) fanden negative Einflüsse mangelhafter Compliance: Entlassung gegen ärztlichen Rat, Zahl früherer Hospitalisierungen, alleinstehend oder in isolierter Familie lebend, ohne Kontakt zu Nachsorgeinstitutionen usw.

12.3 Soziale Integration

Unter sozialer Integration sollen stellvertretend als besonders wichtige Bereiche Partnerschaft, berufliche Tätigkeit und eigenes Einkommen betrachtet werden.

In den entsprechenden Abschnitten weiter oben war zu sehen, daß eine beständige *Partnerschaft* vor (frühem) Erkrankungsbeginn oft nicht gelingt und nach (früh einsetzendem und dann lang hingezogenem) Erkrankungsbeginn sehr selten ist. Voraussetzung einer eventuellen späteren Partnerschaft ist sicher eine vollständige Remission, weil bei fortbestehender psychotischer Irritierbarkeit enge Beziehungen erst recht nicht gelingen können.

Längere Rezidivfreiheit ist demnach eine wichtige Voraussetzung. Darüber hinaus ist für soziale Kontakte generell besonders auf eine Verminderung der Negativ-Symptomatik zu achten, wie die Prädiktorenisolierung der ANI-Studie zeigte (Müller et al. 1998). Über die Rezidivprophylaxe hinaus müssen besonders depressive und Antriebsmangelsyndrome gering gehalten werden, weshalb niedrige Dosierungen bzw. die Gabe von atypischen Neuroleptika hierbei wichtig sind.

Für berufliche *Tätigkeitsmöglichkeiten* sind zwar auch der Krankheitsverlauf und eine nebenwirkungsarme Rezidivprophylaxe bedeutsam, jedoch ist der statistische Einfluß gering, wie Abb. 12.**2** zeigt. Denn die Möglichkeit zu beruflicher Tätigkeit ist ein länger dauernder Prozeß, bei dem sich kurzfristige und gut behandelbare Rezidive dann nicht sehr negativ auswirken, wenn andererseits im Rahmen einer Intervallbehandlung die Rate belastender Nebenwirkungen gering ist. Negativ-Symptome sind verständlicherweise ebenfalls sehr hinderlich. Jedoch ist es damit nicht getan. Langfristig angelegte und behutsam der Belastbarkeit angepaßte *Rehabilitationsbemühungen* gewinnen eine zunehmende Bedeutung und sind in den Jahren nach erreichter Verlaufsbesserung entscheidend. Da die Prognose bei allgemein hoher Arbeitslosigkeit und verstärkter Konkurrenz nicht günstig ist, müssen der Arbeitsförderung und alternativen kreativen Arbeitsmodellen besondere Aufmerksamkeit gelten, um zumindest befriedigende Formen der Beschäftigung und sozialer Anerkennung zu finden. Entsprechende Förderung kann man auch nicht mit verbaler Unterstützung nur Selbsthilfevereinigungen und Angehörigengruppen überlassen.

Die Möglichkeit, den *Lebensunterhalt* selbst bestreiten zu können, ist für viele Kranke leider recht selten oder gering und gelingt oft nur auf niedrigem Niveau. Schizophrene Kranke sind oft erschreckend arm. Für eine Verbesserung dieser Situation ist Rezidivfreiheit wohl eine wichtige Voraussetzung, denn Lebensunterhalt und fehlende Krankheitssymptome korrelieren signifikant (Müller et al. 1998). Die Verlaufsbesserung reicht aber nicht aus. Sozialpsychiatrischen Hilfen kommt damit eine hohe Bedeutung zu. An vielen Orten müssen die Hilfsmöglichkeiten noch weiter entwickelt werden, wenn man nicht die Kopplung von (unverschuldeter) Krankheit mit Armut und Isolation resignierend hinnehmen, sondern in ähnlicher Weise wie bei körperlich Kranken verändern will. Hier sind psychisch Kranke noch deutlich benachteiligt.

Für eine Verbesserung sozialer Integration sind neben einer medikamentös erreichbaren Verminderung von Rezidiven und langen Rehospitalisierungen sozialpsychiatrische Hilfen langfristig von besonderer Bedeutung.

12.4 Krankheitsverarbeitung

Eine Auseinandersetzung mit der Erkrankung gelingt natürlich ebenfalls bei baldiger und vollständiger Remission besser als bei fortbestehendem Wahn. Aber oben in Kap. 9.3.2 wurde schon auf einige wichtige Punkte hingewiesen:

Die Art der Krankheitsverarbeitung hängt relativ wenig von Krankheits- und psychiatrischen Behandlungsfaktoren, sondern stärker von Persönlichkeitsfaktoren ab.

Schizophrene neigen nicht generell stärker als körperlich kranke Patienten zur Krankheitsverleugnung, sind also genauso gut entsprechender *psychotherapeutischer Hilfe* zugänglich. Anderslautende Meinungen hängen evtl. mit Abweisungstendenzen oder mangelhafter Erfahrung auf Seiten der Therapeuten zusammen.

Die Möglichkeit zu konstruktiver und weitgehend angstfreier Krankheitsbewältigung ist auch umgekehrt für Rezidivfreiheit und Krankheitsverlaufsbesserung eine wichtige Voraussetzung: Mehrere Studien (insbesondere frühere Effekte der Angehörigenarbeit) zeigten, daß die Verwirklichung prinzipiell sehr effizienter Rezidivprophylaxe entscheidend von der Compliance der Kranken abhängt. Es ist nachvollziehbar, daß

Skalen FKV	Mittelwerte der 4 Gruppen		Abweichung von k.K.
depressive Verarbeitung	kK	2,57	
	St	3,42	sign. erhöht
	AiT_1	2,92	sign. erhöht
	AiT_2	2,68	n.s.
Problemanalyse und Lösungsverhalten	kK	3,07	
	St	2,67	T
	AiT_1	3,2	n.s.
	AiT_2	3,06	n.s.
Ablenkung und Selbstaufbau	kK	2,67	
	St	3,05	sign. erhöht
	AiT_1	2,30	sign. vermindert
	AiT_2	2,37	sign. vermindert
Religiosität und Sinnsuche	kK	2,36	
	St	2,39	n.s.
	AiT_1	2,49	n.s.
	AiT_2	2,71	T
Vermeidung und Dissimulation	kK	2,61	
	St	2,84	T
	AiT_1	2,26	sign. verm.
	AiT_2	2,21	sign. verm.

sign. = $p < .05$ T = $p < .10$

Abb. 12.**7** Krankheitsverarbeitung: Vergleich Standardbehandlung (St) und Ambulante integrierte Therapie (AiT zu 2 Zeitpunkten T_1 und T_2) mit der Eichstichprobe körperlich Kranker (k.K.)

man ohne sachgerechte Krankheitsbewältigung nicht jahrelang an medizinischer Nachsorge teilnehmen kann. Und für möglichst günstige psychosoziale Lebensmöglichkeiten ist eine möglichst niedrige neuroleptische Dosis erforderlich. Diese kann mit ihrem Risiko zu psychotischen Dekompensationen in Belastungssituationen aber nur verwirklicht werden, wenn der Kranke an der Behandlung aufgeklärt, sachgerecht und partnerschaftlich mitwirkt. Das setzt eine akzeptierende Krankheitsbewältigung voraus.

Langfristige Psychotherapie mit Berücksichtigung der Belastbarkeit des Patienten ist dafür hilfreicher als kurze befristete Programme. Wenn letztere irritieren, fördern sie auch wenig die Krankheitsverarbeitung. Die Ergänzung der sonst kurzen Münster-Interventionen (Hornung et al. 1998) führte einerseits zu diskrepanten Entwicklungen bei der Krankheitsverarbeitung und andererseits zu tendenziell positiven (wenn auch nicht signifikanten) Veränderungen der Compliance und Informationszufriedenheit.

Angemessene Krankheitsbewältigung ist bedeutsam für
- effektive Rezidivprophylaxe,
- günstigen Krankheitsverlauf,
- nebenwirkungsarme Medikation und damit mittelbar auch für
- gute psychosoziale Lebensmöglichkeiten.

Krankheitsverarbeitung ist in erster Linie zu fördern durch
- eingehende ärztliche Beratung,
- psychotherapeutische Hilfe,
- Einbezug der Angehörigen.

Im Rahmen der Göttinger Schizophrenie-Ambulanz haben wir unter langfristiger ambulanter integrierter Therapie die Krankheitsverarbeitung mit dem Freiburger Fragebogen zur Krankheitsverarbeitung (FKV, Muthny 1989) untersucht und mit Patienten unter Standardbehandlung verglichen. Abb. 12.**7** zeigt den Vergleich beider Schizophreniegruppen mit der Eichstichprobe körperlich Kranker:

Die Schizophrenen unter Standardbehandlung verarbeiten signifikant depressiver, mit tendenziell geringerem Problemlösungsverhalten, versuchen sich stärker abzulenken und neigen tendenziell zu stärkerer Vermeidung als körperlich Kranke. Unter Psychotherapie findet sich nur anfangs erhöhte und dann gleich hohe Depressivität wie bei körperlich Kranken. Das Problemlösungsverhalten ist vergleichbar, Ablenkung und Vermeidung sind signifikant niedriger als bei körperlich Kranken und somit gegenläufig zu der Verarbeitungsweise von Schizophrenen unter der Standardbehandlung. Es finden sich damit für die Compliance sinnvolle und hilfreiche Veränderungen der Krankheitsverarbeitung.

Die persönlichkeitsspezifische Krankheitsverarbeitung ist durch Psychotherapie konstruktiv veränderbar.

12.5 Lebensqualität

In den letzten Jahren hat die „Lebensqualität" („quality of life") in der deutschsprachigen wissenschaftlichen Literatur schnell zunehmende Bedeutung erlangt. Im amerikanischen Schrifttum fanden sich entsprechende Vorläufer (s. Barry u. Crosby 1996, Browne et al. 1996, Lehman 1996).

Nach lange Zeit vorherrschender Betrachtung objektiver Kriterien bezüglich z.B. Remissionsquoten und Verlaufsmerkmalen rückte zunehmend die subjektive Sichtweise des Patienten in den Mittelpunkt des Interesses.

Teilweise hing das damit zusammen, daß wohl durch insbesondere depotneuroleptische Medikation Remissionen und Rezidivfreiheit erreicht werden konnten, die Patienten damit aber nicht zufriedenstellend lebten. Sie litten - bei vorherrschender Anwendung konventioneller Neuroleptika und manchmal zu hoher Dosis - unter depressiven Antriebsmangelsyndromen, die zu jämmerlichem Aussehen und einer bedauernswerten vita minima führten. Weiter oben wurde dargestellt, daß zur sicheren Rezidivprophylaxe solche Überdosierungen nicht nötig sind, dennoch kamen sie vor. So fragten Psychiater und Angehörige, ob das vertretbar sei oder die Lebensmöglichkeit zu sehr reduzierte.

Die Frage „Symptomfreiheit *oder* Lebensqualität?" (so lautete auch ein Titel von Angermeyer 1994) erschien naheliegend und wurde manchmal als Rechtfertigung für den Verzicht auf sorgfältige Behandlung bis zur Remission produktiver Symptome herangezogen. Diese Entwicklung führte zu zunehmender Betrachtung der Erlebnisseite und der Lebensmöglichkeit der Patienten, im deutschen Sprachraum z.B. auch zur Studie von Windgassen (1989). Nachfolgend beschäftigten sich weitere Arbeiten ausführlich und differenziert mit dem Erleben des Patienten (z.B. Angermeyer u. Zaumseil 1997, Katschnig u. König 1994, Zöllner 1997).

Eine weitere Intensivierung der Beschäftigung mit der Lebensqualität stand in engem zeitlichen Zusammenhang mit der Entwicklung *atypischer Neuroleptika* ohne depressives Antriebsmangelsyndrom als Nebenwirkung. Die von der Pharma-Industrie unterstützte Beilage zu einer wissenschaftlichen Zeitschrift berichtete über einen internationalen Kongreß mit der Überschrift „Bessere Lebensqualität für Schizophrenie-Patienten" und wies darunter auf der ersten Seite auf eine Preisauszeichnung für ein bestimmtes neues atypisches Neuroleptikum hin (ähnlich Franz et al. 1997). Tatsächlich bringt die bessere subjektive Verträglichkeit dieser Substanzen für Patienten in diesem Punkt wesentliche Vorzüge mit sich.

Bessere Lebensqualität und atypische Neuroleptika wurden zunehmend gleichgesetzt. Ein Patentrezept schien gefunden zu sein. Man müsse nur das richtige Präparat verordnen, dann kommt die Lebensqualität quasi von selbst, und der Arzt muß sich um andere Aspekte nicht mehr kümmern. So schien es. Aber das ist zu einfach. Hier manifestieren sich eventuell wiederum Abweisungstendenzen beim Arzt, um sich weniger um die verschiedenen Quellen psychosozialer Benachteiligung kümmern zu müssen, zumal dabei Veränderungen ungleich schwerer als durch Medikamentenauswahl erreichbar sind.

Zunehmend wurden auch differenzierte Sichtweisen erörtert (z.B. Bullinger 1997, Kaiser et al. 1996, Kilian 1995, Leimkühler u. Müller 1996). Deutlich wurde dabei unter anderem:

Im Querschnitt (z.B. bei Klinikbehandlung) gemessene Ergebnisse subjektiver Lebensqualität sind oft nicht für die langen anschließenden Monate und Jahre prädiktiv, subjektives Erleben kann sich im Alltag wieder ändern.

So human es auch klingt: Bei Interviews oder Fragebögen von Patienten angegebene Zufriedenheitswerte sind auch verfälscht und verfälschende Folgen von notwendigen Adaptionsprozessen an armselige Lebensumstände. Armut und soziale Isolierung im Bewußtsein zu haben und bei Nachfrage offen zu benennen, ist nur wenigen Menschen möglich. Sehr viel häufiger finden sich Arrangements, die das Leiden erträglich machen. Geflügelte Worte wie „Das Beste draus machen...", „Der Fuchs und die sauren Trauben..." kennzeichnen diese an sich weithin bekannten Prozesse. In unserer Studie zur beruflichen Integration (Elbelt et al. 1998) war erstaunlich zu sehen, daß auch bei Einkommen an der Armutsgrenze durchaus noch zufriedenstellende subjektive Nennungen erfolgten.

Der Rückschluß von subjektiver Zufriedenheit in Fragebogenerhebungen auf gute und ausreichende Qualität von Behandlungs- und Rehabilitationsmaßnahmen („Qualitätssicherung" ist ein modernes ärztliches Schlagwort geworden) ist damit leider nicht gerechtfertigt. Ähnliches gilt ja auch analog für die Psychopathologie und wurde bei der Therapieresistenz in Kap. 5 erörtert. Auch Angaben zur subjektiven Akzeptanz jahrelanger Halluzinationen verändern sich, wenn die gleichen Patienten später ein Leben ohne chronische Psychose führen können.

Meßinstrumente (siehe Lehman und Burns 1990) liegen inzwischen auch in deutschsprachigen Versionen vor (z.B. Heinisch et al. 1991, Lauer 1993, Priebe 1995) und beziehen sich oft auf mehrere Ebenen, z.B. Wohnsituation, Familienkontakte, Freunde und Bekannte, Freizeit, Arbeit und Beschäftigung, Finanzen, Sicherheit, Religion, Gesundheit, allgemeine Lebenszufriedenheit.

Was bestimmt Lebensqualität, womit korreliert sie?

Stellvertretend für mehrere Arbeiten zu diesem Thema seien die von Browne et al. 1996, Lauer 1994, Kaiser et al. 1996, Roeder-Wanner und Priebe 1995 genannt. Negative subjektive Lebensqualität wird danach insbesondere bedingt durch
- Psychopathologie (hoher BPRS-Gesamtscore und insbesondere Angst und Depression),
- Negativ-Symptomatik, Denkstörung,
- Nebenwirkungen der Neuroleptika,
- lange Erkrankungsdauer,
- lange stationäre Aufenthalte,
- niedriges Einkommen.

Für Patienten sind damit *krankheitsspezifische Bereiche und Nebenwirkungen* sehr bedeutsam. Diese sind zumindest teilweise durch Verbesserungen ärztlicher Therapie günstig zu beeinflussen.

Nach Meinung von Ärzten (Holzinger et al. 1997) hingegen stehen bis auf geringe Nebenwirkungen soziale Einflußfaktoren außerhalb ärztlicher Tätigkeit als Prädiktoren guter Lebensqualität im Vordergrund (Häufigkeit der Mehrfachnennungen):
- Arbeit 30%,
- soziale Integration 27,3%,
- keine Nebenwirkungen 25,3%,
- soziale Kontakte 24%,
- Selbständigkeit 17%,
- keine Minussymptomatik 16,3%,
- gesellschaftliche Akzeptanz 14,7%,
- professionelle Hilfe (komplementäre Einrichtungen) 13,8%,
- Familie 9,0%
- keine psychotische Symptomatik 6,8%,
- Rezidivprophylaxe 4,0%.

Bei Ärzten (analog zu den Vorzügen atypischer Neuroleptika) und Patienten besteht damit Konsens bezüglich günstiger Auswirkung geringer Nebenwirkungen, aber Dissens bezüglich der Bedeutung fortbestehender Krankheitssymptome!

Vereinfachend kann man folgern:
Aus der Sicht der Patienten hängt eine günstige subjektive Lebensqualität ab von
- fehlender Psychopathologie und
- geringen Nebenwirkungen der Neuroleptika,
- also von der Effektivität ärztlicher Behandlung und Prophylaxe.

Aus der Sicht der Ärzte hängt sie ab von
- günstigen Faktoren des „sozialen Empfangsraumes" und von
- fehlenden Nebenwirkungen,
- also zum großen Teil von Faktoren außerhalb unmittelbarer ärztlicher Einflußmöglichkeit.

12.6 Kosten

Schizophrenie ist eine teure Erkrankung.

Sie ist die „teuerste“ psychiatrische Erkrankung (Andreasen 1991). Nach internationalen Schätzungen wird etwa die Hälfte aller psychiatrischen Versorgungsleistungen für Schizophrenie aufgewendet (Salize et al. 1996).

Genaue Kostenschätzungen liegen bisher nicht vor. Nach orientierenden Schätzungen muß man in Deutschland von etwa 10 Milliarden DM direkten und indirekten Kosten jährlich für alle schizophrenen Patienten ausgehen (Osterheider et al. 1998). Für England wurden kürzlich 2,6 Milliarden Pfund jährlich geschätzt (Knapp 1997).

Für die direkten Kosten der Schizophrenie werden nach Schätzungen in England (Knapp 1997) und in den Niederlanden (Evers und Ament 1995) zwischen 2% und 3% der Gesamtausgaben im Gesundheitswesen aufgewendet.

Die Gesamtkosten der Erkrankung verteilen sich dabei auf

- *direkte Kosten* (Arzthonorare, Medikamentenkosten, stationäre bzw. teilstationäre Behandlungskosten, Rehabilitationskosten, soziale Hilfestellung usw.) und
- *indirekte Kosten* (Produktivitätsausfall wegen Arbeitsunfähigkeit, Frühberentung, vorzeitigen Tod usw.).

Insbesondere die Abschätzung der indirekten Kosten ist mit erheblichen Unsicherheitsfaktoren behaftet, da z.B. bei einem früh erkrankten Schüler die sonst zu erwartende berufliche Tätigkeit und deren finanzielle Bewertung nicht sicher zu kalkulieren ist. Auf der anderen Seite ist die Lebenserwartung verkürzt auf 61,5 Jahre (Osterheider et al. 1998), u.a. durch Suizid, so daß Altersrentenzahlungen statistisch entfallen.

Mit allen diesen Vorbehalten sind die indirekten Kosten höher (ca. 60% bis zwei Drittel) als die direkten Behandlungskosten (ca. ein Drittel bis 40%). Durch therapeutische Interventionen und Strukturänderungen im Gesundheitswesen sind am ehesten die direkten Behandlungskosten zu beeinflussen.

In Deutschland wurde in den letzten Jahren besonders auf diese direkten Kosten Einfluß zu nehmen versucht. Und auch international werden Kostengesichtspunkte in jüngster Zeit verstärkt beachtet, werden Kosten-Nutzen-Analysen der verschiedenen psychiatrischen Versorgungsarten vorgenommen (Sharfstein 1997, Wolff et al. 1997).

Solche Kostenüberlegungen werden in jüngster Zeit auf verschiedenen Gebieten des Gesundheitswesens angestellt, z.B. bei schwer pflegebedürftigen Patienten, bei der Intensivpflege prognostisch ungünstiger Erkrankungen usw. Solche Überlegungen sind zwar nachvollziehbar, aber auch sehr bedrückend und für Kranke beängstigend. In der Psychiatrie ist dieses Thema höchst sensibel und könnte die Gefahr in sich bergen, Nützlichkeitserwägungen anzustellen, die gerade wir in Deutschland überwunden glaubten. – Einen Sinn machen Kostenüberlegungen aber dann, wenn sich daraus Schwerpunkte zu verbessernder therapeutischer Bemühungen ableiten lassen. Das kann beim Thema Schizophrenie durchaus der Fall sein, wenn man an sinnvolle und weniger effektive strukturelle Steuerungsmaßnahmen im Gesundheitswesen denkt. Deshalb werden diese Überlegungen hier fortgeführt.

> Schizophrenie ist eine sehr teure Erkrankung. Etwa die Hälfte aller psychiatrischen Behandlungskosten (und knapp 3% aller Gesundheitsausgaben) werden bisher für diese Erkrankung aufgewendet. Zu unterscheiden sind die direkten Behandlungskosten (strukturell am ehesten beeinflußbar) und die indirekten Folgekosten der Erkrankung durch Produktivitätsausfall. Letztere sind ca. 50% höher als die direkten Kosten.
> Die weitaus höchsten direkten Behandlungskosten entstehen durch stationäre Behandlung und analoge Maßnahmen (Heimpflege, stationäre Rehabilitation etc.).
> Medikamentenkosten umfassen mit ca. 2% der direkten und 0,7% der Gesamtkosten einen sehr kleinen Anteil.

Daraus folgt:

Wollte man unter rein finanziellen Gesichtspunkten die Gesamtkosten der Erkrankung senken, müßten in erster Linie ambulante Rehabilitationsanstrengungen entscheidend verstärkt werden, um die Fähigkeit zu beruflicher Tätigkeit zu verbessern. Daran mangelt es in weiten Bereichen Deutschlands aber besonders.

Wollte man die direkten Behandlungskosten senken, müßten personalintensive ambulante Dienste sehr gefördert werden, um die hohen stationären Behandlungskosten zu reduzieren.

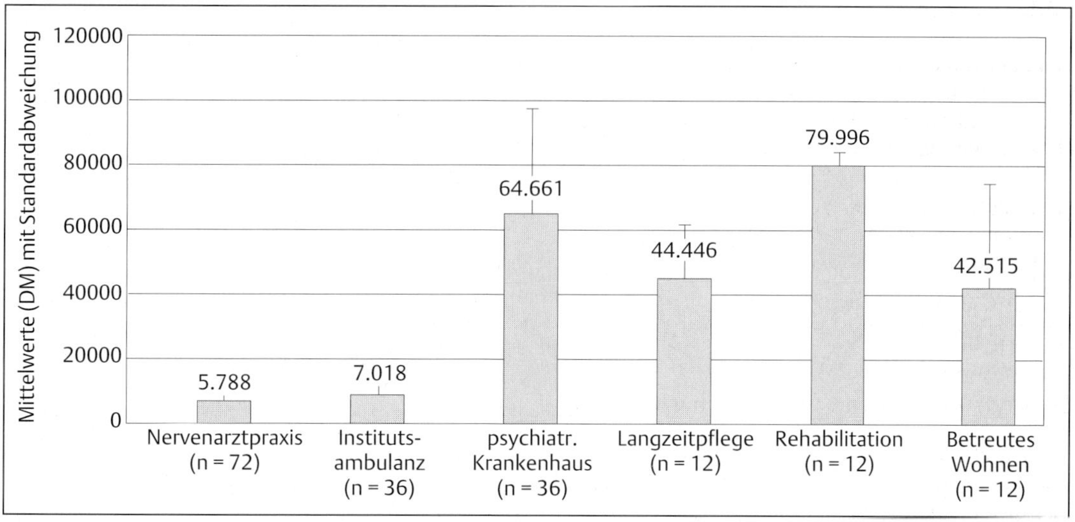

Abb. 12.**8**: Direkte Jahreskosten pro Patient bei unterschiedlichem Behandlungsort am Stichtag (Kissling et al. 1998)

In Deutschland findet zur Zeit durch strukturelle Einflußnahme im Gesundheitswesen aber beinahe das Gegenteil statt:

Die Tätigkeit von Spezialambulanzen, Institutsambulanzen, Polikliniken etc. wird aus verschiedenen Gründen mittels Fallzahleinschränkung begrenzt bzw. reduziert, Neueinrichtungen werden behindert. Die Honorierung zeitaufwendiger ambulanter Leistungen niedergelassener Ärzte wird durch Budgetierung eingeschränkt. Medikamentenkosten hingegen (der kleinste Kostenanteil) werden besonders kontrolliert und begrenzt, auch wenn durch (relativ) teure Medikation stationäre Behandlung vermieden oder verkürzt wird.

Stichworte zum Vergleich:

Eine Krankenhauseinweisung ist leichter geschrieben als eine zeitaufwendige ambulante Krisenintervention durchgeführt. Ein Krankenhausarzt verfügt mit jeweils einer kurzen Unterschrift auf den Kostenformularen über 12 000,– bis 54 000,– DM! (1 bis 3 Monate stationäre Behandlung bei Pflegesätzen zwischen 400,– und 600,– DM.)

Ein ambulant tätiger Arzt muß für Psychotherapieleistungen im Umfang von insgesamt 4 000,– DM (50 Sitzungen à 80,– DM) mehrstündig Berichte ausarbeiten.

Ein Poliklinikarzt mußte über verschiedene Stellen der Universitätsverwaltung einen umfangreichen Schriftwechsel mit einer Krankenkasse führen, weil er relativ teure Depot-Neuroleptika in höherer Konzentration für einen ambulanten Patienten mit relativer Therapieresistenz verschrieben hatte. Erst der Einzelnachweis dadurch reduzierter Krankenhaustage und das „Angebot“ erneuter stationärer Aufnahme, wenn eine Medikamenteneinsparung verlangt würde, beendete das Prüfungsverfahren.

Die Behandlung mit atypischen Neuroleptika (längerfristig gut belegt für Clozapin) ist im Kosten-Nutzen-Vergleich einer englischen Studie (Aitchison und Kerwin 1997) doppelt so günstig wie konventionelle Neuroleptika, die billiger sind: Die Rehospitalisierungsrate verminderte sich, die Beschäftigungsmöglichkeit verbesserte sich. Dennoch setzte jeder zweite niedergelassene Nervenarzt diese Substanz schon einmal aus Kostengründen ab (Knapp 1997).

Systematische Kostenvergleichsstudien sind sehr selten und werden erst in jüngster Zeit begonnen. Zahl und Differenziertheit werden bei steigendem Kostenbewußtsein wahrscheinlich zunehmen.

Auf zwei Ansätze soll an dieser Stelle hingewiesen werden.

In einer multizentrischen Studie (Kissling et al. 1999) wurden die direkten und indirekten Kosten unter verschiedenen Behandlungsformen ermittelt. Bei Patienten aus Nervenarztpraxen in München und Göttingen, der Göttinger Nachsorge-Ambulanz, eines Psychiatrischen Krankenhauses, eines Langzeitpflegeheims, einer beruflichen Rehabilitationseinrichtung und unter den

Tabelle 12.**1** Kostensenkung in der Spezialambulanz

Ambulante integrierte Therapie mit ca. 50 Patienten führt zu:		
Einsparung durch Reduktion von Rehospitalisierungszeiten:		
pro Patient 5 Wo. jährlich bei	400,– DM täglich = 600,– DM täglich =	14 000,– 21 000,–
bei 50 Patienten jährlich	700 000,– DM bzw.	1,05 Mio. DM
Mehrkosten Ambulanz:		
Personalkosten Ambulanz (1 Nervenarzt, 1/2 Sozialarbeiter, 1/2 Sekretär., 1/2 Supervisor)		
+ Medikamente + Miete + Telefon + Material ca.		300 000,– DM
abzüglich ca. 100 000,– DM sonstige Behandlungskosten =		200 000,– DM
Kostenvorteil Spezialambulanz jährlich mit 50 Pat.:	**ca.**	**500 000,– bzw. 800 000,– DM**

Bedingungen betreuten Wohnens wurden die gesamten direkten Kosten der letzten zwölf Monate ermittelt. Die Ergebnisse sind in Abb. 12.**8** dargestellt.

Die jährlichen Behandlungskosten waren am höchsten unter stationärer Rehabilitation und bei stationärer Krankenhausbehandlung. Wären die Krankenhauspatienten ähnlich lange stationär behandelt worden wie die Rehabilitationspatienten, wäre stationäre Krankenhausbehandlung absolut am teuersten.

Die niedrigsten Behandlungskosten fielen unter ambulanter Nervenarzt- bzw. Spezialambulanz-Behandlung an (ca. 10% der stationären Gruppe). Dabei waren die Medikamentenkosten insgesamt sehr niedrig, in der Spezialambulanz etwas höher als in den Nervenarztpraxen, dafür lagen die Personalkosten in den Praxen höher, weil die Ambulanz mit nicht kostendeckenden Pauschalsätzen arbeiten mußte. Die realen Kosten sind sicher dort höher und betragen ca. das doppelte der Praxis-Kosten, sind aber immer noch weit niedriger als unter anderer Behandlungsform.

Alle diese Berechnungen sind natürlich von Selektionsfaktoren beeinflußt, weil in Nervenarztpraxen die leichter erkrankten Patienten verbleiben und im Krankenhaus oder Heim eher die schwerer Erkrankten zu finden sind. Insofern sind die Zahlenangaben nur Orientierungswerte.

Die indirekten Kosten liegen insgesamt höher als die direkten. Sie sind in der Spezialambulanz am niedrigsten (u.U. wegen der dortigen Bemühungen um ambulante soziale Rehabilitation, zum Teil wegen Selektionsfaktoren), dann folgen Nervenarzt-Patienten, am höchsten sind die indirekten Kosten bei den Patienten aus Krankenhaus, Rehabilitation, betreutem Wohnen. Auch hier spielen sicher Selektionsfaktoren eine Rolle, Patienten dieser Einrichtungen sind seltener berufstätig als ambulante Patienten.

Die zweite erwähnenswerte Kostenschätzung beruht auf der o.g. Verkürzung von Rehabilitationszeiten durch die Ambulante integrierte Therapie der Schizophrenie-Spezialambulanz Göttingen. Während die gerade skizzierte multizentrische Studie unterschiedliche Patientengruppen und deren Kosten verglich, haben wir jetzt im intraindividuellen Vergleich die Reduktion von Rehospitalisierungszeiten durch die Behandlung in der Spezialambulanz untersucht. Sowohl eine frühere Analyse (s.o. Abb. 12.**5**) als auch eine neuere Auswertung (s.o. Abb. 12.**6**) zeigte übereinstimmend eine Verkürzung stationärer Behandlungszeiten mehrfach erkrankter Patienten von rund 5 Wochen jährlich.

Die Kostenrechnung ist in Tab. 12.**1** aufgeführt. Bei 50 gleichzeitig in einer solchen Ambulanz zu behandelnden Patienten ergeben sich durch stationäre Kostenminderung Einsparungen von jährlich ca. 700 000,– DM bis 1 Million DM (bei Tagespflegesätzen von 400,– bzw. 600,– DM) (pro Patient 14 000,– bzw. 21 000,– DM jährlich).

Dem stehen geschätzte Mehrkosten (im Vergleich zu der „üblichen" vorhergehenden ärztlichen und medikamentösen Behandlung) in Höhe von jährlich ca. 200 000,– DM (pro Patient ca. 4 000,– DM) gegenüber.

Damit ergibt sich ein Kostenvorteil pro Ambulanz von 500 000,– bis 800 000,– DM jährlich.

Es wurde ein Ambulanzumfang von 50 Patienten angenommen, weil sich damit nach unseren Erfahrungen effektiv arbeiten läßt. Höhere Patientenzahlen (um evtl. Kosten noch stärker zu reduzieren) führen u.U. zu weniger sorgfältiger Behandlung und damit zur Verminderung der Effektivität. Weniger Patienten sind sicher hilfreich z.B. für wissenschaftliche Begleitstudien, deren Kosten müßten dann aber als nicht unmittelbar behandlungsbedingt abgezogen werden.

Zu ähnlichen Ergebnissen kam eine amerikanische Studie von Rosenheck et al. (1995): Die Kosten einer intensiven ambulanten sozialpsychiatrischen speziellen Nachsorge waren wohl doppelt so hoch als unter üblichen Behandlungsbedingungen, wurden aber durch signifikant kürzere Rehospitalisierungskosten mehr als aufgewogen.

- Direkte Behandlungskosten hängen hauptsächlich mit stationärer Behandlung zusammen.
- Die wirksamste Kostensenkung ist deshalb durch Reduktion von Zeiten der Rehospitalisierung und anderer stationärer Betreuung zu erreichen.
- Das setzt Motivation und möglichst frühe Behandlung voraus, am besten durch intensive multidisziplinäre Therapie in einer spezialisierten Ambulanz oder einer dafür strukturell eingerichteten fachärztlichen Praxis.
- Auch hohe Personal- und Medikamentkosten werden mehr als aufgewogen durch Kosteneinsparungen: Pro Patient sind jährliche Kosteneinsparungen von 10 000,– bis 16 000,– DM möglich und realistisch.
- Eine notwendige Konsequenz ist eine verstärkte psychosoziale Hilfestellung für die belasteten Angehörigen und für die alleinlebenden Patienten.
- Die hohen indirekten Krankheitskosten lassen sich nur durch wirksame Behandlung und frühzeitige Rehabilitation mit dem Ziel beruflicher Eingliederung senken. Die Kostenrelevanz verschiedener Ansätze dafür muß noch untersucht werden.

12.7 Schlußfolgerungen und Empfehlungen zur Therapie und Prophylaxe

Faßt man alle Einzelinformationen zusammen, so ist folgendes zu sagen:

Schizophrenie ist eine oft belastende Erkrankung, die einen langfristigen und umfassenden Therapie- und Prophylaxeansatz benötigt.

Primäres Ziel muß die effektive Behandlung der produktiven Psychose sein. Restsymptome der Erkrankung bestehen lassen zu wollen, etwa unter der Vorstellung besserer Verträglichkeit unterdosierter Medikamente, ist ärztlich unvertretbar. Erst nach vollständiger Remission sind Prophylaxe und psychosoziale Rehabilitation möglich. Je früher nach Erkrankungsbeginn eine Behandlung einsetzt,desto größer sind die Aussichten auf baldige Remission. Aber auch bei chronifizierter Erkrankung lassen sich später noch erhebliche Besserungen oder eine gänzliche Remission produktiver Symptome erreichen.

Nachfolgend sind die Bausteine der von uns so genannten Ambulanten integrierten Therapie (AiT) kurz zusammenfassend zu skizzieren (Tab. 12.**2**):

Tabelle 12.**2** Ambulante integrierte Therapie (AiT) bei der Nachsorge und Rezidivprophylaxe

1. *Medikation:*
   Langzeitprophylaxe oder Intervallmedikation mit Frühintervention bei drohendem Rezidiv
2. *Sozialpsychiatrische Hilfen:*
   Wohnen, Arbeit, Kontakte, Freizeit
3. *Einzelpsychotherapie:*
   Krankheitsverarbeitung (Coping)
   Identifikation von Streßfaktoren und Frühwarnzeichen
   Bewältigung psychosozialer Krisen verbessern
   Realitätsprüfung fördern
   Identitätskonturierung und tiefenpsycholog. Selbst-Stabilisierung
   = Reduktion der Vulnerabilität
4. *Gruppenpsychotherapie Patienten:*
   Kognitives Training und Differenzierung
   Kommunikationstraining
   Verbesserung sozialer Kompetenz
5. *Angehörigenarbeit (einzeln o. in der Gruppe):*
   Information und Entlastung von Schuldgefühlen
   Kompetenz und Krisenmanagement
   Eigenständigkeit zulassen
   Versachlichung, Reduktion von „expressed emotion“

Für wirksame Behandlung und effektive Rezidivprophylaxe sind Neuroleptika unverzichtbar und oft die wirksamste Behandlungsform.

Die Anwendung dieser Medikamente verlangt eine gute fachärztliche Erfahrung. Die erforderliche Dosis ist individuell sehr unterschiedlich und muß im Einzelfall sorgfältig ermittelt werden. Für alle Patienten gültige Standard-Dosierungsempfehlungen sind nicht sinnvoll oder hilfreich.

Medikamentengabe ist immer mit einer Reihe von Nebenwirkungen verbunden. Diese müssen bei Auswahl und Dosierung der Neuroleptika sorgsam bedacht werden, ebenso bezüglich der Indikation zur Dauer einer Prophylaxe. Neue Substanzen bieten inzwischen eine Reihe von wichtigen Vorteilen bei der Verträglichkeit und zum Teil auch bei der Effizienz der Behandlung, haben aber auch Nachteile durch die Unsicherheit oraler Einnahme.

Zur *Dauer* neuroleptischer Prophylaxe gibt es keine verbindlichen zeitlichen Richtlinien, auch wenn das wiederholt versucht wurde. Der Verlauf im Einzelfall ist, insbesondere bei einer Ersterkrankung, nicht verläßlich vorherzusagen. Der Spontanverlauf bei einem kleinen Teil der Patienten kann so günstig sein, daß später keine Wiedererkrankungen auftreten.

Deshalb sind starre zeitliche Empfehlungen zur Dauer (etwa: nach Ersterkrankungen wenigstens 1 bis 2 Jahre Rezidivprophylaxe, nach Mehrfacherkrankungen mindestens 5 Jahre) nicht wirklich begründbar. Sie werden von manchen Psychiatern in der Praxis nach ärztlicher Erfahrung so gehandhabt, sind aber wissenschaftlich nicht belegt. Sicher scheint lediglich zu sein, daß nach häufigen Rezidiven ohne Prophylaxe, etwa im jährlichen Abstand, oder bei Chronifizierung auch weiterhin häufige Rezidive oder Verschlechterungen zu erwarten sind, so daß eine mehrjährige Prophylaxe indiziert ist. Bei den meisten anderen Patienten muß mit ihnen im Einzelfall die Notwendigkeit und Dauer wirksamer Prophylaxe abgewogen werden.

Sicher ist es günstig zu empfehlen, nach vollständiger Remission einer Akuterkrankung mindestens ein halbes Jahr medikamentös weiterzubehandeln (und dann erst versuchsweise über Monate die Dosis zu senken), um eine Remissionsstabilität zu erreichen und um kurzfristige Remanifestationen der Psychose auszuschließen. Danach muß zwischen langfristiger Prophylaxe oder Intervallbehandlung entschieden werden. Letztere ist für etwa ein Drittel der Patienten mit günstigen Verläufen und guter Compliance indiziert. Eine langjährige und prinzipiell erst einmal unbefristete Prophylaxe ist bei einem anderen Teil der Patienten mit ungünstigen Krankheitsverläufen notwendig. Wohl kann man dann jährlich die Indikation überprüfen, etwa mit Hilfe behutsamer Dosisminderung bis hin zu einem Absetzversuch. Es läßt sich aber nicht sicher voraussagen, daß nach 3 oder 5 Jahren eine Prophylaxe ohne Risiko beendet werden kann, denn das grundlegende Rezidivrisiko sinkt nach diesen Jahren nicht allgemein ab.

Auf jeden Fall müssen, unabhängig von der Medikation, auch nach erreichter Remission regelmäßige nervenärztliche Kontakte fortgesetzt werden, anfangs wöchentlich oder zweiwöchentlich, bei längerer Rezidivfreiheit evtl. in reduzierter Frequenz.

Medikation und Psychotherapie sind keine Alternativen, die sich gegenseitig ausschließen, sondern ergänzende Verfahren, die sich oft gegenseitig sehr hilfreich unterstützen können.

Bei belastender Erkrankung müssen zumindest Aufklärung, Motivation zur Weiterbehandlung und Hilfen zur Krankheitsverarbeitung erfolgen. Wie bei anderen körperlichen Erkrankungen auch, sind die genannten Therapiebausteine Minimalvoraussetzung sorgfältiger Nachsorge und Prophylaxe.

Über diese pragmatische Indikation hinaus ist zu versuchen, durch Psychotherapie die zugrundeliegende erhöhte Vulnerabilität des schizophren Erkrankten zu vermindern. Das kann nur durch langfristige Psychotherapie erfolgen. *Eine prinzipiell zeitlich unbefristete Psychotherapie ist dafür am besten geeignet.* Auf eine zeitliche Begrenzung (besser: auf eine spätere Reduktion anfangs intensiverer Nachsorge) kann man hoffen, sie aber nicht von vornherein kurzfristig planen. Frequenz und Intensität können individuell unterschiedlich angepaßt werden.

Eine solche Therapie und Nachsorge ist zeitlich bzw. personell aufwendig. Wenn man aber bedenkt, daß bei anfangs geringerem Aufwand später doch oft Behandlungsressourcen bei anderen Ärzten und in Kliniken mit höherer personeller und finanzieller Intensität in Anspruch genommen werden müssen, ist eine frühzeitige Nachsorge naheliegend.

Kurzdauernde psychotherapeutische Interventionen über wenige Monate Dauer und in Gruppen sind *allein* nicht sinnvoll. Sie irritieren den Patienten eventuell sogar, mit der Folge höherer Dekompensationsbereitschaft. Hilfreich sind gruppenpsychotherapeutische Verfahren von etwa einem halben Jahr Dauer nach hinreichender Remission der Psychose und Stabilisierung, wenn sie eingebettet sind in ein vorhergehendes und anschließendes prinzipiell unbefristetes Nachsorgeprogramm. Sie können dann kognitive Differenzierung, Kommunikation und die soziale Kompetenz gut fördern.

Nach bisher vorliegenden Erfahrungen ist zu hoffen, daß rezidivprophylaktische Medikation und ein solches integriertes psychotherapeutisches Vorgehen mit langfristiger Einzeltherapie und befristeten Gruppenangeboten nach etwa 2- bis 3-jähriger Therapie zu einer Senkung der Vulnerabilität und zur Verbesserung von Selbstvertrauen und psychosozialer Kompetenz beitragen und den Verlauf bessern können!

Sozialpsychiatrische Hilfen sind bei der Mehrzahl der Patienten dringend erforderlich. Schizophrenie ist meistens eine belastende und die psychosozialen Bezüge des Patienten störende Erkrankung. Um nach mehrmonatiger akuter oder insgesamt z.B. 1- bis 2-jähriger Erkrankung (mit Vorlauf und nachfolgender Stabilisierungsphase) in gewohnte Lebensbezüge zurückfinden zu können, sind neben Medikation und Psychotherapie oft individuell angepaßte sozialpsychiatrische Hilfen notwendig. Das können wenigstens Kontakt- und Kommunikationsförderung sein oder Unterstützungen bei finanzieller Übergangshilfe oder kurz- bis langfristige berufliche Rehabilitationsbemühungen. Bei längerer Erkrankung ist oft aufwendigere Hilfe erforderlich. Hierbei ist sozialarbeiterische Mitarbeit im sonst ärztlich-psychotherapeutischen Team dringend erforderlich, eigentlich auch in einer psychiatrisch spezialisierten Arztpraxis.

Familienangehörige sind oft die einzigen verläßlichen Personen, die den Kranken über schwierige Zeiten hinweg begleiten. Durch Krankheitsfolgen und zunehmende Verkürzung stationärer Behandlungszeiten sind sie verstärkt involviert und oft erheblich und andauernd belastet, insbesondere wenn die Kranken ihre Kinder sind und die Eltern sich Sorgen über eine ungewisse Zukunft machen. Deshalb sind Angehörige frühzeitig, schon während akuter Krankenhausbehandlung, einzubeziehen, zu informieren, zu beraten, zu unterstützen. Oft reichen Aufklärung und „stützende“ Hilfen aus, manchmal bedürfen Angehörige weitergehender psychotherapeutischer Hilfe.

Die Angehörigen-Information kann sinnvollerweise fallzentriert und zeitlich flexibel einzeln in der Ambulanz erfolgen, teilweise sind befristete halbjährliche Angehörigen-Beratungen in Gruppenform hilfreich. Über Versachlichung und Entlastung vermindern sich dann auch emotionale Spannungen in der Familie, was auch für die Patienten günstig ist.

Therapieprogramme, die einen Teil der erwähnten Bausteine berücksichtigen, sind mehrfach publiziert worden, bevorzugt aber getrennt für medikamentöse Therapie und Prophylaxe einerseits und psychotherapeutische Verfahren (meist in Gruppenform) andererseits.

Deshalb wurden in unserer *Ambulanten integrierten Therapie (AiT)* medikamentöse, sozialpsychiatrische und psychotherapeutische Ansätze zusammengefaßt. Sie sollen Separationstendenzen konkurrierender medikamentöser versus psychotherapeutischer Behandlung, Nachsorge und Prophylaxe entgegenwirken und auf die notwendige Verknüpfung mehrerer Therapieansätze aufmerksam machen.

Die genannten Bausteine können dabei in verschiedenen Verlaufsstadien der Erkrankung unterschiedliches Gewicht haben und sind den Bedürfnissen und Möglichkeiten der Patienten anzupassen. Sie sollen aber prinzipiell allen Patienten zur Verfügung stehen, wenn irgend möglich im gleichen Team mit Absprachemöglichkeiten. Auf diese Weise ist ein bedarfsgerechtes Therapiekonzept ohne inverse Auswirkungen und Loyalitätskonflikte am besten zu verwirklichen. Natürlich ist unser Konzept insoweit subjektiv, als es aus eigener langjähriger Erfahrung gewachsen ist. Andere Autoren haben modifizierte Erfahrungen publiziert. Die gegenwärtige Entwicklung scheint aber übereinstimmend eine Integration medikamentöser und psychotherapeutischer Verfahren zu unterstützen. Gefördert wird das sicher u.a. von klinischen Effizienzstudien zur Wirksamkeit von Psycho- und Soziotherapie einerseits und von besser verträglichen Medikamenten andererseits, so daß Polarisierungen weniger Raum haben. Ebenso zeichnet sich ein Trend ab, von recht kurzfristigen Patientengruppentherapien abzurücken – und von der Hoffnung, durch „Therapie“ der Angehörigen quasi automatisch den Krankheitsverlauf beim Patienten bessern zu können. So rückt jetzt der Patient selbst (wieder) mehr in den Vordergrund der therapeutisch-prophylaktischen Aufmerksamkeit.

Zur *Struktur gesundheitlicher Versorgung* sollen an dieser Stelle wenige Stichworte genügen, weil es aus den oben dargestellten Kapiteln schon deutlich wurde, daß Art und Effizienz therapeutischer Bemühungen natürlich auch zusammenhängen mit den strukturellen Angeboten. Vereinfacht und zur Erinnerung: Wenn ein großes psychiatrisches Krankenhaus weit entfernt ist, ist die psychologische Zugangsschwelle höher, Patienten kommen später als bei gemeindenaher Versorgung ins Krankenhaus, Kontakte zu Angehörigen sind schwerer möglich und stationäre Aufenthalte dauern dann länger. Bei einer Förderung wohnortnaher und niederschwellig zugänglicher ambulanter Dienste wird man früher behandeln können, kürzer stationär einweisen müssen und den Verlauf eventuell besser beeinflussen können als bei der früheren Separation einerseits der Psychiatrie von anderen medizinischen Disziplinen und andererseits der stationären und ambulanten Dienste.

Und wenn Ambulanzen oder entsprechend vorbereitete Nervenarzt-Praxen leicht zugänglich sind und effektiv arbeiten können, wird man Krankenhausaufenthalte seltener benötigen oder kürzer halten können. Die Art und Intensität der Behandlung hängt natürlich auch wesentlich von strukturellen Bedingungen ab. Derzeit bieten Spezialambulanzen in Anlehnung an Krankenhausabteilungen einige Vorteile gegenüber psychiatrischen Einzelpraxen. Multidisziplinär arbeitende Teams sind z.Z. oft besser gerüstet für die Aufgaben umfassender Behandlung. Unser subjektiver Erfahrungshintergrund könnte aber natürlich hierbei spezielle Sichtweisen fördern. Die bisherige Struktur muß aber so nicht bleiben. Auch durch Umstrukturierung von Praxen niedergelassener Ärzte ist eine Einstellung auf die Bedürfnisse der Patienten möglich. Das wird von manchen Patienten wahrscheinlich auch angenommen werden, weil dann die dauerhafte Verknüpfung mit einer psychiatrischen Institution weitgehend entfällt.

Ob Spezialambulanz oder erweiterte Praxis: bedarfsorientierte Dienste müssen

- neben medikamentöser Therapie und Prophylaxe auch psychotherapeutische und sozial-rehabilitative Hilfen anbieten können,
- mit gut organisierten Bereitschaftsdiensten auch abends und am Wochenende ohne „Termin“ leicht erreichbar sein,
- bei Bedarf aufsuchende Krisendienste haben.

Eine Vermehrung psychiatrischer Abteilungen am Allgemeinkrankenhaus anstelle weiter entfernt gelegener psychiatrischer Krankenhäuser könnte ebenfalls mithelfen, Schwellenängste zu reduzieren und psychiatrische Therapie so selbstverständlich werden zu lassen wie andere medizinische Hilfen.

13 Rechtsfragen

Über allgemeine Rechtsfragen ärztlicher Tätigkeit hinaus gibt es in der Psychiatrie spezielle juristische Regelungen, insbesondere bei Gefährdung durch psychiatrische Erkrankung einerseits und bei mangelhafter Einwilligungsmöglichkeit des Patienten andererseits. Darauf soll hier mit dem Schwerpunkt stationärer Einweisung und Behandlung eingegangen werden.

13.1 Wann Einweisung nach PsychKG?

Zum Verständnis des Zusammenhangs unfreiwilliger Einweisung und Behandlung muß ein kurzer Überblick über die rechtliche Situation in Deutschland gegeben werden (weiterführend s. z.B. Foerster (1997), Nedopil (1996), Saage und Göppinger (1994), Saß und Wiegand (1993), Venzlaff und Foerster (1994)).

Allgemeiner Grundsatz ärztlicher Tätigkeit:
- Ohne Einwilligung des Patienten darf es keine ärztliche Behandlung geben.

Ausnahmen:
- In der akuten Notfallsituation besteht ärztliche Hilfspflicht.
- Behandlung unter Freiheitsentziehung muß richterlich „erlaubt" werden (geregelt im Strafrecht, Betreuungsrecht, Unterbringungsrecht).

Einwilligung des Patienten

Grundsätzlich stellt ärztliche Diagnostik und Therapie juristisch eine „Körperverletzung" dar und ist damit strafbar. Erlaubt und straflos werden sie, wenn der Patient vorher einwilligt. Das setzt voraus, daß der Patient in der Lage ist, die ärztlichen Maßnahmen (und ihre eventuellen Risiken) zu verstehen und „rechtswirksam" einzuwilligen.

Diese verständige Einwilligung setzt nicht generelle Geschäftsfähigkeit voraus, sondern nur eine allgemeine Verständnismöglichkeit: Auch ein 16jähriger Jugendlicher kann meistens allein ohne Eltern in eine akut erforderliche Blinddarmoperation einwilligen, wenn ihm die Umstände in angemessener Sprache erläutert werden.

Einwilligung setzt richtige Aufklärung voraus

Wenn der Patient vom Arzt nicht verstehbar über positive und eventuell negative Auswirkungen einer Behandlung aufgeklärt wurde, ist die Einwilligung rechtsunwirksam. Das spielt zunehmend bei Haftpflichtprozessen in operativen Fächern eine Rolle, hat aber auch Bedeutung für die Psychiatrie.

Deshalb sollte der Arzt sich wenigstens Stichworte zur Aufklärung über Wirkungen und Risiken einer geplanten Maßnahme und insbesondere zur Verständnismöglichkeit des Patienten notieren.

Auch wenn psychisch Kranke relativ selten den Arzt verklagen, gebieten der Respekt vor der Würde des Patienten und die Bemühung um Förderung der Compliance, daß geplante ärztliche Maßnahmen erläutert werden. Wenn das mit verständlichen Worten situationsangemessen geschieht, kann der Kranke, wenn er zum Verständnis in der Lage ist, rechtswirksam einwilligen. Kann er aufgrund seiner Erkrankung die Aufklärung nicht verstehen, so muß strenggenommen entweder ein Betreuer bestellt werden oder in Akutfällen ein Handeln nach Notfallrecht oder eine Einweisung erfolgen.

Ausnahme: Notfallsituation

Generell ist der Arzt zur Hilfeleistung in Notfallsituationen verpflichtet und darf dieses auch dann tun, wenn der (z.B. verwirrte) Patient der Maßnahme widerspricht oder gar nicht einwilligen kann. Juristisch wird dann unterstellt, daß der Patient in gesunden Zeiten den Wunsch hat Hilfe zu erhalten. Diese generelle Hilfeleistungspflicht betrifft alle ärztlichen Fachgebiete.

Fallbeispiel
Der intoxikierte Alkoholiker ist gestürzt, wird in die Klinik gebracht, wirkt unklar verwirrt. Zur Klärung, ob eine Schädelfraktur oder Contusio oder Hirnblutung vorliegt, soll eine computertomographische Untersuchung von Schädel und Gehirn vorgenommen und der Patient anschließend noch überwacht werden. Der Patient lehnt das unkritisch ab. Der Neurochirurg ruft nun den Psychiater und regt „ein PsychKG“ an. Der Psychiater berät den Neurochirurgen darüber, daß jetzt ein PsychKG nicht erforderlich ist, daß ein CT und Überwachung auch ohne Zustimmung des Patienten als Notfallmaßnahme durchgeführt werden darf und muß. Später ist zu erfahren, daß der Neurochirurg und das Krankenpflegepersonal den Patienten torkelnd aus dem Krankenhaus auf die Straße gehen ließen – nach dem Motto „ich bin ein liberaler Mann, ich fasse keinen gegen seinen Willen an“.
Wenn der Patient Schaden nimmt und klagt, wird der Arzt zivilrechtlich und auch strafrechtlich wegen unterlassener Hilfeleistung verurteilt werden. In dieser Situation hätte er nämlich alles tun dürfen und müssen, was zur aktuellen Gefahrenabwehr nötig ist.

Regelung für geschlossene psychiatrische Einrichtungen

Wenn der Patient zustimmt (und zustimmen kann), gilt seine Entscheidung. Für die Aufnahme auf eine geschlossene psychiatrische Station ohne oder gegen den Willen des Patienten gelten besondere rechtliche Regelungen. Diese sind in Deutschland besonders sorgfältig (auch nach schlimmen Erfahrungen im „Dritten Reich“), gelten ähnlich aber auch in anderen Ländern.

Der Sinn ist, daß eine solche freiheitsentziehende Maßnahme richterlich kontrolliert werden muß. Es gibt drei Regelungsbereiche:

- *Strafrecht:* Die Unterbringung eines straffällig gewordenen psychisch Kranken in einem (geschlossenen) psychiatrischen Krankenhaus als „Maßregelvollzug“ ist im Strafrecht und in der Strafprozeßordnung geregelt. Der Schutz der Allgemeinheit steht dabei im Vordergrund. Einzelheiten sind in der genannten forensisch-psychiatrischen Literatur nachzulesen und sollen hier nicht erläutert werden.
- *Betreuungsrecht:* Hier steht die zivilrechtliche Regelung zum Schutz des Kranken im Vordergrund. Darauf wird weiter unten noch eingegangen werden.
- *Unterbringungsrecht nach PsychKG:* Dieses regelt neben weiteren Hilfen insbesondere akute Schutzmaßnahmen sowohl für die Allgemeinheit als auch für den Kranken selbst.

Voraussetzungen einer Einweisung nach PsychKG

Die Regelungen zur Einweisung und Unterbringung betreffen geschlossene psychiatrische Einrichtungen. Sie betreffen nicht offene psychiatrische Stationen oder z.B. internistische Stationen. Will man auf letzteren eine z.B. akut verwirrte Person zu ihrem Schutz festhalten, so gilt dafür die Notfallsituation (s.o.) oder das Betreuungsrecht (s.u.).

Das Unterbringungsrecht nach PsychKG ist in Deutschland in einzelnen Ländergesetzen geregelt, die hinsichtlich der Voraussetzungen bei akuter Gefährdung in wesentlichen Grundzügen übereinstimmen. Bezüglich des Verfahrens gibt es zwischen den Bundesländern einige Unterschiede.

Inhaltliche Voraussetzungen für Einweisung und Unterbringung:
1. Psychische Krankheit, Störung oder Behinderung.
2. Gegenwärtige erhebliche Selbst- oder Fremdgefährdung.
3. Diese Gefahr kann nicht auf andere Weise abgewendet werden.
4. Patient ist willenlos oder lehnt ab.

Es müssen alle vier Voraussetzungen gleichzeitig vorliegen!

Zu 1: Es ist klar, daß die Einweisung in eine psychiatrische Klinik wegen einer psychischen Erkrankung (in manchen Ländern auch wegen einer geistigen Behinderung) erfolgen soll. Zur Behandlung einer körperlichen Erkrankung kann weder ein psychisch Gesunder noch ein eindeutig psychisch Kranker eingewiesen werden. Die Diagnose kann dabei weit gefaßt werden (Niedersachsen: „psychische Störung"), es reichen auch „Anzeichen" für eine Krankheit oder Behinderung aus.

Zu 2: Es muß eine „gegenwärtige" und „erhebliche" Selbst- oder Fremdgefährdung vorliegen (in manchen Ländern eine „dringende" Gefahr für eine „schwerwiegende" Schädigung). Die Gefahr muß noch nicht eingetreten sein (ein Patient muß nicht schon sich oder andere verletzt haben), sie muß aber „gegenwärtig" sein. Eine Selbstgefährdung z.B. durch suizidale Handlungsansätze vor etwa einer Woche erfüllt diese Voraussetzung nicht, wenn der Patient inzwischen zögert oder distanziert ist oder gegenwärtig eine solche Gefahr auch auf andere Weise nicht erkennbar ist. Die Gefahr muß auch erheblich sein, z.B. Verwahrlosung allein oder eine demnächst zu befürchtende weniger schwerwiegende gesundheitliche Gefährdung reichen nicht aus.

Zu 3: Wenn die Gefahr auf andere Weise abgewendet werden kann, darf keine Einweisung bzw. Unterbringung erfolgen! Das wird manchmal zu wenig bedacht oder geprüft.

Wenn der bekannte Betrunkene, der auf der stark befahrenen Autostraße sich und andere durch Versuche der Verkehrsregulierung aktuell erheblich gefährdet, erfahrungsgemäß ohne weitere erhebliche gesundheitliche Gefahr bei der Polizei oder der telefonisch herbeigerufenen Ehefrau ausnüchtern kann, darf er nicht in die psychiatrische Klinik eingewiesen werden.

Wenn bei einem fremdgefährlichen Schizophrenen durch i.v. Akutbehandlung (s.o.) und tägliche ärztliche Kontakte und Betreuung durch Angehörige rund um die Uhr schnell eine Entängstigung und damit eine wesentliche Gefahrenminderung zu erreichen ist, kann er formal nicht eingewiesen werden.

Zu 4: Wenn der Patient die stationäre Aufnahme versteht und ihr zustimmt, ist kein Raum für eine rechtliche Einweisung. Fürsorgliche vorbeugende Zweckmäßigkeitsüberlegungen sind rechtlich nicht zulässig.

Wenn der schizophrene Patient mit den anderen PsychKG-Voraussetzungen einer Aufnahme zustimmt, darf keine Einweisung nach PsychKG erfolgen, auch wenn der Arzt einem eventuellen Widerruf im Verlaufe der Nacht vorbeugen will. Der Wunsch, Personal des Krankenhauses oder der Einweisungsbehörde nachts zu entlasten, ist kein Argument.

Auch die psychiatrische Erfahrung, daß alkoholkranke Patienten in einer suizidalen Krise trotz gegenwärtiger Zustimmung zur stationären Behandlung nach der Ausnüchterung eine sinnvolle Behandlung (z.B. Entzug) ablehnen („machen Sie doch ein PsychKG, sonst geht er evtl. morgen wieder"), erlaubt keine Unterbringung.

Äußere Behandlungsprobleme reichen ebenfalls nicht aus: Wenn im Krankenhaus mit Pflichtversorgungsauftrag nur ein Bett frei ist, das der diensthabende Arzt für rechtliche Einweisungen vorhalten will, müssen dennoch mehrere Patienten aufgenommen werden, die nach den ersten drei Kriterien dringlicher Behandlung bedürfen und dieser auch zustimmen. Dann darf man nicht einen PsychKG-Antrag stellen, um die Aufnahme gegen den Willen des Krankenhausarztes sicherzustellen. Das Krankenhaus muß dringlich zu behandelnde freiwillige Patienten aufnehmen und muß eventuell andere Patienten verlegen.

Formale Voraussetzungen für Einweisung und Unterbringung:

1. Antrag der zuständigen Behörde (meistens Ordnungsamt, sonst Polizei oder Gesundheitsbehörde, je nach Landesrecht) an das Gericht.
2. Ärztliches Zeugnis zu den Voraussetzungen (zum Teil durch 1 oder 2 Ärzte, bei Eileinweisungen zum Teil durch einen Arzt „mit Erfahrung auf dem Gebiet der Psychiatrie").
3. Entscheidung des Vormundschaftsrichters nach persönlicher Anhörung des Patienten.

3a. Bei Eileinweisungen („vorläufige Einweisung") kann die zuständige Behörde schon vor richterlicher Entscheidung einweisen. Dann muß die richterliche Entscheidung bis zum Ende des folgenden Tages nachgeholt oder der Patient entlassen werden.

Ausnahme: In Baden-Württemberg kann das aufnehmende Krankenhaus den Patienten drei Tage „fürsorglich zurückhalten“.

Die Anforderungen an das ärztliche Zeugnis sind in den Ländern unterschiedlich geregelt, teilweise können ein oder zwei Ärzte (jedes Fachgebietes) dieses erstellen, manche Länder verlangen „psychiatrische Erfahrung“ zumindest für die Eileinweisung.

In den häufigen Fällen akuten Handlungsbedarfs (die „gegenwärtige erhebliche“ Gefahr legt das nahe), insbesondere abends, nachts und am Wochenende, wenn ein Richter und die zuständigen Mitarbeiter des Ordnungsamtes nicht gleich erreichbar sind, finden sich oft Modifikationen des formalen Vorgehens: Dann verfügt z.B. in Göttingen der zuständige Oberbrandmeister der Feuerwehr die eilige „vorläufige Einweisung“ und stellt erst hinterher den Antrag beim Gericht auf Unterbringung. Auf den nachfolgenden Unterbringungsantrag kann aber auch verzichtet werden. Daraus resultiert dann auch die Möglichkeit, einen Patienten bis zum Ablauf des nächsten Tages (also maximal 47 Stunden) ohne richterlichen Beschluß geschlossen stationär aufzunehmen. Das ist vom Gesetzgeber eigentlich nicht vorgesehen (außer in Baden-Württemberg für 3 Tage). Davon wird in praxi aber nicht selten Gebrauch gemacht, wenn z.B. bei akuter Psychose eine kurze Einleitung der Behandlung ohne Zustimmung des Patienten ausreicht oder bei Alkoholintoxikation die Ausnüchterung genügt.

„Zwangseinweisungen“ sind bei Schizophrenie häufiger als bei anderen psychiatrischen Diagnosen.

Offensichtlich sehen viele Ärzte bei akuter Schizophrenie die Voraussetzungen einer Zwangseinweisung häufiger als bei anderen Erkrankungen als gegeben an. Foerster (1997) fand unter Zwangseingewiesenen zu 59% Schizophrene, also erheblich mehr als unter allen stationären Patienten. Das mag verschiedene Ursachen haben: Bei Schizophrenen ist die Compliance mit vorbeugenden ärztlichen Maßnahmen manchmal geringer als z.B. bei Depressiven, so daß Schizophrene ohne Vorbereitung bei akuter Zuspitzung zum Teil gegen ihren Willen aufgenommen werden müssen. Dann ist häufiger als bei anderen Diagnosen auch eine plötzliche Einweisung nötig, es kann manchmal nicht die Motivation über einige Tage angestrebt und abgewartet werden. Und bei akuter psychotischer Symptomatik sehen Ärzte offenbar häufig die Gefahr aktueller Selbst- oder Fremdgefährdung.

Die *Behandlung* während der Unterbringung ist in den einzelnen Ländergesetzen geregelt. Es ist nicht automatisch alles erlaubt, häufig finden sich Formulierungen wie „eine untergebrachte Person erhält während der Unterbringung die nach den anerkannten Regeln der ärztlichen Kunst gebotene Heilbehandlung“ (Niedersachsen). Die untergebrachte Person hat eine Heilbehandlung „zu dulden“, wenn es sich um eine notwendige Behandlung der Krankheit handelt, die zur Unterbringung führt. Es kann also ohne Zustimmung nicht jede andere Krankheit behandelt werden.

13.2 Hilfe durch Betreuungsrecht

Allgemeine Hilfen

In Deutschland sind seit 1992 die bisherigen Regelungen zu Pflegschaft und Entmündigung abgeschafft und ersetzt worden durch die Betreuung.

Der Betreuer soll den Betreuten in einzelnen festzulegenden Bereichen unterstützen und darf für ihn handeln. Dadurch ist der Betreute nicht geschäftsunfähig, allerdings kann das Vormundschaftsgericht verfügen, daß der Betreute in den geregelten Bereichen für Willenserklärungen die Zustimmung des Betreuers benötigt („Einwilligungsvorbehalt“).

Ein Betreuer kann auf Antrag des Betroffenen oder von Amts wegen bestellt werden. Jede Person (Arzt, Angehöriger usw.) kann beim Gericht die Einrichtung einer Betreuung anregen. Dann holt das Gericht die Stellungnahme der Betreuungsstelle der Gemeinde und ein ärztliches Gutachten ein, aus dem hervorgehen muß, daß der Betroffene aufgrund einer Erkrankung oder Behinderung einzelne Bereiche nicht allein regeln kann. Der Betroffene ist anzuhören, auf seine Zustimmung kann aber verzichtet werden. Das Verfahren dauert oft mehrere Monate, in Eilfällen kann der Vormundschaftsrichter stellvertretend z.B. ärztliche Behandlung genehmigen, auch telefonisch. Das ist wichtig für bald erforderliche ärztliche Maßnahmen, wenn nicht die Voraussetzungen des PsychKG oder eines Notfalles gegeben sind, also bei nicht ganz akuter Gefahr oder in anderen medizinischen Fachgebieten als „Eilbetreuung" für Diagnostik oder Therapie, die innerhalb weniger Tage dringlich notwendig ist.

Der Betreute kann die Aufhebung beantragen, darüber entscheidet das Gericht, in der Regel nach neuer Begutachtung. Aber nicht jeder Kranke kann seine Rechte selbst wahrnehmen, und ein Rechtsanwalt steht ihm oft nicht zur Seite.

Häufige Aufgabenbereiche des Betreuers sind Gesundheitsfürsorge, Vermögensregelung, Aufenthaltsbestimmung.

Bei den Wirkungskreisen ärztliche Behandlung und Aufenthaltsbestimmung kann der Betreuer bestimmen, daß der Betreute sich einer (ambulanten oder stationären) Behandlung zu unterziehen hat. Bei risikobehafteten Behandlungen (z.B. Operationen, langfristige Depot-Neurolepsie, Clozapin-Gabe) muß der Betreuer die Einwilligung des Vormundschaftsgerichts einholen. Diese ist auch nötig, wenn der Betreuer die Wohnung kündigen will.

Als Betreuer können Verwandte, Freunde, ehrenamtliche Personen, Hilfsvereine, Amtspersonen eingesetzt werden. Es gibt Berufs-Betreuer, die mehrere Klienten betreuen.

Der Betreuer erhält für seine Tätigkeit eine Vergütung. Diese und Unkosten sind mit dem Vormundschaftsgericht abzurechnen (bei fehlendem Vermögen des Betreuten). Der Umfang der Tätigkeit ist begrenzt. Das kann bedeutsam sein, wenn Schizophrene über längere Zeit eine intensivere Betreuung benötigen.

Das Betreuungsrecht ist etwas umständlich im Bürgerlichen Gesetzbuch (BGB), im Betreuungsgesetz (BtG) und im Gesetz zur Freiwilligen Gerichtsbarkeit (FGG) geregelt. Weitere Informationen zur Betreuung s. z.B. bei Diederichsen (1994) und Zimmermann (1997).

Unterbringung nach Betreuungsrecht

Wenn die Voraussetzungen des PsychKG nicht vorliegen, aber im Interesse des Betreuten eine stationäre Behandlung wegen Selbstgefährdung notwendig ist (z.B. bei Verwahrlosung oder bei Verschlechterung einer Psychose), kann der Betreuer mit Aufenthaltsbestimmungsrecht die stationäre Aufnahme ohne oder gegen den Willen des Patienten verfügen. Er muß sie (ähnlich wie beim PsychKG) vorher oder spätestens am nächsten Tag vom Vormundschaftsgericht genehmigen lassen, ebenfalls mit ärztlichem Kurzgutachten.

Die Unterbringung nach Betreuungsrecht darf nur zum Schutz des Betroffenen angeordnet werden, nicht bei ausschließlicher Fremdgefährdung.

Fallbeispiel

Der 30jährige ehemalige Student A.R. (Abschnitt 8.2.3) zog nach schmerzlichem Abschied vom Studium und Studentenwohnheim in eine eigene kleine Wohnung, hatte Negativ-Symptome und ein Antriebsmangelsyndrom, zog sich mehr und mehr zurück, lehnte dann auch ärztliche Behandlung ab, zahlte keine Miete mehr. Aus gelegentlichen Telefonaten entnahm der Vater Anzeichen eines Rezidivs der Psychose, jedoch konnte ihn niemand zur Behandlung motivieren. Voraussetzungen einer PsychKG-Einweisung lagen nicht vor.

Nach Einrichtung einer Betreuung (mit einem Berufsbetreuer, um die Restbeziehung zum Vater nicht zu sehr zu belasten) regelte der Betreuer die Mietzahlung, damit die Wohnung nicht gekündigt wurde, und ordnete die ärztliche Behandlung an. Er holte den Patienten wöchentlich ab und begleitete ihn zur Nachsorgeambulanz, jetzt mit dem Nachdruck sonst anzuordnender stationärer Unterbringung (der Ärztin war das freiwillig nicht gelungen). Das Rezidiv der Psychose klang ohne Krankenhausbehandlung ab, die Kommunikationsfähigkeit des Patienten verbesserte sich.

Fallbeispiel

In einem anderen Fall des alleine in eigener Wohnung lebenden 50jährigen Herrn F.F. kam es alle halbe Jahre zu inzwischen häufigen Rezidiven der Psychose, nachdem der Patient immer die ambulante Nachbehandlung ablehnte. Der Betreuer ordnete jedes Mal stationäre Behandlung für einige Wochen an.

Bei der derzeitigen Unterbringung empfahl der neue Stationsarzt eine Behandlung mit Clozapin unter stationären Bedingungen erst im Krankenhaus und dann in einem geschlossenen Wohnheim über zwei Jahre, weil seit Jahren eine chronische Psychose vorliege und weil ambulante Tabletteneinnahme und Blutbildkontrollen wegen mangelhafter Compliance nicht gewährleistet

seien. Der Betreuer übernahm diese Argumente, das Vormundschaftsgericht genehmigte nach mündlicher Anhörung des (ablehnenden) Patienten und des Stationsarztes eine geschlossene Unterbringung für 2 Jahre.
Dagegen legte der Patient die sofortige Beschwerde beim Landgericht ein. Er wünschte ein Leben in eigener Wohnung, für ein Heim müsse er seine gute Rente einsetzen.
Der beauftragte Gutachter widersprach der Notwendigkeit zweijähriger Unterbringung zum Zwecke der Clozapin-Verabreichung mit folgender Begründung: Konventionelle Neuroleptika hatten stationär immer eine Besserung der Psychose gebracht, eine wirkliche Therapieresistenz liege nicht vor. Ambulante Verabreichung von Depot-Neuroleptika per Behandlungsauflage reiche aus und sei besser kontrollierbar als orale Clozapin-Gabe. Nach zweijähriger Clozapin-Gabe stelle sich die Frage ambulanter Compliance weiterhin, so daß prinzipiell langjährige Unterbringung drohe. Wohl sei Clozapin aus Verträglichkeitsgründen wünschenswert, bei der Abwägung sei eine dafür angeordnete mehrjährige Freiheitsentziehung aber nicht vertretbar. Die (mühsamen und zeitaufwendigen) Möglichkeiten zu ambulanter Hilfe seien bisher nicht ausgeschöpft worden.
Was wäre gewesen, wenn der Patient nicht Beschwerde beim Landgericht eingereicht hätte? Hier zeigen sich Gefahren des einfach handhabbaren Betreuungsrechts.

Häufigkeit und Gefahren

Einweisungen nach PsychKG und Betreuungsrecht sind sehr häufig notwendig und hilfreich, um Gefahren zu vermindern und drohender Verelendung durch Chronifizierung der Psychose und Verwahrlosung vorzubeugen. Das differenzierte Betreuungsrecht bietet hier oft hilfreiche Unterstützung an. Die Regelungen sind flexibel und sinnvoll. Dennoch können sich bei häufiger Anwendung und erleichtertem Vorgehen Gefahren einstellen.

> Die Häufigkeit von „Zwangseinweisungen" insgesamt ist regional (national und international) sehr unterschiedlich, ebenso deren Dauer.

Das mag zunächst verwundern, da psychische Erkrankungen in der Regel regional nicht sehr unterschiedlich häufig auftreten.

Die Unterbringungshäufigkeit schwankt erheblich, z.B. in verschiedenen deutschen Bundesländern (s. Riecher-Rössler und Rössler 1992). Das betrifft sowohl die Quoten (% der psychiatrischen Aufnahmen) als auch die Raten (Anteil unter 100 000 Einwohnern), wie folgende ausgewählte Beispiele zeigen:

– Baden-Württemberg:	Quote 3,9%,	Rate 9,4
– Bremen:	2,8%,	32,3
– Berlin:	44,8%,	108,8
– Hessen:	39,5%,	52,2

Auch im gleichen Bundesland gibt es regional erhebliche Unterschiede: In Nordrhein Westfalen sind in Bonn und Köln Unterbringungen siebenmal häufiger als in Hagen oder Höxter (Crefeld 1997).

In Landeskrankenhäusern finden sich signifikant höhere Quoten (ca. 30%) als in Abteilungen an allgemeinen Krankenhäusern oder Universitätskliniken (1-2%), auch wenn sie einen Pflichtversorgungsauftrag haben.

International gibt es ebenfalls erhebliche Unterschiede: Die Quote beträgt in Dänemark 5%, in Österreich 59%.

Erklärungsversuche sind schwer möglich: Die geringere Quote in Baden Württemberg mag noch durch gesetzliche Unterschiede erklärbar sein, da nur in Baden-Württemberg eine dreitägige „fürsorgliche Zurückhaltung" möglich ist. Eventuell ist danach ein großer Teil von Gefährdungen schon abgeklungen. Die übrigen Unterschiede wurden zum Teil mit der Anhäufung alleinstehender psychisch Kranker in Großstädten erklärt, was aber die Differenzen zwischen Bremen und Berlin nicht erklärt.

Unterschiede in der Akzeptanz der psychiatrischen Einrichtung einerseits und vorbereitenden sozialpsychiatrischen Diensten andererseits scheinen eine wichtige Rolle zu spielen: In Bremen gibt es gut ausgebaute regionale ambulante und stationäre Einrichtungen, letztere innerhalb der Stadt und damit in Wohnortnähe. Auch die Differenzen zwischen Landeskrankenhäusern und Abteilungen weisen auf die Akzeptanzunterschiede hin. Und in Hagen und Höxter gibt es Abteilungen am Allgemeinkrankenhaus, in Bonn und Köln große Landeskrankenhäuser.

Ärzte machen im Notfalldienst oft die Erfahrung, daß Patienten wohl bereit sind, freiwillig in die wohnortnahe Abteilung am Allgemeinkrankenhaus zu gehen, nicht aber in das entferntere Landeskrankenhaus. Die „psychologische Zugangsschwelle" ist häufig unterschiedlich.

Ärzte von Landeskrankenhäusern weisen hingegen auf Selektionsfaktoren hin. Schwerer erkrankte Patienten kämen öfter in das Landeskrankenhaus, in die Abteilung eher leichter Kranke. Das gilt für Abteilungen mit Pfichtversorgungsauftrag jedoch meistens nicht.

Die niedrige psychologische Zugangsschwelle gemeindenaher Psychiatrie-Abteilungen am Allgemeinkrankenhaus begünstigt freiwillige Aufnahmen.
Rechtliche und praktische Erleichterungen von Zwangseinweisungen erhöhen deren Zahl.

Für eine Zwangseinweisung ist ein geringerer zeitlicher Aufwand erforderlich als für umfangreiche Motivationsarbeit oder ambulante Krisenintervention. Unzureichend ausgestattete Notfalldienste erhöhen damit die Zahl von Zwangseinweisungen. Auf der anderen Seite führte vor Jahren eine von unserer Klinik vorgenommene Erschwerung des Verfahrens durch regelhafte Einschaltung zweier Psychiater zu einer Verminderung von Zwangseinweisungen an dieser Klinik und in der Region insgesamt, die Reduktion wurde also auch nicht von anderen Institutionen kompensiert (Müller u. Völker 1988).

In den letzten Jahren finden sich Entwicklungstendenzen in Richtung auf eine Erleichterung von Zwangseinweisungen. Dadurch ist eine Häufigkeitszunahme schon eingetreten und weiter zu befürchten.

Im neuen Niedersächsischen PsychKG ist im Gegensatz zum alten für die Unterbringung nur noch das Zeugnis eines Arztes erforderlich, der Zwang zur kollegialen Prüfung durch zwei Ärzte ist ebenso entfallen wie die Alternative eines psychiatrieerfahrenen Arztes. Letzterer wird lediglich für die vorläufige Einweisung benötigt. Und neuerdings ist die Einweisung nach NPsychKG per Gesetz nicht mehr befristet!

Das Betreuungsrecht wirkt fürsorglich und liberaler als die frühere Entmündigung oder Pflegschaft. Mit dieser psychologischen Förderung nehmen Betreuungen zu und ebenso die Unterbringungen, für die geringere Anforderungen als für eine Unterbringung nach PsychKG erforderlich sind. Und wie das Fallbeispiel des Herrn F. F. weiter oben zeigte, ist eine stationäre geschlossene Unterbringung für Betreuer einfacher als die mühsame Sorge für ambulante ärztliche Behandlung. Auch über die Verknappung von Betreuungsgeldern werden damit stationäre Unterbringungen gefördert. So findet sich z.B. in Nordrhein-Westfalen in den letzten Jahren schon eine Zunahme von Zwangseinweisungen, die fast ausschließlich durch Betreuungsfälle bedingt ist (Abb. 13.**1**).

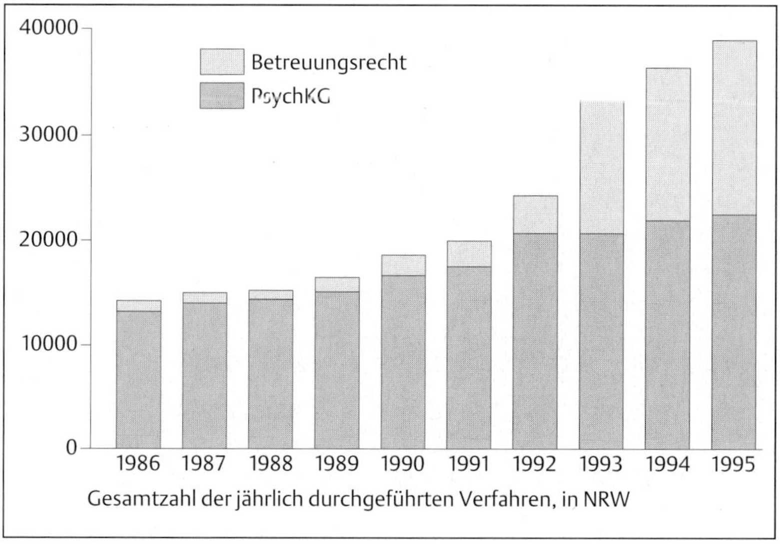

Abb. 13.**1** Zunahme von „Zwangseinweisungen" in den 90er Jahren (nach Crefeld 1997)

Trotz stationärer Unterbringungen nach Betreuungsrecht und PsychKG können Patienten beurlaubt werden und der Vollzug bestehender Unterbringung kann ausgesetzt werden (statt aufgehoben). Das klingt liberal, ist es aber nicht, weil es Unterbringungen fördert, obwohl offensichtlich die „erhebliche" Gefahr doch nicht (mehr?) so erheblich sein muß! Das klingt nach vorbeugender Freiheitsentziehung mit Urlaub.

Weitere *Gefahren* bestehen in der Aushöhlung (bundesrechtlicher) Amtsverschwiegenheitspflicht und ärztlicher Schweigepflicht durch (Landes-)Unterbringungsgesetze und auch durch das Betreuungsrecht:

Das Betreuungsrecht (§ 69 kFGG) sieht vor, daß Entscheidungen des Vormundschaftsgerichts (Betreuungsanordnung, Unterbringung durch Betreuer oder nach PsychKG usw.) anderen Behörden, Einrichtungen und öffentlichen Stellen (?!) mitgeteilt werden können. Die früher oft durchgeführte und dann als rechtswidrig angesehene Mitteilung einer Unterbringung an die Straßenverkehrsbehörde zum eventuellen Entzug des Führerscheins kann so wieder eingeführt werden.

Durch Betreuungs- und Unterbringungsrecht wird die ärztliche Schweigepflicht zunehmend beeinträchtigt!

Das neue NPsychKG von 1997 verlangt, daß das Krankenhaus die bevorstehende Entlassung (nach Aufhebung der Unterbringung, also bei abgeklungener Gefahr) u.a. dem Sozialpsychiatrischen Dienst namentlich meldet. Unter anderen Umständen muß ihm auch „unverzüglich" ein Bericht über die bisherige Behandlung des Patienten zugeschickt werden. Das kann man auch als Aufforderung zur Straftat (Bruch der ärztlichen Schweigepflicht) ansehen. Und daß der Sozialpsychiatrische Dienst nun eine öffentliche Aufsichtsbehörde für entlassene Psychiatrie-Patienten (analog zur Führungsaufsicht entlassener Strafgefangener bzw. Maßregelpatienten) werden muß, ist unvertretbar.

Offen bleibt bei diesen Entwicklungen, inwieweit der Zeitgeist mit seinen Tendenzen zu rechtlichen Regelungen, auch mit Einschränkungen von Persönlichkeitsrechten, einerseits und zu Schadenersatzforderungen bei ärztlichen Behandlungsfehlern andererseits den „sicheren Rückgriff" auf eine Zwangseinweisung ohnehin fördert und jetzt nur noch gesetzlich legitimiert und damit unterstützt und gefördert wurde.

14 Anhang: Skalen

Es gibt inzwischen in der Psychiatrie zahlreiche Skalen als Diagnostikhilfe einerseits und zur Dokumentation des Verlaufs andererseits. Für wissenschaftliche Studien sind sie unabdingbar, für die klinische Praxis sind sie hilfreich. Denn Skalen zwingen zu Vollständigkeit bei der Befunderhebung und machen Verlaufsänderungen transparent.
Kritik und Sorgfalt bei der Interpretation skalierter Befunde sind selbstverständlich notwendig: Es kann nur dokumentiert werden, was festgestellt wurde. Skalen erwecken den Eindruck von Exaktheit, von Validität und Reliabilität, basieren aber auf der individuellen Erhebung in psychiatrischem Gespräch und Beobachtung. Auch subjektiv und falsch erhobene Befunde werden scheinbar objektiv abgebildet. Dennoch sind Skalen hilfreich, weil sie zur Sorgfalt bei der Untersuchung anleiten.
Nachfolgend werden nur einige weit verbreitete Skalen exemplarisch vorgestellt, weitere sind in ihrer deutschsprachigen Form leicht zu finden z.B. bei CIPS (Collegium Internationale Psychiatriae Scalarum, 1996).

- BPRS: Brief Psychiatric Rating Scale
- AMDP
- PANSS: Positiv- und Negativ-Syndrom-Skala
- SANS: Scale for the Assessment of Negative Symptoms
- GAS: Global Assessment Scale
- EPS-Skala
- Phillips-Skala zur prämorbiden Anpassung, Kurzform

BPRS: Brief Psychiatric Rating Scale

Autoren: Overall und Gorham (1962).

Anwendung: Sehr häufig verwendete Fremdbeurteilungs-Skala, vorwiegend bei Schizophrenie. Leicht anwendbar, gut für Wiederholungsmessungen zur Verlaufsbeobachtung (zur deutschen Fassung s.a. Maß et al. (1997).

Auswertung: Gesamtwert als Maß psychischer Beeinträchtigung, 5 Faktoren.

BPRS : Brief Psychiatric Rating Scale

		– nicht vorhanden	– sehr gering	– gering	– mäßig	– mäßig stark	– stark	– extrem stark
1.	Körperbezogenheit	1	2	3	4	5	6	7
2.	Angst	1	2	3	4	5	6	7
3.	Emotionale Zurückgezogenheit	1	2	3	4	5	6	7
4.	Zerfall der Denkprozesse	1	2	3	4	5	6	7
5.	Schuldgefühle	1	2	3	4	5	6	7
6.	Gespanntheit	1	2	3	4	5	6	7
7.	Manieriertheit, Affektiertheit, Positur	1	2	3	4	5	6	7
8.	Größenideen	1	2	3	4	5	6	7
9.	Depressive Stimmung	1	2	3	4	5	6	7
10.	Feindseligkeit	1	2	3	4	5	6	7
11.	Mißtrauen, paranoide Inhalte	1	2	3	4	5	6	7
12.	Halluzinationen	1	2	3	4	5	6	7
13.	Motorische Verlangsamung	1	2	3	4	5	6	7
14.	Unkooperatives Verhalten	1	2	3	4	5	6	7
15.	Ungewöhnliche Denkinhalte	1	2	3	4	5	6	7
16.	Affektive Abstumpfung, Verflachung	1	2	3	4	5	6	7
17.	Erregung	1	2	3	4	5	6	7
18.	Orientierungsstörungen	1	2	3	4	5	6	7

Angst/Depression(1,2,5,9)	□□	
Anergie (3,13,16,18)	□□	
Denkstörung (4,8,12,15)	□□	Summe: □□
Aktivierung (6,7,17)	□□	
Feindseligkeit/Mißtrauen (10,11,14)	□□	
Total	□□□	

AMDP

Autoren: Arbeitsgemeinschaft für Methodik und Dokumentation in der Psychiatrie (1981).

Anwendung: Fremdbeurteilung. Sehr umfassendes und aufwendiges System zur Dokumentation von Anamnese, psychiatrischem und somatischem Befund, nicht nur für Sschizophrenie.

Auswertung: Syndromskalen. Training anhand des Manuals erforderlich.

AMDP, Ausschnitt:

– nicht vorhanden			– leicht	– mittel	– schwer	– k. A.
O		**Bewußtseinsstörungen**				
O	1.	Bewußtseinsverminderung	O	O	O	O
O	2.	Bewußtseinstrübung	O	O	O	O
O	3.	Bewußtseinseinengung	O	O	O	O
O	4.	Bewußtseinsverschiebung	O	O	O	O
O		**Orientierungsstörungen**				
O	5.	zeitlich	O	O	O	O
O	6.	örtlich	O	O	O	O
O	7.	situativ	O	O	O	O
O	8.	über die eigene Person	O	O	O	O
O		**Aufmerksamkeits- u. Gedächtnisstörungen**				
O	9.	Auffassungsstörungen	O	O	O	O
O	10.	Konzentrationsstörungen	O	O	O	O
O	11.	Merkfähigkeitsstörungen	O	O	O	O
O	12.	Gedächtnisstörungen	O	O	O	O
O	13.	Konfabulationen	O	O	O	O
O	14.	Paramnesien	O	O	O	O
O		**Formale Denkstörungen**				
O	15.	gehemmt	O	O	O	O
O	16.	verlangsamt	O	O	O	O
O	17.	umständlich	O	O	O	O
O	18.	eingeengt	O	O	O	O
O	19.	perseverierend	O	O	O	O
O	20.	grübeln	O	O	O	O
O	21.	Gedankendrängen	O	O	O	O
O	22.	ideenflüchtig	O	O	O	O
O	23.	Vorbeireden	O	O	O	O
O	24.	gesperrt / Gedankenabreißen	O	O	O	O
O	25.	inkohärent / zerfahren	O	O	O	O
O	26.	Neologismen	O	O	O	O

– nicht vorhanden			– leicht	– mittel	– schwer	– k. A.
O		**Befürchtungen u. Zwänge**				
O	27.	Mißtrauen	O	O	O	O
O	28.	Hypochondrie (n. wahnhaft)	O	O	O	O
O	29.	Phobien	O	O	O	O
O	30.	Zwangsdenken	O	O	O	O
O	31.	Zwangsimpulse	O	O	O	O
O	32.	Zwangshandlungen	O	O	O	O
O		**Wahn**				
O	33.	Wahnstimmung	O	O	O	O
O	34.	Wahnwahrnehmung	O	O	O	O
O	35.	Wahneinfall	O	O	O	O
O	36.	Wahngedanken	O	O	O	O
O	37.	systematischer Wahn	O	O	O	O
O	38.	Wahndynamik	O	O	O	O
O	39.	Beziehungswahn	O	O	O	O
O	40.	Beeinträcht.-Verf.-Wahn	O	O	O	O
O	41.	Eifersuchtswahn	O	O	O	O
O	42.	Schuldwahn	O	O	O	O
O	43.	Verarmungswahn	O	O	O	O
O	44.	Hypochondrischer Wahn	O	O	O	O
O	45.	Größenwahn	O	O	O	O
O	46.	andere Wahninhalte	O	O	O	O
O		**Sinnestäuschungen**				
O	47.	Illusionen	O	O	O	O
O	48.	Stimmenhören	O	O	O	O
O	49.	and. akust. Halluzinationen	O	O	O	O
O	50.	optische Halluzinationen	O	O	O	O
O	51.	Körperhalluzinationen	O	O	O	O
O	52.	Geruchs- und Geschmackshalluzinationen	O	O	O	O

PANSS: Positiv- und Negativ-Syndrom-Skala

Autoren: Kay et al. (1986), deutsche Übersetzung Janssen Research Foundation.

Anwendung: Fremdbeurteilung bei Schizophrenie bezüglich positiver und negativer Symptomatik und Globalskala der allgemeinen Psychopathologie.

Auswertung: Positiv- bzw. Negativskala und Globalskala mit jeweils 7 Bewertungsstufen.

PANSS, Kurzübersicht:

Patientenname: ....

Durchführungsdatum: .... Untersucher ....

Positivskala:

_____ P1 Wahnideen
_____ P2 Formale Denkstörungen
_____ P3 Halluzinationen
_____ P4 Erregung
_____ P5 Größenideen
_____ P6 Mißtrauen/Verfolgungsideen
_____ P7 Feindseligkeit

Bewertung:
1 = nicht vorhanden
2 = minimal
3 = leicht
4 = mäßig
5 = mäßig schwer
6 = schwer
7 = extrem

Negativskala:

_____ N1 Affektverflachung
_____ N2 Emotionaler Rückzug
_____ N3 Mangelnder affektiver Rapport
_____ N4 Soziale Passivität und Apathie
_____ N5 Schwierigkeiten beim abstrakten Denken
_____ N6 Mangel an Spontaneität und Flüssigkeit der Sprache
_____ N7 Stereotype Gedanken

Skala der Allgemeinpsychopathologie:

_____ G1 Sorge um die Gesundheit
_____ G2 Angst
_____ G3 Schuldgefühle
_____ G4 Anspannung
_____ G5 Manierismen und unnatürliche Körperhaltung
_____ G6 Depression
_____ G7 Motorische Verlangsamung
_____ G8 Unkooperatives Verhalten
_____ G9 Ungewöhnliche Denkinhalte
_____ G10 Desorientierheit
_____ G11 Mangelnde Aufmerksamkeit
_____ G12 Mangel an Urteilsfähigkeit und Einsicht
_____ G13 Willensschwäche
_____ G14 Mangelnde Impulskontrolle
_____ G15 Selbstbezogenheit
_____ G16 Aktives soziales Vermeidungsverhalten

Ausschnitt aus der Positivskala:

P2 *Formale Denkstörungen*: Desorganisierter Denkprozeß, charakterisiert durch Unterbrechung zielgerichteter Abfolgen, z.B. Umständlichkeit, Vorbeireden, loses Assoziieren, Sprunghaftigkeit, grob unlogisches Denken oder Sperrungen.

Grundlage der Bewertung: Kognitiv-verbale Prozesse, die im Verlauf des Interviews beobachtet werden

3. Leicht: Das Denken ist umständlich, tangential oder scheinlogisch. Es bestehen leichte Schwierigkeiten, das Denken auf ein Ziel zu richten, und unter Druck mag sich eine gewisse Lockerung der Assoziation zeigen.
4. Mäßig: Kann die Gedankengänge fokussieren, wenn die Zusammenhänge kurz und strukturiert sind, aber weitschweifig und belanglos, wenn es sich um komplexere Zusammenhänge handelt oder wenn minimaler Druck besteht.
5. Mäßig schwer: Hat im allgemeinen Schwierigkeiten im Organisieren der Gedanken, was sich auch ohne Druck in häufigen Belanglosigkeiten, Verlust des Zusammenhangs oder in Lockerung der Assoziation erweist.
6. Schwer: Das Denken ist ernsthaft entgleist und innerlich inkonsistent, was in groben Entgleisungen und Abrissen im Gedankenablauf resultiert, die nahezu beständig erfolgen.
7. Extrem: Die Gedanken sind derart zerfahren, daß der Patient inkohärent ist. Es besteht eine deutliche Lockerung der Assoziationen, welche die Kommunikation vollständig verunmöglicht, zum Beispiel „Wortsalat“ oder Stummheit.

SANS: Scale for the Assesment of Negative Symptoms

Autoren: Andreasen (1982), deutsche Übersetzung Dieterle und Ackenheil (1986)

Anwendung: Ausführliche Skala zur Dokumentation der Negativsymptomatik mit 30 bzw. 25 Subskalen (Kurzform)

Auswertung: Dokumentation Einzelskalen und 5 Syndrome

SANS, Kurzform:

		normal	fraglich	leicht	mäßig	deutlich	schwer
I. Affektverflachung oder Affektstarrheit							
1.	Starrer Gesichtsausdruck Das Gesicht des Patienten erscheint hölzern. Der Gesichtsausdruck wechselt weniger, als es der gefühlsmäßige Inhalt des Gesprächs erwarten läßt. Neuroleptika-Effekte berücksichtigen.	0	1	2	3	4	5
2.	Verminderte Spontanbewegungen Der Patient zeigt weniger oder keine Spontanbewegungen wie z.B. Wechseln der Sitzstellung, Bewegungen von Händen und Beinen.	0	1	2	3	4	5
3.	Armut der Ausdrucksbewegungen Der Patient benutzt seinen Körper nicht als Ausdrucksmittel wie z.B. Handbewegungen, Sich-Vorlehnen im Stuhl oder entspanntes Zurücklehnen.	0	1	2	3	4	5
4.	Geringer Augenkontakt Der Patient vermeidet Blickkontakt oder schaut selbst beim Sprechen durch den Interviewer hindurch.	0	1	2	3	4	5
5.	Fehlende affektive Auslenkbarkeit Dem Patienten mißlingt es, situationsadäquat zu lächeln oder zu lachen.	0	1	2	3	4	5
6.	Unangemessener Affekt Der Affekt ist nicht einfach flach oder abgestumpft, sondern unangemessen und widerspruchsvoll.	0	1	2	3	4	5
7.	Mangel an sprachlicher Ausdrucksfähigkeit Dem Patienten mißlingt ein normales sprachliches Betonungsmuster, weitgehend monotone Sprache.	0	1	2	3	4	5
8.	Globale Beurteilung der affektiven Verminderung Die Globalbeurteilung sollte sich auf den allgemeinen Schweregrad der Affektverflachung und Affektstarrheit beziehen, wie Teilnahmslosigkeit, Augenkontakt, Gesichtsausdruck (Mimik), monotone Sprache.	0	1	2	3	4	5
II. Alogie							
9.	Verarmung der Sprechweise Die Antwort ist in Umfang und Differenzierung eingeschränkt, einsilbig, konkretistisch, unpräzise.	0	1	2	3	4	5
10.	Verarmung des Gesprächsinhaltes Die Antworten enthalten wenig oder keinen konkreten Inhalt, sind banalisiert oder zu verallgemeinert.	0	1	2	3	4	5
11.	Gedankenabreißen Der Patient berichtet spontan oder auf Nachfrage, daß seine Gedanken plötzlich weg sind.	0	1	2	3	4	5
12.	Erhöhte Antwortlatenz Der Patient braucht unverhältnismäßig lange, um Fragen zu beantworten. Bei Nachfragen zeigt sich jedoch, daß er die Frage richtig aufgefaßt hat.	0	1	2	3	4	5
13.	Globale Beurteilung der Alogie Beurteilt werden sollen die Verarmung des Sprechens und des Gesprächsinhaltes.	0	1	2	3	4	5

		– normal	– fraglich	– leicht	– mäßig	– deutlich	– schwer
III. Abulie – Apathie							
14.	Pflege und Hygiene Der Patient vernachlässigt seine Kleidung und seine Körperpflege.	0	1	2	3	4	5
15.	Unstetigkeit in Beruf und Ausbildung Der Patient geht keiner geregelten Arbeit nach und/oder zeigt in dieser Richtung Unstetigkeit. Bei stationären Patienten: Der Patient muß zur Arbeits-und Beschäftigungstherapie angehalten werden oder weigert sich, dort hinzugehen, nimmt nicht an den Aktivitäten der Station teil.	0	1	2	3	4	5
16.	Körperliche Energielosigkeit Der Patient tendiert zu körperlicher Trägheit. Er sitzt über Stunden nur da, ohne spontane Aktivitäten zu unternehmen.	0	1	2	3	4	5
17.	Globale Beurteilung Bei Vorhandensein von 1–2 auffallenden Symptomen sollte nur deren Ausprägungsgrad beurteilt werden.	0	1	2	3	4	5
IV. Anhedonie – sozialer Rückzug							
18.	Freizeitvergnügen und Aktivitäten Der Patient hat wenig oder keine Interessen, Aktivitäten, Hobbys. Sowohl Qualität als auch Quantität sollen beurteilt werden.	0	1	2	3	4	5
19.	Sexuelles Interesse Der Patient berichtet über nachlassende Libido oder unbefriedigende sexuelle Kontakte.	0	1	2	3	4	5
20.	Fähigkeit, Intimität und Nähe zu fühlen Der Patient ist unfähig, zu einer Kontaktperson eine persönliche Beziehung aufzubauen und/oder aufrechtzuerhalten, insbesondere seinem Partner oder seiner Familie gegenüber.	0	1	2	3	4	5
21.	Verhältnis zu Verwandten und Freunden Der Patient hat wenig oder keine Freunde, zieht es vor, alleine zu sein.	0	1	2	3	4	5
22.	Globale Beurteilung von Anhedonie – Sozialem Rückzug Beurteilt werden soll der allgemeine Schweregrad des Anhedonie-Sozialer Rückzug-Komplexes unter Berücksichtigung von Alter, sozialem Status etc.	0	1	2	3	4	5
V. Aufmerksamkeit							
23.	Soziale Unaufmerksamkeit Der Patient erscheint desinteressiert oder unmotiviert, er wirkt abwesend.	0	1	2	3	4	5
24.	Unaufmerksamkeit während der psychologischen Testung 7 von 100 abziehen lassen (mindestens 5 Subtraktionen) und das Wort „Welt“ rückwärts buchstabieren, 2= 1 Fehler, 3 = 2 Fehler, 4 = 3 Fehler, 5 = > 3 Fehler.	0	1	2	3	4	5
25.	Globale Beurteilung Beurteilt werden sollen die Aufmerksamkeit und Konzentrationsfähigkeit, sowohl das klinische Bild als auch die Ausführung der Testaufgaben.	0	1	2	3	4	5

GAS: Global Assessment Scale

Autoren: Endicott et al. (1976)

Anwendung: Globale Einschätzung der psychischen und sozialen Situation und Leistungsmöglichkeit, für Gruppenvergleiche und Verlaufsbeurteilungen

Auswertung: Einfache Analog-Skala 1-100

GAS :

100 Keine Symptome, kommt in einem weiten Bereich von Aktivitäten ausgezeichnet zurecht, Probleme des Lebens scheinen niemals außer seine Kontrolle zu geraten, andere wenden sich an ihn, wegen seiner Warmherzigkeit und Integrität.

90 Vorübergehende Symptome können auftreten, aber gutes Zurechtkommen auf allen Gebieten, interessiert und involviert in einem weiten Bereich von Aktivitäten; im sozialen Verhalten angemessen und erfolgreich, im allgemeinen mit dem Leben zufrieden, mit alltäglichen Sorgen wird er nur gelegentlich nicht fertig.

80 Minimale Symptome können vorhanden sein, aber nur eine leichte Beeinträchtigung im Zurechtkommen, Schwankungen im Ausmaß von alltäglichen Sorgen, mit denen er manchmal nicht fertig wird

70 Einige leichte Symptome (z.B. depressive Stimmung und leichte Schlafstörungen) oder einige Schwierigkeiten im Zurechtkommen in mehreren Bereichen, aber im allgemeinen recht gutes Zurechtkommen; hat einige sinnvolle zwischenmenschliche Beziehungen, die meisten Laien würden ihn nicht für krank halten.

60 Mäßige Symptome, oder kommt im allgemeinen nur mit einigen Schwierigkeiten zurecht (z.B. wenig Freunde und flacher Affekt, depressive Stimmungslage und pathologischer Zweifel an sich selbst, euphorische Stimmungslage und Rededrang, mäßig schweres antisoziales Verhalten).

50 Jegliche schwere Symptomatik oder Beeinträchtigung, die die meisten Kliniker für offensichtlich behandlungsbedürftig halten würden (z.B. Selbstmordgedanken oder -handlungen, Zwangsrituale, häufige Angstanfälle, ausgeprägtes antisoziales Verhalten, Trunksucht).

40 Stärkere Beeinträchtigung auf mehreren Gebieten wie z.B. Arbeit, Beziehung in der Familie, Urteilsfähigkeit, Denken oder Stimmungslage (z.B. eine depressive Frau meidet Freunde, vernachlässigt die Familie, ist unfähig, die Hausarbeit zu machen) oder eine Beeinträchtigung in der Einschätzung der Realität oder der Kommunikation (z.B. ist die sprachliche Äußerung zeitweise verworren, unlogisch oder irrelevant) oder ein einziger schwerer Selbstmordversuch.

30 Auf fast allen Gebieten unfähig zu handeln (z.B. bleibt den ganzen Tag im Bett), oder das Verhalten ist erheblich beeinflußt von Wahnvorstellungen oder Halluzinationen oder eine ernsthafte Beeinträchtigung in der Kommunikation (manchmal in der Kommunikation inkohärent oder nicht ansprechbar) oder der Urteilsfähigkeit (reagiert z.B. sehr stark unangemessen).

20 Benötigt Überwachung, um eine Selbst- oder Fremdverletzung zu verhindern oder um ein Minimum an Körperpflege aufrechtzuerhalten (z.B. wiederholte Selbstmordversuche, häufig gewalttätig, manische Erregbarkeit, schmiert mit Exkrementen) oder eine sehr starke Beeinträchtigung der Kommunikation (z.B. weitgehend inkohärent oder mutistisch).

10 Braucht ständige Überwachung für mehrere Tage, um Selbst- oder Fremdschädigung zu verhindern oder macht keinerlei Versuche, ein Minimum an Körperpflege aufrechtzuerhalten.

EPS-Skala

Autoren: Simpson und Angus (1970), deutsche Übersetzung von Mattke et al. 1975.

Anwendung: Klinische Skalierung extrapyramidaler Nebenwirkungen typischer Neuroleptika auf 5 Ebenen.

Auswertung: Punktwertung 0-15

EPS-Skala:

1. Gang

Der Patient wird beobachtet, während er in den Untersuchungsraum kommt. Sein Gang, seine Mitbewegungen der Arme, seine allgemeine Haltung dienen als Grundlage für die Bewertung dieses Item.

0 = Normal

1 = Verminderung der Armbewegungen beim Gehen

2 = Steifer Gang; die Arme werden steif vor dem Abdomen gehalten

3 = Kleinschrittiger schlürfender Gang mit Propulsion und Retropropulsion

2. Arm-Fall

Der Patient und der Untersucher haben beide ihre Arme auf Schulterhöhe und lassen sie dann auf ihre lateralen Körperhälften fallen. Im nichtpathologischen Fall hört man einen lauten Schlag, wenn die Arme aufschlagen. Bei einem Patienten mit einem stark ausgebildeten Parkinson-Syndrom fallen die Arme sehr langsam.

0 = Normal; freies Herunterfallen mit lautem Auf- und Zurückschlagen der Arme

1 = Verzögertes Herunterfallen mit weniger hörbarem Aufschlagen und schwachem Zurückschlagen

2 = Deutlich verlangsamtes Herunterfallen, Zurückschlagen kommt hier niemals vor

3 = Die Arme fallen wie gegen einen Widerstand herunter, wie wenn sie durch Wachs fielen

3. Rigor im Schultergelenk

Die Arme des Patienten werden nacheinander im rechten Winkel in den Ellbogen gebeugt und vom Untersucher an Ellbogen und Hand umgriffen. Der Oberarm wird vom Untersucher an der Seite des Patienten vorbei vor und zurück bewegt, dann nach außen rotiert.

0 = Normal

1 = Angedeutete Steifheit und Widerstand

2 = Deutliche Steifheit und ausgeprägter passiver Widerstand

3 = Extreme Steifheit und Rigor mit „gefrorener Schulter“

4. Rigor im Ellbogengelenk

Die Ellbogengelenke werden von der Stellung im rechten Winkel aus passiv extendiert und flektiert, wobei der Bizeps des Patienten beobachtet und gleichzeitig palpiert wird. Der Widerstand gegen diese passive Bewegung wird bewertet von 0–4 wie beim Rigor im Schultergelenk. (Das Vorhandensein eines Zahnradphänomens wird gesondert notiert).

5. Speichelfluß

Der Patient wird beobachtet, während er spricht, und dann gebeten, seinen Mund zu öffnen und die Zunge anzuheben.

0 = Normal

1 = Eine vermehrte Speichelsekretion behindert bisweilen das Sprechen

2 = Sprechen ist nur mit Schwierigkeiten möglich wegen der vermehrten Speichelsekretion

3 = Freies Herauslaufen des Speichels aus dem Mund

Phillips-Skala zur prämorbiden Anpassung, Kurzform

Autoren: Harris (1975)

Anwendung: Rating prämorbider sexueller Beziehungsmöglichkeiten und sozial-personaler Kommunikation, geeignet als sozialer Verlaufsprädiktor.

Auswertung: Punktwertung 0–12

Phillips-Skala:

Name: .... Alter: .... Beurt.-Datum: ....

Gekürzte Skala der prämorbiden sexuellen Anpassung:

I. Verheiratet, gegenwärtig oder früher

a. Verheiratet, nur eine Heirat (oder wiederverheiratet einmal als Folge des Todes des Ehegatten), gemeinsam lebend

- adäquate heterosexuelle Beziehungen erreicht 0
- geringe Libido, schwierige sex. Beziehungen, o. außereheliche Affären irgendeines Partners 1

b. Mehrmals verheiratet, führte einen Haushalt in einer Ehe für mindestens 5 Jahre

- adäquate sexuelle Beziehungen während mindestens einer Ehe 1
- chronisch inadäquates Sexualleben 2

c. Verheiratet und offensichtlich ständig getrennt, oder geschieden ohne Wiederverheiratung, aber führte einen Haushalt in einer Ehe zumindest 5 Jahre 2

d. Das gleiche wie c., aber führte einen Haushalt in einer Ehe für weniger als 5 Jahre 3

II. Ledig (30 Jahre oder älter)

a. War verlobt gewesen ein oder mehrfach oder hatte eine langdauernde Beziehung (mind. 2 J.), die heterosexuelle Beziehung oder klare Evidenz einer „Liebesaffäre“ mit einer Person einschloß, aber unfähig, die Ehe zu schließen 3

b. Flüchtige oder kurzfristige heterosexuelle oder soziale Treffen mit einem oder mehr Partnern, aber keine langdauernden sexuellen Beziehungen mit einem einzelnen Partner 4

c. Sexuelle und/oder soziale Beziehungen vor allem mit dem gleichen Geschlecht, kann aber gelegentliche heterosexuelle Kontakte oder Begegnungen gehabt haben 5

d. Minimales sexuelles oder soziales Interesse an Männern oder Frauen 6

III. Ledig (unter 30 Jahre)

a. Hatte zumindest eine „Langzeit-Liebesaffäre“ mind. zwischen 6 Mon. bis zu einem Jahr lang oder Verlobung, auch wenn religiöse oder andere Verbote oder Hinderungsgründe sexuelle Beziehungen verhindert haben mögen

- Falls derzeit verlobt 1
- sonst 2

b. Flüchtige o. kurzfristige heterosexuelle o. soziale Beziehungen, „Liebesaffären“, mit einem o. mehr Partnern, aber keine langdauernden sexuellen Beziehungen mit einem einzelnen Partner 3

c. Gelegentliche sexuelle oder soziale Beziehungen mit Personen beiderlei Geschlechts, ohne tiefe emotionale Bedeutung 4

d. Sexuelle oder/und soziale Beziehungen vor allem mit dem eigenen Geschlecht, aber kann gelegentliche heterosexuelle Kontakte oder Begegnungen gehabt haben 5

e. Minimales sexuelles oder soziales Interesse an Männern oder Frauen 6

Punkte ☐

Gekürzte Skala der prämorbiden sozial-personalen Anpassung		
a.	Anführer oder „Funktionär“ in Gruppen, Vereinen, Organisationen oder Sportvereinen in der Oberschule, Berufsschule, höheren Schule oder im jungen Erwachsenenalter (18 bis frühe zwanziger)	0
b.	Aktives und interessiertes Mitglied, aber spielte keine führende Rolle in Gruppen von Freunden, Clubs, Organisationen oder Sportvereinen in Oberschule, Berufsschule, höherer Schule oder im jungen Erwachsenenalter	1
c.	Formales Mitglied, aber hatte keine Beteiligung an oder Bindung von Freunden, Clubs, Organisationen oder Sportvereinen in Oberschule, Berufsschule, höherer Schule oder im jungen Erwachsenenalter	2
d.	Von der Jugendzeit > 14 Jahre bis zur frühen Erwachsenenzeit nur wenige (gelegentliche oder enge) Freunde	3
e.	Von der Jugendzeit bis zur frühen Erwachsenenzeit keine richtigen Freunde, lediglich wenige oberflächliche Beziehungen zu anderen	4
f.	Von der Jugendzeit bis zur frühen Erwachsenenzeit (d.h. nach der Kindheit) zurückhaltend, isoliert, zog es vor, allein zu sein; minimale Bemühungen, irgendwelche Kontakte mit anderen aufrecht zu erhalten.	5
g.	Kein Verlangen danach, zusammen zu sein mit Spielkameraden, Gleichaltrigen oder anderen seit der frühen Kindheit, entweder asozial oder antisozial	6
	Punkte	☐
	Summenscore aus prämorbider sexueller und sozialer Anpassung	☐☐

Literatur

Addington, D.E., Addington, J.M. (1992): Attempted suicide and depression in schizophrenia. Acta psychiatr scand 85: 288-291

Aitchison, K.J., Kerwin, R.W. (1997): Cost-effectiveness of clozapine. Brit J. Psychiatry 171: 125-130

Allebeck, P., Varla, A., Wistedt, B. (1986): Suicide and violent death among patients with schizophrenia. Acta psychiatr scand 74: 43-49

AMDP Arbeitsgemeinschaft für Methodik und Dokumentation in der Psychiatrie (Hrsg.) (1981): Das AMDP-System. Manual zur Dokumentation psychiatrischer Befunde. Springer, Berlin

American Psychiatric Association (1996): Diagnostisches und Statistisches Manual Psychischer Störungen DSM-IV. Dtsch Bearbeitung Sass, H. et al. Hogrefe, Göttingen

American Psychiatric Association (1997): Practice Guideline for the treatment of patients with schizophrenia. Am J. Psychiatry 154: 4 Supplement

Andreasen, N. (1982): Negative symptoms in schizophrenia: definition and reliability. Arch Gen Psychiatry 39:784-788

Andreasen, N.C. (1991): Assessment issues and the cost of schizophrenia. Schizophrenia Bull 17: 475-481

Angermeyer, M.C. (1994): Symptomfreiheit oder Lebensqualität: Ziele der Schizophreniebehandlung. In: Katschnig und König (Hrsg.): a.a.O.

Angermeyer, M.C. (1995): Ergebnisse der Forschung zum sozialen Netzwerk schizophrener Kranker. In: Häfner, H. (Hrsg.): Was ist Schizophrenie? Fischer, Stuttgart

Angermeyer, M.C., Finzen, A. (1984): Die Angehörigengruppe. Familien mit psychisch Kranken auf dem Weg zur Selbsthilfe. Enke, Stuttgart

Angermeyer, M.C., Held, T., Görtler, D. (1993): Pro und contra: Psychotherapie und Psychopharmakotherapie im Urteil der Bevölkerung. Psychother Psychosom med Psychol 43: 286-292

Angermeyer, M.C., Zaumseil, M. (Hrsg.) (1997): Verrückte Entwürfe. Kulturelle und individuelle Verarbeitung psychischen Krankseins. Psychiatrie-Verlag, Bonn

Aubree, J.C., Lader, M.H. (1980): High and very high dosage antipsychotics: a critical review. J. clin Psychiat 41: 341-350

Axelsson, R., Lagerkvist-Briggs, M. (1992): Factors predicting suicide in psychotic patients. Eur Arch Psychiatry Clin Neurosci 241: 259-266

Bandelow, B., Grohmann, R., Rüther, E. (1993): Unerwünschte Begleitwirkungen der Neuroleptika und ihre Behandlung. In: Möller, H.J. (Hrsg.): Therapie psychiatrischer Erkrankungen. Enke, Stuttgart

Bandelow, B., Müller, P., Frick, U. et al. (1992): Depressive syndromes in schizophrenic patients under neuroleptic therapy. Eur Arch Psychiatry Clin Neurosci 241: 291-295

Bandelow, B., Müller, P., Gaebel, W. et al. (1990): Depressive syndromes in schizophrenic patients after discharge from hospital Eur Arch Psychiatry Clin Neurosci 240: 113-120

Bandelow, B., Müller, P., Rüther, E. (1991): 30 Jahre Erfahrungen mit Haloperidol. Fortschr Neurol Psychiat 59: 297-321

Bandelow, B., Rüther, E. (1997): Antipsychotische Behandlung. Psychopharmakotherapie 4: 6-17

Barnes, T.R.E., McEvedy, C.J.B., Nelson, H.E. (1996): Management of treatment resistant schizophrenia unresponsive to clozapine. Br J. Psychiatry 169 (suppl 31): 31-40

Barry, M.M., Crosby, C. (1996): Quality of life as an evaluative measure in assessing the impact of community care on people with long-term psychiatric disorders. Br J. Psychiatry 168: 210-216

Bateson, G., Jackson, D., Laing, R.D. et al. (1970): Schizophrenie und Familie. Suhrkamp, Frankfurt a.M.

Bäuml, J. (1994): Psychosen aus dem schizophrenen Formenkreis. Ein Ratgeber für Patienten und Angehörige. Springer, Berlin

Bäuml, J., Kissling, W., Meurer, C., Wais, A., Lauter, H. (1991): Informationszentrierte Angehörigengruppen zur Complianceverbesserung bei schizophrenen Patienten. Psychiat Prax 18: 48-54

Bäuml, J., Pitschel-Walz, G., Kissling, W. (1997): Psychoedukative Gruppenarbeit bei schizophrenen Psychosen. psycho 23: 38-45

Bebbington, P., Kuipers, L. (1994): The predictive utility of expressed emotion in schizophrenia: an aggregate analysis. Psychol Med 24: 707-718

Bellack, A.S., Mueser, K.T., Wade, J., Sayers, S., Morrison, R.L. (1992): The ability of schizophrenics to percice and cope with negative affects. Brit J. Psychiatry 160: 473-480

Bender, W. (1988): Krankheitseinsicht und Krankheitsgefühl bei psychiatrischen Patienten. Enke, Stuttgart

Benedetti, G. (1987): Psychotherapeutische Behandlungsmethoden. In: Kisker, K.P., Lauter, H., Meyer, J.E., Müller, C., Strömgren, E. (Hrsg.): Psychiatrie der Gegenwart, Bd 4, 3.A., Springer, Berlin

Benedetti, G., Corsi Piacentini, T., d'Alfonso, L. et al. (1983): Psychosentherapie - Psychoanalytische und existentielle Grundlagen. Hippokrates, Stuttgart

Benkert, O., Hippius, H. (1996): Psychiatrische Pharmakotherapie. Springer, Berlin

Benton, M.K., Schroeder, H.E. (1990): Social skills training with schizophrenics: A meta-analytic evaluation. J. cons clin Psychology 58: 741-747

Blaisdell, G.D. (1994): Akathisia: a comprehensive review and treatment summary. Pharmacopsychiat 27: 139-146

Bleuler, E. (1911): Dementia praecox oder Gruppe der Schizophrenien. Deuticke, Leipzig

Bleuler, E. (1983): Lehrbuch der Psychiatrie. 15, A., Springer, Berlin

Bleuler, M. (1972): Die schizophrenen Geistesstörungen im Lichte langjähriger Kranken- und Familiengeschichten. Thieme, Stuttgart

Bleuler, M. (1972): Klinik der schizophrenen Geistesstörungen. In: Kisker, K.P., Müller, M., Strömgren, E. (Hrsg.): Psychiatrie der Gegenwart, Bd II/1, 2A. Springer, Berlin

Bleuler, M., Huber, G., Gross, G., Schüttler, R. (1976): Der langfristige Verlauf schizophrener Psychosen. Nervenarzt 47: 477-481

Bock Th, Weigand, H. (Hrsg.) (1998): Hand - werks - buch Psychiatrie. Psychiatrie-Verlag, Bonn, 4A

Bogerts, B. (1991): The neuropathology of schizophrenia. In: Häfner, H., Gattaz, W.F. (eds): Search for the causes of schizophrenia. Vol II. Springer, Berlin

Böker, W., Brenner, H.D. (1983): Über Selbstheilungsversuche Schizophrener. Nervenarzt 54: 578-589

Böker, W., Brenner, H.D. (1986): Bewältigung der Schizophrenie. Huber, Bern

Böker, W., Brenner, H.D. (1997): Behandlung schizophrener Psychosen. Enke, Stuttgart

Böker, W., Brenner, H.D. (Hrsg.) (1989): Schizophrenie als systemische Störung. Huber, Bern

Böker, W., Brenner, H.D. (Hrsg.) (1996): Integrative Therapie der Schizophrenie. Huber, Bern

Böker, W., Schaub, A. (1997): Bewältigungsversuche Schizophrener. In: Böker, W., Brenner HD: Behandlung schizophrener Psychosen. Enke, Stuttgart

Breier, A., Buchanan, R.W., Kirkpatrick, B. et al. (1994): Effects of clozapine on positive and negative symptoms in outpatients with schizophrenia. Am J. Psychiatry 151: 20-26

Breier, A., Schreiber, J.L., Dyer, J., Pickar, D. (1991): NIMH Longitudinal study of chronic schizophrenia. Arch Gen Psychiatry 48: 239-246

Brenner, H.D. (1989): Therapieprogramm zum Umgang mit Medikamenten. Psychiatr Universitätsklinik, Bern

Brenner, H.D. (1990): Therapieprogramm zum Umgang mit Symptomen. Psychiatr Universitätsklinik, Bern

Brenner, H.D., Böker, W. (1992): Verlaufsprozesse schizophrener Erkrankungen. Huber, Bern

Brenner, H.D., Hodel, B., Kube, G., Roder V. 1987): Kognitive Therapie bei Schizophrenen: Problemanalyse und empirische Ergebnisse. Nervenarzt 58: 72-83

Brenner, H.D., Pfammatter, M. (1996): Effektivität psychologischer Behandlungsansätze bei schizophrenen Erkrankungen. Psycho 22: 728-740

Brenner, H.D., Roder, V., Merlo, M.C.G. (1993): Verhaltenstherapeutische Verfahren bei schizophrenen Erkrankungen. In: Möller, H.J. (Hrsg.): Therapie psychiatrischer Erkrankungen. Enke, Stuttgart

Brenner, H.D., Schaub, A. (1997): Kognitiv-behaviorale Familientherapie. In: Böker, W., Brenner, H.D.: Behandlung schizophrener Psychosen a.a.O.

Breyer-Pfaff, U., Gaertner, H.J., Stevens, I. (1993): Grundlegendes zur Neuroleptikatherapie. In: Möller, H.J. (Hrsg.): Therapie psychiatrischer Erkrankungen. Enke, Stuttgart

Brill, K.E. (1996): Grundrecht Wohnen. In: Bock und Weigand a.a.O.

Brill, K.E. (1998): Psychisch Kranke im Recht. Ein Wegweiser. Psychiatrie-Verlag, Bonn

Brown, G.W., Monck, E.M., Carstairs, G.M., Wing, J.K. (1962): Influence of family life on the course of schizophrenic illness. Br J. Prev Soc Med 16: 55-68

Brown, S. (1997): Excess mortality of schizophrenia. Brit J. Psychiatry 171: 502-508

Browne, S., Roe, M., Lane, A. et al. (1996): Quality of life in schizophrenia: relationship to sociodemographic factors, symptomatology and tardive dyskinesia. Acta psychiat scand 94: 118-124

Buchanan, R.W. (1995): Clozapine: Efficacy and safety. Schizophrenia Bull 21: 579-591

Buchkremer, G. (1984): Prävention bei schizophrenen Patienten: Konzepte und Ergebnisse. In: Rudolf GAE, Tölle, R. (Hrsg.): Prävention in der Psychiatrie. Springer, Berlin

Buchkremer, G., Fiedler, P. (1987): Kognitive versus handlungsorientierte Therapie. Nervenarzt 58:481-488

Buchkremer, G., Klingberg, S., Holle, R., Schulze Mönking, H., Hornung, W.P. (1997): Psychoeducational psychotherapy for schizophrenic patients and their key relatives or care-givers: results of a 2-year follow-up. Acta psychiatr scand 96: 483-491

Buchkremer, G., Lewandowski, L. (1987): Therapeutische Angehörigenarbeit bei schizophrenen Patienten: Rationales, Konzept und praktische Anleitung. Psychiat Prax 14: 73-77

Buddeberg, C. (1984): Die Angst des Psychiaters vor der Familie seines Patienten: Hindernis oder Ausgangspunkt für eine Zusammenarbeit? In: Rudolf und Tölle (Hrsg.): Prävention in der Psychiatrie. Springer, Berlin

Bullinger, M. (1997): Gesundheitsbezogene Lebensqualität und subjektive Gesundheit. Psychother Psychosom med Psychol 47: 76-91

Bundes-Ausbildungs-Förderungs-Gesetz. Textausgabe Beck. Deutscher Taschenbuch Verlag, München

Bundesminister für Gesundheit (Hrsg.) (1988): Empfehlungen der Expertenkommission der Bundesregierung zur Reform der Versorgung im psychiatrischen und psychotherapeutisch/psychosomatischen Bereich. Bonn

Bundesminister für Gesundheit (Hrsg.) (1993): Modellprojekt „Schizophreniebehandlung in der Familie". Nomos, Baden-Baden

Bundesminister für Gesundheit (Hrsg.) (1997): Daten des Gesundheitswesens. Nomos, Baden-Baden

Bundes-Sozialhilfe-Gesetz (BSHG) (1997). Lehr- und Praxiskommentar. Nomos, Baden-Baden

Buse, S. (1991): Die Einbeziehung der Angehörigen psychiatrischer Patienten in die Therapie. Inaug Diss Göttingen

Caldwell, C.B., Gottesman, I. (1990): Schizophrenics kill themselves too: a review of risk factors for suicide. Schizophr Bull 16: 571-589

Carpenter, W.T., Hanlon, T.E., Heinrichs, D.W. et al. (1990): Continuous versus targeted medication in schizophrenic outpatients: outcome results. Am J. Psychiatry 147: 1138-1148

Cheng, K.K., Leung, C.M., Lo, W.H., Lam, T.H. (1989): Suicide among chinese schizophrenics in Hong Kong. Br J. Psychiat 154: 243-246

Cheung, H.K. (1981): Schizophrenics fully remitted on neuroleptics for 3-5 years - to stop or continue drugs? Br J. Psychiatry 138: 490-494

Ciompi, L. (1982): Affektlogik. Klett-Cotta, Stuttgart

Ciompi, L., Beine, K. (1990): „Soteria Bern" und „Schneiderhaus Gütersloh", zwei sozialpsychiatrische Alternativen . oder: Die Zeit der akuten und der chronischen Psychose. In: Ciompi, L., Dauwalder, H.P. (Hrsg.): Zeit und Psychiatrie. Huber, Bern

Ciompi, L., Müller, C. (1976): Lebensweg und Alter der Schizophrenen. Springer, Berlin

CIPS - Collegium Internationale Psychiatriae Scalarum (Hrsg.) (1996): Internationale Skalen für Psychiatrie. 4 A. Beltz, Weinheim

Clausen, J., Dresler, K.D., Eichenbrenner, J. (1996): Soziale Arbeit im Bereichsfeld Psychiatrie. Eine Einführung. Lambertus, Freiburg

Cohen, L.J., Test, M.A., Brown, R.L. (1990): Suicide and schizophrenia: Data from a prospective community treatment study. Am J. Psychiatry 147: 602-607

Cohen, R. (1995): Negativsymptomatik und „Expressed Emotion" im Prozeß der Chronifizierung bei schizophrenen und alkoholkranken Patienten. In: Heimann , H., Hartmann-Lange, D. (Hrsg.): Psychische Erkrankungen im Erwachsenenalter. Fischer, Stuttgart

Conley, R.R., Buchanan, R.W. (1997): Evaluation of treatment-resistant schizophrenia. Schizophrenia Bull 23: 663-674

Conrad, K. (1971): Die beginnende Schizophrenie. Thieme, Stuttgart 3A

Crefeld, W. (1997): Zwangseinweisungen nehmen weiter zu. Psychosoz Umschau 12:14-15

Crow, T.J. (1985): The two-syndrome concept: origins and current status. Schizophrenia Bull 11: 471-486

Dassori, A.M., Mezzich, J.E., Keshavan, M. (1990): Suicidal indicators in schizophrenia. Acta psychiatr scand 81: 409-413

Davis, J.M. (1974): Dose equivalence of the antipsychotic drugs. J. psychiatr res 11: 65-69

Davis, J.M. (1975): Overview: Maintenance therapy in psychiatry: I. Schizophrenia. Am J. Psychiatry 132: 1237-1245

Davis, J.M., Schaffer, C.B., Killian GA; Kinard, C., Chan, C. (1980): Important issues in the drug treatment of schizophrenia. Schizophrenia Bull 6: 70-87

Day, R. (1981): Life events and schizophrenia: the „triggering" hypothesis. Acta psychiat scand 64: 97-122

Dean, C., Phillips, J., Gadd, E.M., Joseph, M. (1993): Comparison of community based service with hospital based service for people with acute, severe psychiatric illness. BMJ 307: 473-476

Deger-Erlenmaier, H. (1992): Wenn nichts mehr ist, wie es war. Angehörige psychisch Kranker bewältigen ihr Leben. Psychiatrie-Verlag, Bonn

Deger-Erlenmaier, H., Heim, S., Sellner, B. (Hrsg.) (1997): Die Angehörigengruppe. Ein Leitfaden für Moderatoren. Psychiatrie-Verlag, Bonn

Deger-Erlenmaier, H., Titze, E., Walter, K. (Hrsg.) (1997): Jetzt will ich's wissen. Rat und Hilfe für Angehörige psychisch Kranker. Psychiatrie-Verlag, Bonn 2A

Deutscher Bundestag (1975): Bericht über die Lage der Psychiatrie in der Bundesrepublik Deutschland. Bonn

Diederichsen, U. (1994): Juristische Voraussetzungen. In: Venzlaff, U., Foerster, K. (Hrsg.): Psychiatrische Begutachtung. Fischer, Stuttgart

Diedrich, U., Müller, P. (1989): Schwere Spätdyskinesie durch Neuroleptika bei einer jungen Frau - Verlauf und Behandlung. Nervenarzt 60: 759-761

Dilling, H., Mombour, W., Schmidt, M.H. (Hrsg.) (1991): Weltgesundheitsorganisation: Internationale Klassifikation psychischer Störungen ICD-10. Huber, Bern

Dixon, L.B., Lehman, A.F. (1995): Family interventions for schizophrenia. Schizophr Bull 21: 631-643

Dixon, L.B., Lehman, A.F., Levine, J. (1995): Conventional antipsychotic medications for schizophrenia. Schizophrenia Bull 21: 567-577

Dixon, M., Robertson, E., George, M., Oyebode, F. (1997): Risk factors for acute psychiatric readmission. Psychiat Bull 21: 600-603

Doddi, S., Rifkin, A., Karajgi, B. et al. (1993): Neuroleptische Behandlung und Voraussage des Ansprechens. In: Hinterhuber, H., Kulhanek, F., Fleischhacker, W.W., Neumann, R. (Hrsg.): Prädiktoren und Therapieresistenz in der Psychiatrie. Vieweg, Braunschweig

Doering, S., Müller, E., Köpcke, W., Pietzcker, A., Gaebel, W., Linden, M., Müller, P., Müller-Spahn, F., Tegeler, J., Schüssler, G. (1998): Predictors of relapse and rehabilitation in schizophrenia and schizoaffective disorder. Schizophrenia Bull 24: 87-98

Dörner, K., Egetmeyer, A., Koenning, K. (1982): Freispruch der Familie. Psychiatrie-Verlag, Bonn

Dose, M. (1995): Behandlung der Therapieresistenz mit Clozapin. In: Naber, D., Müller-Spahn, F. (Hrsg.): Clozapin, a.a.O.

Drake, R.E., Cotton, P.G. (1986): Depression, hopelessness and suizide in chronic schizophrenia. Br J. Psychiatry 148: 554-559

Drake, R.E., Wallach, M.A., Teague, G.B. et al. (1991): Housing instability and homelessnes among rural schizophrenic patients. Am J. Psychiatry 148: 330-336

Duncan, D., McConnell, H., Taylor, D. (1997): Tardive dyskinesia - how is it prevented and treated? Psychiatric Bull 21: 422-425

Eckman, T.A., Wirshing, W.C., Marder, S.R., Liberman, R.P. et al. (1992): Technique for training schizophrenic patients in illness self-management: a controlled trial Am J. Psychiatry 149: 1549-1555

Egan, M.F., Apud, J., Wyatt, R.J. (1997): Treatment of tardive Dyskinesia. Schizophrenia Bull 23: 583-609

Eikelmann, B. (1997): Sozialpsychiatrisches Basiswissen. 2A. Enke, Stuttgart

Ekman, P. (1976): Pictures of facial affect. Consulting Psychol Press, Palo Alto

Elbelt, U., Müller, P., Schaefer, E. (1998): Zur beruflichen Integration schizophrener Patienten unter derzeitigen Behandlungsbedingungen. Psychiat Prax 25: 33-37

Emrich, H.M. (1988): Zur Entwicklung einer Systemtheorie produktiver Psychosen. Nervenarzt 59: 456-464

Endicott, B., Spitzer, R.L., Fleiss, J.L., Cohen, J. (1976): The Global Assessment Scale. Arch Gen Psychiat 33: 766-771

Ereshefsky, L. (1995): Ein pharmakodynamisches und pathophysiologisches Modell der medikamentösen antipsychotischen Therapie der Schizophrenie. In: Gerlach J(Hrsg.): Schizophrenie. Springer, Berlin

Evers, S., Ament, A. (1995): Costs of schizophrenia in the Netherlands. Schizophrenia Bull 21: 141-153

Falloon, IRH, Boyd, J.L., McGill, C.W. (1982): Family management in the prevention of exacerbations of schizophrenia: a controlled study. New Engl J. Med 306: 1437

Falloon, IRH, Boyd, J.L., McGill, C.W. et al. (1985): Family management in the prevention of morbidity of schizophrenia. Arch Gen Psychiatry 42: 887-896

Finzen, A. (1993): Schizophrenie - die Krankheit verstehen. Psychiatrie-Verlag, Bonn

Flechtner, K.M., Wolf, T., Priebe, S. (1997): Suizidraten in einem gemeindepsychiatrischen Versorgungssystem. Nervenarzt 68: 569-573

Foerster, K. (1997): Rechtsfragen. In: Böker, W., Brenner, H.D. (Hrsg.): Behandlung schizophrener Psychosen. Enke, Stuttgart

Folkerts, HW (1997): Elektrokrampftherapie, Enke, Stuttgart

Franz, M., Lis, S., Plüddemann, K., Gallhofer, B. (1997): Conventional versus atypical neuroleptics: subjektive quality of life in schizophrenic patients. Br J. Psychiatry 170: 422-425

Freud, S. (1917): Allgemeine Neurosenlehre. Ges. Werke Bd XI. London 1948

Fromm-Reichmann, F. (1948): Notice on the treatment of schizophrenics by psychoanalytic psychotherapy. Psychiatry 11: 263-273

Fromm-Reichmann, F. (1976): Heilung durch Wiederherstellung von Vertrauen. In: Matussek, P. (Hrsg.): Psychotherapie schizophrener Psychosen a.a.O.

Gaebel, W., Frick, U., Köpcke, W., Linden, M., Müller, P., Müller-Spahn, F., Pietzcke, A., Tegeler, J. (1993): Early neuroleptic intervention in schizophrenia: Are prodromal signs valid predictors of relapse? Brit J. Psychiatry 163(suppl.21): 8-12

Gaebel, W., Pietzcker, A., Ulrich, G., Schley, J., Müller-Oerlinghausen (1993 a): Responseprädiktoren einer neuroleptischen Akutbehandlung schizophrener Patienten - Ergebnisse mit dem Testdosismodell. In: Hinterhuber, H. et al. (Hrsg.): Prädiktoren und Therapieresistenz in der Psychiatrie. Vieweg, Braunschweig

Gaebel, W., Wolwer, W. (1992): Facial expression and emotional face recognition in schizophrenia and depression. Eur Arch Psychiat Cl Neurosci 242: 46-49

Gattaz, W.F. (1995): Biologische Schizophrenieforschung: Methodische Probleme und integrative Forschungsansätze. In: Häfner, H. (Hrsg.): Was ist Schizophrenie ? Fischer, Stuttgart

Gattaz, W.F., Kohlmeyer, K., Gasser, T. (1991): Computer tomographic studies in schizophrenia. In: Häfner, H., Gattaz, W.F., Janzarik, W. (eds): Search for the causes of schizophrenia. Vol, I.I. Springer, Berlin

Gerlach, J. (Hrsg.) (1995): Schizophrenie. Dopaminrezeptoren und Neuroleptika. Springer, Berlin

Gilbert, P.L., Harris, M.J., McAdams, L.A., Jeste, D.V. (1995): Neuroleptic withdrawal in schizophrenic patients A review of the literature. Arch Gen Psychiatry 52: 173-188

Gmür, M. (1987): Die Prognose der Schizophrenie unter sozialpsychiatrischer Behandlung. Enke, Stuttgart

Goff, D.C., Brotman, A.W., Waites, M., McCornick, S. (1990): Trial of fluoxetine added to neuroleptics for treatment-resistant schizophrenic patients. Am J. Psychiatry 147: 492-494

Goldstein, M.J., Miklowitz, D.J., Strachan, A.M. et al. (1989 a): Bewältigungsverhalten des Patienten und Expressed Emotion-Muster bei Familien von ersterkrankten Schizophrenen. In: Böker, W., Brenner, H.D. (Hrsg.): Schizophrenie als systemische Störung. Huber, Bern

Goldstein, M.J., Miklowitz, D.J., Strachan, A.M. et al. (1989 b): Patterns of expressed emotion and patient coping styles that characterise the families of recent onset schizophrenics. Br J. Psychiatry 155 (suppl 5): 107-111

Goldstein, M.J., Rodnick, E.H., Evans, J.R. et al. (1978): Drug and family therapy in the aftercare of acute schizophrenics. Arch Gen Psychiatry 35: 1169-1177

Görlich, S.O. (1997): Zur Effizienz ambulanter Schizophreniebehandlung in zwei spezialisierten Einrichtungen. Inaug-Diss, Göttingen

Green, H. (1975): Ich hab dir nie einen Rosengarten versprochen. Radius, Stuttgart

Green, M., Ganzell, S., Satz, P., Vaclav, J.F. (1992): Wisconsin Card Sorting Test performance in schizophrenia: Remediation of a stubborn deficit. Am J. Psychiatry 149: 62-68

Grohmann, R., Rüther, E., Schmidt, L.G. (Hrsg.) (1994): Unerwünschte Wirkungen von Psychopharmaka. Springer, Berlin

Haag, H., Rüther, R., Hippius, H. (1992): Tardive Dyskinesia. Hogrefe and Huber, Seattle

Haase, H.J. (1972): Therapie mit Psychopharmaka und anderen seelisches Befinden beeinflussenden Medikamenten. Schattauer, Stuttgart 3 A

Häfner, H. (1995): Was ist Schizophrenie? In: Häfner, H. (Hrsg.): Was ist Schizophrenie? Fischer, Stuttgart

Häfner, H., Gattaz, W.F., Breitmaier, J., Riecher, A. (1988): Schizophrenie. Eine Krankheit verliert ihre Dämonie. Begleitbroschüre zum Film. Tropon, Köln

Häfner, H., Maurer, K., Löffler, W., Riecher-Rössler, A. (1991): Schizophrenie und Lebensalter. In: Häfner, H. (Hrsg.): Psychiatrie: Ein Lesebuch für Fortgeschrittene. Fischer, Stuttgart

Hahlweg, K., Dose, M., Feinstein, E., Müller, U. (1989): Familienbetreuung schizophrener Patienten: Rückfallprophylaxe und Änderung der familiären Kommunikationsmuster. In: Böker, W., Brenner HD: Schizophrenie als systemische Störung a.a.O.

Hahlweg, K., Dürr, H., Müller, U. (1995): Familienbetreuung schizophrener Patienten. Beltz Psychologie Verlags-Union, Weinheim

Hambrecht, M., Häfner, H. (1996): Führen Alkohol- oder Drogenmißbrauch zu Schizophrenie? Nervenarzt 67: 36-45

Hambrecht, M., Lotz, M., Häfner-Ranabauer, W., Waschkowski, H. (1996): Sozialarbeit in der stationären psychiatrischen Versorgung. Nervenarzt 67: 953-959

Harding, C.M., Brooks, G.W., Ashikaga, T., Strauss, J.S., Breier, A. (1987): The Vermont longitudinal study of persons with severe mental illness. Am J. Psychiatry 144: 727-735

Harris, J.G. (1975): An abbreviated form of the Phillips rating scale of premorbid adjustment in schizophrenia. J. Abnorm Psychology 84:129-137

Harrow, M., Yonan, C.A., Sands, J.R., Marengo, J. (1994): Depression in schizophrenia: Are neuroleptics, akinesia or anhedonia involved? Schizophr Bull 20: 327-338

Haselbeck, H., Machleidt, W., Stoffels, H., Trostdorf, D. (1987): Psychiatrie in Hannover. Strukturwandel und therapeutische Praxis in einem gemeindenahen Versorgungssystem. Enke, Stuttgart

Heaton, R.K., Chelune, G.J., Talley, J.L., Kay, G.G., Curtiss, G. (1993): Wisconsin Card Sorting Test. Manual Psychol Assessment Resources, Odessa/Florida

Hegarty, J.D., Baldessarini, R.J., Tohen, M., Waternaux, C., Oepen, G. (1994): One hundred years of schizophrenia: A meta-analysis of the outcome literature. Am J. Psychiatry 151: 1409-1416

an der Heiden (1996): Der Langzeitverlauf schizophrener Psychosen - Eine Literaturübersicht. Z. f Mediz. Psychologie 5: 8-21

an der Heiden, W., Krumm, B., Müller, S., Weber, I., Biehl, H., Schäfer, M. (1995): Mannheimer Langzeitstudie der Schizophrenie: Erste Ergebnisse zum Verlauf der Erkrankung über 14 Jahre nach stationärer Erstbehandlung. Nervenarzt 66: 820-827

Heigl-Evers, A., Schepank, H. (Hrsg.) (1980,1981): Ursprünge seelisch bedingter Erkrankungen. Eine Untersuchung an 100+9 Zwillingspaaren mit Neurosen und psychosomatischen Erkrankungen. 2Bd. Medizinische Psychologie, Göttingen

Heinisch, M., Ludwig, M., Bullinger, M. (1991): Psychometrische Testung der „Münchner Lebensqualitäts-Dimensionen-Liste (MLDL)“. In: Bullinger, M. et al. (Hrsg.): Lebensqualität bei kardiovaskulöären Erkrankungen. Hogrefe, Göttingen

Heinrich, K. (1967): Zur Bedeutung des postremissiven Erschöpfungs-Syndroms für die Rehabilitation Schizophrener. Nervenarzt 38: 487-491

Held, T. (1989): Psychiatrische Familienpflege. Enke, Stuttgart

Hell, D. (1996): Zusammenarbeit mit Angehörigen: Wunsch und Realität am Beispiel einer Schweizer Studie. In: Böker, W., Brenner HD: Integrative Therapie der Schizophrenie, a.a.O.

Hell, D., Fischer-Gestefeld, M. (1993): Schizophrenien. Verständnisgrundlagen und Orientierungshilfen. 2.A, Springer, Berlin

Helmchen, H., Hippius, H. (1967): Depressive Syndrome im Verlauf neuroleptischer Therapie. Nervenarzt 38: 455-458

Herz, M.I., Glazer, M., Mirza, M. et al. (1989): Die Behandlung prodromaler Episoden zur Prävention von Rückfällen in der Schizophrenie. In Böker, W., Brenner, H.D. a.a.O.

Herz, M.I., Glazer, W.M., Mostert, M.A. et al. (1991): Intermittent vs maintenance medication in schizophrenia. Two-year results. Arch Gen Psychiatry 48: 333-339

Herz, M.I., Lamberti, J.S. (1995): Prodromal symptoms and relapse prevention in schizophrenia. Schizophrenia Bull 21: 541-551

Herz, M.J., Szymanski, H., Simon, J.C. (1982): Intermittent medication for stable schizophrenic outpatients: An alternative to maintenance medication. Am J. Psychiatry 139: 918-922

Hess, R., Seidlitz, M., Reinhold, B., Schu, U., Müller, P. (1989): Psychophysiologische Untersuchungen zur Informationsverarbeitung Schizophrener. In: Saletu, B. (Hrsg.): Biologische Psychiatrie. Thieme, Stuttgart

Hinterhuber, H., Kulhanek, F., Fleischhacker, W.W., Neumann, R. (Hrsg.) (1993): Prädiktoren und Therapieresistenz in der Psychiatrie. Vieweg, Braunschweig

Hirsch, S.R. (1982): Comments. Depression „revealed“ in schizophrenia. Brit J. Psychiatry 142: 421-423

Hirsch, S.R. (1995): Erhaltungstherapie bei Schizophrenie: Eine Übersicht über Niedrigdosierungs- und Kurzintervall-Behandlung in der Gemeinde. In: Häfner, H. (Hrsg.): Was ist Schizophrenie? Fischer, Stuttgart

Hirsch, S.R., Barnes T.R.E. (1994): Clinical use of high-dose neuroleptics. Brit J. Psychiatry 164: 94-96

Hirsch, S.R., Gaind, R., Rohde, P.D., Stevens, B.C., Wing, J.K. (1973): Outpatient maintenance of chronic schizophrenic patients with long-acting fluphenazine: Double-blind placebo trial Br Med J. 633-637

Hirsch, S.R., Jolley, A.G. (1989): Das dysphorische Syndrom in der Schizohrenie und seine Implikationen für den Rückfall. In: Böker, W., Brenner, H.D. (Hrsg.): Schizophrenie als systemische Störung, a.a.O.

Hodel, B., Brenner, H.D. (1996): Ein Trainingsprogramm zur Bewältigung von maladaptiven Emotionen bei schizophren Erkrankten. Nervenarzt 67: 564-571

Hodel, B., Brenner, H.D. (1997): Kognitive Therapieverfahren bei schizophren Erkrankten. In: Böker, W., Brenner, H.D. (Hrsg.): a.a.O.

Hogarty, G.E., Anderson, C.M., Reis, D.J. et al. (1991): Family psychoeducation, social skills training, and maintenance chemotherapy in the aftercare treatment of schizophrenia: II. Two-year effects of a controlled study on relapse and adjustment. Arch Gen Psychiatry 48: 340-347

Hogarty, G.E., Goldberg, S.C. (1973): Drug and sociotherapy in the aftercare of schizophrenic patients. One-year relapse rates. Arch Gen Psychiatry 28: 54-64

Hogarty, G.E., Goldberg, S.C., Schooler, N.R., Ulrich, R.F. (1974): Drug and sociotherapy in the aftercare of schizophrenic patients., I.I. Two-year relapse rates. Arch Gen Psychiatry 31: 603-608

Hogarty, G.E., Kornblith, S.J., Greenwald, D. et al. (1995): Personal Therapy: A disorder-relevant psychotherapy for schizophrenia. Schizophrenia Bulletin 21: 379-393

Hogarty, G.E., Kornblith, S.J., Greenwald, D. et al. (1996): Eine krankheitsspezifische Psychotherapie für Schizophrenie: Beschreibung und erste Resultate. In: Böker, W., Brenner, H.D. (Hrsg.): Integrative Therapie der Schizophrenie. Huber, Bern

Hogarty, G.E., Kornblith, S.J., Greenwald, D. et al. (1997): Three-year trials of personal therapy Among schizophrenic patients living with or independent of family. In: Description of study and effects on relapse rates. Am J Psychiatry 154: 1504-1513

Hogarty, G.E., McEvoy, J.P., Munetz, M. et al. (1988): Dose of Fluphenazine, familial expressed emotion, and outcome in schizophrenia: Results of a two-year controlled study. Arch Gen Psychiatry 45: 797-805

Hogarty, G.E., Munetz, M.R. (1984): Pharmacogenic depression among outpatient schizophrenic patients: a failure to substantiate. J. Clin Psychopharmacol 4: 17-24

Holloway, F., Carson, J. (1998): Intensive case management for the severely mentally ill. Br J. Psychiatry172: 19-22

Holzinger, A., Angermeyer, M.C., Matschinger, H. (1997): Lebensqualität für schizophrene Patienten - das ist ... Psychiat Prax 24: 61-64

Hornung, W.P., Holle, R., Schulze Mönking, H., Klingberg, S., Buchkremer, G. (1995): Psychoedukativ-psychotherapeutische Behandlung von schizophrenen Patienten und ihren Bezugspersonen. Nervenarzt 66: 828-834

Hornung, W.P., Schonauer, K., Feldmann, R., Schulze Mönking, H. (1998): Medikationsbezogene Einstellungen chronisch schizophrener Patienten. Psychiat Prax 25: 25-28

Huber, G., Gross, G., Schüttler, R. (1979): Schizophrenie. Springer, Berlin

Hubschmid, T., Ciompi, L. (1990): Prädiktoren des Schizophrenieverlaufs - eine Literaturübersicht. Fortsch Neurol Psychiat 58: 359-366

Jaspert, A., Ebert, D. (1994): Benzodiazepinmonotherapie bei akuten Schizophrenien. Nervenarzt 65: 62-65

Jesus Mari J. de, Streiner, D.L. (1994): An overview of family interventions and relapse on schizophrenia: meta-analysis of research findings. Psychol Med 24: 565-578

Jolley, A.G., Hirsch, S.R. McRink, A., Manchanda, R. (1989): Trial of brief intermittent neuroleptic prophylaxis for selected schizophrenic outpatients: clinical outcome at one year. Br Med J. 298: 985-990

Jolley, A.G., Hirsch, S.R., Morrison E. McRink, A., Wilson, L. (1990): Trial of brief intermittent neuroleptic prophylaxis for selected schizophrenic outpatients: clinical and social outcome at two years. Br Med J. 301: 837-842

Jones, J.S., Stein, D.J., Stanley, B. et al. (1994): Negative and depressive symptoms in suicidal schizophrenics. Acta psychiatr scand 89: 81-87

Kaiser, W., Isermann-Gerke, M., Linden, M., Wilms, H.U. (1991): Schizophrene Patienten in ambulanter Behandlung eines psychiatrischen Krankenhauses und in Praxen niedergelassener Nervenärzte. Nervenarzt 62:158-164

Kaiser, W., Priebe, S., Hoffmann, K., Isermann, M. (1996): Subjektive Lebensqualität bei Patienten mit chronischer Schizophrenie. Nervenarzt 67: 572-582

Kane, J., Honigfeld, G., Singer, J., Meltzer, H. (1988): Clozapine for the treatment-resistant schizophrenic. Arch Gen Psychiatry 45: 789-796

Kane, J.M. (1990): Treatment programme and long-term outcome in chronic schizophrenia. Acta psychiat scand 358:151-157

Kane, J.M. (1992): Clinical efficacy of clozapine in treatment refractory schizophrenia: an overview. Brit J. Psychiatry 160(Suppl 17): 41-45

Kane, J.M., Rifkin, A., Woerner, M. et al. (1983): Low-dose neuroleptic treatment of outpatient schizophrenics. Arch Gen Psychiat 40: 893-896

Kapfhammer, H.P., Rüther, E. (1987): Depot-Neuroleptika. Springer, Berlin

Katschnig, H. (1977): Die andere Seite der Schizophrenie. Patienten zu Hause. Urban und Schwarzenberg, München

Katschnig, H. (Hrsg.) (1980): Sozialer Streß und psychische Erkrankung. Urban und Schwarzenberg, München

Katschnig, H., König, P. (Hrsg.) (1994): Schizophrenie und Lebensqualität. Springer, Wien

Kay, S., Fiszbein, A., Lindenmeyer, J., Opler, L. (1986): Positive and negative syndromes in schizophrenia as a function of chronicity. Acta psychiatr scand 74: 507-518

Kay, S.R., Fiszbein, A., Opler, L.A. (1987): The positive and negative syndrome scale (PANSS) for schizophrenia. Schizophrenia Bull 13:261-276

Kernberg, O.F. (1993): Psychodynamische Therapie bei Borderline-Patienten. Huber, Bern

Kieserg, A., Hornung, W.P. (1996): Psychoedukatives Training für schizophrene Patienten. 2A. Dtsch Ges Verhaltenstherapie, Tübingen

Kilian, R. (1995): Ist Lebensqualität meßbar? Probleme der quantitativen und Möglichkeiten der qualitativen Erfassung von Lebensqualität in der Psychiatrie. Psychiat Prax 22: 97-101

Kingdon, D.G., Turkington, D., John, C., Rowlands, P., Hopegill, M. (1996): Eine Kontrollgruppenstudie zur Evaluation kognitiv-behavioraler Therapie bei Schizophrenie. In: Böker, W., Brenner, H.D. (Hrsg.): a.a.O.

Kissling, W. (1994): Compliance, quality assurance and standards for relapse prevention in schizophrenia. Acta psychiat scand 89(suppl 382): 16-24

Kissling, W. (Hrsg.) (1991): Guidelines for neuroleptic relapse prevention in schizophrenia. Springer, Berlin

Kissling, W., Seemann, U., Graf vd Schulenburg, J.M., Uber, A., Höffler, J., Trenckmann, U., Müller, P., Rüther, E. (1999): Die direkten und indirekten Kosten der Schizophrenie. Fortschr Neurol Psychiat 67

Klages, U., Hippius, H., Müller-Spahn, F. (1993): Atypische Neuroleptika, Pharmakologie und klinische Bedeutung. Fortschr Neurol Psychiat 61: 390-398

Klieser, E., Lehmann, E. (1993): Wovon hängt der Mißerfolg der Psychopharmakotherapie ab? In: Hinterhuber, H. et al. a.a.O.

Klimitz, H. (1997): Psychoedukative Familienarbeit bei Schizophrenen - ein populäres Konzept? Psychiat Prax 24: 110-116

Knapp, M. (1997): Costs of schizophrenia. Brit J. Psychiatry 171: 509-518

Kraemer, S., Möller, H.J. (1994): Kognitive Verhaltenstherapie bei schizophrenen Störungen. In: Hautzinger, M. (Hrsg.): Kognitive Verhaltenstherapie bei psychischen Erkrankungen. Psychologie-Verlag Quintessenz, München

Kraemer, S., Waerum, R., Rothbauer, J., Sobizack, N. (1997): Computergestütztes kognitives Training für schizophrene Patienten: Effekte auf die Psychopathologie. . In: Dittmar, V., Klein, H.E., Schön, D. (Hrsg.): Die Behandlung schizophrener Menschen. Roederer, Regensburg

Kraemer, S., Zinner, H.J., Möller, H.J. (1990): Kognitive Therapie und Sozialtraining in ihrer Wirkung auf Basisdefizienzen chronisch-schizophrener Patienten. In: Möller, H.J., Pelzer, E. (Hrsg.): a.a.O.

Kraepelin, E. (1918): Hundert Jahre Psychiatrie. Springer, Berlin

Kuipers, E. (1996): The management of difficult to treat patients with schizophrenia, using nondrug therapies. Br J. Psychiatry 169 (suppl 31): 41-51

Kulhanek, F. (1994): Was wissen wir über die Beziehung der neuroleptischen Therapie zur Prävalenz, Inzidenz und Persistenz der Spätdyskinesien? In: Lange, E. u. Hoffmann, W. (Hrsg.): 6. Dresdner Symposium zu aktuellen Aspekten der Psychopharmakotherapie. Fischer, Jena u. Stuttgart

Kulhanek, F. (1995): Über die Bedeutung neuroleptischer Äquivalenzdosen. In: Hinterhuber, H., Fleischhacker, W.W., Meise, U. (Hrsg.): Die Behandlung der Schizophrenien. State of the art. Integrat Psychiatrie, Innsbruck

Kulhanek, F., Linde, O.K., Meisenberg, G., Parish, H.M. (1980): Zur Interaktion von Kaffee- und Teeinfusen mit Neuroleptika. Dtsch Apotheker Ztg 120: 1761-1808

Kunze, H. (1988): Probleme der beruflichen und sozialen Rhabilitation psychisch Kranker und Behinderter in der Bundesrepublik Deutschland. In: Aktion psychisch Kranke (Hrsg.): Fortschritte und Veränderungen in der Versorgung Kranker - ein internationaler Vergleich. Rheinland, Köln

Lauer, G. (1993): Ergebnisse der Lebensqualitätsforschung bei chronisch psychisch Kranken. Psychiat Prax 20: 88-90

Lauer, G., Stegmüller-Koenemung, U. (1994): Bereichsspezifische subjektive Lebensqualität und krenkheitsbedingte Einschränkungen chronisch schizophrener Patienten. Psychiat Prax 21: 70-73

Leff, J., Kuipers, L., Berkowitz, R. et al. (1982): A controlled trial of social intervention in the families of schizophrenic patients. Br J. Psychiatry 141: 121

Leff, J., Wig, N.N., Bedi, H. et al. (1990): Relatives' Expressed emotion and the course of schizophrenia in chandigarh. A two-year follow-up of a first-contact sample. Br J. Psychiatry 156: 351-356

Leff, J.P., Wing, J.K. (1971): Trial of maintenance therapy in schizophrenia. Br Med J. 3: 599-604

Lehman, A.F. (1996): Measures of quality of life among persons with severe and persistant mental disorders. Soc Psychiatry Psychiat Epidem 31: 78-88

Lehman, A.F., Burns, B.J. (1990): Severe mental illness in the community. In: Spilker, B. (ed): Quality of life assessments in clinical trials. Raven Press, New York

Lehmann, E., Quadbeck, H., Tegeler, J. (1980): Wirkungsdifferenzen bei Hoch- und Standarddosierung von Fluphenazin-Dekanoat in Abhängigkeit von Patientenmerkmalen. Pharmacopsychiat 13: 117-120

Leimkühler, A.M., Müller, U. (1996): Patientenzufriedenheit - Artefakt oder soziale Tatsache? Nervenarzt 67: 765-773

Lempp, R. (1978): Frühkindliche Hirnschädigung und Neurose. 3A. Huber, Bern

Lewandowski, L., Buchkremer, G., Stark, M. (1994): Das Gruppenklima und die Therapeut-Patient-Beziehung bei zwei Gruppenstrategien für schizophrene Patienten - Ein Beitrag zur Klärung differentieller Therapieeffekte. Psychother Psychosom med Psychol 44: 115-121

Leyer, E., Riedell, H. (1980): Die Beziehungen zwischen Familie, Patient und Klinik bei der stationären psychiatrischen und psychotherapeutischen Behnadlung. Psychiat Prax 7: 65-71

Liberman, R.P. (1988): Social and independent living skills. The symptom management module / The medication management module. Clin Res Center Schizophrenia, Los Angeles

Liberman, R.P., Mueser, K.T., Wallace, C.J. (1986): Social skills training for schizophrenic individuals at risk for relapse. Am J. Psychiatry 143: 523-526

Liberman, R.P., Wallace, C. (1990): Neuere Entwicklungen des Trainings sozialer Fertigkeiten für chronisch psychisch Kranke. In: Olbrich, R. (Hrsg.): Therapie der Schizophrenie. Kohlhammer, Stuttgart

Luder, H.J. (1991): Schizophrenie - Leben mit der Krankheit. Ein Leitfaden zur Arbeit mit Patienten und deren Angehörigen. Folienmappe. Tropon, Köln

Luderer, H.J. (1989): Schizophrenien. Ratgeber für Patienten und Angehörige. Thieme, Stuttgart

Maier, W., Lichtermann, D., Franke, P. (1995): Ist die Schizophrenie eine genetische Einheit? In: Häfner, H. (Hrsg.): Was ist Schizophrenie? Fischer, Stuttgart

Marneros, A. (1995). Schizophrene negative Symptomatik. In: Naber, D., Müller-Spahn, F. (Hrsg.): Clozapin. Erfahrungen bei Therapieresistenz, Minussymptomatik, Rezidivprophylaxe und Langzeitbehandlung. Springer, Berlin

Marneros, A., Andreasen, N.C. (1992): Positive und negative Symptomatik der Schizophrenie. Nervenarzt 63: 262-270

Marneros, A., Deister, A., Rohde, A. (1991): Affektive, schizoaffektive und schizophrene Psychosen. Springer, Berlin

Marneros, A., Steinmeyer, E.M., Deister, A. et al. (1989): Long-term outcome of schizoaffective and schizophrenic disorders. Eur Arch Psychiatr Neurol Sci 238: 135-139

Mason, P., Harrison, G., Glazebrook, C., Medley, I., Dalkin, T., Croudace, T. (1995): Characteristics of outcome in schizophrenia at 13 years. Brit J. Psychiatry 167: 596-603

Maß, R., Burmeister, J., Krausz (1997): Dimensionale Struktur der deutschen Version der Brief Psychiatric Rating Scale (BPRS): Nervenarzt 68: 239-244

Matussek, P. (1993): Analytische Psychosentherapie. Springer, Berlin

Matussek, P. (Hrsg.) (1976): Psychotherapie schizophrener Psychosen. Hoffmann u. Campe, Hamburg

Maurer, K., Häfner, H. (1995): Epidemiologie positiver und negativer Symptome in der Schizophrenie. In: Häfner, H. (Hrsg.): Was ist Schizophrenie? Fischer, Stuttgart

May, P.R.A., Dencker, S.J., Hubbard, J.W. et al. (1988): Ein systematischer Ansatz zur Therapieresistenz schizophrener Erkrankungen. In: Bender, W., Dencker, S.J., Kulhanek, F. (Hrsg.): Schizophrene Erkrankungen. Vieweg, Braunschweig

May, P.R.A., Simpson, G.M. (1984): Schizophrenie: Übersicht über die Behandlungsmethoden. In: Freedman et al. (Hrsg.): Psychiatrie in Praxis und Klinik. Thieme, Stuttgart

Mayer-Gross, W. (1920): Über die Stellungnahmen zur abgelaufenen akuten Psychose. Z. ges Neurol Psychiat 60: 160212

McEvoy, J.P., Hogarty, G.E., Steingard, S. (1991): Optimal dose of neuroleptic in acute schizophrenia. Arch Gen Psychiatry 48: 739-745

McEvoy, J.P., Schooler, N.R., Friedman, E. et al. (1993): Use of psychopathology vignettes by patients with schizophrenia or schizoaffective disorder and by mental health professionals to judge patients insight. Am J. Psychiatry 150: 1649-1653

McGlashan, T.H. (1984): The chestnut lodge follow-up. Arch Gen Psychiatry 41: 886-901

Meltzer, H.Y. (1992): Treatment of the neuroleptic-nonresponsive schizophrenic patient. Schizophrenia Bull 18: 515-542

Meltzer, H.Y., Rabinowitz, J., Lee, M.A. et al. (1997): Age at onset and gender of schizophrenic patients in relation to neuroleptic resistance. Am J. Psychiatry 154: 475-482

Mentzos, S. (1993): Psychodynamische Modelle in der Psychiatrie. 2A Vandenhoeck und Ruprecht, Göttingen

Mentzos, S. (1997 a): Psychotherapiemethoden. In: Böker, W., Brenner, H.D. (Hrsg.): Behandlung schizophrener Psychosen a.a.O.

Mentzos, S. (1997 b): Die Psychodynamik der Psychosen. Psychotherapeut 42: 343-349

Mentzos, S. (Hrsg.) (1997c): Psychose und Konflikt. 3A, Vandenhoek und Ruprecht, Göttingen

Merlo, M.C. (1996): Neuere Entwicklungen in der pharmakologischen und neurobiologischen Grundlagenforschung und ihre Bedeutung für die klinische Praxis. In: Böker, W., Brenner, H.D. (Hrsg.): Integrative Therapie der Schizophrenie. Huber, Bern

Merlo, M.C., Brenner, H.D. (1997): Biologische Behandlungsmethoden. In: Böker, W., Brenner, H.D. (Hrsg.): Behandlung schizophrener Psychosen. Enke, Stuttgart

Meyer, J.E. (1984): Die Therapie der Schizophrenie in Klinik und Praxis. Nervenarzt 55:221-229

Modestin, J. (1986): Three different types of clinical suizide. Eur Arch Psychiatr Neurol Sci 236: 148-153

Modestin, J., Böker, W. (1992): Neuroleptische Therapie und Suizid - Literaturübersicht und eigene Resultate. Fortschr Neurol Psychiat 60: 154-162

Möller, H.J. (1990): Neuroleptische Langzeittherapie schizophrener Erkrankungen. In: Heinrich, K. (Hrsg.): Leitlinien neuroleptischer Therapie. Springer, Berlin

Möller, H.J. (1993a): Neuroleptikatherapie akuter schizophrener Erkrankungen. In: Möller, H.J. (Hrsg.): Therapie psychiatrischer Erkrankungen. Enke, Stuttgart

Möller, H.J. (1993 b): Medikamentöse Rezidivprophylaxe schizophrener Erkrankungen. In: Möller, H.J. (Hrsg.): Therapie psychiatrischer Erkrankungen. Enke, Stuttgart

Möller, H.J. (1993 c): Besonderheiten bei bestimmten Subtypen schizophrener Erkrankungen. In: Möller, H.J. (Hrsg.): Therapie psychiatrischer Erkrankungen. Enke, Stuttgart

Möller, H.J. (Hrsg.) (1993 d): Therapieresistenz unter Neuroleptikabehandlung. Springer, Wien

Möller, H.J., Bandelow, B., Müller, W.E. (1999): Therapie mit Neuroleptika. Wissenschaftliche Verlagsgesellschaft, Stuttgart

Möller, H.J., Laux, G., Deister, A. (1996): Psychiatrie. Hippokrates, Stuttgart

Möller, H.J., Pelzer, E. (Hrsg.) (1990): Neuere Ansätze zur Diagnostik und Therapie schizophrener Minussymptomatik. Springer, Berlin

Möller, H.J., v. Zerssen, D. (1981): Depressive Symptomatik im stationären Behandlungsverlauf von 289 schizophrenen Patienten. Pharmakopsychiat 14: 172-179

Möller, H.J., v. Zerssen, D. (1986): Der Verlauf schizophrener Psychosen unter den gegenwärtigen Behandlungsbedingungen. Springer, Berlin

Mörchen, G., Ratajczak, M., Voigtländer, W., Fähndrich, E. (1992): Armut auf der psychiatrischen Station - ein zentrales Problem unserer Arbeit. Psychiatr Prax 19: 207-211

Morrison, D.P. (1996): Management of treatment refractory schizophrenia. Brit J. Psychiatry 169(suppl 31): 15-20

Müller, C. (1959): Die Psychotherapie der Psychosen. Fortsch Neurol Psychiat 27: 363-391

Müller, C. (1976): Psychotherapie und Sozialtherapie der Schizophrenen. In: Huber, G. (Hrsg.): Therapie, Rehabilitation und Prävention schizophrener Erkrankungen. Schattauer, Stuttgart

Müller, C. (1985): Der Schizophrene und seine Familie. In: Stierlin, Wynne, Wirsching: Psychotherapie und Sozialtherapie der Schizophrenien a.a.O.

Müller, C. (1997): Geschichtlicher Überblick. In: Böker, W., Brenner, H.D. (Hrsg.): Behandlung schizophrener Psychosen. Enke, Stuttgart

Müller, K., Müller, P. (1982): Sektorisierte Psychiatrie in Israel. Psychiat Prax 9: 113-118

Müller, P. (1981): Depressive Syndrome im Verlauf schizophrener Psychosen. Enke, Stuttgart

Müller, P. (1983): Was sollen wir Schizophrenen raten? Medikamentöse Langzeitprophylaxe oder Intervallbehandlung? Nervenarzt 54: 477-485

Müller, P. (1988): Wir und unser Patient - Die „Symbiose auf Zeit" des Psychiaters mit seinen Patienten. Psychother med Psychol 38: 247-250

Müller, P. (1989): Der Suizid des schizophrenen Patienten und sein Zusammenhang mit der therapeutischen Situation. Psychiat Prax 16: 55-61

Müller, P. (1990b): Neuroleptikainduzierte Depressionen - Tatsache oder Fiktion? In: Heinrich, K. (Hrsg.): Leitlinien neuroleptischer Therapie. Springer, Berlin

Müller, P. (1990): Neuroleptische Behandlung, Prophylaxe und der Verlauf schizophrener Psychosen. In: Olbrich, R. (Hrsg.): Therapie der Schizophrenie. Kohlhammer, Stuttgart

Müller, P. (1991): Psychotherapie bei schizophrenen Psychosen - historische Entwicklung, Effizienz und gegenwärtig Anerkanntes. Fortsch Neurol Psychiat 59: 277-285

Müller, P. (1993): Therapieresistenz und langfristiger Verlauf schizophrener Psychosen: Prädiktoren und Konsequenzen für die Optimierung neuroleptischer Therapie. In: Hinterhuber, H. et al. a.a.O.

Müller, P. (1998): Aktueller Stand der Psychotherapieforschung bei schizophrenen Patienten. Fortschr Neurol Psychiat 66: 101-108

Müller, P. (Hrsg.) (1982): Zur Rezidivprophylaxe schizophrener Psychosen. Enke, Stuttgart

Müller, P., Schöneich, D. (1992 b): Einfluß kombinierter Pharmako- und Psychotherapie in einer Schizophrenie-Ambulanz. Psychiat Prax 19: 91-95

Müller, P., Bandelow, B., Gaebel, W. et al. (1992 a): Intervallmedikation, Coping und Psychotherapie: Interaktion bei der Rezidivprophylaxe und Verlaufsbeeinflussung. In: Brenner, H.D., Böker, W. (Hrsg.): Verlaufsprozesse schizophrener Erkrankungen. Huber, Bern

Müller, P., Bürger, C., Oeffler, W. (1988): Expressed emotion und ihr Zusammenhang mit Verlaufsmerkmalen schizophrener, zyklothymer und neurotischer Patienten. Nervenarzt 59: 223-228

Müller, P., Gaebel, W., Bandelow, B. et al. (1998): Zur sozialen Situation schizophrener Patienten. Nervenarzt 69: 204-209

Müller, P., Günther, U. (1984): Schizophrenic patients attitudes toward their former illness. Psychopathology 17: 217-227

Müller, P., Günther, U., Lohmeyer, J. (1986): Behandlung und Verlauf schizophrener Psychosen über ein Jahrzehnt. Nervenarzt 57: 332-341

Müller, P., Steuber, H. (1980): Ambulante Behandlung akuter schizophrener Psychosen. Pharmakotherapie 3: 97-100

Müller, P., Völker, B. (1988): Werden Zwangseinweisungen durch Erschwerung des Verfahrens seltener? Öff Gesundh-Wes 50:27-30

Müller, P., Worm, M. (1987): Arbeitslosigkeit bei psychisch Kranken. Psychiat Prax 14: 18-21

Müller-Spahn, F. (1993): Spezielles zu den einzelnen Neuroleptika. In: Möller, H.J. (Hrsg.): Therapie psychiatrischer Erkrankungen. Enke, Stuttgart

Müller-Spahn, F., Hock, C., Kurtz, G. (1995): Definition, Diagnostik und Therapie schizophrener Minussymptomatik. In: Naber, D., Müller-Spahn, F. (Hrsg.): Clozapin. Erfahrungen bei Therapieresistenz, Minussymptomatik, Rezidivprophylaxe und Langzeitbehandlung. Springer, Berlin

Müller-Spahn, F., Kapfhammer, H.P. (1992): Therapie mit Depotneuroleptika. Fundamenta psychiatrica 6: 100-109

Müller-Spahn, F., Modell, S., Thomma, M. (1992): Neue Aspekte in der Diagnostik, Pathogenese und Therapie schizophrener Minussymptomatik. Nervenarzt 63:383-400

Mundt, C., Fiedler, P., Pracht, B., Rettig, R. (1985): InSka (Intentionalitätsskala). Ein neues psychopathometrisches Instrument zur quantitativen Erfassung der schizophrenen Residualsymptomatik. Nervenarzt 56: 146-149

Mundt, C., Kasper, S. (1987): Zur Schizophreniespezifität von negativen und Basissymptomen. Nervenarzt 58: 489-495

Mundt, C., Kasper, S. (1990): Skalen zur Erfassung schizophrener Minussymptomatik im Vergleich. Lassen sich primäre und sekundäre Minussymptome differenzieren ? In: Möller, H.J., Pelzer, E. (Hrsg.): a.a.O.

Muntaner, C., Pulver, A.E., McGrath, J., Eaton, W.W. (1993): Work environment and schizophrenia: an extension of the arousal hypothesis to occupational self-selection. Soc Psychiatry Psychiatr Epidemiol 28: 231-238

Muthny, F.A. (1989): Freiburger Fragebogen zur Krankheitsverarbeitung. Beltz, Weinheim

Naber, D., Müller.Spahn, F. (Hrsg.) (1995): Clozapin. Pharmakologie. Erfahrungen bei Therapieresistenz, Minussymptomatik, Rezidivprophylaxe und Langzeitbehandlung. Springer, Berlin

Naber, D., Müller-Spahn, F. (Hrsg.) (1992): Clozapin. Pharmakologie und Klinik eines atypischen Neuroleptikums. Eine kritische Bestandsaufnahme. Schattauer, Stuttgart

Naber, D., Müller-Spahn, F. (Hrsg.) (1994): Clozapin. Pharmakologie und Klinik eines atypischen Neuroleptikums. Neuere Aspekte der klinischen Praxis. Springer, Berlin

Naber, D., Müller-Spahn, F. (Hrsg.) (1997): Clozapin. Pharmakologie... Erfahrungen in der Langzeitbehandlung, der Kombinationsbehandlung und in der Kinder- und Jugendpsychiatrie. Springer, Berlin

Nedopil, N. (1996): Forensische Psychiatrie. Thieme, Stuttgart

Nieders. Sozialministerium (1993): Empfehlungen zur Verbesserung der psychiatrischen Versorgung in Niedersachsen. Bericht der Fachkommission. Hannover

Norman RMG, Malla, A.K. (1995): Prodromal symptoms of relapse in schizophrenia: A review. Schizophrenia Bull 21:527-539

Nuechterlein, K.H. (1987): Vulerability models for schizophrenia: State of the Art. In: Häfner, H., Gattaz, W.F., Janzarik, W. (Hrsg.): Search for the causes of schizophrenia. Springer, Berlin

Olbrich, R. (1983): Expressed Emotion (EE): und die Auslösung schizophrener Episoden: eine Literaturübersicht. Nervenarzt 54: 113-121

Olbrich, R. (1987): Die Verletzbarkeit des Schizophrenen: J. Zubins Konzept der Vulnerabilität. Nervenarzt 58: 65-71

Osterheider, M., Franken-Hiep, K., Horn, R. (1998): Gesamtkrankenkosten der Schizophrenie und monetäre Bewertung einer Rezidivprophylaxe am Beispiel eines Standard-Depot-Neuroleptikums (Flupentixoldecanoat). Psychiat Prax 25: 38-43

Overall, J.E., Gorham, D.R. (1962): The brief psychiatric rating scale BPRS. Psychol Rep 10: 799-812

Pallanti, S., Quercioli, L., Pazzagli, A. (1997): Relapse in young paranoid schizophrenic patients: A prospective study of stressful life events, P. 300 measures, and coping. Am J. Psychiatry 154: 792-798

Parker, G., Johnston, P., Hayward, L. (1988): Parental „expressed emotion" as a predictor of schizophrenic relapse. Arch Gen Psychiatry 45: 806-813

Peters, U.H. (1987): Frieda Fromm-Reichmann und die psychoanalytisch orientierte Psychotherapie. Fundamenta Psychiatrica 1: 184-191

Pieschl, D. (1986): Schizophrene Verläufe unter Rehabilitationsmaßnahmen - Effektivität, Prognose und prädiktive Faktoren. Schattauer, Stuttgart

Pietzcker, A., Gaebel, W., Köpcke, W., Linden, M., Müller, P., Müller-Spahn, F., Tegeler, J. (1993): Intermittent versus maintenance neuroleptic longterm treatment in schizophrenia - 2-year results of a german multicenter study. J. psychiat res 27: 321-339

Pitschel-Walz, G., Engel, R.R. (1997): Psychoedukation in der Schizophreniebehandlung. Psycho 23: 22-36

Pössl, J., Emrich, H.M., Avenarius, R., v. Zerssen, D. (1990): Störungen im Selbsterleben und in der Selbstbewertung bei psychiatrischen Patienten. Nervenarzt 61: 667-675

Pott, W. (1996): Die Angehörigen-Gruppe bei schizophrenen Erkrankungen. Psychiat Prax 23: 219-225

Putten T. v., May P.R.A. (1978): „Akinetic depression" in schizophrenia. Arch Gen Psychiatry 35: 1101-1107

Reimer, C. (1991): Probleme beim Umgang mit Suizidgefährdeten. In: Felber, W., Reimer, C. (Hrsg.): Klinische Suizidologie. Springer, Berlin

Reker Th, Eikelmann, B. (1993): Die gegenwärtige Praxis der psychiatrischen Arbeitsrehabilitation. Psychiat Prax 20: 95-101

Reker Th, Eikelmann, B. (1998): Krankheits- und Rehabilitationsverläufe schizophrener Patienten in ambulanter Arbeitstherapie. Nervenarzt 69: 210-218

Riecher-Rössler, A. (1995): Hat das weibliche Sexualhormon Östradiol eine Bedeutung bei schizophrenen Erkrankungen? In: Häfner, H. (Hrsg.): Was ist Schizophrenie? Fischer, Stuttgart

Riecher-Rössler, A., Rössler, W. (1992): Die Zwangseinweisung psychiatrischer Patienten im nationalen und internationalen Vergleich - Häufigkeiten und Einflußfaktoren. Fortsch Neurol Psychiat 60:375-382

Rifkin, A., Quitkin, F., Klein, D.F. (1977): Fluphenazine decanoate, oral fluphenazine and placebo in treatment of remitted schizophrenics. II. Rating scale data. Arch Gen Psychiatry 34: 1215-1219

Rifkin, A., Quitkin, F., Rabiner, C.J., Klein, D.F. (1977): Fluphenazine decanoate, fluphenazine hydrochloride given orally and placebo in remitted schizophrenics. I. Relapse rates after one year. Arch Gen Psychiatry 34: 43-47

Rist, F. (1995): Psychologische Beiträge zum Verständnis schizophrener Störungen. In: Häfner, H. (Hrsg.): Was ist Schizophrenie? Fischer, Stuttgart

Roder, V., Brenner, H.D., Kienzle, N., Hodel, B. (1997): Integriertes Psychologisches Therapieprogramm für schizophrene Patienten. 4A. Psychologie Verlags Union, Weinheim

Roder, V., Zorn, P., Brenner (1997): Verhaltenstherapeutische Ansätze zu sozialen Fertigkeiten und Problemlösefertigkeiten schizophrener Patienten: Ein Überblick. In: Böker, W., Brenner, H.D. (Hrsg.): a.a.O.

Roder, V., Zorn, P., Keppeler, U., Brenner, H.D. (1996): Integriertes Psychologisches Therapieprogramm (IPT): für schizophren Erkrankte. Psychotherapeut 41: 181-189

Röder-Wanner, U.U., Priebe, S. (1995): Schizophrenie und Lebensqualität – geschlechtsspezifische Aspekte. Fortschr Neurol Psychiat 63: 393-401

Rosenheck, R., Neale, M., Leaf, P., Milstein, R., Frisman, L. (1995): Multisite experimental cost study of intensive psychiatric community care. Schizophrenia Bull 21: 129-140

Ross M.G.N., Malla, A.K. (1995): Prodromal Symptoms of relapse in schizophrenia: A review. Schizophrenia Bull 21: 527-539

Rossau, C.D., Mortensen, P.B. (1997): Risk factors for suicide in patients with schizophrenia: nested case-control study. Br J. Psychiatry 171: 355-359

Rössler, W., Fätkenheuer, B., Löffler, W. (1993): Soziale Rehabilitation Schizophrener. Enke, Stuttgart

Rössler, W., Löffler, W., Fätkenheuer, B., Riecher-Rössler (1992): Does case management reduce the rehospitalization rate? Acta psychiatr scand 86: 445-449

Rössler, W., Salize, H.J. (1996): Die psychiatrische Versorgung chronisch psychisch Kranker - Daten, Fakten, Analysen. Schriftenreihe Bundesministerium Gesundheit. Nomos, Baden-Baden

Rössler, W., Salize, H.J., Biechele, U. (1994): Psychisch kranke Wohnsitzlose - Die vergessene Minderheit. Psychiat Prax 21: 173-178

Rössler, W., Salize, H.J., Biechele, U. (1995): Sozialrechtliche und strukturelle Defizite der außerstationären Versorgung chronisch psychisch Kranker und Behinderter. Nervenarzt 66: 802-810

Roy, A., Mazonson, A., Pickar, D. (1984): Attempted suicide in chronic schizophrenia. Br J. Psychiatry 144: 303-306

Rüther, E. (1986): Wirkungsverlauf der neuroleptischen Therapie. Fischer, Stuttgart

Saage, E., Göppinger, H. (Hrsg.) (1994): Freiheitsentziehung und Unterbringung. 2A. Beck'sche Verlagsbuchhandlung, München

Salize, H.J., Rössler, W., Reinhard, I. (1996): Kostenermittlung in einem fragmentierten psychiatrischen Versorgungssystem. Gesundheitswesen 58 (Sonderheft 1): 10-17

Salokangas R.K.R. (1997): Living situation, social network and outcome in schizophrenia: a five-year prospective follow-up study. Acta Psychiatr. Scand 96: 459-468

Samuelsson, M., Asberg, M., Gustavsson, J.P. (1997): Attitudes of psychiatric nursing personal towards patients who have attempted suicide. Acta psychiat scand. 95: 222-230

Saß, H., Wiegand, C. (1993): Rechtliche Grundlagen bei der Behandlung psychisch Kranker. In: Möller, H.J. (Hrsg.): Therapie psychiatrischer Erkrankungen. Enke, Stuttgart

Schaub, A., Andres, K., Brenner, H.D., Donzel, G. (1996a): Entwicklung einer bewältigungsorientierten Gruppentherapie für schizophrene Patienten. In: Böker, W., Brenner, H.D. (Hrsg.): a.a.O.

Schaub, A., Böker, W. (1997): Bewältigungsorientierte Therapieansätze. In: Böker, W., Brenner, H.D. (Hrsg.): a.a.O.

Schaub, A., Andres, K., Schindler, F. (1996b): Psychoedukative und bewältigungsorientierte Gruppentherapien in der Schizophreniebehandlung. psycho 22: 713-721

Schepank, H. (1996): Zwillingsschicksale. Enke, Stuttgart

Schindler, R., Arnold, O.H. (1952): Bifokale Gruppentherapie bei Schizophrenen. Wien Z. Nervenheilk 5: 155-174

Schneider, K. (1973): Klinische Psychopathologie. 10 A. Thieme, Stuttgart

Schooler, N.R., Keith, S.J., Severe, J.B. et al. (1995): Relapse and rehospitalization during maintenance treatment of schizophrenia: a review of the effects of dose reduction and family treatment. In: Hinterhuber, H., Fleischhacker, W.W., Meise, U. (Hrsg.): Die Behandlung der Schizophrenien. State of the art. Integrative Psychiatrie, Innsbruck

Schooler, N.R., Keith, S.J., Severe, J.B. et al. (1997): Relapse and rehospitalization during maintenance treatment of schizophrenia. Arch Gen Psychiatry 54: 453-463

Schu, U., Hess, R., Müller, P. (1992): Visuelle Wahrnehmung Schizophrener an der Grenze der Kanalkapazität. In: Gaebel, W., Laux, G. (Hrsg.): Biologische Psychiatrie. Springer, Berlin

Schubart, C., Schwarz, R., Krumm, B., Biehl, H. (1986): Schizophrenie und soziale Anpassung. Springer, Berlin

Schwarz, F. (1993): Psychoanalytische Verfahren bei schizophrenen Erkrankungen. In: Möller, H.J. (Hrsg.): Therapie psychiatrischer Erkrankungen. Enke, Stuttgart

Seyfried, E. (1996): Orte der Arbeit. In: Bock und Weigand a.a.O.

Sharfstein, S.S. (1997): Cost-effectiveness of psychiatric care. Am J. Psychiatry 154: 723-724

Simpson, G.M., Angus, C.B., Angus J.W.S. (1970): A rating scale for extrapyramidal side effects. Acta psychiatr scand 212:11-19

Siris, S.G. (1991): Diagnosis of secondary depression in schizophrenia: Implications for DSM-IV. Schizophr Bull 17: 75-98

Soyka, M. (1994): Sucht und Schizophrenie. 1. Alkoholismus und Schizophrenie. Fortschr Neurol Psychiat 62: 71-87. 2. Drogenabhängigkeit und Schizophrenie. a.a.O. 186-196

Sozialgesetzbuch. III (Arbeitsförderungsreformgesetz), V. (Gesetzl. Krankenvers.), V.I. (Gesetzl. Rentenvers.), X.I. (Soziale Pflegevers.) Textausgabe Beck. Deutscher Taschenbuch Verlag, München

Sperling, E., Massing, A., Reich, G., Georgi, H., Wöbbe-Mönks, E. (1982): Die Mehrgenerationen - Familientherapie. Vandenhoeck und Ruprecht, Göttingen

Stark, A. (Hrsg.) (1996): Verhaltenstherapeutische und psychoedukative Ansätze im Umgang mit schizophren Erkrankten. dgvt-Verlag, Tübingen

Stark, F.M. (1992): Strukturierte Information über Vulnerabilität und Belastungsmanagement für schizophrene Patienten. Verhaltenstherapie 2:40

Steiner, S., Eichberger, G., Dorninger, F. (1978): Neuroleptische Hochdosierung in der Behandlung schizophrener Psychosen. Schwarzeck, München

Stierlin, H. (1985): Überlegungen zur Familientherapie bei schizophrenen Störungen. In: Stierlin, Wynne, Wirsching: Psychotherapie und Sozialtherapie der Schizophrenie a.a.O.

Stierlin, H., Wynne, L.C., Wirsching, M. (Hrsg.) (1985): Psychotherapie und Sozialtherapie der Schizophrenie. Springer, Berlin

Süllwold, L. (1986 a): Der Frankfurter Beschwerdefragebogen. Springer, Berlin

Süllwold, L. (1986): Basis-Störungen: Instabilität von Hirnfunktionen. In: Böker, W., Brenner, H.D. (Hrsg.): Bewältigung der Schizophrenie. Huber, Bern

Süllwold, L., Herrlich, J. (1992): Vermittlung eines Krankheitskonzeptes als Therapiebestandteil bei schizophren Erkrankten. In: Brenner, H.D., Böker (Hrsg.): Verlaufsprozesse schizophrener Erkrankungen. Huber, Bern

Süllwold, L., Herrlich, J. (1998): Psychologische Behandlung schizophren Erkrankter. 2A, Kohlhammer, Stuttgart

Takai, A., Uematsu, M., Kaiya, H. et al. (1990): Coping styles to basic disorders among schizophrenics. Acta psychiatr scand 82: 289-294

Tarrier, N. (1990): Psychosoziale Interventionen bei Familien mit schizophrenen Patienten. In: Olbrich, R. (Hrsg.): Therapie der Schizophrenie. Kohlhammer, Stuttgart

Tarrier, N., Barrowclough, C., Vaughn, C. et al. (1988): Community management of schizophrenia: A controlled trial of a behavioral intervention with families to reduce relapse. Br J. Psychiatry 153: 532

Tarrier, N., Barrowclough, C., Vaughn, C. et al. (1989): Community management of schizophrenia: A two-year follow-up of a behavioral intervention with families. Br J. Psychiatry 154: 625-628

Tauscher, J., Neumeister, A., Fischer, P., Frey, R., Kasper, S. (1997): Die Elektrokonvulsionstherapie in der klinischen Praxis. Nervenarzt 68: 410-416

Taylor, D. (1997): Pharmacokinetic interactions involving clozapine. Brit J. Psychiatry 171: 109-112

Tegeler, J. (1993): Vorgehen bei Neuroleptika- Nonrespondern. In: Möller, H.J. (Hrsg.): Therapie psychiatrischer Erkrankungen. Enke, Stuttgart

Terao, T., Oga, T., Nozaki, S. et al. (1995): Lithium addition to neuroleptic treatment in chronic schizophrenia: a randomized, double-blind, placebo-controlled, cross-over study. Acta psychiatr scand 92: 220-224

Theilemann, S., Peter, K. (1994): Zur Evaluation kognitiver Therapie bei schizophren Erkrankten. Z. Klin Psychol 23: 20-33

Thompson, C. (1994): The use of high-dose antipsychotic medication. Br J. Psychiatry 164: 448-458

Thurm-Mussgay, I., Häfner, H. (1990): Bewältigung der Krankheit Schizophrenie und ihrer Folgen. In: Olbrich, R. (Hrsg.): Therapie der Schizophrenie. Kohlhammer, Stuttgart

Thust, W., Trenk-Hinterberger (1997): Die Rechte behinderter Menschen und ihrer Angehörigen. BAG Hilfe für Behinderte, Düsseldorf

Tienari, P. (1991): Gene-environment interaction in adoptive families. In: Häfner, H., Gattaz, W.F. (Hrsg.): Search for the causes of schizophrenia. Vol II. Springer, Berlin

Tölle, R. (1996): Psychiatrie. 11 A. Springer, Berlin

Tsuang, M.T., Woolson, R.F., Fleming, J.A. (1979): Long-term outcome of major psychosis. Arch Gen Psychiatry 36: 1295-1301

Turetz, M., Mozes, T., Toren, P. et al. (1997): An open trial of clozapine in neuroleptic-resistant childhood-onset schizophrenia. Br J. Psychiatry 170: 507-510

Ulrich, R., Ulrich R. (1976): Assertiveness-Training-Programm. Pfeiffer, München

Umbricht, D., Kane, J.M. (1995): Risperidone: Efficacy and safety. Schizophrenia Bull 21: 593-606

Vaughn, C., Leff, J. (1976 a): The influence of family and social factors on the course of psychiatric illness. Br J. Psychiatry 129: 125-137

Vaughn, C., Leff, J. (1976 b): The measurement of expressed emotion in the families of psychiatric patients. Br J. Soc Clin Psychol 15: 157-165

Venzlaff, U., Foerster, K. (1994): Psychiatrische Begutachtung. Fischer, Stuttgart

Viguera, A.C., Baldessarini, R.J., Hegarty, J.D., Kammen DPv, Tohen, M. (1997): Clinical risk following abrupt and gradual withdrawal of maintenance neuroleptic treatment. Arch Gen Psychiatry 54: 49-55

Weber, P., Steier, F. (Hrsg.) (1998): Arbeit schaffen. Initiativen, Hilfen, Perspektiven für psychisch Kranke. Psychiatrie-Verlag, Bonn

Weller, M., Kornhuber, J. (1992): Pathophysiologie und Therapie des malignen neuroleptischen Syndroms. Nervenarzt 63: 645-655

Wessel, T., Pörksen, N., Zechert, C. (1997): Wohnungslose Patienten in der Psychiatrischen Klinik. Psychiat Prax 24: 167-171

Wiedemann, G., Buchkremer, G. (1996): Familientherapie und Angehörigenarbeit bei verschiedenen psychiatrischen Erkrankungen. Nervenarzt 67: 524-544

Wienberg, G. (Hrsg.) (1995): Schizophrenie zum Thema machen. Psychoedukative Gruppenarbeit mit schizophren und schizoaffektiv erkrankten Menschen. Grundlagen und Praxis. Psychiatrie-Verlag, Bonn

Wienberg, G., Schünemann-Wurmthaler, S., Sibum, B. (1995): Schizophrenie zum Thema machen... Manual und Materialien. Psychiatrie-Verlag, Bonn

Wiesel, F.A., Farde, L., Nordström, A.L., Sedvall, G., Wik, G. (1991): Positron emission tomography in schizophrenia. In: Häfner, H., Gattaz, W.F. (eds): Search for the causes of schizophrenia. Vol II. Springer, Berlin

Willenbrock, C. (1986): Eine Untersuchung zu den psychosozialen Folgen von Zwangseinweisungen in die Psychiatrie. Inaug-Diss , Göttingen

Windgassen, K. (1989): Schizophreniebehandlung aus der Sicht des Patienten. Springer, Berlin

Wistedt, B. (1984): Vier-Jahres-Katamnesen bei behandelten und nicht behandelten chronisch schizophrenen Patienten in der Ambulanz. In: Kryspin-Exner, Hinterhuber, Schubert (Hrsg.): Langzeittherapie psychiatrischer Erkrankungen. Schattauer, Stuttgart

Wolf, N., Helminiak, T.W., Kraemer Tebes, J. (1997): Getting the cost right in cost-effectiveness analyses. Am J. Psychiatry 154: 736-743

Wyatt, R.J. (1991): Neuroleptics and the natural course of schizophrenia. Schizophrenia Bull 17: 325-351

Zimmermann, W. (1997): Betreuungsrecht. dtv Beck, München

Zöllner, H.M. (1997): Psychiatrie in Lebens- und Leidensgeschichten. Enke, Stuttgart

Zubin, J. (1989): Die Anpassung therapeutischer Interventionen an die wissenschaftlichen Modelle der Ätiologie. In: Böker, W., Brenner, H.D. (Hrsg.): Schizophrenie als systemische Störung. Huber, Bern

Zubin, J., Spring, B. (1977): Vulnerability - a new view of schizophrenia. J. Abnorm Psychol 86: 103-126

Sachverzeichnis

A

B

C

D

E

T

U

V

W

Z